步态分析
正常和病理功能

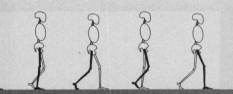

Gait Analysis
Normal and Pathological Function
(2nd Edition)

主编　Jacquelin Perry
　　　Judith M. Burnfield

主译　姜淑云

上海科学技术出版社

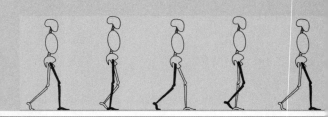

图书在版编目(CIP)数据

步态分析：正常和病理功能 / (美)杰奎琳·佩里(Jacquelin Perry),(美)朱迪丝 M. 伯尔斐德(Judith M. Burnfield)主编;姜淑云主译. —上海：上海科学技术出版社,2017.6(2024.4 重印)
ISBN 978-7-5478-3502-9

Ⅰ.①步…　Ⅱ.①杰…②朱…③姜…　Ⅲ.①症状-诊断学
Ⅳ.①R441

中国版本图书馆 CIP 数据核字(2017)第 060420 号

感谢以下项目对本书的出版提供支持：
上海申康医院发展中心市级医院新兴前沿技术联合公关项目,项目编号 SHDC12015130。
上海市博士点基金项目。
上海市残疾人辅助器具资源中心辅助支具研究项目。

步态分析：正常和病理功能

主编　Jacquelin Perry　Judith M. Burnfield
主译　姜淑云

上海世纪出版(集团)有限公司
上海科学技术出版社　出版、发行
(上海市闵行区号景路159弄A座9F-10F)
邮政编码 201101　www.sstp.cn
上海展强印刷有限公司印刷

开本 787×1092　1/16　印张 29.25
字数：550 千
2017 年 6 月第 1 版　2024 年 4 月第 8 次印刷
ISBN 978-7-5478-3502-9/R·1342
定价：168.00 元

———————————————————————

本书如有缺页、错装或坏损等严重质量问题,请向工厂联系调换　电话：021-66366565

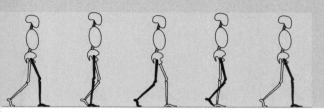

致　谢

感谢来自 Rancho Los Amigos（Rancho）国家康复中心物理治疗专业的教授和导师们，大家的通力合作使步态分析的系统性观察方法（RLA 八分法）得以发展。在该项目开展的 25 年间，研究团队成员更迭频繁，如今我们已经无法找全所有要感谢的人，只能在这里说声"谢谢您的帮助"，同时希望每个为此奉献的人都能感受到我们的珍视。尤其要感谢 Jacqueline Montgomery、Maureen Rodgers 长期以来在步态分析研究领域所做的贡献。

在本书的最后筹备阶段，要特别感谢 JoAnne K. Gronley、Lydia M. Cabico 的诸多帮助。JoAnne，物理治疗专家，Rancho 人体病理运动学实验室临床研究副主管，感谢他在过去 30 年里细致辛劳地为实验数据的质量把关。Lydia Cabico，Rancho、Berkley 的制图和设计师，同时也是一名出色的计算机设计艺术家，感谢他绘制了本书第二版中的大部分插图。

译者名单

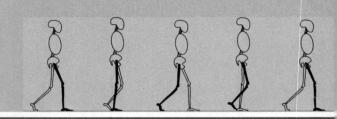

主　　译　姜淑云

副 主 译　赵　黎　俞　艳

参译人员（以姓氏笔画为序）

朱文辉　复旦大学附属华山医院运动医学科
Wenhui Zhu　MD. Department of Sports Medicine，Huashan Hospital，Fudan University

李元超　上海交通大学机械与动力工程学院
Yuanchao Li　PhD. School of Mechanical Engineering, Shanghai Jiao Tong University

刘玉斌　上海交通大学医学院附属新华医院儿童骨科
Yubin Liu　MD. Department of Pediatric Orthopaedics，Xin Hua Hospital，Shanghai Jiao Tong University School of Medicine

曲爱丽　上海交通大学机械与动力工程学院
Aili Qu　PhD. School of Mechanical Engineering, Shanghai Jiao Tong University

华续赟　复旦大学附属华山医院手外科
Xuyun Hua　MD. Hand Surgery Department，Huashan Hospital，Fudan University

李　阳　上海中医药大学附属岳阳中西医结合医院步态分析实验室
Yang Li　MS. Gait Analysis Laboratory，Yueyang Hospital of Integrated Traditional Chinese and Western Medicine，Shanghai University of Traditional Chinese Medicine

陈　莉　上海中医药大学附属岳阳中西医结合医院步态分析实验室
Li Chen　PT. Gait Analysis Laboratory，Yueyang Hospital of Integrated Traditional Chinese and Western Medicine，Shanghai University of Traditional Chinese Medicine

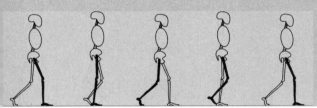

郭明旻 复旦大学航空航天系
Mingmin Guo PhD. Department of Aeronautics and Astronautics，Fudan University

赵 黎 上海交通大学医学院附属新华医院儿童骨科
Li Zhao MD. Department of Pediatric Orthopaedics，Xin Hua Hospital，Shanghai Jiao Tong University School of Medicine

俞 艳 上海中医药大学附属岳阳中西医结合医院步态分析实验室
Yan Yu PT. Gait Analysis Laboratory，Yueyang Hospital of Integrated Traditional Chinese and Western Medicine，Shanghai University of Traditional Chinese Medicine

胡舒然 上海中医药大学附属岳阳中西医结合医院步态分析实验室
Shuran Hu MS. Gait Analysis Laboratory，Yueyang Hospital of Integrated Traditional Chinese and Western Medicine，Shanghai University of Traditional Chinese Medicine

姜淑云 上海中医药大学附属岳阳中西医结合医院步态分析实验室
Shuyun Jiang MD. Gait Analysis Laboratory，Yueyang Hospital of Integrated Traditional Chinese and Western Medicine，Shanghai University of Traditional Chinese Medicine

学术秘书 李 阳

作者名单

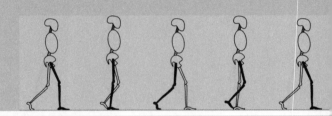

主编

Jacquelin Perry, MD
Professor Emeritus, Department of Orthopaedic Surgery University of Southern California
Professor Emeritus of Biokinesiology and Physical Therapy University of Southern California
Chief Emeritus, Pathokinesiology Laboratory and Post-Polio Service Rancho Los Amigos National Rehabilitation Center Downey, California

Judith M. Burnfield, PhD, PT
Director, Institute for Rehabilitation Science and Engineering Director, Movement and Neurosciences Center
Clifton Chair in Physical Therapy and Movement Science Institute for Rehabilitation Science and Engineering Madonna Rehabilitation Hospital Lincoln, Nebraska

参编

Henry G. Chambers, MD (Chapter 16)
David Sutherland Director of Cerebral Palsy Program
Medical Director, Motion Analysis Laboratory
Rady Children's Hospital
Clinical Professor of Orthopedic Surgery
University of California at San Diego
San Diego, California

Robert Waters, MD (Chapter 24)
Rehabilitation Engineering Center
Los Amigos Research and Engineering Center
Rancho Los Amigos National Rehabilitation Center
Downey, California

Marilyn M. Pink, PhD, PT (Chapter 18)
CEO, EDUCATA.com
Westlake Village, California
Research Director
Congress Medical Associates
Pasadena, California

Illustrated by Lydia M. Cabico, Pomona, California

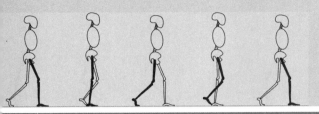

主编简介

Jacquelin Perry，医学博士，1935—1940 年就读于加利福尼亚大学（以下简称加州大学）洛杉矶分校（UCLA）体育教育专业。

第二次世界大战期间，军队医院理疗师的经历为 Perry 医生提供了丰富的临床经验（1941—1945）。除了定期为军队中的伤员做康复理疗，她还在一个研究中心工作了两年，主要从事小儿麻痹症和类风湿关节炎的研究。损伤康复、小儿麻痹症和类风湿关节炎这三个临床领域的研究，需要通过大量日常观察积累的步态分析数据以探索改善患者行走能力的方法。在这两年的大部分时间内，她还同时担任两所军区学校（Hot Springs，AR 和 Denver，CO）物理治疗学专业的教授，主要教授解剖学、人体运动学、运动疗法和物理疗法，而正常步态和病理步态都是其中的重要组成部分。

第二次世界大战结束后，Perry 教授进入加州大学旧金山分校医学院（1946—1955）学习，并成为矫形外科住院医生。实习结束后进入 Rancho Los Amigos 国家康复中心工作。她在研究小儿麻痹症幸存者时发现，由于小儿麻痹症的个体差异性会导致不同类型的瘫痪，因而有许多不同的步态模式。

随着 Salk 疫苗的发明，小儿麻痹症被成功攻克，Perry 教授和她的同事们随之改变研究方向，开始研究其他种类的慢性损伤。这一改变是他们集中研究脊髓损伤、偏瘫、关节炎以及儿童功能紊乱（尤其是肌肉萎缩、脊髓发育不良以及脑瘫）康复课题的开始。后来，这个课题还增加了对截肢患者以及截肢后出现一系列问题的患者的康复研究。在小儿麻痹脊柱外科手术治疗的课题中，Perry 医生建立了卒中单元。

这一研究领域的第二次飞跃是步态分析实验室的建立（1968）。最初，实验室的建立是用于那些接受传统康复治疗无法恢复正常功能而必须接受矫形外科治疗的患者，用以记录他们的恢复情况，旨在研究手术对这些患者而言是否是更好的选择。后来，研究者们

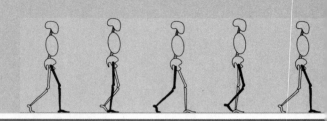

开发了一个功能诊断系统，为有痉挛麻痹症状并打算接受矫形外科手术治疗的患者做诊断。

Perry 教授领导的团队对所有残疾类型的异常（包括脑瘫、偏瘫脊髓损伤、小儿麻痹症后遗症、关节炎、关节置换、截肢、脊髓发育不良、肌营养不良等）都进行了研究，由于临床需求的增加，这项工作一直在继续。

2008 年 12 月，南加州大学为了感谢 Perry 教授在步态分析以及矫形外科领域的卓越贡献，将实验室命名为"Jacquelin Perry 肌肉骨骼系统人体病理运动学实验室"。Perry 教授一生致力于步态分析的研究和临床应用。本书包含了她所做的大量工作，以及作为一名物理治疗师和外科医生在人类步态分析领域所获得的成就和声望。

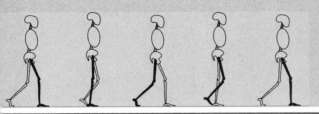

中文版序

　　书籍是经验总结的载体、知识交流的平台,专业书籍对于专业人员来说更是不可须臾分离的粮食。上海中医药大学附属岳阳中西医结合医院(以下简称岳阳医院)步态分析实验室主任姜淑云博士主持翻译的《步态分析:正常和病理功能》,是国际步态分析先驱 Jacquelin Perry 博士主编的一部临床步态分析领域的经典著作。此书不仅是相关专业人员入门的阶梯,也是资深专家必备的专业参考书。

　　上海中医药大学是国内最早建立康复治疗学专业大学本科,以及硕士、博士研究生教育的高等院校之一,并已通过世界物理治疗师联合会(WCPT)、世界作业治疗师联盟(WFOT)的专业国际论证。随着上海中医药大学康复教育的迅速发展,步态分析成为康复教学中的主要课程。

　　岳阳医院步态分析实验室成立于 2006 年。自成立以来,步态分析实验室的专业工作水平不断精进。目前,不仅为岳阳医院相关科室提供可靠的评定数据,同时也积极与国内的临床医学、运动医学、康复医学、传统医学等相关学科密切合作,开展了多项三维运动解析的临床与科学实验研究。

　　姜淑云博士的学科背景是中国的传统医学,攻读博士学位期间,在进修骨科生物力学的同时,还曾到复旦大学力学与工程科学系系统学习流体生物力学,国内生物力学先驱、上海交通大学洪水棕教授是其博士课题指导老师之一。2006 年姜淑云博士毕业后就留在了岳阳医院刚成立的步态分析实验室,开始了步态与临床运动分析的职业生涯。2011年,她赴美国 Thomas Jefferson 大学进修学习,在 Freeman Miller 教授的指导下,专业日精。回国后,姜淑云博士积极开展国际合作,将步态分析实验室推上了一个新的台阶。

　　姜淑云博士主译的《步态分析:正常和病理功能》著作,既是她学习和实践步态分析

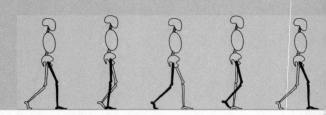

技术与文献的分享，又是她在中国推广、普及步态分析愿望的期许。希冀她的愿望在中华大地结出丰硕果实。

上海中医药大学终身教授
上海市康复医学会副会长

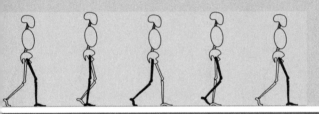

中文版前言

2011年2月，当我完成了 Thomas Jefferson 大学访问学者注册，在 Alfred I duPont 儿童医院的步态分析实验室，与 Dr. Miller 的团队一起对脑瘫患儿的步态分析报告进行解读时，心中感慨万千：美国残疾儿童太幸运了，我们的患儿也要享受到人类科技进步所带来的成果！

步态分析是针对运动异常进行分析、诊断，并且对观察到的异常运动进行临床解读，指导干预方案的制订和效果评价。最方便的感受器是临床医生受过步态分析专业训练的双眼，可以在任何时间、任何场合对异常问题进行评估。然而当需要评价更复杂的情况时，则必须在实验室环境下进行步态和运动的三维测试分析。

三维步态分析（three-dimensional gait analysis）也称量化步态分析或计算机辅助的步态分析，是根据生物力学原理，应用计算机辅助及红外摄像技术，在人体步行过程中检测并记录特定时相躯干和关节运动、肌肉活动、对地面的作用力、关节力矩和做功，以及足底压力分布和步行中氧气消耗等数据，所有这些数据都需要在全面的步态分析实验室（full gait analysis laboratory）中获得。分析运动障碍与关节结构、肌肉功能以及神经支配、运动控制、能量代谢间的复杂关系，与正常（也称 typical）参考值范围相比较，确定异常关键影响因素和代偿性变化，为临床诊断、临床决策制订以及治疗效果评价提供建议和参考。

由国际步态分析先驱 Jacquelin Perry 博士主编的 *Gait Analysis：Normal and Pathological Function*，是 Jacquelin Perry 博士及其团队近半个世纪科研和临床实践的成果积累。该书自1992年第一版面世以来，一直是国际临床步态分析领域的经典著作，是涉及运动异常学科专业人员的教材和专业参考书。感谢上海科学技术出版社，感谢本书翻译团队的专业打造，使该书的中文版得以面世。

《步态分析：正常和病理功能》中文版的出版，不仅仅是知识和技术的传播，更是上海

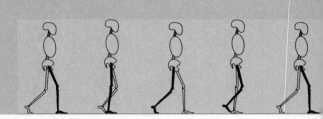

中医药大学附属岳阳中西医结合医院步态分析实验室多年实践和发展的成果体现。而岳阳医院步态分析实验室的发展，绝不仅仅是我个人和团队的成绩，更是在岳阳医院及其针推康学科平台支撑下的必然结果。

希望本书的出版，可以助力步态分析技术在中国的推广，帮助运动异常的患者得到更优化的治疗。

庆幸当年天时、地利、人和，选择步态分析，选择小儿推拿。做喜欢的事，帮助可爱的人！

姜淑云

上海中医药大学附属岳阳中西医结合医院步态分析实验室

上海中医药研究院推拿研究所生物力学实验室

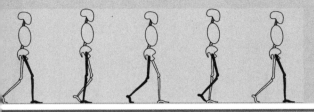

英文版前言

步行是短途旅行最简便的方式。在没有相关疾病时，步行是协调、高效和毫不费力的。这些活动的效率依赖于关节自由活动的灵活性以及肌肉活动在时间和强度上的选择性。由于步行可带来足够多的便利，因此，即使有严重损害表现的患者也会尽力保持步行能力。由于不同的病理类型改变了运动和肌肉效能，患者会尽力代替失去的功能，接受邻近节段的代偿反应，引起的步态模式是有明显差别的正常和异常运动的混合，并伴有能量消耗的增加，威胁到功能多样性的实现。但疾病或创伤会破坏正常步行的精确性、协调性、速度及多样性。通常情况下，治疗性干预方法可以减轻残疾的程度。然而更有效的措施是，矫正的方法必须直接针对主要的损害，而不是作用于更明显的代偿性的异常活动。

由于标准的临床检查难以对异常步态做出诊断，Rancho Los Amigos 观察性步态分析系统（RLA 八分法）由此建立。这是首次将多种不同病理导致的复杂的功能障碍整合在一起，用同一种方法分析研究。

这一研究领域的第二次飞跃是步态分析实验室的建立。最初，步态分析实验室是用于那些接受传统康复治疗无法恢复正常功能而必须接受矫形外科治疗的患者（包括脑瘫、偏瘫、脊髓损伤、小儿麻痹症、关节炎、关节置换、截肢、脊髓发育不良以及肌肉萎缩），用以记录他们的恢复情况，目的是研究对于这些患者，手术是否是更好的选择。

源于对患者步态的系统分析，笔者逐渐对其异常的功能性意义等相关知识有了更多了解，这些了解使笔者萌生了再版 *Gait Analysis：Normal and Pathological Function* 的想法。通过回顾每一部分来检视本书内容，第二版增加了最新的研究进展。

在 *Gait Analysis：Normal and Pathological Function* 第一版中介绍了一种全面而系统的分析病理步态的方法。这个背景框架的形成是基于对正常步态的透彻了解，包括关节运动、相位及肌肉活动模式。本次修订系统地阐述了病理状态及损伤对步态功能的影响。

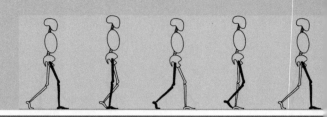

步态周期的八个阶段可明确一侧肢体的活动。比较两侧肢体的交替性活动是一项常见的临床实践，然而并没有模版可以对照。为了解决这一问题，本书增加了一个章节来明确两侧肢体的相互关系。

本书第二版还增加了骨关节炎和类风湿关节炎临床案例。此外，在一些章节也大幅增加了其他四种临床领域的内容。

本书关于截肢患者步态的部分新增了假肢的通用分类，另外还增加了对先天性马蹄内翻足的介绍，说明了年龄、牵伸性治疗的质量以及手术时间选择的重要性。卒中（中风）的章节被拓展，强调肌无力、选择性控制和胫骨后肌肌腱功能障碍对步态功能的不同影响。

两个新的章节描述了高级步态模式的机制：上下楼梯活动（上升和下降）以及跑步。除此以外，本书还包含儿童步态章节，用以描述儿童在发育成熟前的步行模式。

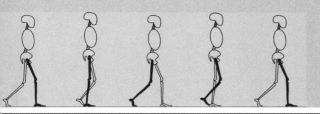

目　　录

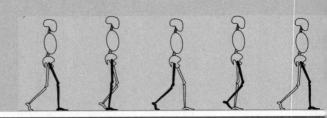

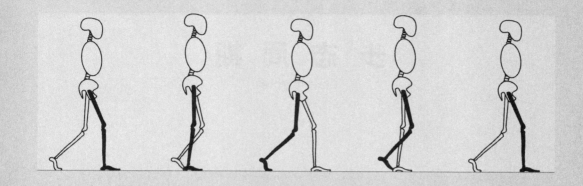

第 1 篇
基 本 原 理

Fundamentals

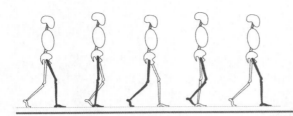

第 1 章

步 态 周 期
Gait Cycle

　　步行是在保证支撑稳定性的同时，利用一系列重复的肢体运动使身体向前移动。由于每一个序列的动作都涉及一系列的两个多节段下肢和整个身体之间的多重相互作用，大量同时发生的动作识别迫使步态观察必须从多个方面进行。观察步态有三个基本的途径，其中，最简单的方法就是通过在双足与地面交替接触的变化中将步态周期细分；第二种方法是运用步幅的时间和距离特性；第三种是确认步态周期中这些事件的功能性意义，同时把这些间隔定义为步态周期中的功能时相。

交替的地面接触模式

　　身体向前移动时，其中一侧下肢充当移动性支撑源，与此同时，另一侧下肢自身向前移动并成为下一个新的支撑点。随后，两个下肢交换彼此角色。当身体重量从一侧下肢向另一侧下肢转移时，双足都与地面发生了接触。这一系列的动作会通过每一侧下肢的交替时相不断重复着，直到到达目的地。

　　单侧下肢完成这些功能活动的一个单独序列被称为一个步态周期[3]。一个动作的发生平滑流畅地紧接着下一个动作的发生，没有特别的起始或终止点，因此，任何一个动作都可以被选为一个步态周期的起点。因为与地面接触的这一刻是最容易被定义的动作，所以，这个动作被选作一个步态周期的起点得到了普遍认可。正常人步行时首先是足跟与地面接触(即，足跟着地)。因为不是所有的患者都有这个能力，所以初始着地(initial contact，IC)这个术语通常被定义为步态周期的起始点。

周期划分

　　每一个步态周期都被划分为两个阶段：支撑相和摆动相。支撑相被定义为足部与地面有接触这一阶段的全过程，支撑相开始于初始着地(图1-1)。摆动相用于描述足与地面无接触(在空中移动)肢体向前移动这一时期，摆动相开始于足抬离地面的瞬间(足趾离地)。

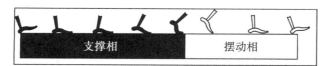

图 1-1 步态周期的划分。左边阴影条代表了支撑相的持续时间,右边空白条代表摆动相的持续时间。肢体节段表明支撑相的初始着地(IC)为起始点,足趾离开地面时是支撑相终点,足部再次接触地面之前那一瞬是摆动相终点。

根据双足与地面的接触序列,支撑相被细分为三个时段。支撑相的起点和终点都涉及一个双足同时触地的时段(双下肢支撑),而支撑相的中间时段只有单侧下肢与地面接触[单下肢支撑(SLS)]。

步态周期开始于初始双下肢支撑。初始着地(IC)开启了双下肢支撑的第一个阶段。另一个替代的术语是双侧下肢支持。然而这个命名应避免使用,因为这意味着双足平均地承担了身体的重量,而这种情况在双下肢支撑的大部分时段是不存在的。

当对侧足抬起开启对侧下肢的摆动相时,单下肢支撑时段开始。为了与双足接触地面的专业术语保持一致,该术语应当(也常常)被称为单支撑相。为了强调单足与地面接触在功能上的重要性,支撑(support)是更好的术语选项。在单下肢支撑期间,身体的全部重量由承重下肢支撑。单支撑相的持续时间是代表下肢支撑能力的最好指标,相对较长的支撑持续时间反映了更好的稳定性。

终末双支撑相是第三个时段。它开始于对侧足的地面接触(对侧下肢的初始着地),并且一直持续到原来的同侧支撑下肢离开地面进入摆动相(同侧的足趾离地)。由于双下肢承重是明显不对称的,因此终末双下肢支撑的术语被避免应用。

步态周期的时相

一般情况下,与地面有接触的支撑相大约占步态周期的 60%,摆动相占 40%[3]。然而,步态周期中各个阶段的精确时间分配随个人的步行速度而不同[1, 6]。按照惯常情况下的步行速度 82 m/min(1.36 m/s)步行,支撑相和摆动相分别占整个步态周期的 62% 和 38%,相应地,每一个双下肢支撑时段占整个步态周期的 12%(表 1-1)[7]。步态周期两个时相的持续时间与步行速度呈负相关(即,当步行速度增加时,支撑相和摆动相的总时间缩短;当步速减慢时,支撑相和摆动相的总时间明显增加)[1]。在支撑相的三个细分时段却存在另外一种不同的关系。加快步行速度使单下肢支撑时段在整个支撑相占比延长,而双下肢支撑时段占比减少[4, 5],反之亦然。这种变化模式呈曲线特征。一侧下肢的单下肢支撑时段与对侧下肢的摆动相同时发生(图 1-2)。

表 1-1 地面接触时相 *

项目	通用	82 m/min
支撑相	60%	62%
初始双下肢支撑	10%	12%
单下肢支撑	40%	38%
终末双下肢支撑	10%	12%
摆动相	40%	38%

注：* 通用的时相（表示为步态周期百分比）与人们习惯的正常步行速度对比（82 m/min 或 1.36 m/s）（改编自 Pathokinesiology Service and Physical Therapy Department. Observational Gait Analysis. 4th ed. Downey, CA：Los Amigos Research and Education Institute, Inc, Rancho Los Amigos National Rehabilitation Center；2001）。

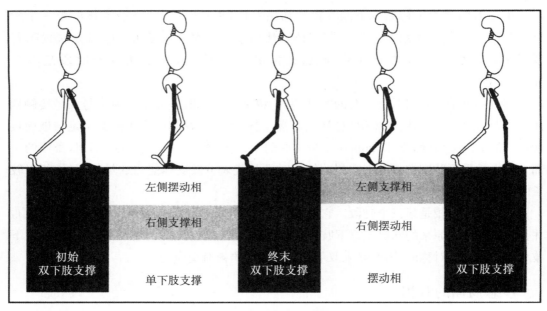

图 1-2 支撑相的划分及其与双侧地面接触模式的关系。垂直黑条代表双下肢支撑的时段（右侧和左侧足跟），水平阴影条代表单下肢支撑（SLS）。支撑相共包括三个时段：初始双下肢支撑，单下肢支撑，以及下一次（终末）双下肢支撑。请注意右侧下肢单下肢支撑时段与左侧下肢摆动相同时发生。右侧下肢摆动相与左侧下肢单支撑相时段同时发生。第三个垂直条（双下肢支撑）是在下一个步态周期开始时发生。

　　双下肢与地面接触的时期，是用于双下肢交换各自支撑角色的，这是步行的基本特征。当双下肢支撑时段不存在的时候，人就完全进入奔跑的运动模式中[2]。

步幅和步长

　　步态周期也可以被定义为描述性术语"步幅"（stride）[3]。"步长"（step）这一词语偶尔也会用，但这并不合适。

步幅与一个步态周期是对等的（图 1 - 3），它是以一侧下肢的动作发生为基础。一个步幅是指同侧下肢两个连续的初始着地之间的阶段（即，右侧的初始着地和下一次初始着地）。

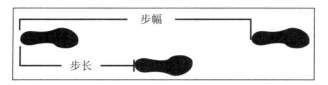

图 1 - 3　步幅与步长对比。图中显示了左侧下肢步幅（左侧足跟触地到下一次左侧足跟触地）。右侧下肢步长是指从左足跟触地到右足跟触地之间的距离。

步长涉及双下肢之间的时间分配（图 1 - 3）。在每个步幅（或者是步态周期）中都有两个步长。在一个步幅的中点，对侧足接触地面，开始它的下一个支撑时相。双足初始着地之间的间隔即一个步长（即，左足然后右足）。在整个步行过程中，相同的时间偏移将会以交替模式重复。

- -

◇**参◇考◇文◇献**◇

1. Andriacchi TP，Ogle JA，Galante JO. Walking speed as a basis for normal and abnormal gait measurements. *J Biomech*. 1977;10(4):261 - 268.
2. Mann R. Biomechanics. In:Jahss MH，ed. *Disorders of the Foot*. Philadelphia:WB Saunders Company；1982：37 - 67.
3. Murray MP，Drought AB，Kory RC. Walking patterns of normal men. *J Bone Joint Surg*. 1964;46A:335 - 360.
4. Murray MP，Kory RC，Clarkson BH，Sepic SB. Comparison of free and fast speed walking patterns of normal men. *Am J Phys Med*. 1966;4:8 - 25.
5. Murray MP，Mollinger LA，Gardner GM，Sepic SB. Kinematic and EMG patterns during slow，free，and fast walking. *J Orthop Res*. 1984;2:272 - 280.
6. Otis JC，Burstein AH. Evaluation of the VA-Rancho gait analyzer，Mark I. *Bulletin of Prosthetics Research*. 1981;18(1):21 - 25.
7. Pathokinesiology Service and Physical Therapy Department. *Observational Gait Analysis*. 4th ed. Downey，CA:Los Amigos Research and Education Institute，Inc，Rancho Los Amigos National Rehabilitation Center；2001.

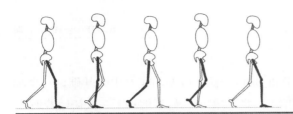

第 **2** 章

步 态 的 时 相
Phases of Gait

为了提供步行所必需的基本功能,在支撑相和摆动相下肢节段选择性前进的过程中,每一个步幅都涉及一个不断变化的调整,这个调整是处于身体和支撑足之间的。这些反应导致了一系列由髋关节、膝关节和踝关节共同完成的运动模式。在步态分析发展的早期,研究人员发现各个运动模式都有不同的功能需求,并将它们定义为步态周期的不同时相。更进一步的相关经验数据已逐步扩展确定了步态时相的数量。现在很明确,每一个步态周期均包含 8 个功能模式(时相)。

在过去,人们习惯使用正常的活动作为分隔各时相的关键动作,虽然这种做法被证明适用于截肢者,但它往往不能适用于下肢瘫痪或关节炎致下肢功能受损而存在步态偏差的患者。例如,支撑相的起始动作习惯上被称为足跟着地,然而瘫痪患者足跟有可能永远都不会接触地面或者接触地面的这一动作只会出现在整个步态周期的中后期。同样,初始着地有可能是由全足完成的("全足着地"),这样就不存在一个只有足跟支撑随后前足接触地面的阶段。为了避免这些难题和其他的混淆,Rancho Los Amigos 步态分析委员会发布了步态各功能时相的通用术语[1]。

分析一个人在步态周期各时相的步行模式,更直接地表明了发生在各个关节的不同运动在功能上的重要性。步态周期各阶段也提供了一个方法,这个方法可以联合各个关节同步运动从而进入双下肢功能模式。对于解释残疾的功能影响来说,这是一个特别重要的方法。一个关节的运动同另一个关节的运动相比较,它的相对意义在步态周期各个阶段中是不断变化的。当然,适用于某个步行阶段的姿势,如果出现在整个步态周期中的另一个节点,则意味着功能失调,因为此时的功能需求已经改变了。因此,时间序列和关节角度都是非常重要的。后一个事实也增加了步态分析的复杂性。

8 个步态阶段中,每一个都有一个功能性的目标,以及一个关键的选择性协同运动模式,这一模式是用来实现这一目标的。各阶段的有序结合也保证了肢体能完成 3 个基本功能任务。他们分别是体重接收(WA)、单下肢支撑(SLS)以及下肢摆动前进(SLA)(图 2 - 1)。

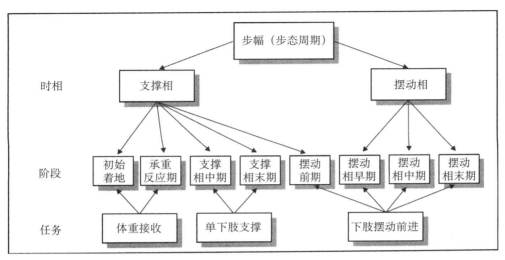

图 2-1 步态周期的功能分期。步幅是一个步态周期的功能性术语。这些时相展示了步态周期根据足触地情况的基本分期，每个阶段都是由下肢的姿势决定的。功能时相显示了各阶段根据它们自身所履行的功能而进行的分组。

功能任务:体重接收

　　承重是支撑相的第一个功能任务。这是步态周期中最具挑战性的任务,因为它必须满足 3 个功能要求。它们分别是:①震荡吸收;②初始肢体稳定性;③维持前进。这种挑战体现在需要将身体的重量突然转移到刚刚完成摆动向前这一动作的下肢上,并且还存在一个不稳定的力线排列。包括初始着地和承重反应期这两个步态阶段(图 2-1)。

阶段一　初始着地

间隔:占步态周期 0～2%。

　　这个阶段包括足落地瞬间,以及身体重量开始发生转移的即时反应。关节在这个阶段所呈现的姿势决定了下肢承重反应的模式(图 2-2)。

目标:以足跟轴开启支撑相。

　　　　减缓冲击速度。

阶段二　承重反应期

间隔:占步态周期 2%～12%。

　　这是第二阶段,包含在首次双支撑相内。该阶段发生在足与地面初始着地之后,并且会一直持续到对侧下肢抬起准备进入摆动相(图 2-3)。

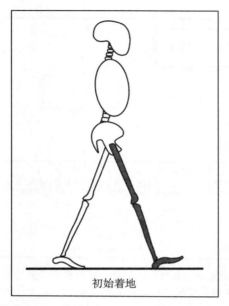
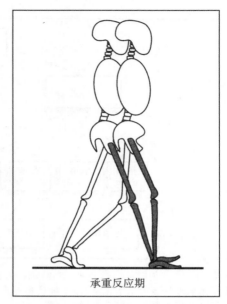

初始着地　　　　　　　　　　承重反应期

图 2－2　初始着地。髋关节屈曲，膝关节伸展，同时踝关节背屈至中立位。足跟与地面接触，阴影侧表示参照下肢，对侧下肢（空白）位于摆动前期的开始位置。

图 2－3　承重反应期。身体的重量被转移到前方下肢（阴影部分）。足跟起到支点轴的作用，膝关节屈曲以吸收震荡。踝关节短暂跖屈中断足跟撞击，但是直到这个阶段结束，依然维持足跟轴作用。

目标：震荡吸收。

　　　维持承重稳定性。

　　　维持前进。

功能任务：单下肢支撑

　　抬起对侧足进入摆动相时，支撑下肢也开始进入单下肢支撑时期。这个阶段会一直持续到对侧足再次接触地面。由此产生的间隔期间，不管是在矢状面还是在冠状面，身体重量都必须由一侧下肢全部承担，同时继续前进。单下肢支撑时期包含两个阶段：支撑相中期和支撑相末期（图 2－1）。主要是根据它们前进机制的不同来进行区分。

阶段三　支撑相中期

　　间隔：占步态周期 12%～31%。

　　该阶段是单下肢支撑时期的前半部分。它开始于对侧下肢足上抬，并且会一直持续到身体重心调整至前足（图 2－4）。

　　目标：前进越过静止的足。

　　　　　保持下肢和躯干稳定性。

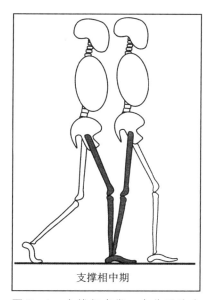 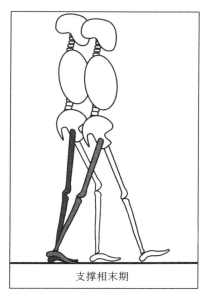

图2-4 支撑相中期。在单下肢支撑时期的前半部分,下肢(阴影)通过踝关节背屈(踝关节轴)前进越过静止的足,而膝关节和髋关节伸展。对侧下肢(空白)向前迈进完成它的摆动相中期。

图2-5 支撑相末期。在单下肢支撑时期的后半部分,足跟上抬,同时一侧下肢(阴影)前进越过前足轴。膝关节完成伸展,然后开始一个新的屈曲弧度。髋关节伸展增加,同时足跟上抬,使下肢处于更加后伸的位置。对侧下肢(空白)完成摆动相末期。

阶段四 支撑相末期

间隔:占步态周期31%～50%。

该阶段完成了单下肢支撑。它开始于足跟上抬,并且会一直持续到对侧足着地。在这整个阶段中,体重移动到前足之前(图2-5)。

目标:身体前进超过支撑足。

保持下肢和躯干稳定性。

功能任务:下肢摆动前进

为了满足下肢前进的高要求,准备姿势开始于支撑相。下肢通过三个姿势进行摆动,即抬起自身、向前移动完成步幅的长度及为进入下一个支撑阶段做好准备。该功能期包括四个步态阶段:①摆动前期(支撑相结束);②摆动相早期;③摆动相中期;④摆动相末期(图2-1)。

阶段五 摆动前期

间隔:占步态周期50%～62%。

这个支撑相的最后阶段是整个步态周期中的第二次(最后一次)双支撑相。它开始于对侧下肢的初始着地,结束于同侧下肢足趾离地。一些研究人员给这个阶段命名为重量释放和重量转移。然而,在这个阶段发生的所有运动和肌肉收缩都与前进有关。当下肢突然快速摆脱体重时,后伸下肢利用向前的"推力"推进进程,同时也为该侧下肢即将快速摆动做准备。因此,摆动前期这一术语是用来代表它的功能责任,引发将要在摆动相进行的向前运动(图2-6)。

目标:把下肢放在适当的位置以进入摆动相。

加快前进速度。

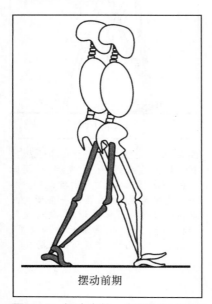 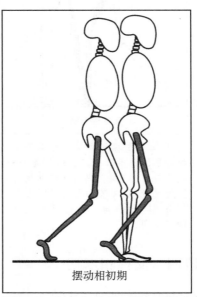

图2-6 摆动前期。对侧下肢(空白)的地面接触开启了参照下肢的最后一次双支撑相。参照下肢(阴影)增加踝关节跖屈幅度作为最初体重转移的反应,膝关节屈曲,髋关节伸展幅度减少。对侧下肢(空白)处于承重反应期。

图2-7 摆动相早期。增加膝关节屈曲以抬高足部为了足趾廓清,髋关节屈曲推动下肢向前移动。踝关节背屈不完全。对侧下肢(空白)处于支撑相中期的较早阶段。

阶段六 摆动相早期

间隔:占步态周期62%～75%。

这是摆动相的第一个阶段,约占整个摆动周期的1/3。它开始于足抬离地面,结束于摆动足位于支撑足的正对面(图2-7)。

目标:足廓清。

下肢从后伸体位向前移动。

阶段七 摆动相中期

间隔:占步态周期75%～87%。

这个阶段是摆动相的第三个阶段,当摆动侧足位于支撑下肢的正对面时,摆动相中期开始。当摆动下肢位于支撑下肢前方,胫骨处于直立位时(即髋关节和膝关节屈曲角度是相等的),摆动相中期结束(图2-8)。

目标:下肢前进。

地面足廓清。

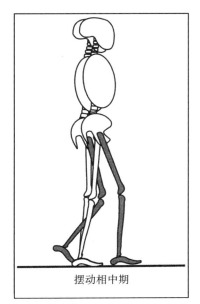

图2-8 摆动相中期。通过髋关节进一步屈曲,下肢(阴影)前移至体重向量线的前方。当踝关节继续背屈至中立位,膝关节顺应重心的要求进行伸展。对侧下肢(空白)处于支撑相中期的较晚阶段。

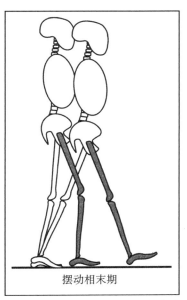

图2-9 摆动相末期。膝关节伸展促使下肢前进。髋关节轻微降低(约屈曲20°),踝关节保持背屈中立位。对侧下肢(空白)处于支撑相末期。

阶段八 摆动相末期

间隔:占步态周期87%～100%。

这个摆动相的最后阶段开始于胫骨直立位,结束于足着地。当小腿移动至大腿前方时,完成下肢前进任务(图2-9)。

目标:完成下肢前进。

下肢做准备进入支撑相。

◇参◇考◇文◇献◇

Pathokinesiology Service and Physical Therapy Department. *Observational Gait Analysis*. 4th ed. Downey, CA: Los Amigos Research and Education Institute, Inc, Rancho Los Amigos National Rehabilitation Center; 2001.

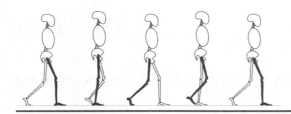

第 3 章

基 本 功 能
Basic Functions

在平地上向前步行是基本的运动模式。步行方向的改变会增加对运动系统的要求，楼梯和高低不平的地面会进一步提高要求，而跑步和各种各样的运动就需要更强大的运动系统。尽管这些运动在复杂性上存在差异，但都是由步行的基本模式变化而来。

身 体 分 区

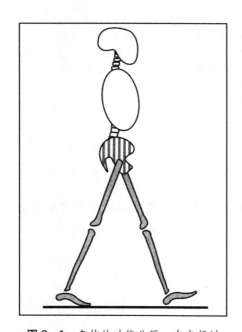

图3-1　身体的功能分区。在步行过程中，上半身是一个乘坐于运动系统上的相对被动的乘客单元。骨盆既是乘客单元的一部分，也是运动单元的一部分。

在步行过程中，身体按功能分为两个单元区：乘客单元区和运动单元区。虽然在每个单元区中都存在运动和肌肉收缩，但这些功能在两个单元区中的相对强度是明显不同的。基本上，乘客单元区只需要负责自身姿势的完整性。正常的步态力学非常有效率，以至于可以让机体对乘客单元区的功能需求最小化，这样就让它几乎成了一个由运动系统承载的被动实体。而肢体上方乘客单元的直线排列在运动系统中决定了肌肉的收缩模式。

乘客单元

头、颈、躯干和手臂都被归属于乘客单元，因为它们被承载，并且也没有做出直接有助于步行的行为。Elftman引入了一个术语——"HAT"[头部（head）、手臂（arm）、躯干（trunk）]，HAT代表了这样一个质量体（即，位于运动装置之上的结构）[11]。

颈部和躯干的肌肉收缩运动主要是为了保持脊椎排列在中立位，并使骨盆到头部姿态变化的转换最小化。手臂摆动涉及被动和主动两个元素,但这个动作对正常的步态模式并不是必不可少的。在实验中限制手臂的动作,在步行的能量消耗上并没有显示出可测量的数据变化[38]。

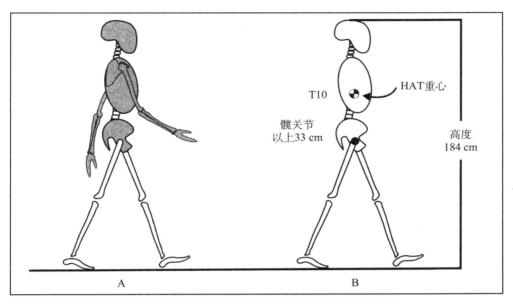

图 3-2 乘客单元。A. 组成部分是头部、颈部、上肢、躯干和骨盆(HTA 单位,灰色阴影部分)。B. HTA 的重心位于第 10 胸椎(T10)前[22]。在一个身高 184 cm 的人身上,重心在髋关节上 33 cm。

这些结构组成了头、上肢、躯干,形成了一个约占全身重量 70% 的大而重的质量体(图 3 - 2A)[10, 43]。在这个复合体中,质量中心(COM)是位于髋关节中心和肩关节中心连线的大约上 1/3 处(图 3 - 2B)。因此,乘客单元的平衡主要取决于下肢的瞬时力线排列,从而移动位于 HAT(头、上肢、躯干)结构瞬时质量中心之下的支撑基础。

运动单元

双下肢和骨盆是形成运动系统的解剖节段。主要参与的 11 个关节如下:腰骶部关节和双侧髋关节、膝关节、踝关节、距下关节、跖趾关节(MTP)(图 3 - 3)。57 块肌肉的精细调节活动以一种选择性方式发挥功能作用,在时间上和幅度上控制着双下肢运动。骨节段(骨盆、大腿、小腿、足和足趾)发挥杠杆作用。

双侧下肢交替承担起支撑乘客单元的责任,以这样

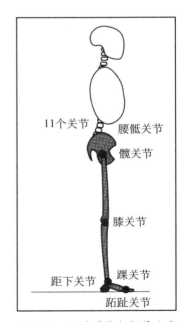

图 3-3 运动系统包括骨盆和双下肢。这意味着骨盆具有双重含义,既是乘客单元的一部分,也是运动系统的一部分。

的方式携带乘客单元向前移动(图3-4)。那么，一侧下肢支撑乘客单元后，身体重量减轻，另一侧下肢迅速摆动向前到达一个新的位置，然后准备再次提供支撑作用，促使身体前进(图3-5)。

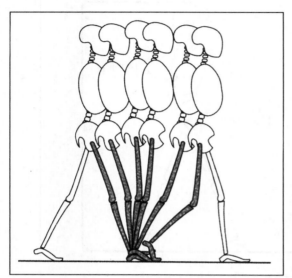 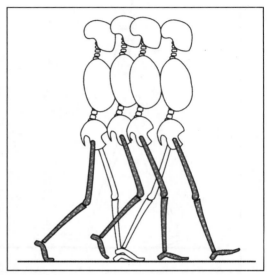

图3-4 在支撑相，支撑侧下肢(阴影)提供了一个前进的基础。

图3-5 在摆动相，摆动下肢(阴影)向前移动至该侧下肢再次承载身体重量的位置。

骨盆有双重作用。作为运动系统的一部分，它是两个下肢之间的一个移动链接。在摆动过程中，骨盆也随着摆动侧下肢向前移动。骨盆从支撑相末期的旋后位置向摆动相末期的旋前位置移动(图3-6)。此外，骨盆作为乘客单元的基底部分，乘坐在髋关节上。

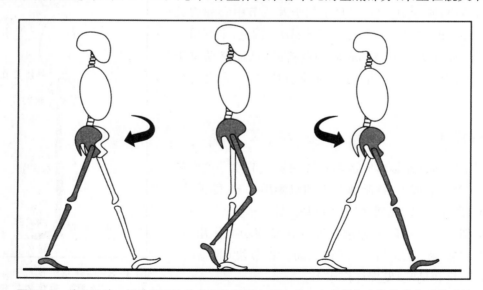

图3-6 骨盆运动。摆动侧下肢骨盆的旋转增加了步长。在支撑相末期骨盆处于旋后姿势，到摆动相初期结束时骨盆到达中立位，继续向前移动，到摆动相末期骨盆处于旋前姿势。

运 动 功 能

当运动单元承载躯体抵达要去的目的地时,每一侧负重下肢都必须完成下列四种不同的功能。

(1) 尽管姿势不断变化,依然要保持躯干直立的稳定性。

(2) 前进是通过选择性的姿势、肌肉力量和肌腱弹性的相互作用而达到的。

(3) 使每一个步态周期在开始时与地面接触的冲击最小化。

(4) 机体的能量通过以下这些功能得以保存,以这种方式减少了所需要的肌肉运动量(表3-1)。

表 3-1 运 动 功 能

- 向前推进
- 震荡吸收
- 支撑稳定性
- 能量守恒

这四个功能的同时完成取决于不同的运动模式,表现为头、上肢、躯干结构与两侧多节段下肢之间的一系列复杂的相互作用。步行的先决条件是有一个稳定的站立姿势。

直立稳定性

直立体位的稳定性是由身体力线排列和每个关节的肌肉活动之间的功能平衡决定的。每一个身体节段都是一个向地面降落的重量体(由于重力的牵拉作用),除非在其支撑面上保持平衡或被限制。在每一个节段内都有一个平衡点,即质量中心(COM,质心),它代表了节段的重量。当上肢节段的质心直接位于支撑关节中心之上时,下肢具有被动稳定性。

三个解剖生理结构对站立稳定具有挑战性。首先是乘客单元和运动系统之间的头重脚轻的关系。大约70%的体重置于只占体重30%的支撑系统上[10]。二是起支撑作用的双下肢的多节段属性。三是下肢关节的轮廓。

体重的力线排列是主导因素。站立和行走时,体重的影响是由地面反作用力的矢量确定的(GRFV),或者说是"身体矢量"(图3-7)。当身体重量向前向地面下落时,地面会产生一个大小相等、方向相反的力。在行走过程中,身体矢量的位置对于关节来说是不断变化的。通过身体矢量与关节中心位置之间的关系变化,其大小和方向的不稳定性可以被确定。这可以帮助理解肌肉和韧

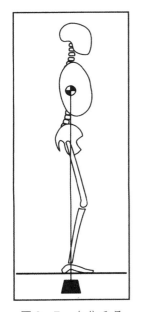

图3-7 身体重量矢量。膝关节屈曲时,力的矢量落在膝关节之后,产生膝关节伸肌控制需求。

带对于稳定性保持以及对关节的活动性控制。

　　骨骼被韧带包裹的目的就是为了保证其灵活性，而不是稳定性。每一侧下肢都是三个节段（大腿、小腿和足）的纵向排列。股骨和胫骨的一个简单模型，即两根细长杆，在平整的末端对准并连接成一条垂直地面的直线（图 3-8）。由于长度超过宽度的结构特点减小了耐受范围，因此下肢的倾斜角度小于 9°才能确保下肢被动稳定性的保持（图 3-8）。

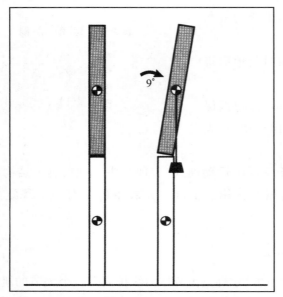

图 3-8　长杆会产生一个狭小的接触面和相对较高的重心（COG）。大于 9°的倾斜就会使身体重心超过支撑面，引起力线排列不稳定。

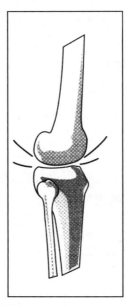

图 3-9　关节的圆形表面减小了稳定区域。

　　即使这种稳定性的临界值也不能用于人类的下肢骨骼中。每个细长的节段上部稍重，因此质心位于解剖中点上约 7%的地方[10]。相对于胫骨平台，股骨髁的较大弯曲度增加了运动范围的同时也减少了被动稳定性（图 3-9）。因此，一旦每个节段的各自质心不在一条直线上，上部阶段（大腿节段）将会落下来，除非有控制力。

　　然而，站立时髋关节和膝关节被动稳定性的获得，可以通过用韧带张力和反方向矢量来代偿肌肉控制的缺失。在这两个关节的屈肌旁都有一根大的韧带，膝关节有一根致密的后斜韧带。轻度过伸产生两个相反的力量可以锁定膝关节。乘客单元的身体矢量位于膝关节前方时，致密的后方韧带会绷紧（图 3-10）。髋关节也存在相似情况，其前方致密的髂股韧带会限制髋关节伸展。

　　但是，踝关节没有可以相匹配的被动稳定性来源。背屈和跖屈都有一个明显超过中立位的活动范围（ROM）（图 3-11）。此外，踝关节并不位于足的中部。相对于距骨头，踝

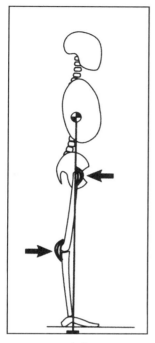

图 3 - 10 在静态站立时,髋、膝关节通过过伸维持被动稳定性。使关节稳定的力是指关节一侧有韧带张力而身体向量在另一侧,踝关节缺少被动稳定性。

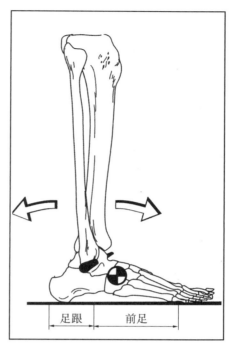

足跟 前足

图 3 - 11 踝关节位于足的中心点的后方(身体重心标记点)。因此足跟轴比前足轴短得多,前足轴由距骨头延长。

关节反而更接近足跟(图 3 - 11)。足跟的长度被圆形跟骨结节这个支撑区域进一步限制,几乎与踝关节后缘在一条线上。这把稳定临界值限制在约 1 cm(基于 Jacquelin Perry 博士未发表的、非正式骨骼对照研究中的数据),这些不均衡进一步挑战了站立的稳定性。如果膝关节处于过伸的范围,那么踝关节轻微跖屈就可以达到稳定平衡的状态。当膝不能过伸时,下肢力线的稳定就需要踝关节背屈 5°,使重心(COG)前移至足中部来维持。此时倾斜的胫骨在膝关节和踝关节都是不稳定的,因此需要肌肉控制或者穿戴支具。

静态站立

静态站立时的下肢姿势与支撑相中期的姿势是相似的,一个人的站立能力可以作为他(她)行走能力的初步测试。维持稳定力线排列需要本体感觉、关节活动度以及肌肉控制的功能整合。

支撑面是矢状面足长和冠状面足侧面边缘之间距离的乘积。站立时,正常足会有 7°的足外偏,这就使得距骨区域的面积比足跟的面积宽。静态站立时,内踝之间的平均距离

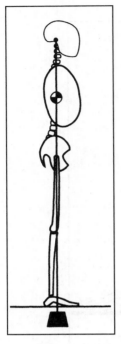

图 3-12　平衡的力线排列，体重矢量从耳道下落至支撑足中部（位于踝关节稍前方），越过胸椎稍前的位置，向下恰好位于髋关节后和膝关节前。

大约是 9 cm[33]。人们通常利用足部 54% 的长度（矢状面）和 59% 的宽度（冠状面），这会形成自发的姿势偏差，但仍然会保持直立的稳定性[33]，这被认为是姿势变化的范围。

对非残疾人在平衡木上静态站立时的测量表明，在矢状面，身体矢量从头部的中心（耳道）向下，经过 L4 椎体前 1 cm，静止于足部踝关节前 1.5~5 cm 处（图 3-12）[2,3]。测力台测量出矢量在踝轴前 5 cm（±2 cm）处[1,33]。对于膝关节和踝关节的活动度和（或）腓肠肌群的相对肌力来说，40% 的标准偏差的确是相当大的变化。正常的"容易站立"位置，是应用最小的稳定临界值，即重心位于髋关节后 0.6 cm 与膝关节略前方（图 3-12）。肌肉活动可能仅限于比目鱼肌和腓肠肌。

无论在矢状面还是冠状面上，静态站立都不是完全静止的。静态站立身体摇摆时，体重在双下肢之间有一个缓慢的、持续的左右和前后移动[32]，平均速度为 4~6 个周期/秒，而且移动的幅度非常小（横向的为 5~7 mm，前部的为 8 mm）[1,33]。有两个机制导致了这种微小的身体不稳：心脏动力学和绝对位置感（本体感觉）缺失[15,33]。

动态稳定性

在步行过程中，身体会从支撑足的后方移动到前方。同时，支撑区域会从足跟变为全足，随后变为前足。这两个变化意味着身体在整个支撑相中缺乏被动稳定性。在整个步态周期中，女性的平均步宽大约是 7 cm，男性大约是 8 cm。足外偏角度从女性 5° 到男性 7° 不等（图 3-13）[29,30]。只有在支撑相中期，身体力线排列才近似于静态稳定站立时的力线排列。

在支撑相开始下肢承重时，相对于躯干来说足位于前方，此时身体矢量在髋关节的前方以及膝关节的后方（图 3-14A）。髋、膝关节的伸肌产生力矩阻止了体重的下落。在支撑相中期，身体前进到支撑足上方的位置，同时伸肌力矩接近零（图 3-14B）。当身体前进超过支撑足的时候，髋关节和膝关节就进入一个被动伸展的状态，此时下肢处于后伸姿势，身体的矢量在膝关节前，而躯干的直立排列促成了屈曲力矩的产生。同时，身体重量移动到踝关节前方，促使踝关节背屈，形成新的不稳定的姿势。这就需要由跖屈肌的运动控制来阻止身体重量向前倾（图 3-14C）。

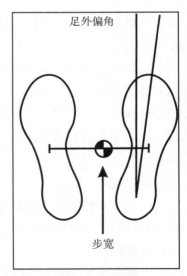

图 3-13　女性和男性在步行中的足部力线是相似的。

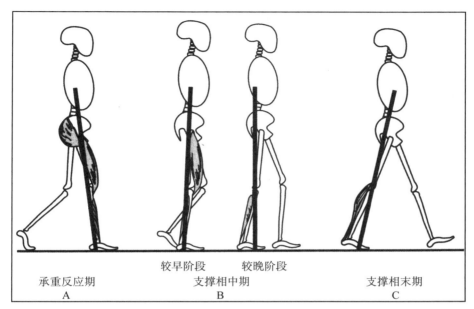

图 3-14 在步行过程中,动态稳定性是随矢量与关节间持续的力线重新排列而调整的。A. 承重反应期:矢量在髋关节的前方及膝关节和踝关节的后方。B. 支撑相中期:在这个阶段的起始点(较早阶段),体重矢量稍后于膝关节却位于踝关节前方。到这个阶段结束时(较晚阶段),体重矢量移动到踝关节和膝关节之前。在髋关节,下肢的后伸姿势使矢量移动到髋关节之后。C. 支撑相末期:体重矢量在髋关节之后,膝关节之前,并最大限度地朝向踝关节。

因此,在整个支撑相,肌肉活动可以直接降低重力和动力的影响。髋关节和膝关节在下肢承重期中的伸肌力矩以及踝关节在单下肢支撑时的跖屈肌力矩,都是当身体稳定性存在威胁时肌肉做出的反应。

当体重矢量增大的时候[9],较快的步行速度增加了对减速肌肉的需求[16, 31]。相反,在一个有限范围内,较慢的步行速度也会降低对肌肉活动强度的需求[16, 31]。这种节省能量的限制保存了前进的动量,是保证足够步速的需要,可以用来代替直接的伸肌运动。踝关节肌肉活动的分析表明,当步行速度在 80 m/min 的时候[37],肌肉活动的平均强度相当于徒手肌肉测试的 3 级。快速行走(116 m/min)时肌肉活动强度增至 3+级。慢走(56 m/min)时肌肉活动强度减至 3-级[37]。通过 Beasley 量化标尺,这三种情况下的肌力分别是最大肌力的 15%、25% 和 10%[5]。

单下肢支撑

当双足都接触地面时,双侧下肢都起到支撑躯干的作用(图 3-15)。当一侧足抬起进入摆动期,这种平衡会突然消失。此时,HAT(头部、上肢和躯干)结构中心对齐支撑侧下肢内侧缘,而连接杆是高活动性的髋关节。为了保持机体在单下肢支撑的平衡,有两个准备行为是必不可少的:一是体重的侧向转移,二是髋关节局部肌肉的稳定以维持骨盆和躯干直立(图 3-16)[39]。

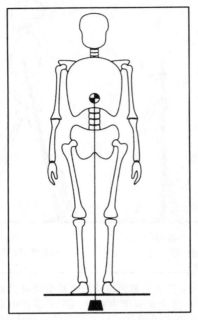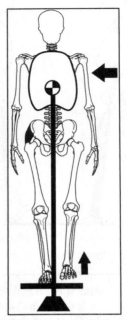

图3-15 从冠状面上看，静态站立时，身体矢量（体重线）穿过骨盆中间且位于两足之间。

图3-16 迈步抬起对侧下肢移除了该侧支撑。身体矢量移向支撑侧下肢，髋外展肌强烈收缩支持不稳定的骨盆。

在静态站立时，体重侧向转移使躯干的中心位于足的上方，利用双足和膝外翻完成。在下一步开始时摆动侧下肢做好了准备去承接下落的肢体，膝外翻降低，步行稳定性下降。

前进

步行的基本目的是将身体从它的当前位置移动到一个新的位置，所以手和头可以执行大量的功能。前进是通过使每个下肢节段持续向前滚动的一系列行为实现的。前进的决定因素是第一步的启动、足部的多个轴的滚动活动、体重向前下落以及推进力的产生。

启动步行

从站立向步行转换看似是一个简单的任务，实际是一系列运动模式，通过压力中心（COP）的方向和身体重心的位移可以得到最好的辨别[7, 24, 26]。压力中心从它的开始位置——静态站立时双足的中间位置，依次移向三个方向（图3-17）。首先是向着即将"成为"摆动相下肢的侧向和后向移动；第二是急剧反转的压力中心向支撑足内侧缘的运动；

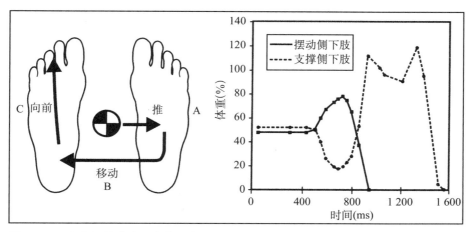

图 3 - 17　步伐起始时的压力中心点及垂直方向的地面反作用力的模式。A. 准备:压力中心首先从静态站立时的中间位置,移向即将离开地面的足,同时该侧下肢垂直方向地反力也会上升。B. 体重转移:随后压力中心转向支撑足,而支撑侧下肢的地反力也开始增加。C. 前进:随着摆动侧下肢足趾离地,压力中心越过支撑侧下肢向前移动(引自 Nissan W, Whittle MW. Initiation of gait in normal subjects:a preliminary study. J Biomed Eng. 1990;12:165 - 171)。

第三是压力中心的前移。第一个运动模式被命名为"准备"[7],其他两个的逻辑功能被命名为是"体重转移"和"前进"。

准备

　　第一个运动模式从踝关节的一个不易察觉的变化开始,该变化是通过双侧比目鱼肌的放松[7]和胫骨前肌的活动实现的(图3-18)[24]。比目鱼肌的抑制活动与胫骨前肌活动之间的时间关系,与步行速度呈负相关[8]。引起胫骨前倾的同时解放了膝关节在支撑时的姿势。与此同时,当即将成为支撑侧下肢的肌群放松使髋关节和膝关节可以轻微下落屈曲时[7],即将成为摆动侧下肢的髋外展肌和腓骨肌群就会变得活跃[24]。其结果是增加了即将成为摆动侧下肢的力量,同时支撑下肢的力量相应减少(图 3 - 17A)[34]。

　　压力中心移向摆动侧下肢的目的较难解释。在早期的研究中,压力中心的位移仅仅只是为了改变身体力线。这些研究带来的解释是,向外侧随后向内侧的压力中心位移是单下肢支撑开始

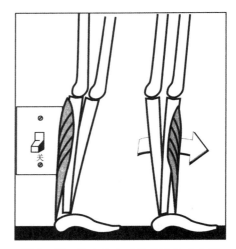

图 3 - 18　静态站立时胫骨姿势决定了初始的踝关节肌肉活动。如果胫骨随着压力中心前移至踝关节,那么比目鱼肌也会减少活动(开关关闭),被动的力线对准牵引胫骨向前。在胫骨向后和膝关节相对过伸的情况下,胫骨前肌(胫骨前的其他肌肉)活动推进胫骨前进。

前的初步平衡测试[7, 24]。随后运动学研究发现，身体质心的运动没有向外侧的位移（图 3-19A）[26]。更深入的生物力学研究显示，足部肌肉的活动能够影响压力中心。目前的结论是，压力中心向后外侧位移的数据记录，代表为准备体重转移而产生的推力。

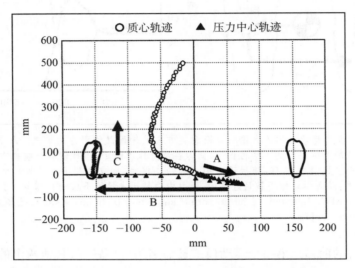

图 3-19 在步伐的起始阶段，压力中心（▲，COP）与质心（○，COM）的关系。A. 在准备过程中，只有压力中心转向未来的摆动下肢。B. 在体重转移过程中，压力中心和身体重心都向支撑侧下肢移动，但身体质心目前还没有转移。C. 在前进过程中，压力中心和身体质心都向前移动，更大的身体质心移动反映了髋关节超过支撑足的大幅度前移。

体重转移

在第二种运动模式下，摆动侧下肢力量减低的速率是蹬离地面时的两倍。支撑侧下肢载荷相应增加，为了提供必要的承重稳定性，其髋外展肌和腓骨肌变得活跃。到该模式的中期，足趾即将离地时，随着摆动侧下肢髋关节缓慢屈曲的弧度及踝关节持续背屈，膝关节迅速屈曲[24, 34]。在体重转移的整个过程中，压力中心移向内侧（图 3-17B）[7, 24]。身体质心伴随着压力中心自始至终向内侧移动（图 3-19B）。

前进

摆动侧下肢的足趾离地开启了第三个运动模式。当骨盆随着摆动侧下肢运动时，身体质心也以较快的速度向前移动，此时压力中心顺着足长的方向前移（图 3-17C）[19]。在前移过程中，身体质心逐渐漂移向摆动侧下肢，为下一个支撑行为做准备（图3-19C）。

启动步行进程的目的,是使人在前进中的第一步就有一个稳定的步态[6]。从足趾离地到足跟着地的第一个摆动相,身体质心的移动速度达到第二步乃至随后几步移动速度的91%,第二步就形成了稳定的步速。

足部的轴(Rocker)

一旦步行开始,支撑足上方的身体前进依赖于支撑侧下肢的移动。支撑相开始时,体重快速下降至即将初始着地的正在向前移动的下肢上,这具有一定的挑战性。由于大腿只屈曲20°,因此作用力主要地直接朝向地面。为了保持身体前移的进程,一些力就被要求重新定向,既要前进又要保持稳定。足做出反应,提供了支点-轴系统保证上述功能的实现。在一系列行为中,足跟、踝、前足及足趾都承担了支点-轴的角色,推动身体平滑地向前行进(图3-20)。

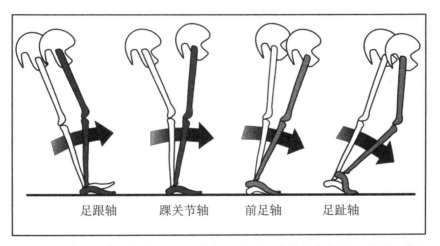

足跟轴   踝关节轴   前足轴   足趾轴

图3-20 在四个功能性轴向前滚动的帮助下,越过支撑足前进(箭头所指):①足跟轴;②踝关节轴;③前足轴;④足趾轴。

足跟轴

当体重下降到支撑侧下肢时,体重前倾产生的动力由足跟轴保存(图3-21)。地面接触是由跟骨结节的圆形表面完成的。当体重下降到足部的时候,跟骨结节和踝关节中心之间的骨性节段作为一个不稳定的杠杆落向地面。胫骨前肌使足下垂速度减慢的动作,就像牵引胫骨的绳索拉动小腿前移,这种前进效力通过股四头肌转移至大腿(图3-22)。因为股四头肌肌群是连接股骨和胫骨的,因此也减慢了膝关节屈曲速度,以这种方式,足跟轴有力地推进整个支撑侧下肢的前进。因此,下降的力并不是完全指向地面的,有很大一部分将转化为前进的动力。直到足跟轴活动结束(12%的步态周期),整个足与地面接触,胫骨垂直于地面,膝关节也屈曲至20°。

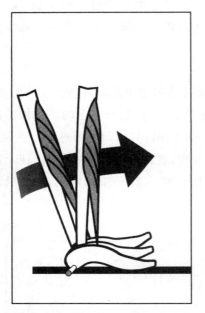

图3-21 足跟轴。以足跟为支点（长杆为运动轴），足部通过小弧度的跖屈向前滚动。胫骨前部肌群使足下落的速度减慢同时牵拉胫骨前移，保持足跟轴直到承重反应期结束。

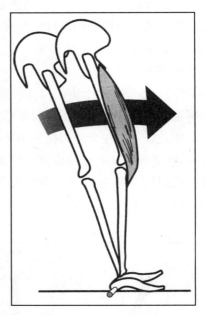

图3-22 股四头肌活动牵拉股骨前进，其速度比胫骨前进速度慢。

踝关节轴

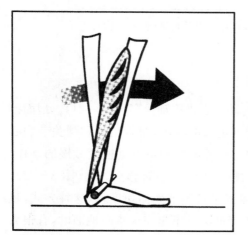

图3-23 踝关节轴。以踝关节为支点（长杆为运动轴），胫骨（及整个下肢）对动量做出反应滚动向前（箭头）。比目鱼肌减慢了胫骨前移的速度。

一旦前足接触地面，踝关节就成为继续前进的支点-轴。足部固定不动，作为对动量的反应，踝关节被动背屈，驱动胫骨继续前移（图3-23）。此时身体矢量沿着足长方向前移至跖骨头。踝关节轴的一个关键点是比目鱼肌肌腱复合体的柔顺易变形的性质。当肌腱收缩时，使胫骨成为膝关节伸展的一个稳定的基础，由腓肠肌辅助的比目鱼肌也使胫骨前移。

前足轴

当身体矢量的基底（压力中心）到达跖骨头时，足跟抬离地面。跖骨的圆形轮廓充当了前足轴（图3-24）。当体重下落超过足部支撑的区域时，前进速度加快（图3-25）。这就是步态周期中最强的推动力。体重是长杆尾端的被动重量,它的下降速度受到腓肠肌和比目鱼肌强有力活动的抑制。

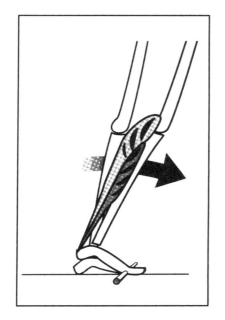

图 3 - 24 前足轴。胫骨越过前足轴(长杆为轴)继续前进(箭头)。腓肠肌和比目鱼肌活动以稳定踝关节。

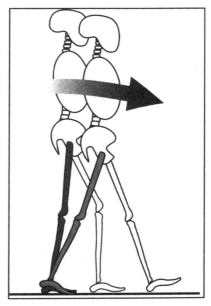

图 3 - 25 身体重量向前下落(箭头)是前进的主要力量。

足趾轴

在摆动前期,前足内侧最前缘和姆趾作为加速下肢前进的基础。跖屈肌的弹性反冲推进胫骨前移(参见图 3 - 20)[12]。

推进力

使支撑侧下肢前移的基本动力源于体重前倾(图 3 - 25)。此外,在支撑侧下肢抬起和前进过程中,髋关节屈曲产生前移的力量(拉力),推动身体矢量前移。髋关节屈曲速率较快时提高了加速度,从而加快行走速度(图 3 - 26)[25, 27]。在摆动相,膝关节主动伸展提供了一个额外的拉力。

然而,正常的步行速度利用了额外的推进力,该推进力由矢量位置和肌肉动作间的适时相互作用产生。在精密的间隔时间,肌肉离心运动(提供支撑相稳定)转变为

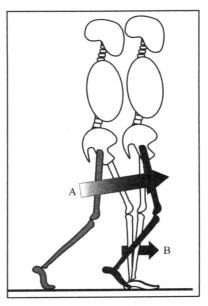

图 3 - 26 摆动下肢(灰色)也提供前进力量(箭头)。

向心运动用以加速或保持前进。这种转变不能通过肌电图(EGM)确定,肌肉记录检测到的是神经刺激,而不是收缩的机制。力做功的分析综合了力矩与关节速度,是对肌肉从离心运动转变为向心运动的非常敏感的检测方法[43]。力的正向峰值表明,肌肉的向心运动与其相同。

在经典的(正常的)步态周期中,四个时相中功能上的连续性被正向峰值加强。在承重反应期结束时,随着髋关节伸展的开始,会产生较小的推动力。在支撑相中期的较早阶段,伸膝动作的完成与股四头肌的小幅度爆发力有关。在摆动前期,踝关节迸发出最大力量。当体重突然转移到对侧下肢,该侧下肢紧张的比目鱼肌和腓肠肌肌腱结合部突然放松,引起弹性反冲,为进入摆动相做好准备[12]。这个动作通常被称为"推进"。在摆动相早期,髋关节快速屈曲开始时是第四次力量的迸发。

震荡吸收

身体重量从后方伸展的下肢转移至前方的足,即使发生在双支撑相也是突然的转换过程。在单下肢支撑的末期,身体重量的移动已经超过了后伸下肢的前足所能提供稳定的临界值,其结果是稳定性的丧失,使身体前倾和下落。前方的足在摆好即将承重的姿势开始下落时,仍在地面上方有约 1 cm(图 3 - 27)的距离[28]。因此,实际上身体在很短的时间内是处于自由下落的状态。通过踝关节、膝关节和髋关节震荡吸收反应减小了地面撞击的整体强度。

在胫骨前部肌群能够控制足之前,在足跟初始着地时踝关节有一个跖屈 5°的弧度(图 3 - 28)[31, 36]。然后,胫骨前部肌群快速约束踝关节,延迟前足与地面接触的时间直至

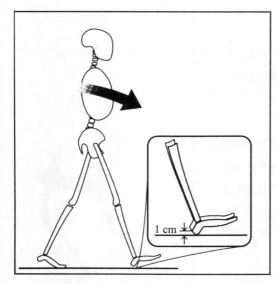

图 3 - 27　地面接触是突然发生的,因为身体重量有一个约 1 cm(插图)的自由下落(箭头方向)。这是在摆动相末期结束时足跟和地面之间的距离。

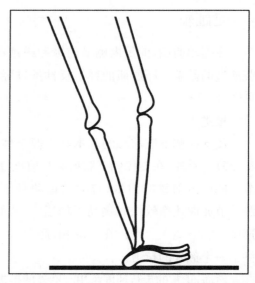

图 3 - 28　地面撞击时震荡吸收的即刻反应是指踝关节跖屈形成一个微小的弧度,以及足跟着地时的距下关节外翻。胫骨前部肌群的反应维持了足跟轴状态。

12％的步态周期。下肢着地时非常迅速,以致产生了两个地面反作用力(GRF)模式:第一个瞬间——"足跟瞬变",部分地中断了地面反作用力的初期上升曲线(0.02 秒内 60％的体重)(图 3－29)[40, 42];随后体重转移持续到地面反作用力记录的第一峰值(F_1),发生在承重反应期结束时。

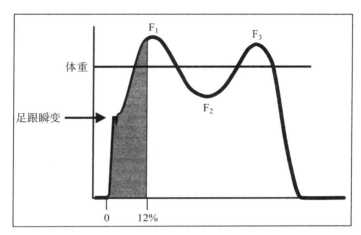

图 3－29　摆动相末期的自由下落引起突然的地面撞击(足跟瞬变)。F_1 和 F_3 是垂直方向地面反作用力的两个峰值,而 F_2 是谷值。

膝关节屈曲是第二个和最大的震荡吸收机制,该运动也是接触地面时启动足跟轴后的吸震反应。当胫骨前部肌群控制足部下垂时,由于其肌腱附着于胫骨和腓骨上,使小腿必须跟随足部运动。当膝关节中心移动至身体矢量的前方时,胫骨向前运动使膝关节快速屈曲。当股四头肌收缩减缓膝关节屈曲的速度时,肌肉也吸收了部分承重力量(图 3－30)。不论是关节承重受力还是地面撞击力均减小。在矢状面地面反作用力记录中,下肢所经历的冲击被记录为 F_1(图 3－29)。在正常的步行速度下,身体下落时的加速度上升到 F_1 峰值时约为体重的 110％。

承重侧(前方)下肢的突然负重也减低了后方下肢的支撑,引起对侧骨盆的下降。当体重位移最小化时,前方(承重侧)下肢外展肌的迅速反应吸收了部分冲击(图 3－31)。

由于体重的自由下落,踝关节、膝关节和髋关节突然被动地失衡,这些肌肉对失衡的系列反应减少了下肢着地时的力量,HAT(头、上肢、躯干)结构和足之间的每个关节,包括腰骶关节都受到了保护,从而避免了突然撞击时的潜在损伤。

能量保存

做任何活动的效率就是完成的工作和能量消耗之间的比率。在步行过程中,通过选择性地控制体重下落维持支撑相的稳定,推进身体越过每一支撑足前进直至达到需要的距离而完成工作。工程师将"做功"定义为力与力的距离的乘积。生理学上的关注点是所

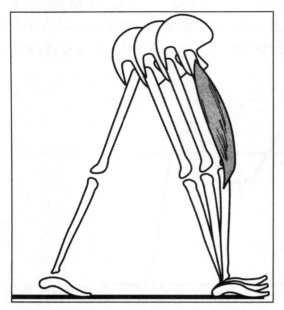

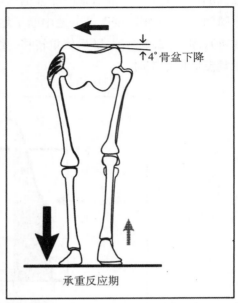

图 3-30　股四头肌控制膝关节屈曲，是接触地面时的第二个震荡吸收反应。

图 3-31　髋外展肌提供的额外的吸收震荡策略，减慢了对侧骨盆的下降速度。当重量迅速下降到承重下肢（大箭头）时，对侧下肢被抬离地面（小箭头）。

需的肌肉运动量、幅度和持续时间。肌肉力量的相对强度用每一块肌肉的最大能力的百分比表示，代表了执行任务的能力。肌肉力量强度与持续时间的结合决定了能量消耗。

步行时的耐力如果不受限制，要求能量消耗小于心肺最大能量生产能力的一半[4, 41]。该能量阈值表示最大有氧能量的 50%（VO_{2max} 最大氧耗量）。平均 82 m/min 的正常步行以消耗最大能量 38% 的速度耗能。事实上，以该速度步行所需的能量少于最大氧耗量的 50%，因而并没有达到无氧阈，这也是为什么健康的成年人认为步行只需要最小的努力。

利用两种能量保存机制来维持正常的步行速度：重心位置的调整和选择性肌肉控制。两种机制都可以降低肌肉运动的强度和持续时间。

重心位置调整

步行时减低肌肉做功最主要的机制，是保持身体重心最小程度地偏离前进时水平直线。如果所承载的重量保持在一个恒定的高度，并沿着单一的中心路径，那么就会消耗最小的能量。不需要额外的抬高力量来使间歇性下落或横向下降的体重恢复。

然而，对交替、两足步行的依赖，每个步态周期中会有两个潜在的高能量消耗情况：身体重心（COG）在高度和横向位置上的变化。由于左右侧下肢交替支撑，身体必须从一侧转向另一侧以保持平衡。在双下肢支撑和单下肢支撑的间隔，下肢改变了直立方向的力线排列,也引起骨盆高度的变化。其结果是,身体质量上下移动。在两个双下肢支撑期间(早期和末期)双下肢呈倾斜位时,身体处于它的最低点。随后在支撑相中期,当支撑侧下肢(左或右)处于直立位时,身体升至其最高位置(图3-32)。

Saunders、Inman和Eberhart是综合性步态分析的先驱,他们确定了6个运动,称之为"步态的主要决定因素"[39]。摄像机记录了每个关节在3个正交平面上的运动。骨和表面标记物的位移通过手动测量胶片中的每一帧来确定。这些相关性是通过计算尺计算出来的。为了达到这个要求,每个步幅的数据采集需要250个工时。作者总结认为联合运动保存了步行能量,因其减少了运动时的幅度和方向的突然改变。他们计算出了整个步态周期中髋关节的高度存在9.5 cm的潜在的差异,而整个身体的重心有8 cm

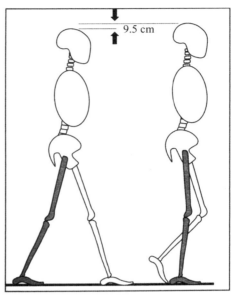

图3-32 如果没有进行动作调整,在双支撑相和单支撑相间身体高度会有9.5 cm的变化。

的侧向位移[39]。由此得出结论,这些重复的身体位移幅度会迅速地引起疲劳。通过应用步态6个决定因素的概念,他们确认在水平和垂直方向上高消耗的位移幅度,在总弧度为4.6 cm的每个方向上都可以减小到只要2.3 cm(图3-33)[39]。这代表了一个超过50%的改善。此外,重心方向的突然变化也是可以避免的[18]。

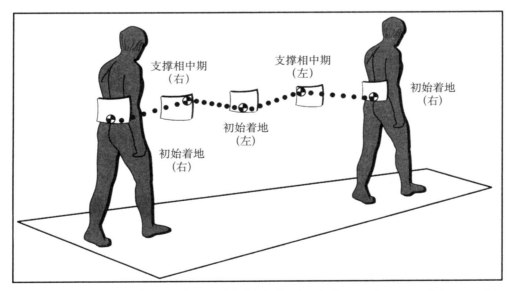

图3-33 用右侧下肢作为步态周期的开始说明身体重心的正常路径(黑/白圈)。从双支撑相的较低的中心点(右足初始着地),身体重心向上和横向移动(右侧支撑相中期),再下降到第二个中心较低点(左足初始着地),再上升到一个高峰(左侧支撑相中期),并再度下落(右足第二次初始着地)。

最近利用现代摄影技术和对运动进行计算机编程，有更多的针对正常步态的重心动力学的分析，均显示了相似的重心位移变化，但位移幅度稍小一些[17]。重心的侧向位移平均为(3.5±0.9)cm，而垂直位移平均为(3.2±0.8)cm。个体数值的变化主要是由于性别差异对身体的大小和步态速度的影响[17, 35]。

然而，通过现代技术提供的更精确的运动时间否定了之前报道的6个步态决定因素中的2个。虽然"骨盆倾斜"和"膝关节屈曲"确实选择性地降低了躯干高度峰值，但是它们的峰值时相出现得过早[13, 14]。在承重反应期(占步态周期的12%)的这两个运动都降低了躯干高度；而在支撑相中期(占步态周期的29%)结束时躯干高度的峰值出现。在那个时刻，"骨盆倾斜"和"膝关节屈曲"的影响只有2～4 mm。然而，在承重反应期中，骨盆倾斜和膝关节屈曲运动引起10%～15%的时相转换，使躯干的位移曲线变平滑。

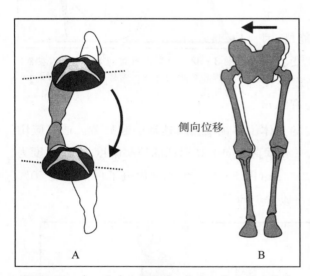

侧向位移

图3-34 在一个步态周期中，使重心位移最小化的骨盆运动包括(A)水平面的旋转和(B)侧向位移。

剩下的2个"决定因素"(旋转和水平移动)调整了骨盆的运动模式(图3-34)。随着摆动侧下肢运动，骨盆在水平面上旋前5°(图3-34A)。这使摆动侧下肢的髋关节前进稍前于支撑侧下肢的髋关节。从概念上讲，两个髋关节之间的距离被延长，从而增加了与地面接触的足和HAT(头、上肢和躯干)结构底部(骨盆)中心之间下肢的功能长度。骨盆旋转也可以使两个髋关节更靠近中线。这两种作用都是预期减少下肢倾斜程度，是完成理想的步长所必需。躯干的位移减小了，曲线也变得平滑了。

在承重期的骨盆侧向移动涉及2个因素(图3-34B)。首先是股骨和胫骨之间的自然外翻角，这使得两个膝关节(以及两个支撑足)之间的距离比髋关节两侧向下垂直线之间的距离更近。髋关节的解剖宽度为20～25 cm，正常步宽是8 cm[29]。当下肢开始负重时，膝关节外翻角度稍稍增加，这使得身体重心更靠近支撑足。

除了解剖结构上步宽狭窄的因素外，还有在单下肢支撑时身体并不能完全地调整使其位于支撑足上方。潜在的不平衡是由惯性控制的。当身体失去了它的横向动量并且即将下落到非支撑侧的下肢时，摆动侧(非支撑侧)下肢已经完成了前移并准备接受这个负重。

最后的决定因素是踝关节使躯干的运动轨迹平滑。在双支撑相开始,躯干高度最低时,踝关节所处的位置会增加下肢长度。初始着地时处于中立位的踝关节,使足跟成为前伸下肢的最远节段(图3-35);在支撑相末期,足跟抬起时使后方伸展的下肢延长。临床观察已经关注到这个有利因素,当足跟上抬缺失时会以同侧骨盆下降代偿。

总之,骨盆、膝关节和踝关节多重、少量姿势的改变,使躯干的位移幅度最小化。因此,在垂直和水平偏差综合作用下,身体重心沿着平滑的、三维正弦曲线移动。

选择性的肌肉控制

选择性的肌肉控制,是指以特定的方向和指定的速度,或结合对抗性运动来移动关节的能力,如下肢一个关节做屈曲运动,同时第二个关节做伸展运动。在步行过程中,肌肉被选择性地激活,是根据其在所有三个平面和跨多个关节中所发挥的作用决定的。步行是随意性运动,但是一旦运动模式被习得就会被存储起来,并在需要时下意识地完成。

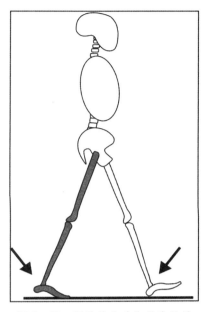

图3-35 踝关节的动作是为了抬高身体重心。支撑相末期的足跟上抬是为了维持髋关节的高度,同时摆动相末期踝关节背屈是为了使初始着地时体重下落的需求最小化。

每一块肌肉在特定时间以一个选择性的强度被激活,在指定时间段内控制下肢节段的运动路径。开始动作前,运动控制系统必须清楚身体及下肢每个关节当前的位置,以便选择性地激活肌肉。其次,系统必须要知晓完成这些运动的下肢节段在姿势上的相关性改变。

每一个下肢节段和身体的瞬时及持续位置、对运动的感知度,选择性控制必须将上述因素作为一个整体考量。这个信息是由动力学感觉系统提供的(本体感觉和运动觉)。肌腱、肌肉、韧带和皮肤上专门的感觉器官,从开始到结束一直在识别和监测每一个节段,相关的因素包括起始位置、下肢节段的相对重量、肌肉控制的状态和运动速度。缺乏本体感觉的人往往走路有困难,即使他们可以很容易地活动关节[20,21]。至于与环境有关的身体平衡信息,会由内耳感知并帮助制订运动计划。

然而,这些感觉功能的临床评估是相当粗略的,只能确定三个层次的感觉(正常、受损和缺失),并且这些等级是依赖于患者意识的准确性来划分的。在单支撑相和双支撑相的微小渐变会使这些界限变得模糊不清,同时对身体镜像的缺失会掩盖平衡的缺乏。因此,较低水平的感觉障碍可以从不精确的功能表现得到解释。

在整个步态中,选择性控制对正常运动序列是极其重要的,这些功能肌肉群以一种不同步的方式改变它们的运动时间和强度,以形成支撑相(图3-36)和摆动相(图3-37)的

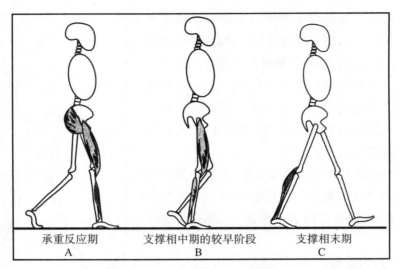

图 3-36 支撑相时步态的选择性控制。承重反应期需要对伸髋肌、伸膝肌及踝关节背屈肌进行选择性控制。支撑相中期的较早阶段，股四头肌和腓肠肌对下肢控制减少。到支撑相末期的开始，只需要腓肠肌对下肢进行控制。

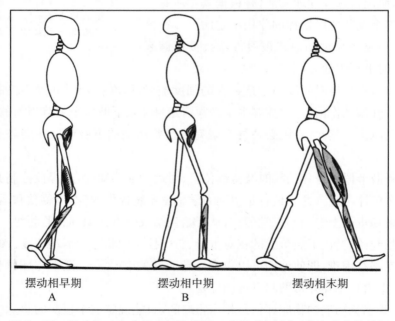

图 3-37 摆动相时步态的选择性控制。在摆动相早期，每个关节的屈肌都是活跃的；而在摆动相中期，主要是髋关节和踝关节的屈肌在活动；摆动相末期则需要联合伸肌运动（髋、膝关节）和屈肌运动（踝关节）。

不同阶段。在承重期，伸髋肌、伸膝肌[23]联合踝背屈共同运动。在支撑相中期的较早阶段，腓肠肌活动取代胫骨前部肌群的活动，大腿仅受股四头肌控制，同时伸髋肌活动终止；

到支撑相末期的开始,只有跖屈肌群来稳定踝、膝及髋关节。在摆动相早期,髋、膝和踝关节的屈曲运动被激活;而在摆动相中期,只需要髋、踝关节的屈曲肌群活动;在摆动相末期,髋、膝关节变成由伸肌控制,同时踝关节继续受背屈肌控制。

◇ 参 ◇ 考 ◇ 文 ◇ 献 ◇

1. Adams JM, Baker LL, Perry J, Nicholson D. Quantitative assessment of static and dynamic postural stability in normal adults. Masters paper. USC Department of Physical Therapy; 1987.

2. Asmussen E. The weight-carrying function of the human spine. *Acta Orthop Scand*. 1960;29:276 - 290.

3. Asmussen E, Klausen K. Form and function of the erect human spine. *Clin Orthop*. 1962;25:55 - 63.

4. Astrand PO, Rodahl K. *Textbook of Work Physiology*. 2nd ed. New York:McGraw-Hill Book Company; 1986.

5. Beasley WC. Quantitative muscle testing:principles and applications to research and clinical services. *Arch Phys Med Rehabil*. 1961;42:398 - 425.

6. Breniere Y, Do MC. When and how does steady state gait movement induced from upright posture begin? *J Biomech*. 1986;19(12):1035 - 1040.

7. Carlsoo S. The initiation of walking. *Acta Anatomica*. 1966;65(1 - 3):1 - 9.

8. Crenna P, Frigo C. A motor programme for the initiation of forward-oriented movements in humans. *J Physiol*. 1991;437:635 - 653.

9. Crowinshield RD, Brand RA, Johnston RC. The effects of walking velocity and age on hip kinematics and kinetics. *Clin Orthop*. 1978;132:140 - 144.

10. Dempster WT. Space requirements of the seated operator. WADC Technical Report. Wright-Patterson Air Force Base, Dayton, Ohio:Aerospace Medical Research Laboratory; 1955:55 - 159.

11. Elftman H. The functional structure of the lower limb. In:Klopsteg PE, Wilson PD, eds. *Human Limbs and Their Substitutes*. New York:McGraw-Hill Book Company, Inc; 1954:411 - 436.

12. Fukunaga T, Kubo K, Kawakami Y, Fukashiro S, Kanehisa H, Maganaris C. In vivo behavior of human muscle tendon during walking. *Proc R Soc Lond B*. 2001;268:229 - 233.

13. Gard SA, Childress DS. The effect of pelvic list on the vertical displacement of the trunk during normal walking. *Gait Posture*. 1997;5(3):233 - 237.

14. Gard SA, Childress DS. What determines the vertical displacement of the body during normal walking? *Journal of Prosthetics and Orthotics*. 2001;13(3):64 - 67.

15. Hellebrandt FA, Fries EC. The eccentricity of the mean vertical projection of the center of gravity during standing. *Physiotherapy Review*. 1942;4:186 - 192.

16. Hof AL, Elzinga H, Grimmius W, Halbertsma JPK. Speed dependence of averaged EMG profiles in walking. *Gait Posture*. 2002;16(1):76 - 86.

17. Ilda H, Yamamuro T. Kinetic analysis of the center of gravity of the human body in normal and pathological gaits. *J Biomech*. 1987;20(10):987 - 995.

18. Inman VT, Ralston HJ, Todd F. *Human Walking*. Baltimore, MD:Williams and Wilkins Company; 1981.

19. Jian Y, Winter DA, Ischac MG, Gilchrist MA. Trajectory of the body COG and COP during initiation and termination of gait. *Gait Posture*. 1993;1(1):9 - 22.

20. Keenan MA, Perry J, Jordan C. Factors affecting balance and ambulation following stroke. *Clin Orthop*. 1984;182:165 - 171.

21. Lajoie Y, Teasdale N, Cole JD, et al. Gait of a deafferented subject without large myelinated sensory fibers below the neck. *Neurology*. 1996;47(1):109 - 115.

22. LeVeau BF. *Williams and Lissner Biomechanics of Human Motion*. 2nd ed. Philadelphia:WB Saunders Company; 1977.

23. Lyons K, Perry J, Gronley JK, Barnes L, Antonelli D. Timing and relative intensity of hip extensor and abductor muscle action during level and stair ambulation:an EMG study. *Phys Ther*. 1983;63:1597 - 1605.

24. Mann RA, Hagy JL, White V, Liddell D. The initiation of gait. *J Bone Joint Surg*. 1979;61 - A(2):232 - 239.

25. Mansour JM, Lesh MD, Nowak MD, Simon SR. A three-dimensional multi-segmental analysis of the energetics of

normal and pathological human gait. *J Biomech*. 1982;15(1):51-59.

26. Martin M, Shinberg M, Kuchibhatla M, Ray L, Carollo JJ, Schenkman ML. Gait initiation in community-dwelling adults with Parkinson's disease: comparison with older and younger adults without the disease. *Phys Ther*. 2002;82:566-577.

27. Mena D, Mansour JM, Simon SR. Analysis and synthesis of human swing leg motion during gait and its clinical applications. J *Biomech*. 1981;14(12):823-832.

28. Murray MP, Clarkson BH. The vertical pathways of the foot during level walking. I. Range of variability in normal men. *Phys Ther*. 1966;46(6):585-589.

29. Murray MP, Drought AB, Kory RC. Walking patterns of normal men. *J Bone Joint Surg*. 1964;46A:335-360.

30. Murray MP, Kory RC, Sepic SB. Walking patterns of normal women. *Arch Phys Med Rehabil*. 1970; 51: 637-650.

31. Murray MP, Mollinger LA, Gardner GM, Sepic SB. Kinematic and EMG patterns during slow, free, and fast walking. *J Orthop Res*. 1984;2:272-280.

32. Murray MP, Peterson RM. Weight distribution and weight-shifting activity during normal standing posture. *Phys Ther*. 1973;53(7):741-748.

33. Murray MP, Seireg AA, Sepic SB. Normal postural stability and steadiness:quantitative assessment. *J Bone Joint Surg*. 1975;57A(4):510-516.

34. Nissan M, Whittle MW. Initiation of gait in normal subjects: a preliminary study. *Journal of Biomedical Engineering*. 1990;12:165-171.

35. Orendurff M, Segal A, Klute G, Berge J, Rohr E, Kadel N. The effect of walking speed on center of mass displacement. *J Rehabil Res Dev*. 2004;41(6A):829-834.

36. Pathokinesiology Service and Physical Therapy Department. *Observational Gait Analysis*. 4th ed. Downey, CA: Los Amigos Research and Education Institute, Inc, Rancho Los Amigos National Rehabilitation Center; 2001.

37. Perry J, Ireland ML, Gronley J, Hoffer MM. Predictive value of manual muscle testing and gait analysis in normal ankles by dynamic electromyography. *Foot Ankle*. 1986;6(5):254-259.

38. Ralston HJ. Effect of immobilization of various body segments on the energy cost of human locomotion. Proceedings of the 2nd International Ergonomics Conference, Dortmund, West Germany. *Ergonomics* (*Supplement*). 1965;53:53-60.

39. Saunders JBDM, Inman VT, Eberhart HD. The major determinants in normal and pathological gait. *J Bone Joint Surg*. 1953;35A(3):543-557.

40. Verdini F, Marcucci M, Benedetti MG, Leo T. Identification and characterization of heel strike transient. *Gait Posture*. 2006;24(1):77-84.

41. Waters RL, Mulroy SJ. The energy expenditure of normal and pathological gait. *Gait Posture*. 1999;9:207-231.

42. Whittle MW. Generation and attenuation of transient impulsive forces beneath the foot:a review. *Gait Posture*. 1999;10:264-275.

43. Winter DA. *Biomechanics and Motor Control of Human Movement*. 2nd ed. Toronto: John Wiley & Sons, Inc; 1990.

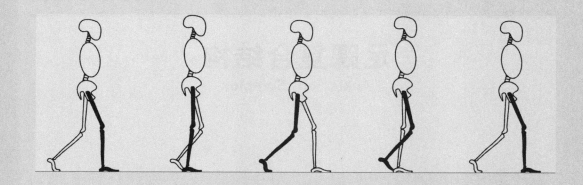

第 2 篇
正 常 步 态

Normal Gait

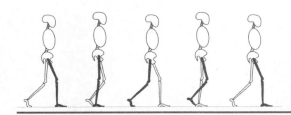

第 **4** 章

足踝复合结构

Ankle-Foot Complex

观察步态的出发点往往集中在足着地模式的变化。分析的内容包括足和踝关节的运动,同时考虑肌肉活动和步行功能之间独特的平衡。

足 支 撑 模 式

根据足跟和前足触地在时间上的不同,将足部支撑划分为 3 个阶段。正常的运动发生顺序如下:足跟、全足(足跟和前足)和前足(图 4 - 1)。当身体重量转移到对侧足时,前足与地面接触的最后区域是第 1 跖骨和踇趾(图 4 - 1)。相应的拉丁术语是 calcaneograde(足跟)、plantigrade(全足)、digigrade(前足)和 unguligrade(足趾尖端)[4]。

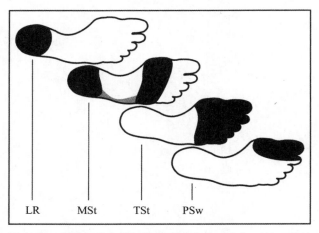

LR　　MSt　　TSt　　PSw

图 4 - 1　支撑相足支撑区域顺序。承重反应期只足跟触地(LR),支撑相中期全足触地(MSt),支撑相末期前足和足趾触地(TSt),摆动前期前足内侧触地(PSw)[引自 Barnett CH. The phases of human gait. Lancet. 1956,82(9/22):617 - 621]。

足跟支撑（Calcaneograde）

支撑相通常仅以足跟接触地面开始。由于这一动作非常迅速，因此产生了一个术语——足跟撞击（heel strike）。足跟着地后，继续作为步态周期前 6%～12% 的唯一支撑来源[4, 21, 27, 51—53]。随着设备敏感性的不断提高，针对这一结果的研究始终是一致的。相反，早期的足印法表明足跟支撑时间为整个步态周期的 15%[2]。所使用传感器的尺寸和位置会对步态测定的时间产生影响，因为着地的区域首先是后缘，随后会快速移动到足跟中心[2, 57]。

全足支撑（Plantigrade）

前足的触地结束了仅足跟支撑的阶段，同时进入到全足支撑阶段，这个阶段持续约整个步态周期的 20%。前足触地的方式在个体间是不同的。通常情况下大部分人（71%）第 5 跖骨头是全足触地的第一部分，导致 H－5（第 5 跖骨头）支撑时间至少有 0.1 秒，平均占步态周期的 10%[27, 51]。中等数量的受试者（22%）是整个前足触地，还有 8% 的受试者是以第 1 跖骨为前足支撑的起点（H－1）。不管前足触地的开始是以何种方式，第 5 跖骨到第 1 跖骨的所有节段（H－5－1）很快都会触地。最近应用分段测力台进行的研究表明，从足外侧（第 5 和第 4 跖骨头）到足内侧（第 1 跖骨头）的移动是个快速的过程[27]，少于足掌阶段的 1%，可忽略不计。

前足支撑（Digigrade）

足跟的抬起使支撑模式变为前足支撑，这个动作发生在步态周期 31% 的时间点，并一直持续到支撑相结束。虽然简式足开关法显示只有第 5 和第 1 跖骨参与这一动作，但其实所有的跖骨头都有参与。虽然足跟抬起的开始动作不明显，难以察觉，但是足开关法为时间参数的记录提供了一个工具。

足趾触地变化很大。尽管 Scranton 很早就确认了足趾触地的起点，但 Barnett 发现足趾触地是独立发生于前足触地之后，在支撑相的 10%[2, 54]。在支撑相结束时，足趾通常是离开地面的最后部分[4, 51]。Bojsen 将这个阶段称为步态的"unguligrade"（足趾尖端）期[4]。第 1 跖骨和足趾同时离地也是正常的。

踝 足 关 节

小腿（胫骨）和足之间的连接通常被称为踝关节，这个关节的运动是屈和伸。然而，这些概念太局限了。胫骨和足之间的运动涉及一个由 2 个关键关节组成的复合体，由嵌在胫骨和跟骨间的距骨加入共同组成（图 4－2），距骨作为负重的链接。垂直承重体被分为 2 个关节[胫距关节和距下关节（ST）（跟距关节）]。通常情况下，踝这个术语只是指胫距关节。虽然踝关节有最大的运动范围，但不能独立于距下关节去活动。

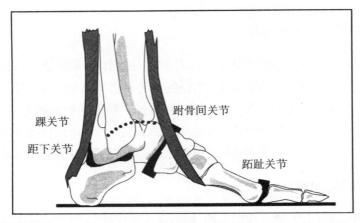

图 4-2 步行中踝、足关节主要功能意义（黑色区域）：踝关节（胫距关节）、距下关节、跗骨间关节和跖趾关节。距骨没有肌肉附着，因为小腿肌腱多附着于更远端的骨骼。

踝关节肌肉的附着位置强化了"踝关节"（胫距关节）和跟距关节之间骨骼的协同作用。距骨上没有肌腱附着。肌腱反而都跨过这两关节附着于跟骨、舟骨，甚至更远端的位置（图 4-2）。因此，即使是非负重的踝关节控制也涉及足部关节。

Inman 强调术语"踝关节"应是距下关节和胫距关节之间的相互作用[28]。这个概念是正确的，但重新定义一个常用的术语被证明是徒劳的，所以这里不会试图改变。原有的用法在之前的书面和习惯中被保护得太好了。术语"踝关节"指的是胫骨和距骨的交界处（胫距关节），而其下的关节继续被称为"距下关节"。足部其他主要关节［特别是跗骨间关节（MT）和跖趾关节（MTP）］的运动是功能复合体的一部分（图 4-2）。

踝关节步态动力学

专业术语

矢状面踝关节运动的临床术语是屈曲和伸展。虽然这些术语也能确定踝关节的运动[1]，但是踝关节运动的定义已经产生了变化。一些权威人士遵循一般规则——"屈曲"是减少两个骨头之间角度的运动（即，屈曲是足朝向胫骨的向上运动），"伸展"表示下肢的相对伸直运动（足远离腿）。其他临床医生认为，足的向上运动是伸展，因为它与足趾移动方向一致[1]。遵循相同的逻辑，足的向下运动称为屈曲。

第一个术语在神经系统方面是正确的。足的向上运动是原始屈肌协同运动的一部分（即，伴随着髋关节和膝关节屈曲）；同样，足的向下运动也是伸肌协同运动的一部分。通过用"背屈"（dorsiflexion）来替代这个术语已经解决了困惑，用背屈表示足的向上运动，用跖屈表示足的向下运动。本文就是应用这个策略。

　　踝关节的主要运动是背屈和跖屈,而胫距关节轴既不是真正的横向,也不是水平方向,这条轴相对于矢状面和冠状面都是倾斜的(图 4 - 3)。踝关节轴的平均排列(仅位于内、外踝的下方)是冠状面上向下倾斜 10°,以及相对于水平轴的外侧端下方(图 4 - 3A)。外侧端是指在水平面上内侧端后方 20°(图 4 - 3B)[28, 43]。踝关节轴的双倾角的结果是双平面运动。跖屈伴随着轻微内翻,反之,背屈包含外翻。

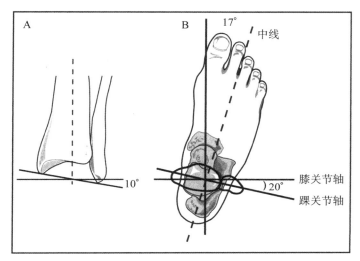

图 4 - 3　胫距关节轴在冠状面(A)和水平面(B)。

　　在此版本中引用的单个运动弧的许多数值,可能与之前发表的参考数据有很大的不同[10, 14, 37, 48, 62]。这些变化代表了运动记录技术的进步。三维(3D)步态分析系统已经取代了所有早先的技术,其受限于记录步态运动时的二维显像技术。本书中的 Rancho 运动数值都是用三维系统记录的。

　　这种优势是由三维电脑驱动提供的,"多摄像机"运动分析可以定义和跟踪下肢节段的纵向轴,而不是依靠表面的近似值(见第 20 章)。在足部,三维分析可以避免一些错误,例如通过明显的足外侧端或者前足与足跟宽度的差异提示假性马蹄内翻足。计算机计算的精度是一个缺点。平均值可以扩展到任何小数点分数,而关节运动物理测量的准确性是不可靠的,即使皮肤移动和视觉差异引起 1°的增值,也会使表面标记点和运动中心存在距离。相关功能运动测量的临床经验明显提示,5°增值比单个整数或小数更具现实意义。与这一策略保持一致,在这本书中每一阶段的特定关节位置已四舍五入到最接近 5°数值。关节运动图形反映在各个时相之间过渡的连续性,以及步态周期每一点上更精确的数值。附录 A 中包含的关节位置数据(平均值和标准偏差),为步态周期的每个百分比寻求更详细的信息。

运动弧度

　　每个步态周期中,踝关节的移动都要经过 4 个运动弧度(图 4 - 4),在跖屈(PF)和背屈

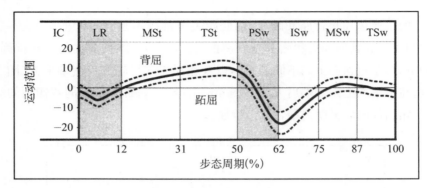

图4-4 踝关节运动：步态周期中正常范围，黑线＝平均值，虚线＝标准差。垂直条是指定步态阶段的分界线。

(DF)间交替[10,34,48,58,64]。前3个运动弧度发生在支撑相[跖屈、背屈、跖屈(PF、DF、PF)]。虽然不是大幅度的运动，但对前进进程和震荡吸收至关重要。第4个弧度[背屈(DF)]发生在摆动相，起足廓清作用。在每个步幅中整体踝关节运动范围通常为平均25°[8,34,48]。

踝关节第一个运动弧度，开始于足跟初始着地时对突然冲击做出的反应。当踝关节处于中立位背屈且下肢向前方伸展时，初始着地的部位是足跟。这使地面反作用向量位于踝关节之后。体重突然下降至足跟引起踝关节的一个快速跖屈弧度。发生在承重期约一半时的跖屈弧度在步态周期的前2%就已经完成了。足下垂的程度并不会引起前足触地，但快速运动可以通过阻断地面冲击的速度，来提供震荡吸收以及短时间地减慢胫骨的前进速度。足跟仍是足支撑的支点。

足跟着地引发的跖屈弧度持续至承重反应期的前半部分，到达5°的峰值，然后立即转向背屈。在该阶段结束的时候，踝关节已再次恢复中立背屈位。踝关节的运动，被以足跟为轴导致足的明显向下转动所掩盖。

在支撑相中期，当胫骨前移超过静止的足部时，踝关节有5°的背屈，足跟与前足都接触地面。这也是单支撑相的第一个阶段。到该阶段结束的时候，身体向量已经移到前足并且足跟开始抬起。

在支撑相末期，踝关节继续缓慢背屈，在步态周期45%的时候达到10°峰值，一直保持背屈位直至支撑相末期的最后5%。同一时期，足跟抬高3.5 cm[47]。因此，在支撑相末期，胫骨前移的动力更多地源自足跟抬起，而不是踝关节背屈。15°的踝背屈弧度贯穿了3个步态阶段（承重反应期、支撑相中期及支撑相末期）。

对侧足的突然着地标志着摆动前期和双支撑相的开始。随即体重快速转移到前方下肢。在后方下肢的体重相对减少，促使踝关节跖屈。在整个摆动前期，当足向前滚动越过姆趾时，踝关节从背屈10°变为跖屈15°。在步态周期12%的阶段完成了一个25°的跖屈运动弧度。该侧下肢也开始处于后伸体位。

在摆动相早期开始时，踝关节快速背屈使足部抬离地面完成廓清，因为在摆动相早期，踝关节还没达到完全中立背屈位（在步态周期75%时跖屈5°），摆动侧下肢经过对侧支撑下肢时可以避免足拖拽。

在摆动相中期的较早阶段，踝关节处于典型的［正常的（typical）］中立背屈位（步态周期的79％），随后背屈角度轻微地增加（背屈 2°）。可观察到的姿势是胫骨垂直而足位于水平轴。

在摆动相末期，当下肢前移完成全部步长，踝关节似乎呈中立位；然而，可能会轻微下落处于跖屈状态（在步态周期的 100％ 跖屈 2°）。这通常被解释为进入支撑相前的准备。

肌肉控制

当踝关节在单一平面运动时，背屈肌或跖屈肌控制所有功能。踝关节肌肉运动的时相呈阶段性特征。跖屈肌在支撑相一直是积极活跃的；而背屈肌肌群参与初始着地，以及在支撑相的承重反应期降低跖屈速度，并在摆动相控制足部运动。

踝关节肌肉的相对功能性潜力（肌力）与它们的大小（生理横截面面积）及杠杆成正比，这两个数值在文献中均已得到很好的定义[31, 60]。要了解整个步态中踝关节的控制模式，清楚每一块肌肉的潜力是非常重要的。虽然肌肉杠杆作用会由于关节位置的不同而调整，但可以通过与中立位踝关节力矩的比较获得有效的相对数值范围。比目鱼肌，作为最大的踝关节肌肉，被选为其他相关肌肉的参照模型。

背屈肌

踝关节前面的 4 块肌肉是主要的背屈肌群，其中 3 块［胫骨前肌（TA）、趾长伸肌（EDL）、踇长伸肌（EHL）］一直存在（图 4－5）。剩下一块潜在的背屈肌是第 3 腓骨肌

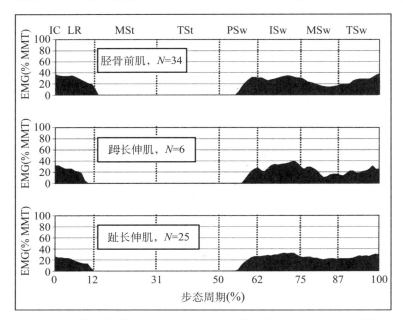

图 4－5　踝关节背屈肌。在自由步行时正常平均强度和时间（定量肌电图）。强度为徒手肌力测试最大值百分比（％ MMT），由阴影区域的高度表示。黑暗阴影代表大多数试验对象的肌肉活动模式。垂直条用来指定步态各阶段的分区，N ＝ 数据中包含的样本量。

(PT)，但它很小且表现出不一致性（10％～20％缺失）[33]，在其附着部位沿跗骨干发生变化，并入趾长伸肌侧缘。第 3 腓骨肌和趾长伸肌肌腱容易区分，但没有表面标志来区分它们的肌腹，因而无法用表面肌电图来分离它们的运动。因此，第 3 腓骨肌的常规记录还未进行，除非用极细丝针极肌电图。

个体肌肉的背屈潜力各不相同（表 4－1）。每块肌肉都有一个相似长度的杠杆臂，但体积明显不同。胫骨前肌具有最大的横截面，而趾长伸肌只是其 1/3，跛长伸肌是普通伸肌一半的大小。第 3 腓骨肌和趾长伸肌复合体的质量大约是胫骨前肌的 40％，这是可以观察到的。

表 4－1　背屈肌的生理横截面面积及力臂

项目	肌肉横截面面积（cm²）	矢状面力臂（cm）
胫骨前肌（TA）	13.5	4.2
（足）趾长伸肌（EDL）	4.6	4.0
（足）跛长伸肌（EHL）	2.4	4.0
第 3 腓骨肌（PT）	1.0	可变量

背屈肌运动的典型模式是双相的，摆动相早期及承重反应期都有峰值期（图 4－5）。主要的 3 个背屈肌的活动时相是相似的。活动的起点在摆动前期，在承重反应期结束的时候停止活动。它们的肌电峰值的强度也相似（35％ MMT）；但峰值时间不相同。胫骨前肌在初始着地时反应最强烈，而趾伸肌活动峰值是在摆动相早期结束的时候。

在初始着地时所有的胫骨前部肌群高强度活动，并且这种强度会一直持续到承重反应期即将结束时。肌肉活动一开始是离心运动，对抗由足跟杠杆产生的前足"拍击"地面时的旋转需求。在承重反应期的后半段，当胫骨被胫骨前肌牵引向前时，向心活动随之出现。

活动峰值的第二阶段在摆动相早期。胫骨前肌活动强度急剧上升，达到 34％ MMT。然后在摆动相中期，肌肉活动通常减少（14％ MMT）。在摆动相末期，活动强度再次逐渐上升，准备挑战初始着地时的冲击（37％ MMT）。趾长伸肌和跛长伸肌的相对强度在摆动相早期达到峰值，以确保足趾离开地面时的足廓清能力。胫骨前部肌群在摆动相早期是向心运动，在后面的两个阶段是等长运动。

跖屈肌

7 块肌肉经过踝关节后方，依次排列组成跖屈肌群（表 4－2 和图 4－6）。然而，它们的实际能力明显不同。比目鱼肌和腓肠肌附着于跟骨后上部区域，产生 93％ 的跖屈力矩。相比之下，5 块踝周肌肉只贡献了 7％ 的跖屈力矩[22]。这意味着跖屈肌群有 2 个不同的功能分组：小腿三头肌群和踝周肌群。

表 4－2　跖屈肌的生理横截面面积及力臂

跖屈肌	肌肉横截面面积（cm²）	矢状面力臂（cm）
小腿三头肌		
比目鱼肌	84.1	5.2
腓肠肌	57.3	5.2
踝周肌群		
胫骨后肌（TP）	16.9	0.5
腓骨长肌	13.9	1.0
（足）踇长屈肌（FHL）	13.4	1.0
（足）趾长屈肌（FDL）	5.5	2.0
腓骨短肌	6.7	0.7

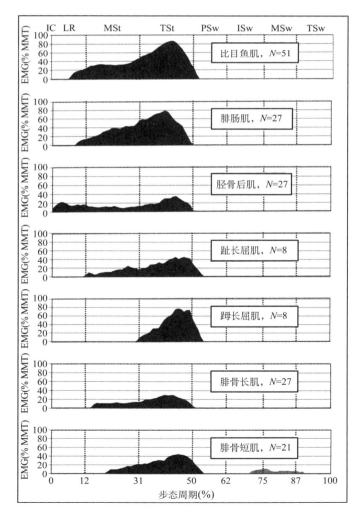

图 4－6　踝关节跖屈肌群包括小腿三头肌（比目鱼肌、腓肠肌）和踝周肌群（胫骨后肌、趾长屈肌、踇长屈肌、腓骨长肌、腓骨短肌）。自由行走时的正常平均强度和时间（定量 EMG）。强度为徒手肌力测试最大值百分比（％ MMT），图中用阴影区域的高度表示。黑暗阴影代表大多数试验对象的肌肉活动模式。浅灰色区域表示不频繁的活动模式。垂直条界定了步态各阶段的分区，$N=$ 数据中包含的样本量（主导模式，可能出现的不频繁模式）。

小腿三头肌

比目鱼肌和腓肠肌两个头(内、外侧)是主要的踝跖屈肌,它们组合在一起的尺寸(横截面)是后部肌肉质量总和的 73%(表 4-2)。此外,它们的力臂约是踝周肌群的 5 倍(图 4-7)。比目鱼肌是小腿部位最大的肌肉,腓肠肌约为比目鱼肌大小的 68%。

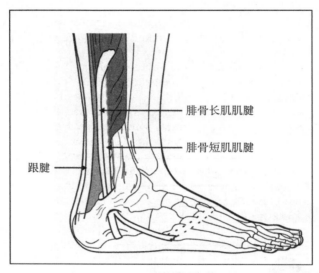

图 4-7 踝关节侧面观显示了跖屈肌肌腱与踝关节的相对排列位置。注意腓骨肌(紧紧包裹着外踝)与小腿三头肌(附着于跟骨的后侧面)间杠杆长度的明显差异。

小腿三头肌解剖功能已经被很好地定义,然而它们在步行中的作用仍存在争论。第一个是跖屈肌肌力的临床测量问题。徒手肌力测量的抵抗前足的阻力是肌电图测量的 19%,肌电图记录的是抵抗静止测力计的最大等长收缩力[46]。而最大限度足跟上抬时的肌电图与支撑相末期结束时记录的跖屈肌活动峰值相当。因此,比目鱼肌和腓肠肌肌电的正常化系数是最大限度足跟抬起的百分比(% MHR)。该强度是运用测力计测得的最大等长收缩力的 60%[45]。

第二个问题是在支撑相后期跖屈肌的功能。后面下肢的姿势是可见的,足跟抬起提示比目鱼肌和腓肠肌通过蹬离地面产生推力推动身体向前。但腓肠肌和比目鱼肌在胫骨后面的解剖定位与这个设想相矛盾。它们的活动会使足跖屈,然而在支撑相末期,踝关节正缓慢背屈。最近的研究表明,比目鱼肌和腓肠肌的跖屈拉力"锁定"踝关节,所以下肢和足可以在前足轴上滚动。踝关节和跖骨头之间的节段充当杠杆,支撑随下肢前进的身体重量。

小腿三头肌的功能

由于腓肠肌和比目鱼肌相对于距下关节和膝关节解剖关系的不同,导致它们在功能上的不同。当腓肠肌和比目鱼肌合并形成跟腱,这两组肌纤维横向旋转。跟腱的大多数纤维都是由比目鱼肌提供的,比目鱼肌主要附着在中间,而腓肠肌主要附着在两侧(图 4-8)[13]。因此,比目鱼肌有很强的内翻能力而腓肠肌则充当外翻肌。

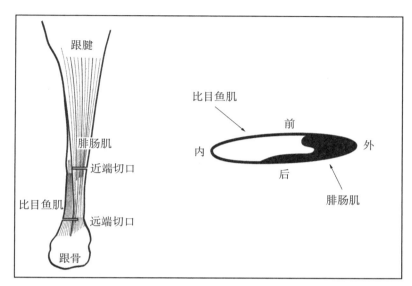

图 4-8 跟腱的附着模式。比目鱼肌形成大部分的跟腱,主要从后、内侧附着,使其成为很强的距下关节的内翻肌群。腓肠肌的附着点主要在外侧并承担外翻肌的功能[引自 Cummins EJ, Anson BJ. The structure of the calcaneal tendon(of Achilles) in relation to orthopedic surgery. Surg Gynecol Obstet. 1955;99:107-116]。

膝关节的解剖学差异,也会带来腓肠肌和比目鱼肌之间的功能变化。虽然这两块肌肉一起形成了跟腱,但腓肠肌既穿过踝关节也跨越膝关节。由于肌肉起始点的差异(股骨远端为腓肠肌,而胫骨和腓骨近端为比目鱼肌)所引起的功能改变,主要由肌电活动模式来确定。

比目鱼肌活动有两种强度模式。在承重反应期后半段(7% GC),比目鱼肌快速启动后活动强度迅速上升到 30% MHR,并在整个支撑相中期一直保持这一肌力水平(图 4-6)。随着支撑相末期(31% GC)的来临,其肌肉力量迅速上升,在支撑相末期的后半段(43% GC)达到 86% MHR 振幅。然后比目鱼肌活动强度以同样的速度减小,到双支撑相的起点降至 30% MHR,在摆动前期(52% GC)提前停止活动。

腓肠肌的肌电表现出一个持续上升的肌电图。腓肠肌活动的起点(9% GC)紧跟比目鱼肌,活动强度在整个单支撑相不断上升,在支撑相末期的中间(40% GC)达到 78% MHR 的峰值。随后以上升速度 3 倍的速度下降,在摆动前期的起点停止活动。在摆动相中期腓肠肌短暂收缩是很常见的发现,但其原因不清楚。

小腿肌肉增加活动引起的其他步态特征,是步幅增加[24]以及步速更快。在跑步机上步行时，对这两种量变做了研究。Hof 等人通过表面肌电信号发现步幅长度和小腿肌肉活动强度峰值之间存在线性关系[24]。在 Hof 等人的研究中，步行速度并不是一个有统计学意义的因素，尽管它有很强的趋势。当增加步频（每分钟行走的步数）成为提高步行速度的方法时，在小腿肌肉的活动强度和行走速度之间并没有发现关联。

踝周肌肉

5 块较小的肌肉紧紧包裹围绕内外踝，它们的肌腱沿着胫骨长骨的垂直排列转向沿着足底跖侧水平方向延伸。当踇长屈肌（FHL）移行于胫骨关节面较后缘时，获得更长的跖屈肌力臂。踝周肌的功能是控制足的关节。在踝关节，它们唯一的作用是当肌腱力线突变发生紧缩时维持低水平的稳定性，但没有显著的运动。

踝周肌功能

穿过踝关节后方的其他 5 块肌肉有轻度跖屈功能，因为它们在步行中被指定了不同的重要角色（即控制距下关节及其他足内部关节）。在提供基本功能的过程中，应该考虑到这些肌肉在踝关节也产生了力（图 4 - 6）。

胫骨后肌（TP）在初始着地（0 GC）之后短暂活跃，持续整个单支撑相[58]。紧随其后便是趾长屈肌（FDL）（13% GC），最后是踇长屈肌（FHL）（31% GC）。对侧足着地（步态周期的 50%）是胫骨后肌放松的信号，而足趾屈肌（FDL、FHL）短暂的持续活动进入摆动前期（54% GC）。Sutherland 发现，足趾屈肌可能在更早的时间就开始活动，而且也有可能是踇长屈肌和胫骨后肌的延续性活动[58]。

腓骨肌在步态周期 15% 的位点开始活动[9, 20, 58]。腓骨短肌和腓骨长肌在时间和相对强度上是非常相似的[25, 26, 32, 49, 50]。这两个肌肉往往在摆动前期的早期阶段（51%～55% GC）就开始放松了。

力

在支撑相产生的 3 个运动弧度，是施加在踝关节上功能需求的需要，包括下肢负重、身体向量力线排列以及运动速度。在摆动相，主要是足的重量和运动速度对踝关节的力量产生影响。

在整个支撑相，身体向量的基础（压力中心）沿着足的长轴，从足跟到跖趾关节和近节趾骨前移[35, 44]，产生 2 个与踝关节轴相关的身体向量力线。

在初始着地时，身体重量线（压力中心）集中在足跟。这使身体向量位于踝关节后方，同时该阶段早期需要一个低幅度的背屈力矩来控制足放平[4% GC 时达到峰值 0.18 N · m/(kg · m)；图 4 - 9]。踝关节通过离心运动控制足放平时的快速反应，产生了一个吸收力的即时峰值[3% GC 时是 0.15 W/(kg · m)]。随着下肢持续负重，压力中心迅速前移。到承重反应期结束时（12% GC），身体向量通过踝关节并到达其前方，此时踝关节背屈力矩降为零。当胫骨前部肌群的功能是牵拉胫骨前移时,该时段的低水平发力反映了其向心性控制。

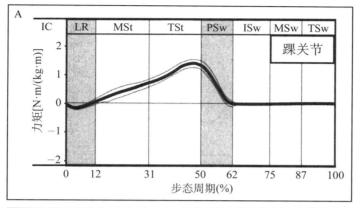

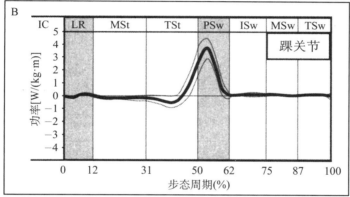

图 4-9 踝关节的力。A. 在支撑相起点短暂的背屈力矩(—),随之是支撑相末期结束时的跖屈力矩(十)达到峰值,然后在支撑相剩余阶段逐渐下降。在摆动相保持极低水平的背屈力矩。B. 踝关节做功证明有能量吸收(—)和能量生成(十)两个阶段。

过渡到单下肢支撑期间,随着跖屈力矩的增加,压力中心逐渐移动到踝关节前方。以相同的速度持续到接近支撑相末期结束,就在对侧足着地之前,跖屈力矩达到峰值[47% GC时是 1.40 N·m/(kg·m)]。这个高水平的内在力矩限制踝关节背屈至10°,从而保持质量中心的高度和矢量在距骨头上方的位置。直到支撑相末期的后半段,能量吸收依然占主导地位[40% GC 是峰值 0.54 W/(kg·m)],这反映了在单下肢支撑的大部分时间,跖屈肌发挥着离心控制的作用。

在摆动前期,后面的下肢迅速卸载,随后对侧足触地时腓肠肌和比目鱼肌肌腱紧张状态得到放松。到支撑相末期,肌腱又被拉紧。被拉伸的肌腱利用弹性反冲,产生了强大爆发力的正向做功[54% GC 时是 3.7 W/(kg·m)],引起踝关节快速跖屈。这一动作通常被称为"推进"。这个力足以引发下肢向前摆动。许多研究者认为该力是促使下肢进入摆动相的主要推动力。

在摆动相开始时，产生微小的背屈力矩[62% GC 时是 0.03 N·m/(kg·m)]，使足在摆动相抬离地面完成廓清。

足部步态动力学

专业术语和运动弧度

步行中，足的 3 个关节存在可测量的运动弧度。它们是距下关节、跗骨间关节及前足和足趾间的 5 个跖趾关节群。跗跖关节通过密集的韧带紧紧地结合在一起，并且只在手法操作时才显示其缓慢运动。然而就是这个最小的活动度提供了吸收震荡功能，并且能使足部适应不平整的路面(图 4-2)。

距下关节

距下关节是距骨和跟骨的连接部分。这使它处于足跟和胫骨之间垂直的承重纵列内。距下关节的活动，为踝关节在矢状面的功能增加了在冠状面和水平面上的活动度。

距下关节有一个单向倾斜轴，它使足部可以向内侧（内翻）和外侧（外翻）倾斜。距下关节轴从足的中线上的定位均值，在垂直方向上偏离 42°，向内偏离 23°(图 4-10)。个体间的差异很大，表现为垂直方向 9°和向内 11°的标准偏差[28]。在支撑相和摆动相，距下关节都有活动，支撑相中的运动更为重要，因为它影响着整个下肢的负重力线。

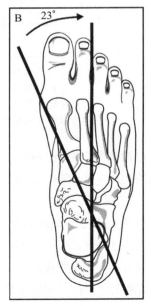

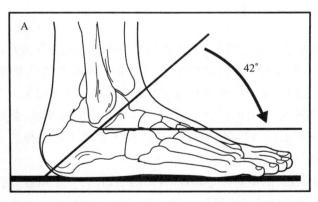

图 4-10 距下关节轴在(A)矢状面和(B)水平面上的投射 [引自 Inman VT. The Joints of the Ankle. Baltimore, MD: Wilkins & Wilkins Company; 1976]。

初始着地时,距下关节处于中立位(图 4 - 11A)。当下肢承重时,跟骨相对于胫骨承重轴向外侧偏移导致跟骨 5°外翻(图 4 - 11B)[11, 64]。在支撑相中期以及支撑相末期的早期阶段,足跟外翻姿势相对保持不变。然而在支撑相末期的较晚阶段,足跟外翻角度逐步减少,到单下肢支撑结束时减低至约 2°(即相对内翻)(图 4 - 11C)。在摆动前期,距下关节达到中立位,并且在摆动相的剩余阶段均保持中立位不变。

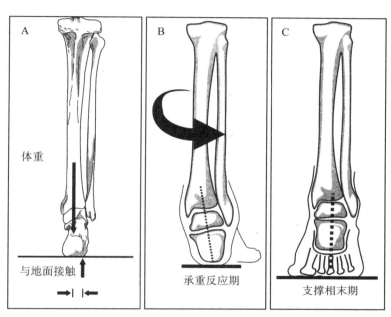

图 4 - 11　*A. 初始着地:胫骨、距骨和跟骨在一条垂直线上。B. 承重反应期:初始着地时,跟骨外侧区域联合体重的内侧投射使跟骨外翻,导致对距骨支撑减少并引起胫骨内旋。C. 支撑相末期:足跟抬起,跟骨外翻幅度减少趋于中立位。*

跗骨间关节

跗骨间关节(或跗横关节)是前足与后足之间的连接部分。它由两个关节组成:距舟关节(TN)和跟骰关节(CC)。跗骨间关节活动有助于前足着地时的震荡吸收。

跗骨间关节活动通常都能被观察到。最近,在较小空间应用三维测量研究确定了跗骨间关节存在 5°背屈。在支撑相中期的开始以及单下肢支撑阶段,随着前足触地,内侧足弓高度降低(即背屈)出现。足跟抬起时可以看到足弓高度的恢复,这意味着跗骨间关节的背屈状态已经被逆转。

跖趾关节

跖趾关节形成"足趾折断",使足滚动越过跖骨头,而足趾以足趾轴的形式提供多变性。5 个跖骨头提供一个横穿前足的宽支撑面。此外,为了前进稳定性,在必要时近节趾骨可以调节前足长度。

在初始着地时,随着足趾上抬,跖趾关节处于 25°背屈状态(图 4 - 12)。在承重反应期结束前足触地时,足趾下落到中立位,并且在整个支撑相中期会保持在该位置。支撑相末期足跟抬起时,跖趾关节背屈(伸展)21°[4]。在这个运动过程中,足趾保持与地面接触,当后足抬离地面时,跖骨轴角向上。在足趾离开地面之前,整个摆动前期跖骨轴角会持续增加,达到伸展 55°的最终位置。

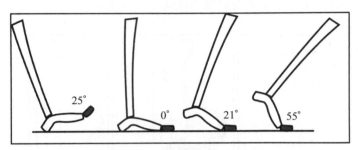

图 4-12　支撑相跖趾关节的运动。阴影部分代表足趾。

抬足进入摆动相引起足趾向跖轴线方向下落。在支撑相中期,足趾维持轻度背屈状态。然后,跖趾关节增加背屈幅度(足趾抬离地面)准备初始着地。

踝、足的协同运动

距下关节的三维活动对踝关节和中足的功能均有影响。当距下关节进行内、外翻运动时,震荡的吸收以及稳定性均得到调整。

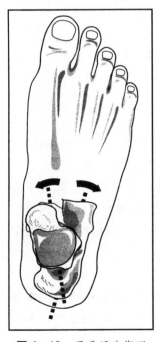

图 4-13　承重反应期跟骨外翻时,距骨内旋。

踝-距下关节的协同运动

距下关节外翻的一个重要作用是防止踝关节在下肢承重时过度受力。在整个支撑相,身体从支撑下肢的后方移到前方,在支撑侧下肢关节上会产生一个旋转力矩。踝关节轴的外旋力线(20°)与承重反应期中身体前进的纵向路径不相配。

跟骨相对于胫骨垂直轴向外侧偏移,引起距下关节外翻(图 4-11A)[51]。初始着地时,足跟突然承重引起跟骨倾斜,同时距下关节外翻(图 4-11B)。距骨头(载距突)的前方支撑降低,引起距骨内旋(图 4-13)。胫腓骨与踝关节接近贴合的矩形结构使胫骨跟随距骨内旋[36]。因此,初始着地时距骨的承重引起距下关节外翻,在承重反应期和支撑相中期,踝关节为了协调前进也会使力线重新排列[44]。

当在支撑相中期和末期,身体移到踝关节前方,距下关节运动转向内翻(图 4-11C)。这使得距骨头上抬,同时恢复踝关节轴的外旋力线,再一次在紧密贴合的单轴踝关节面上,避免了来自体重扭矩的过度压力。在地板上测量的旋转力矩是很小的,但其功能性意义重大,因为关节内对剪切力的耐受性很差。

距下关节-跗骨间关节的协同作用

通过改变距舟关节和跟骰关节的相对位置,距下关节实现控制跗骨间关节的灵活性[43]。当距下关节外翻时,距舟关节和跟骰关节的轴线是平行的(图4-14A)。这解放了跗骨间关节。在支撑相中期,前足承重时使其成为一个震荡吸收的部位。然后为了满足中足稳定性的需求,距下关节由外翻转向内翻(图4-14B),此时跗骨间关节处于锁定状态。

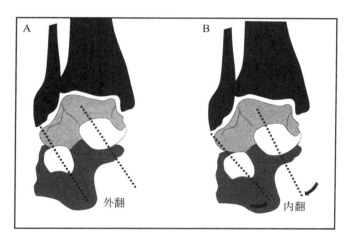

图4-14 跗骨间关节反应。A. 距下关节外翻时,距舟关节和跟骰关节轴线(虚线)平行。B. 外翻角度减小时(相对内翻),轴线靠拢(引自 Mann RA, Biomechanics of the foot. In:Goldberg B, Hsu J, eds. Atlas of Orthoses and Assistive Devices. 3rd ed. St. Louis, MO:Mosby;1997:135-152)。

肌肉控制

足在前进中由一系列的肌肉控制,从后足到前足然后到足趾。同样的10块肌肉初步分为踝背屈肌和跖屈肌,并控制距下关节内翻和外翻。对于足内部的运动,根据这些肌肉与距下关节轴的关系进行分类。经过轴线内侧的5块肌肉提供内翻功能,而外侧的5块肌肉提供外翻功能(第3腓骨肌除外)。两个因素决定了肌肉的活动时相:矢状面的主要功能(踝关节和足趾)及距下关节的需求。足底内在小肌肉的起始和终止都在足内部,根据地面反作用力的位置被激活。

内翻肌

穿过距下关节内侧的肌群,其内翻力臂变化很大(图4-15)。从最长到最短,依次是

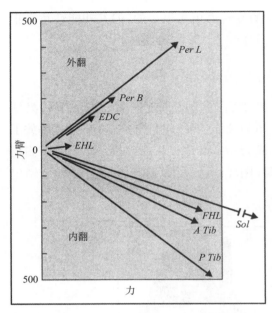

图 4-15 距下关节肌肉相对的内翻和外翻力矩。水平轴＝力，垂直轴＝力臂长度，斜线箭头长度＝相对力矩。

胫骨后肌、胫骨前肌、趾长屈肌、姆长屈肌和比目鱼肌。除了胫骨前肌，其他肌肉都位于踝关节后。在支撑相，这些肌肉的活动是依次开始的，并且继续活动满足更多远端关节的需求。

胫骨后肌活动已经在 Rancho 数据中表现出了相当大的变化，但主要模式是早期距下关节的控制（图 4-6）。随着足跟初始着地的开始（0 GC）[58]，有 2 个峰值强度时段。第一个是在承重反应期初期（3% GC）的 22% MMT 的力；在支撑相末期的中间（44% GC），是第二个胫骨后肌上升时相（34% MMT）。对侧足触地（50% GC）是胫骨后肌停止活动的标志。Close、Todd[12] 和 Sutherland[58] 报道了有效的胫骨后肌活动，但 Gray、Basmajian[20] 和 Stecko[3] 没有报道。

胫骨前肌在摆动相开始活动，初始着地后活动强度明显增加，达到 36% MMT（图 4-5）。随后活动强度快速下降，到支撑相中期开始时（13% GC）处于放松状态[51]。

比目鱼肌在承重反应期的后半段（7% GC）开始活动，为满足单下肢支撑做准备（图 4-6）。该肌肉显示了 2 个控制水平：在支撑相中期有一个 30% 的持续力；随后活动强度逐渐升高，在支撑相末期达到 86% MHR。在摆动前期，比目鱼肌活动强度迅速下降。只有比目鱼肌能支配它自身的较大的横截面（表 4-3），其内翻杠杆是较短的。比目鱼肌活动的时间和强度取决于踝关节的需求。

表 4-3　内翻肌的生理横截面面积及力臂

内翻肌	肌肉横截面面积（cm²）	矢状面内翻力臂（cm）	
内翻肌和背屈肌			
胫骨前肌（TA）	13.5	2.6	
（足）姆长伸肌（EHL）	2.4	0	
内翻肌和跖屈肌			
胫骨后肌（TP）	16.9	3.4	
（足）趾长屈肌（FDL）	5.5	1.4	
（足）姆长屈肌（FHL）	13.4	1.2	
比目鱼肌	84.1	1.1	

过渡到支撑相中期的时候（13% GC），趾长屈肌变得活跃，而姆长屈肌随后也开始活

跃(31% GC)(图 4－6)。这两个肌肉的活动强度在整个支撑相末期都在增强,在摆动前期的前半段迅速下降。Sutherland 发现所有的足趾屈肌可能更早地开始活动,而且可能有踇长屈肌的延长活动[58]。

外翻肌

5 块外翻肌位于距下关节轴的外侧面。位于踝关节前方的是趾长伸肌和踇长伸肌;位于踝关节后方的是腓肠肌、腓骨长肌和腓骨短肌。外翻的杠杆作用也由横截面面积大小和杠杆长度确定(图 4－15,表 4－4)。

表 4－4　外翻肌的生理横截面面积及力臂

外翻肌	肌肉横截面面积(cm²)	矢状面外翻力臂(cm)
外翻肌和背屈肌		
趾长伸肌(EDL)	4.6	1.7
第 3 腓骨肌(PT)	1.0	2.0
外翻肌和跖屈肌		
腓骨长肌	13.9	3.1
腓骨短肌	6.7	2.6
腓肠肌	57.3	1.1

趾长伸肌和踇长伸肌在摆动相均有活动,而且会持续至承重反应期的后半段(图 4－5)。鉴于在小肌群中趾长伸肌的杠杆作用和横截面面积,趾长伸肌的外翻功能最强。踇长伸肌因为它的绳索样肌腱,外翻活动可以被显著地观察到。然而,因其尺寸小以及在距下关节轴上的排列,使其对距下关节的作用最小。

腓肠肌作为较大的踝跖屈肌是由其大小决定的,即使它的外翻作用很小。在承重反应期的较晚阶段开始之后(9% GC),其活动强度逐渐增强(图 4－6)。在支撑相末期的中点处(40% GC)达到峰值(78% MHR),随后迅速下降并在支撑相末期结束时(50% GC)终止活动。

腓骨长肌和腓骨短肌在支撑相中期(分别是 15% GC 和 20% GC)开始活动,在支撑相末期达到活动强度峰值(图 4－6)[12, 20, 58],在对侧足触地后停止活动。早期研究人员明确了轻微不同的时间相。这些差异是 30 多年来数据采集技术提高的结果[9, 20, 25, 26, 32, 49, 50, 58]。

肌肉的协同作用

内翻肌通过减慢距下关节的外翻速度减少了地面撞击时的震荡。胫骨前肌在较早开始活动的胫骨后肌(0 GC)的辅助下,控制距下关节维持足跟轴。初始着地时胫骨前肌发挥最大活动强度。胫骨后肌的第一个峰值力出现在承重反应期的早期阶段(3% GC)。当外翻角度达到峰值时(5°,20% GC),胫骨前肌处于放松状态,因为其作为背屈肌的主要功能已经不再被需要。同时,比目鱼肌活动已经达到了中等水平。

　　胫骨前肌和比目鱼肌的主要功能与踝关节控制有关,但这两块肌肉也都有一个内翻杠杆(表4-3)。与胫骨后肌相比,比目鱼肌(是胫骨后肌5倍)更大,这使它成为一个重要的内翻肌,即使胫骨后肌有着明显更长的内翻力臂(图4-15和表4-3)。胫骨后肌活动的多变性可能与距下关节的活动范围大有关。

　　在支撑相末期,4个跖屈内翻肌(比目鱼肌、胫骨后肌、趾长屈肌和蹈长屈肌)活动强度显著增加,以提供前足支持所需的额外的稳定性。虽然深层内在肌层有近距离的优势,但其他肌群因自身更大的质量可以提供更大的控制力(表4-3)。两个腓骨肌的协同作用避免了过度内翻,这两个腓骨肌的活动强度在足跟离开地面时(40%～46% GC)达到峰值,并且会维持进入摆动前期。

　　跗骨间关节的动态支撑是由多个纵向肌肉提供的。首先是趾长屈肌(15% GC起始)和足底外侧的内在肌(20% GC起始),在足趾位置变化前提供动态支撑。蹈长伸肌的后续活动(25% GC)提供了额外的支持。

　　足内在肌开始活动的时间不尽相同,但它们停止活动的时间几乎一致(图4-16)[42]。在支撑相中期的早期阶段(20% GC),3块肌肉开始活动,分别是小趾展肌、趾短伸肌和蹈

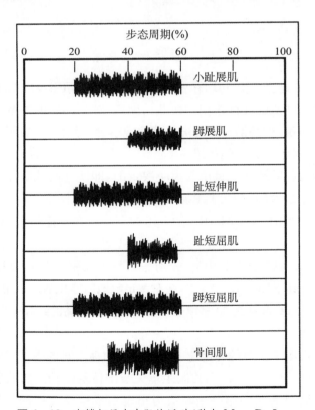

图4-16　*支撑相足内在肌的活动*(引自 Mann R, Inman VT. J Bone Joint Surg. 1964;46A:469-481)。

短屈肌。随后在支撑相末期的早期阶段（35%
GC），骨间肌开始活动。在支撑相末期（40%
GC），当足跟明显抬离地面时，最后 2 块肌肉
（跨展肌、趾短屈肌）开始活动。承重模式几乎
与前足承重的速率平行。足内在肌的活动强
度随足旋前运动增强。

在支撑相中期、支撑相末期和摆动前期，
足底筋膜为中足和跖趾关节提供被动支撑。
足底筋膜从跟骨延伸至足趾根部（近节趾骨），
在步行中，当跖趾关节背屈时足底筋膜紧张，
起到绞盘的作用（图 4 - 17）。但是在日常步
行时，腱膜的作用是有限的，只要腱膜缩短
50%，就需要跖趾关节背屈 30°。在支撑相末
期结束的时候，稳定需求最大化时，跖趾关节
背屈角度也只达到背屈范围的 2/3[4]。然而，

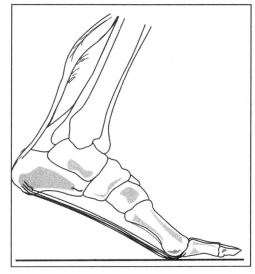

图 4 - 17　足底筋膜（足弓内在肌表面）。跖
趾关节背屈时筋膜处于绷紧状态。

足底筋膜的稳定性在剧烈运动中是非常重要的[18]。测力台的研究表明，跖趾关节背屈最
大化时，趾屈肌力是屈肌最大随意收缩产生力量的 2 倍。

踝和足的功能解释

当功能需求和反应相互协调时，踝、足之间复杂的相互作用是最容易被理解的。这是
在步态周期各个时相通过联合运动、肌肉控制以及所涉及的力共同实现的。

初始着地（0～2% GC）

姿势：踝和足处于中立位。

功能：启动足跟轴。

　　　撞击减速。

初始着地开始时在胫骨前部肌群的作用下，踝关节和足保持中立位。下肢前伸时胫
骨远端向上倾斜 15°，足跟位置处于足的最低节段（图 4 - 18）。在地反力模式，体重突然下
落到足跟产生了一个即时而短暂的峰值，称为足跟撞击瞬变（HST）[61]，强度变化范围在
50%～125%体重[56]。有报道更深入地分析记录了 HST 的变化：在 76%的受试者中
（$n = 75$），这个力是急剧而强烈的，持续时间不超过 10 毫秒。另外 13%的受试者显示了
一个缓和的反应，持续时间为 20 毫秒，而剩下的 11%受试者没有表现出 HST[59]。股四
头肌、胫骨前肌肌电图活动时相上的延迟与急剧瞬变之间的重要相关性得到确认。这种

关系在其他受试者身上是不明显的。这些研究结果表明,对于大多数人,初始着地是一个强有力的事件。身体的重量迅速转移至前方下肢,此时足跟作为支撑的唯一区域,驱动前足朝向地面。即刻发生的踝关节跖屈和距下关节外翻减少了体重下落的冲击。

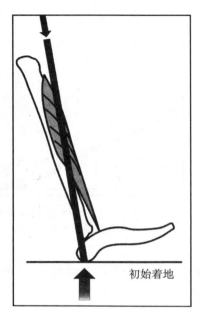

图4-18　踝关节初始着地姿势。矢量在足跟,由胫骨前肌控制。

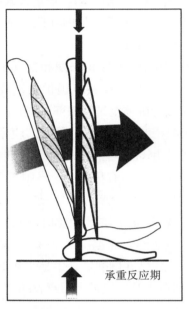

图4-19　承重反应期踝关节的运动模式、肌肉控制及向量位置。胫骨前肌逆转最初的跖屈,维持足跟轴直至胫骨前移至中立位。箭头表示运动的方向。

承重反应期(2%～12% GC)

运动:踝关节跖屈。

　　　距下关节外翻。

功能:足跟轴启动前进。

　　　踝关节力线排列调整。

无论是踝关节还是距下关节都对足跟初始着地时的撞击做出了反应(图4-19)。在踝关节,身体向量在足跟上的位置产生了一个向后的力臂。由于体重快速下落到足跟杠杆(70%体重,在2% GC的时候),驱使足快速接近地面。胫骨前部肌群高强度的离心运动(胫骨前肌和趾长伸肌)产生了一个抵抗背屈的力矩。在6% GC时足下降到5°。对胫骨前肌的在体研究表明,牵拉肌腱会产生5°背屈,之后会通过弹性反冲恢复[38—40]。这种动态反应有两个目的:①延长足跟支撑的时间;②足下降时牵拉胫骨前移。两种行为均有助于下肢前移。此时在足跟有两种作用推动身体重量前移至足跟,即控制踝关节跖屈和胫骨主动前移。因此该术语为"足跟轴"。

在承重反应期发生的 5°跖屈运动,实际上降低了(而不是促进)足跟轴效应,从而使胫骨不会前移得太快。如果踝关节仍保持在 90°的位置,在承重反应期的前半部分,胫骨将会通过其快速的运动弧度随足一起运动。在承重期,足和胫骨的松散结合减少了膝关节的屈曲速率。

在承重反应期,震荡吸收是控制踝关节跖屈的第二个益处。这也是由于胫骨前部肌群活动的帮助。因为控制踝关节跖屈速度所需的背屈力矩,比摆动相支撑足部的背屈力矩要大,所以在肌肉活动效果上有一个延迟。这是踝关节快速跖屈形成的最初的运动弧度[47],增加了体重短暂"自由落体"时间。当踝关节在圆滑的跟骨(足跟)表面自由滚动时,足的快速下落降低了踝关节的垂直高度。当胫骨前部肌群力量足够大时,足部向下运动的速度就会减慢,前足触地就会变得轻柔。以这种方式,当胫骨前部肌群控制踝关节运动时,足跟轴改变了一些身体向下力量的方向。这些动作也吸收了一些伴随下肢快速承重时产生的震荡。

身体向量继续前移穿过足跟,随后地面反作用力前进则踝关节由跖屈迅速转向背屈。在承重反应期的后半段,胫骨前部肌群的持续收缩维持了足跟轴的作用。承重反应期结束时前足触地,踝关节处于中立位。

在距下关节,突然承重的冲击形成一个快速的外翻弧度。跟骨外旋减少了对距骨头的支撑,这引起距骨内旋与踝关节紧密结合。踝关节的旋转运动改变了关节轴的方向,使其更靠近身体前进的纵向路径。同时外翻也放松了跗骨间关节,放松的跗骨间关节轻微背屈缓解了前足触地的冲击。

踝关节和距下关节的活动都减缓了下肢突然承重时产生的冲击。当胫骨前部肌群和内翻肌抑制了足和踝关节运动时,也吸收了部分下肢快速承重时产生的震荡。确切的肌肉活动时相随步态速度的改变而变化。

支撑相中期(12%~31% GC)

运动:单支撑相第一个背屈弧度。

　　　　跗骨间关节背屈。

功能:踝关节轴使身体向量前移。

　　　　跗骨间关节震荡吸收。

　　　　足部三角支撑稳定性。

足跟、第 1 和第 5 跖骨头与地面接触,提供了一个稳定的全足支撑姿势。在距骨关节面上的胫骨背屈使下肢继续前移(图 4-20)。该踝关节轴(也叫第二个轴)[16、17]使身体向量从踝关节轴后方移动到踝关节轴前方,同时胫骨也从最初的跖屈 5°的体位变为背屈 5°。而足跟与前足仍然保持与地面接触。

当对侧下肢在摆动前期时,推动力被设定为推进力所产生的剩余动力[63]。当然它也可能是对另一侧下肢摆动向前的回应。

比目鱼肌和腓肠肌的离心运动控制了踝关节的进程及稳定性(图 4-20)。比目鱼肌活动提供了主要的减速力量(相比于腓肠肌),因为它是胫骨和跟骨之间的直接联系。比

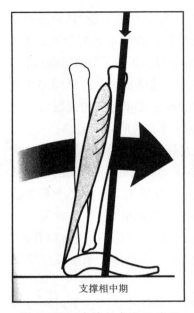

图 4－20 支撑相中期踝关节的运动模式、肌肉控制和向量力线排列。比目鱼肌和腓肠肌活动抑制了被动背屈。箭头表示踝关节轴的运动方向。

目鱼肌也是最大的跖屈肌。相反，腓肠肌与胫骨没有直接的联系，因为它来自股骨远端。因此，当腓肠肌位于膝关节轴的后方时，也充当屈膝肌直到身体重量前移到膝关节轴前方（支撑相中期的较晚阶段）。这就增加了对股四头肌的需求，但这对于有正常肌肉力量和控制能力的人来说并不是问题。Sutherland 的数据表明，腓肠肌活动的开始有一定的延迟[58]。Rancho 数据也表明，与比目鱼肌开始活动的时刻相比，腓肠肌有轻微的延迟。

比目鱼肌的肌电信号在整个支撑相中期的中段都保持在 30％ MHR 的稳定强度（图 4－6）。该阶段结束前，比目鱼肌活动强度增加。与此相反，在整个支撑相中期，腓肠肌的肌电模式是一个缓慢持续上升的过程。比目鱼肌和腓肠肌的联合离心运动将胫骨前移速度减少到它之前速度的一半。

胫骨后肌和比目鱼肌的活动使距下关节从外翻转向内翻（20％ GC），增强了跗骨间关节稳定性（图 4－6）。在被动活动和肌肉控制之间的正常平衡保证了前进及稳定性。

支撑相末期（31％～50％ GC）

运动：足跟抬起。

踝关节继续背屈。

距下关节外翻幅度减少以锁定跗骨间关节。

功能：前足轴促进前移。

足跟抬起，就像足开关记录的那样，标志着支撑相末期的开始（图 4－21）。距下关节转向内翻的运动（结束体位是外翻 2°）锁定了跗骨间关节，而此时前足是体重的唯一支撑。跖骨头的较小的圆形轮廓和趾骨根部形成了前足轴，同时使身体向量继续前进。

当身体重心在前足上向前移动时，在踝关节（下肢的支点）和跖骨头（压力中心的基底部）之间的足部节段充当了一个杠杆，所处的位置维持了腿的高度。在支撑相末期开始时（31％ GC），身体重心处于其最高点，此时摆动侧下肢在身体重心之前。因此，推进力是正在下落的身体重量（即来自重力的势能）以及对侧下肢摆动

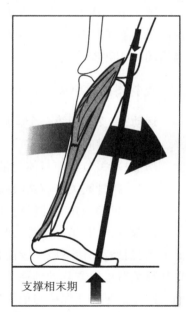

图 4－21 支撑相末期踝关节的运动模式、肌肉控制和向量力线排列。在距骨头的向量开始越过前足轴前进（箭头）。强有力的比目鱼肌和腓肠肌活动使踝关节背屈保持稳定，并促使足跟抬起。

向前产生的动量。

　　小腿肌群的功能是维持前足轴。随着身体向量的倾斜度增加,跖屈力矩也迅速增加。这代表对比目鱼肌(86% MHR)和腓肠肌(78% MHR)的高要求,需要提供控制胫骨所必需的跖屈力量(图 4 - 6)[55, 58]。跖屈肌的离心运动实际上通过等长运动锁定了踝关节,而由跖屈力矩导致的跟腱牵伸产生了"踝"运动。踝关节经历了由背屈幅度 5°增加到最终背屈达到 10°。所有后部的其他肌群帮助维持前足轴的稳定性。腓骨肌和胫骨后肌控制距下关节和跗骨间关节,趾长伸肌稳定跖趾关节。

　　围绕前足轴所做的足部旋转运动使后足抬高,并且保持身体重心的高度。当踝关节控制不足时(如无力的腓肠肌),身体质心(COM)和下肢在相同部位(踝关节背屈)前进,并且身体质心位置下降[55, 58]。

　　在支撑相末期的后半段,腓肠肌和比目鱼肌功能有一个连续性下降的过程(图 4 - 22)。

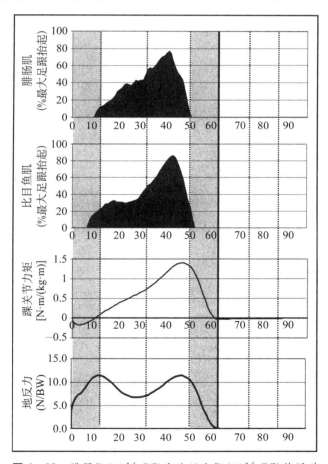

图 4 - 22　腓肠肌(40% GC)和比目鱼肌(43% GC)的活动峰值恰好出现在跖屈力矩和地面反作用力峰值之前。所有峰值的迅速下降,表明要求踝关节和足提供强有力的稳定支撑阶段已经过去。

腓肠肌(40％ GC)和比目鱼肌(43％ GC)的肌电强度相对较早地下降，表示即将发生不稳定的感觉反馈。跖屈肌力矩和地面反作用力都在47％ GC达到其峰值强度。这些改变意味着支撑相稳定的中止，被认为足承重的基础不足。

在支撑相末期，生物力学研究确认胫骨的前进速度是下降而不是增加[19, 55]。关于人体前进模式外在向量的精细研究表明，跖屈肌抑制了身体动量，而不是推动它前进。用加速度测量技术直接测量发现，小腿加速度在支撑相末期有一个减速的力量，大小约等于发生在承重反应期的减速力[19]。这些发现与Hof等人认为弹性受力使身体反冲向前的观念是相悖的[24]。事实上，跖屈肌提供了关键的踝关节稳定，使足和胫骨都能在前足轴上滚动前移。有两个重要的作用：减少身体重心下降的幅度和增加前移量[55]。两者都是利用前足而不是踝关节作为支点，增加了下肢相对长度。因此，在这个时候"转动-离开"[(roll-off)，越过前足轴]是更恰当的术语。推进(push-off)出现在摆动前期。

跖趾关节的可控性活动对于越过前足更好地向前移动是必不可少的。当继续前进时足跟开始抬起，体重前移越过前足，跖趾关节背屈幅度增加。在支撑相，足趾屈肌活动控制前足轴的形状和稳定性。足趾的加入扩大了前足的总面积(图4-21)。如果跖趾关节适当地屈曲，将会出现一个更大幅度的向前转动。此外，足趾屈肌的压力稳定了跖趾关节。跖趾关节背屈时也拉紧了足底筋膜，而足底筋膜产生的被动压迫补充了肌肉功能[7]。

第1跖骨上腓骨长肌的活动是更加稳定的力量，增加了前足的支撑面积。通过跖屈第1跖列，前足内侧(即蹬趾)的承重能力增加[30]。这尤其重要，特别是当体重前移至第1跖列为对侧下肢进入承重期做准备时。其结果是，身体的向量位于第1和第2跖趾关节之间。

足经过圆滑的跖骨面转动的自由度，取决于跖趾关节存在足够的被动运动及屈肌的屈曲(离心)控制。趾长屈肌产生的小杠杆效应可以保证跖趾关节稳定所需的收缩力，同时使背屈幅度逐渐增加。这促使压力中心前移超过跖骨头末端，从而增加步幅长度。对侧足的触地结束了支撑相末期。

摆动前期(50％～62％ GC)

运动：踝关节第2个跖屈弧度。

功能：推进力。

　　　　启动膝关节屈曲准备进入摆动相。

这是一个非常复杂的步态阶段。踝关节的活动与前进相关而不是承重；然而，持续的前足触地有利于平衡。在结束双足触地的时段，身体的重量迅速从后面的下肢转移到前面的下肢上。突然转移的起点是由前面的下肢初始着地时产生的撞击(在10～20毫秒从50％体重增至125％体重)来确定的[56, 61]。

后面下肢卸载的速度与引导(前面)下肢承载的速度相同。需要踝关节和足强力稳定的需求阶段已经过去。其结果是，比目鱼肌和腓肠肌的活动与地反力迅速下降的趋势保持一致(图4-22)。踝周肌肉的反应也很类似。尽管腓肠肌及比目鱼肌肌电图在摆动前期很早就停止了,但踝关节继续跖屈。超声的研究表明,这一阶段跖屈力量的突然爆发,是先前紧张的比目鱼肌和腓肠肌快速放松后跟腱的弹性反冲[5, 15, 23, 29, 41]。该跖屈肌力量是为了使后面的下肢准备进入摆动相(图 4-23)。

当后面的下肢维持跖骨头和足趾与地面的最后接触时,也提供了第 4 个轴(足趾轴)以推进下肢前移。反冲推力迅速使踝关节跖屈至 15°(从开始的背屈 10°到跖屈 25°)。由于身体向量位于前足,所以足部可以自由跖屈。当足趾稳定地与地面接触时,剩余的跖屈肌活动推进胫骨前移,其效应是使膝关节快速屈曲至 40°(图 4-24)。髋关节前移趋于中立位,这些体位的改变是为下肢进入摆动相做准备。

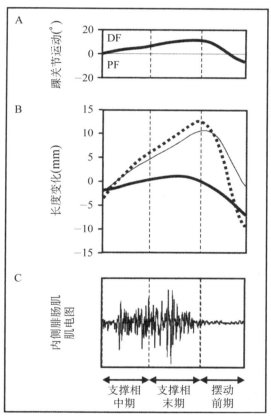

图 4-23 支撑相末期肌腱差异。A. 支撑相中、末期,踝关节背屈。B. 超声显示内侧腓肠肌肌腱延长(虚线)的根源是跟腱拉长(细线),因肌纤维长度(粗线)基本没变。C. EMG 表明在单支撑相,内侧腓肠肌活跃。摆动前期下肢突然卸载时,踝关节迅速跖屈主要源于跟腱牵拉的反冲力(缩短)。因此,该"推进"力主要是来自跟腱的被动反冲,而不是一个动态的肌肉活动功能(引自 Fukunaga T, Kubo K, Kawakami Y, Fukashiro S, Kanehisa H, Maganaris C. In vivo behavior of human muscle tendon during walking. Proc R SocLond B. 2001;268:229-233)。

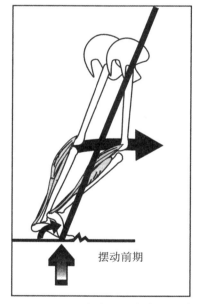

图 4-24 摆动前期踝关节的运动模式、肌肉控制和向量力线排列。腓肠肌及比目鱼肌使踝关节跖屈存储的能量,使下肢转动向前通过足趾轴,膝关节屈曲。

在摆动前期结束时,胫骨前肌和趾伸肌减慢了踝关节跖屈速度。这也是为背屈肌在摆动相早期迅速抬高足部做准备。

摆动相早期(62%~75% GC)

运动:第2个背屈弧度。

功能:足廓清使下肢前进。

发生在摆动早期的活动是为了促进足廓清并推进下肢前进。踝关节和足趾背屈使足部上抬,促进下肢前移(图4-25)。在"足趾离地"的瞬间,踝关节跖屈15°,胫骨位于身体后方。而下肢的后伸位置没有立即妨碍下肢前移,当胫骨变得更加直立时,必需迅速转向踝背屈以利于后续的足廓清。胫骨前肌迅速增加其活动强度,在摆动相早期的前5% GC间期达到25% MMT。当摆动侧足与支撑侧下肢相对时,足几乎抬离到中立位(5°跖屈)。到摆动相早期结束时,胫骨逐渐变得更加竖直,趾伸肌通过增强他们的活动达到峰值(趾长伸肌,32% MMT;踇长伸肌,40% MMT)作为回应。足趾背屈可以很明显被观察到。在摆动相,胫骨前肌活动强度也经历了一个峰值(34% MMT)。

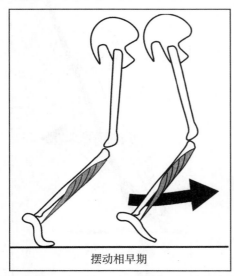

图4-25 摆动相早期踝关节的运动模式、肌肉控制和向量力线排列。胫骨前部肌群活动的快速增加抬起足和足趾以完成足廓清。

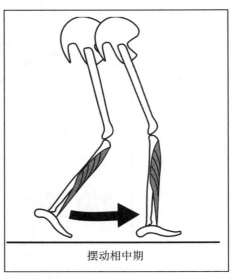

图4-26 摆动相中期的肌肉活动需要支撑前足的重量。

摆动相中期(75%~87% GC)

运动:踝关节继续背屈。

功能:足廓清。

在摆动相中期的前半段,胫骨前部肌群保持中等水平的活动强度以确保足廓清。踝关节完成背屈至中立位或增加几度,但并不能完全保持(图4-26)。相对更高活动水平踇长伸肌可能与足内侧质量更重有关。在摆动相中期的后半段,胫骨前部肌群活动明显减少,这意味着支撑足部处于中立位(等长运动)的需求,要少于之前为抬高足部所需的肌肉快速向心运动。

摆动相末期(87%～100% GC)

运动:踝关节在中立位的支撑。

功能:准备初始着地。

在摆动相末期,胫骨前部肌群活动增加是为了使踝关节处于中立位,以便在支撑相足跟与地面以更完美的方式接触(图 4-27)。然而一般来说都有一个 3°～5°的下落转向跖屈,表明这个反应是不精确的。摆动相末期的肌肉活动,让胫骨前部肌群做好应对下肢负重时更高要求的准备。

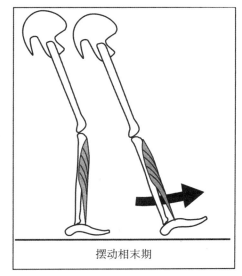

图 4-27　摆动相末期胫骨前部肌群活动增强,为初始着地做准备。

总　　结

每一个踝关节运动弧度都有其独特的用途。承重反应期开始时的踝关节短暂的跖屈弧度,减少了足跟着地时的撞击。从承重反应期较晚阶段到支撑相末期结束时,延长的背屈弧度促进体重前移越过足部。该运动与足跟抬起结合,是支撑相前进的动力根源。最后一个跖屈弧度,使膝关节从支撑相伸展位转变为自由屈曲位,使下肢做好进入摆动相的准备。在摆动相,另一个背屈弧度确保了下肢前进时足廓清的完成。

◇参◇考◇文◇献◇

1. American Academy of Orthopaedic Surgeons. *The Clinical Measurement of Joint Motion*. Rosemont, IL: Author; 1994.
2. Barnett CH. The phases of human gait. *Lancet*. 1956;2:617-621.
3. Basmajian JV, Stecko G. The role of muscles in arch support of the foot. *J Bone Joint Surg*. 1963;45A: 1184-1190.
4. Bojsen-Moller F, Lamoreux L. Significance of dorsiflexion of the toes in walking. *Acta Orthop Scand*. 1979;50: 471-479.
5. Bojsen-Moller J, Hansen P, Aagaard P, Svantesson U, Kjaer M, Magnusson SP. Differential displacement of the human soleus and medial gastrocnemius aponeuroses during isometric plantar flexor contractions in vivo. *J Appl Physiol*. 2004;97(5):1908-1914.
6. Brandell BR. Functional roles of the calf and vastus muscles in locomotion. *Am J Phys Med*. 1977;56(2): 59-74.

7. Carlson RE, Fleming LL, Hutton WC. The biomechanical relationship between the tendo-Achilles, plantar fascia and metatarsophalangeal joint dorsiflexion angle. *Foot Ankle Int*. 2000;21(1):18 – 25.

8. Cerny K, Perry J, Walker JM. Effect of an unrestricted knee-ankle-foot orthosis on the stance phase of gait in healthy persons. *Orthopaedics*. 1990;13(10):1121 – 1127.

9. Close JR. *Functional Anatomy of the Extremities*. Springfield, IL:Charles C. Thomas; 1973.

10. Close JR, Inman VT. The Action of the Ankle Joint. Prosthetic Devices Research Project, Institute of Engineering Research, University of California, Berkeley, Series 11, Issue 22. Berkeley, CA:The Project; 1952.

11. Close JR, Inman VT, Poor PM, Todd FN. The function of the subtalar joint. *Clin Orthop*. 1967;50(1 – 2): 159 – 179.

12. Close JR, Todd FN. The phasic activity of the muscles of the lower extremity and the effect of tendon transfer. *J Bone Joint Surg*. 1959;41A(2):189 – 208.

13. Cummins EJ, Anson BJ, Carr BW, Wright RR. The structure of the calcaneal tendon (of Achilles) in relation to orthopedic surgery with additional observations on the plantaris muscle. *Surgery, Gynecology and Obstetrics*. 1955;99:107 – 116.

14. Eberhardt HD, Inman VT, Bresler B. The principle elements in human locomotion. In:Klopsteg PE, Wilson PD, eds. *Human Limbs and Their Substitutes*. New York, NY:Hafner Publishing Co; 1968:437 – 480.

15. Fukunaga T, Kubo K, Kawakami Y, Fukashiro S, Kanehisa H, Maganaris C. In vivo behavior of human muscle tendon during walking. *Proc R Soc Lond* B. 2001;268:229 – 223.

16. Gage J. Gait analysis for decision-making in cerebral palsy. *Bulletin of the Hospital for Joint Diseases Orthopaedic Institute*. 1983;43 (2):147 – 163.

17. Gage J. Gait analysis in cerebral palsy. *Clinics in Developmental Medicine*. 1991;121:132 – 172.

18. Gefen A. The in vivo elastic properties of the plantar fascia during the contact phase of walking. *Foot Ankle Int*. 2003;24(3):238 – 244.

19. Gilbert JA, Maxwell GM, McElhaney JH, Clippinger FW. A system to measure the forces and moments at the knee and hip during level walking. *J Orthop Res*. 1984;2:281 – 288.

20. Gray EG, Basmajian JV. Electromyography and cinematography of leg and foot ("normal" and flat) during walking. *Anat Rec*. 1968;161:1 – 16.

21. Grundy M, Blackburn, Tosh PA, McLeish RD, Smidt L. An investigation of the centres of pressure under the foot while walking. *J Bone Joint Surg*. 1975;57 – B(1):98 – 103.

22. Haxton HA. Absolute muscle force in the ankle flexors of man. *J Physiol*. 1944;103:267 – 273.

23. Hof AL. In vivo measurement of the series elasticity release curve of human triceps surae muscle. *J Biomech*. 1998;31 (9):793 – 800.

24. Hof AL, Geelen BA, Van den Berg J. Calf muscle moment, work and efficiency in level walking; role of series elasticity. *J Biomech*. 1983;16(7):523 – 537.

25. Houtz JH, Fischer FJ. Function of leg muscles acting on foot as modified by body movements. *J Appl Physiol*. 1961;16:597 – 605.

26. Houtz SJ, Walsh FP. Electromyographic analysis of the function of the muscles acting on the ankle during weight bearing with special reference to the triceps surae. *J Bone Joint Surg*. 1959;41A:1469 – 1481.

27. Hutton WC, Dhanendran M. A study of the distribution of load under the normal foot during walking. *Int Orthop*. 1979;3:153 – 157.

28. Inman VT. *The Joints of the Ankle*. Baltimore, MD:Wilkins & Wilkins Company; 1976.

29. Ishikawa M, Komi PV, Grey MJ, Lepola V, Bruggemann G – P. Muscle-tendon interaction and elastic energy usage in human walking. *J Appl Physiol*. 2005;99(2):603 – 608.

30. Jacob HA. Forces acting in the forefoot during normal gait:an estimate. *Clin Biomech*. 2001;16(9):783 – 792.

31. Jergesen F. *A Study of Various Factors Influencing Internal Fixation as a Method of Treatment of Fractures of the Long Bones*. Washington, DC: National Research Council, Committee on Veterans Medical Problems Report; 1945.

32. Jonsson B, Rundgern A. The peroneus longus and brevis muscles:a roentgenologic and electromyographic study. *Electromyogr Clin Neurophysiol*. 1971;11(1):93 – 103.

33. Joshi S, Joshi S, Athavale S. Morphology of peroneus tertius muscle. *Clin Anat*. 2006;19(7):611 – 614.

34. Kadaba MP, Ramakaishnan HK, Wootten ME, Gainey J, Gorton G, Cochran GVB. Repeatability of kinematic, kinetic and electromyographic data in normal adult gait. *J Orthop Res*. 1989;7:849 – 860.

35. Katoh Y, Chao EYS, Laughman RK, Schneider E, Morrey BF. Biomechanical analysis of foot function during gait and clinical applications. *Clin Orthop*. 1983;177:23 – 33.

36. Levens AS, Inman VT, Blosser JA. Transverse rotation of the segments of the lower extremity in locomotion. *J Bone Joint Surg*. 1948;30A:859 - 872.

37. Locke M, Perry J, Campbell J, Thomas L. Ankle and subtalar motion during gait in arthritic patients. *Phys Ther*. 1984;64:504 - 509.

38. Maganaris CN. Force-length characteristics of in vivo human skeletal muscle. *Acta Physiol Scand*. 2001;172: 279 - 285.

39. Maganaris CN. Tensile properties of in vivo human tendinous tissue. *J Biomech*. 2002;35:1019 - 1027.

40. Maganaris CN, Paul JP. Hysteresis measurements in intact human tendon. *J Biomech*. 2000; 33 (12): 1723 - 1727.

41. Maganaris CN, Paul JP. Tensile properties of the in vivo human gastrocnemius tendon. *J Biomech*. 2002;35(12): 1639 - 1646.

42. Mann R, Inman VT. Phasic activity of intrinsic muscles of the foot. *J Bone Joint Surg*. 1964;46A:469 - 481.

43. Mann R, Mann J. Biomechanics of the foot. In:Goldberg B, Hsu J, eds. *Atlas of Orthoses and Assistive Devices*. 3rd ed. St. Louis, MO:Mosby; 1997:135 - 152.

44. Mann RA, Baxter DE, Lutter LD. Running symposium. *Foot and Ankle*. 1981;1(4):190 - 224.

45. Mulroy SJ. A comparison of testing techniques for ankle plantar flexion strength. Masters Project, University of Southern California, Department of Physical Therapy; 1990.

46. Mulroy SJ, Perry J, Gronley JK. A comparison of clinical tests for ankle plantar flexion strength. *Transactions of the Orthopaedic Research Society*. 1991;16:667.

47. Murray MP, Clarkson BH. The vertical pathways of the foot during level walking. I. Range of variability in normal men. *Phys Ther*. 1966;46(6):585 - 589.

48. Murray MP, Drought AB, Kory RC. Walking patterns of normal men. *J Bone Joint Surg*. 1964;46A:335 - 360.

49. O'Connell AL. Electromyographic study of certain leg muscles during movements of the free foot and during standing. *Am J Phys Med*. 1958;37:289 - 301.

50. O'Connell AL, Mortensen OA. An electromyographic study of the leg musculature during movements of the free foot and during standing. *Anat Rec*. 1957;127:342.

51. Perry J. Anatomy and biomechanics of the hindfoot. *Clin Orthop*. 1983;177:9 - 16.

52. Schwartz RP, Heath AL. The feet in relation to the mechanics of human locomotion. *Physical Therapy Review*. 1936;16:46 - 49.

53. Schwartz RP, Heath AL. The definition of human locomotion on the basis of measurement with description of oscillographic method. *J Bone Joint Surg*. 1947;29A:203 - 213.

54. Scranton PE, McMaster JH. Momentary distribution of forces under the foot. *J Biomech*. 1976;9:45 - 48.

55. Simon SR, Mann RA, Hagy JL, Larsen LJ. Role of the posterior calf muscles in normal gait. *J Bone Joint Surg*. 1978;60 - A:465 - 472.

56. Simon SR, Paul IL, Mansour J, Munro M, Abernathy PJ, Radin EL. Peak dynamic force in human gait. *J Biomech*. 1981;14(12):817 - 822.

57. Soames RW. Foot pressure patterns during gait. *Journal of Biomedical Engineering*. 1985;7(2):120 - 126.

58. Sutherland D. An electromyographic study of the plantar flexors of the ankle in normal walking on the level. *J Bone Joint Surg*. 1966;48 - A:66 - 71.

59. Verdini F, Marcucci M, Benedetti MG, Leo T. Identification and characterization of heel strike transient. *Gait and Posture*. 2006;24(1):77 - 84.

60. Weber EF. Ueber die Langenverhaltnisse der Fleischfasern der Muskeln im Allgemeinen. Math-phys CI:Ber. Verh. K. Sachs. Ges. Wissensch. ; 1851.

61. Whittle MW. Generation and attenuation of transient impulsive forces beneath the foot:a review. *Gait Posture*. 1999;10:264 - 275.

62. Winter DA. Biomechanical motor patterns in normal walking. *J Mot Beh*. 1983;15:302 - 330.

63. Winter DA. Energy generation and absorption at the ankle and knee during fast, natural, and slow cadences. *Clin Orthop*. 1983;175:147 - 154.

64. Wright DG, DeSai SM, Henderson WH. Action of the subtalar joint and ankle-joint complex during the stance phase of walking. *J Bone Joint Surg*. 1964;46A(2):361 - 382.

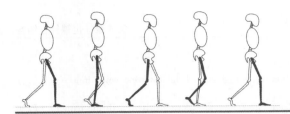

第 **5** 章

膝 关 节
Knee

膝关节是 2 根长骨（股骨和胫骨）的连接处，它构成了下肢的主要节段。微小的运动弧度都会导致足或身体位置发生显著变化。因此，膝关节活动度和稳定性是正常步行模式中的主要因素。在支撑相，膝关节是下肢稳定性的基本决定因素；在摆动相，膝关节灵活性是下肢自由前进的主要因素。与膝关节控制相关的关节肌肉数量也表明了与髋关节和踝关节密切的功能协调关系。

膝关节步态动力学

运动

膝关节是一个非常复杂的关节，它的典型表现是在矢状面有很大的运动范围、冠状面有小弧度运动以及在水平面的移动（图 5-1）。矢状面运动（屈曲和伸展）是为了推进支撑相的前进，促使下肢抬离地面以及使下肢摆动向前。在冠状面的运动有利于下肢的纵向平衡，特别是在单下肢支撑期间。水平面旋转是为了适应力线的改变，当身体从支撑下肢的后面摆动到前面的时候，除非关节活动度由于病态而变得夸张，视觉分析只能确认矢状面运动。需要仪器测量系统辨别其他运动。

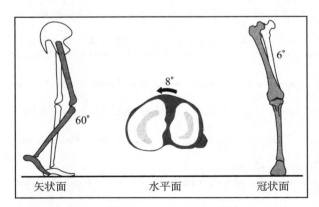

图 5-1 自由步行时膝关节三维运动及运动弧度：矢状面屈曲（60°），水平面旋转（4°～8°），冠状面运动（外展 4°，内收 2°）。

矢状面运动

步行时正常的膝关节运动显示了较大和较小的屈曲角度,范围在 0°～60°。在每一个步幅中,膝关节都要经历 2 个屈曲波幅(图 5 - 2)[3, 6—8, 10, 14]。第一个较小的波幅在承重反应期和支撑相中期的过渡阶段达到峰值(屈曲 20°),有助于膝关节控制震荡吸收。随后更大的波幅在摆动相早期达到峰值(屈曲 60°),有助于足廓清。在不同的研究中,由于步行速度、受试者个体差异及选择用来标定下肢节段位置标记点的不同,膝关节屈曲和伸展弧度的精确范围各不相同。由于并非所有的研究在记录膝关节运动时都确定了步行速度,这 2 个因素之间的精确关系无法计算。

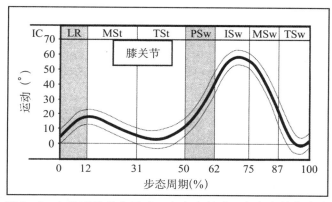

图 5 - 2　矢状面膝关节运动。自由步行时一个步态周期中膝关节的正常范围。黑线＝平均值,虚线＝一个标准差。垂直线条为步态阶段划分。

足跟着地时,膝关节以平均屈曲 5°的体位相对伸展。然而,正常的膝关节运动开始姿势可能会有所不同,从完全伸展(0°)到屈曲 10°[8]。初始着地时,相比较慢的步行速度,更快的步行速度会使膝关节屈曲角度更大[15]。

承重反应期开始之后,在承重期膝关节快速屈曲。此时的屈曲速度(300°/s)几乎等于摆动相的屈曲速度。在步态周期 12%时前足着地,结束了足跟轴阶段,因此,对膝关节屈曲的刺激也停止了。此时,支撑相膝关节处于屈曲 20°状态,且关节负重达到最大。

承重反应期步行速度显著地影响膝关节屈曲。放慢速度步行比快速步行会带来更大的变化。与 90 m/min 的步行速度相比,步行速度为 60 m/min 时减少了膝关节屈曲的 67%,而将步态速度增至 120 m/min 时,会导致负重状态下的膝关节屈曲角度增加 38%[8]。

随着支撑相中期的开始,膝关节立即开始伸展,但是运动速度是之前屈曲运动速度的一半。

在支撑相末期的前半段,膝关节继续伸展。支撑相膝关节最小屈曲幅度(平均 5°)大约出现在支撑相末期的中段(39% GC),并且仅持续较短的时间,随后膝关节开始再次缓慢屈曲。当对侧足着地时,膝关节屈曲 10°,支撑相末期结束。

在摆动前期，双下肢支撑开始后膝关节屈曲角度迅速增加。在该阶段结束的时候（62% GC），膝关节处于屈曲40°的体位。这个主要的被动运动发生在后面下肢转动向前越过前足前缘（足趾轴）的时刻。

在整个摆动相早期，膝关节以相同的较快速度继续屈曲，直到摆动侧下肢位于支撑足的对面。此时，膝关节屈曲峰值平均为60°，这是步态周期中膝关节的最大角度[9]。Murray等人报道了一个70°的屈曲峰值，基于一个只提供二维数据的闪光系统[14]。为了在有限时间内（摆动前期和摆动相早期两个阶段）达到这一位置，膝关节屈曲速度要达到350°/s。

在摆动相中期，当摆动下肢前进到支撑下肢之前，足廓清所需的膝关节屈曲角度减小。随后有一个短暂的停顿，之后膝关节开始快速伸展，其速度与之前阶段中的屈曲速度相同[2, 17]。在摆动相中期，恢复到最大伸展角度的一半。当摆动相中期结束的时候，足与地面平行，胫骨是垂直的。

膝关节以相同的快速度继续伸展，直到摆动相结束前（95% GC）几乎达到完全伸展（0°）。然后膝关节趋于轻度屈曲状态。在摆动相结束时，膝关节最终体位为平均屈曲5°。

水平面旋转

胫骨、股骨和骨盆的基本运动模式是由骨连结方式决定的，它们运动方向相同，但幅度不同[11]。从支撑相结束时的最大外旋位，整个下肢（骨盆、股骨、胫骨）在足趾离地时开始内旋，并在整个摆动相和承重反应期继续内旋。这些身体节段在支撑相的其他阶段都处于外旋状态。

膝关节旋转的幅度和方向在每个步态阶段都在变化。初始着地时，胫骨相对于股骨轻微外旋（即，膝关节被锁定）。在承重反应期，胫骨内旋速度明显加快，随后是股骨，不过速度稍慢。最后，承重反应期结束时，胫骨相对于股骨内旋了4°~8°[11]。当膝关节在功能上需要屈曲以吸收震荡时，距下关节相对胫骨外翻解锁膝关节。承重反应期结束时（即初始双下肢支撑），关节运动测量的数据表明，膝关节和整个下肢都达到了内旋的峰值。

当膝关节在单下肢支撑期间开始伸展，骨盆、股骨和胫骨则开始外旋。在支撑相中期和支撑相末期的前半段，胫骨外旋的速度比股骨更快。在单下肢支撑期间膝关节为了维持稳定而伸展时，这种相对的胫骨外旋会锁定膝关节。

在支撑相末期后半段和摆动前期开始，胫骨相对于股骨内旋约1°。同时，膝关节开始屈曲为摆动相足趾廓清做准备。

随着足趾离地（摆动相早期），胫骨、股骨和骨盆都开始内旋，这一运动直到承重反应期结束才停止。

与"锁扣机制"描述相符[13]，在步态周期中膝关节进行最后的伸展时常伴有胫骨相对于股骨外旋。相应地，膝关节开始屈曲时伴随胫骨相对于股骨内旋。

冠状面运动

在每个步态周期内，膝关节运动既有外展也有内收[5]。整个支撑相中膝关节都是外展，最大的角度（4°）出现在承重期。随着摆动相开始，膝关节转向内收，峰值（2°）出现在摆动相中期。摆动相末期标志着膝关节转向外展。

肌肉控制

在每个步态周期中,14 块肌肉完成膝关节控制。它们的目的是为了提供步行所需的稳定性和灵活性,但为了保存能量,它们也会停止活动。

在支撑相,伸肌活动减慢了膝关节屈曲速度。在摆动相,屈肌和伸肌都有利于下肢前进。在膝关节上的多个肌肉活动,只有 6 个是对另一关节没有影响的。股四头肌的 4 块股肌在支撑相限制膝关节屈曲,而在摆动相结束时有利于伸展,而腘肌和股二头肌短头(BFSH)使膝关节屈曲。其中一个膝关节屈肌是腓肠肌,主要作用是踝关节跖屈。其他所有的肌肉也控制髋关节运动(屈曲或是伸展)。

膝关节伸展

股四头肌是膝关节的主要肌群。4 个头只穿过膝关节(股中间肌、股外侧肌、股内侧斜肌、股内侧肌),第 5 个头[股直肌(RF)]穿过膝关节和髋关节。

股肌在摆动相末期(89% ~95% GC)开始活动(图 5 - 3)。肌肉活动强度在承重反应

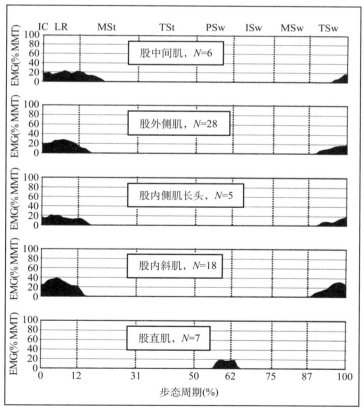

图 5-3　伸膝肌:自由步行时肌肉的正常平均强度和时相(定量肌电图)。强度为徒手肌力测试最大值百分比(% MMT),用阴影区域的高度表示。垂直线条是步态阶段划分。N = 数据中包含的样本。

期较早阶段(约 6％ GC)迅速增加到峰值(21％～38％ MMT)。强度水平在承重反应期剩余阶段逐渐削减。随着支撑相中期的开始,股四头肌活动强度迅速下降并在步态周期20％ 的时候停止活动。

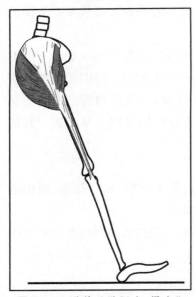

图 5-4 附着于髂胫束,臀大肌上部成为伸膝肌。

股直肌活动时间和强度与股肌有很大不同(图 5-3)。细丝电极肌电图证明股直肌在摆动前期的较晚阶段(57％ GC)和摆动相早期的较早阶段(65％ GC)之间有一个很短的活动间期。在此期间股直肌的活动强度低于 20％ MMT。在承重反应期,股直肌确实很少同股肌同时活动(除非使用表面电极记录时受到了股肌的干扰)[16]。

在支撑相早期,伸髋肌也有助于膝关节伸展的稳定性。通过臀大肌上部的髂胫(IT)束附着于胫骨前外侧缘,臀大肌上部提供了一个膝关节伸展力(图 5-4)。穿过膝关节前方的髂胫束,其张力限制了膝关节屈曲。臀大肌上部在摆动相末期的较晚阶段(95％ GC)开始活动,在支撑相中期的中间阶段(24％ GC)停止活动。在这个阶段的大部分时段,臀大肌上部显示出较高的肌力水平(25％ MMT,之后是 20％ MMT)。

膝关节屈曲

腘肌和股二头肌短头作为两个单关节肌肉,提供直接的屈膝运动(图 5-5)。股二

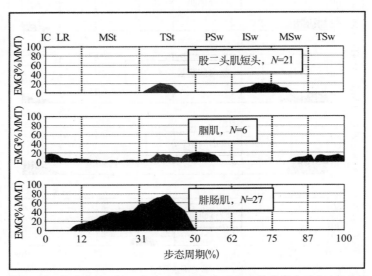

图 5-5 屈膝肌(远端)。自由步行时肌肉正常平均强度和时相(定量肌电图)。强度为徒手肌力测试最大值百分比(％ MMT),用阴影区域的高度表示。深色阴影表示大多数受试者的活动模式。浅灰色区域表示较不频繁的活动模式。垂直线条指步态阶段划分。$N＝$ 数据中包含的样本。

头肌短头主要是在摆动相早期及中期(65%～82% GC)活动,在支撑相末期(33%～45% GC)可能也有活动,但不太频繁。腘肌的肌电记录没有显示一致的模式。而每个个体在腘肌的使用上是一致的,腘肌的活动可能出现在步态周期的任何阶段,除了摆动相早期。而腘肌的最大活动强度一般出现在摆动前期开始的时候(50% GC;20% MMT)。另一个中等肌力(17% MMT)阶段在摆动相末期开始,并持续整个承重反应期。

腘绳肌的3块肌肉[半膜肌、股二头肌长头(BFLH)和半腱肌]是主要的伸髋肌,但这些肌肉更被熟知的是其屈膝的作用(图5-6)。半膜肌和股二头肌长头在摆动相中期开始活动,在摆动相末期半腱肌也开始活动。所有这3块肌肉在摆动相末期都表现出最大的活动强度,随后逐渐下降,直到承重反应期(股二头肌长头)或支撑相中期(半膜肌和半腱肌)停止活动。

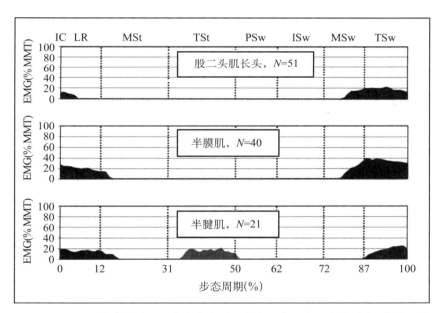

图5-6 腘绳肌作为屈膝肌。自由步行时肌肉的正常平均强度和时相(定量肌电图)。强度为徒手肌力测试最大值百分比(% MMT),用阴影区域的高度表示。深色阴影表示大多数受试者的活动模式。浅灰色区域表示较不频繁的活动模式。垂直线条指步态阶段划分。N＝数据中包含的样本。

腓肠肌从开始活动的时候(9% GC)就逐渐增加其活动强度,直到支撑相末期的中间阶段(78% MMT,40% GC)(图5-5)。随后活动强度迅速下降,直到摆动前期开始的时候停止活动。

两个屈髋肌也有助于摆动相膝关节屈曲,它们是股薄肌和缝匠肌(图5-7),这两块肌肉都在摆动前期(分别是50% GC 和60% GC)开始活动。股薄肌活动的持续时间(在承重反应期停止活动)比缝匠肌(在摆动相早期停止活动)长。

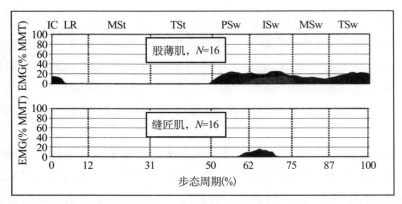

图5-7 屈膝和屈髋联合。自由步行时肌肉的正常平均强度和时相（定量肌电图）。强度为徒手肌力测试最大值百分比（% MMT），用阴影区域的高度表示。深色阴影表示大多数受试者的活动模式。浅灰色区域表示较不频繁的活动模式。垂直线条指步态阶段划分。N＝数据中包含的样本。

力

初始地面接触的突然撞击产生了一个位于膝关节前方的垂直方向的向量。能量产生时［在1% GC时1.0 W/(kg·m)，图5-8］，一个短促、低幅度的屈曲力矩(0.35 N·m/kg)防

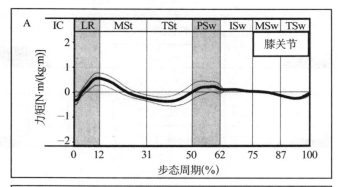

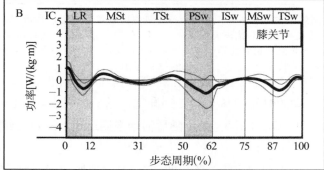

图5-8 膝关节的力。A. 膝关节力矩：步行时矢状面向量引起的正常负重模式。有5个波峰，3个屈肌力矩（一）和穿插在中间的伸肌力矩（＋）。B. 膝关节做功显示能量吸收（一）和能量生成（＋）阶段。

止膝过伸。当膝关节在承重反应期迅速屈曲时,一个通过膝关节的伸肌力矩 (0.52 N·m/kg)确保了膝关节的稳定,并且这个能量因股肌的离心活动而被吸收[在 8% GC 峰值 0.8 W/(kg·m)]。在支撑相中期的较早阶段,有一个小的能量爆发生成[在 16% GC 峰值 0.5 W/(kg·m)]增加了膝关节伸展幅度。随后伸肌力矩迅速下降,并且到支撑相中期结束时出现了一个小的屈肌力矩,并持续整个支撑相末期(在 38% GC 峰值 0.36 N·m/kg)。在摆动前期和摆动相早期,一个低幅度伸肌力矩(在 58% GC 峰值 0.21 N·m/kg)调节了膝关节快速屈曲的速度,膝关节能量吸收峰值出现在这个阶段[在 59% GC 时 1.2 W/(kg·m)]。当膝关节在摆动相末期伸展时,屈肌力矩再次增加(在 93% GC 峰值 0.26 N·m/kg),并且当腘绳肌离心收缩控制膝关节伸展速度时,能量被吸收[在 90% GC 峰值 0.9 W/(kg·m)]。

膝关节的功能解释

步行过程中,膝关节有 4 个功能性作用。2 个出现在支撑相下肢负重时:震荡吸收以及确保承重时伸肌的稳定性。在摆动相,膝关节必须快速屈曲以完成足廓清,然后继续伸展以确保足在最佳状态下前进。运动、肌肉活动和力之间的关系都涉及这些要求。

初始着地(0~2% GC)

体位:膝关节近似完全伸直。

功能:承重稳定性。

在足跟初始着地的瞬间,膝关节看起来似乎是伸展(屈曲 5°)并表现 2 个伸肌机制(图 5-9)。首先是身体向量线位于膝关节轴的前方。其次是股肌的主动控制以及臀大肌上部活动时紧张的髂胫束。腘绳肌持续的低水平活动(10%~20% MMT)提供了一个保护性的屈曲力矩,以防止膝过伸。

承重反应期(2%~12% GC)

体位:膝屈曲(20°)。

功能:震荡吸收。

  维持稳定。

体重快速转移到下肢破坏了膝关节稳定的伸展体位并启动膝关节屈曲(图 5-10)。足跟轴使

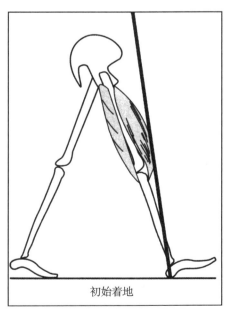

初始着地

图 5-9 初始着地的膝关节控制:股四头肌和腘绳肌维持膝关节前、后的稳定。位于膝关节前方的向量提供屈肌力矩。

胫骨以比股骨前移更快的速度转动向前。导致膝关节位于身体向量前方,需要伸肌力矩以稳定膝关节。股肌迅速反应限制膝关节屈曲至约 20°。股肌的离心功能是抑制(减速)而不是完全阻止膝关节屈曲。该动作不仅吸收震荡同时也维持稳定,避免关节坍塌下落。通过股四头肌肌腱单元的活动使足跟轴部分地改变力的方向,从而保护了膝关节以避免地面撞击力所造成的伤害。其结果是,垂直力的峰值只有体重的 110%～120%(图 3-29)。

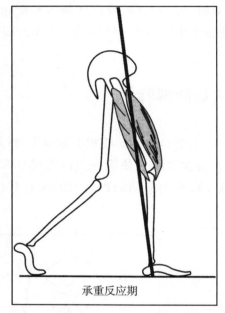

图 5-10 承重反应期的膝关节控制:股四头肌伸展以对抗后方向量。腘绳肌活动逐渐减弱。

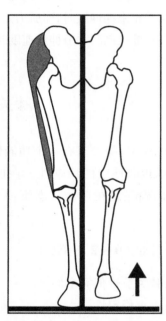

图 5-11 髂胫束有外展力距表现,提供侧向约束。

在这个阶段,当内侧腘绳肌活动强度逐渐下降的时候,股二头肌长头停止活动(5% GC)。承重反应期腘绳肌活动强度持续下降表明,这些肌肉的主要作用是在初始着地时保护膝关节避免膝过伸。因此,承重反应期所要求的膝关节的负重体位是为了提供震荡吸收。股肌对肌力需求的反应是保证下肢稳定的关键。

第二个震荡吸收机制也挑战了膝关节稳定性。出现在支撑相早期的后足外翻引起胫骨相对股骨内旋。在承重反应期足跟支撑的阶段,膝关节过度旋转可能会受到阔筋膜张肌和股二头肌的外旋拉力的阻抗。

在冠状面,发生在膝关节的外展力矩是为了应对对侧肢体的快速卸载及下落(图 5-11)。髂胫束的张力提供了一个侧向对抗力以稳定膝关节。

支撑相中期(12%～31% GC)

体位:膝关节伸展。

功能:承重稳定性。

当膝关节伸展时支撑相稳定性最好。然而,达到这个体位涉及几个步骤。在支撑相中期开始的时候,股肌产生一个小的能量爆发,越过稳定的胫骨促进股骨前进。膝关节屈曲进一步减小到15°时,股四头肌活动在支撑相中期的中点(20% GC)停止。来自对侧摆动下肢的动量提供了一个被动力以继续减少膝关节屈曲程度。此时,踝关节处于背屈体位,比目鱼肌使胫骨前移的速度减慢,导致股骨前移速度比胫骨更快(图 5-12)。当膝关节伸展及踝关节背屈时,身体质心轻微前移,使身体向量线更接近膝关节轴。到支撑相中期的中间阶段时(23% GC),向量线与膝关节轴在一条线上。然后身体向量线轻微移动到膝关节中心的前方,取代了身体力线稳定排列对肌肉活动的需求。所以股肌并没有更进一步活动,而且摆动侧下肢的加速前进期终止。膝关节后方的关节囊和肌腱结构阻止膝过伸。

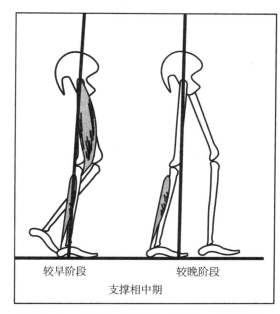

较早阶段　　　　较晚阶段

支撑相中期

图 5-12　支撑相中期膝关节控制。较早阶段:股肌向心活动。较晚阶段:前方力的向量使膝关节被动伸展,越过比目鱼肌保持稳定的胫骨。

冠状面外展力矩在整个支撑相中期一直处于减低的水平。当足沿着中线前移 4 cm 时,身体重心侧移 2 cm。因此,体重从来没有移动到足够的距离,使其能直接落在支撑足上。最后,体重向量仍处于膝关节内侧边缘(距中心 2.5 cm)。这种情形增加了膝关节内侧部分的受力,同时由于侧韧带很小,外来的侧方支撑成为必需。尽管这个力明显不对称,但在支撑相中期,并没有直接影响膝关节的外侧肌群处于活跃状态。而可得到的侧方稳定来源,是通过髋关节外展肌活动产生的髂胫束张力。

支撑相末期(31%～50% GC)

体位:最大幅度伸展。

功能:承重稳定性。

　　　　最大步长。

当股骨继续前进越过稳定的胫骨,到支撑相末期的中点时膝关节屈曲角度减低至最小支撑姿势(在 39% GC 时 5°;图 5-13)。能量来源应该是向前移动的身体质量产生的被动动量。同时,前足轴促进向前下落的身体向量越过距骨头(图 5-14)。这些伸肌机制有可能使膝过伸,但后方肌群的活动也会保护膝关节。腘肌开始增加其活动强度(在支撑

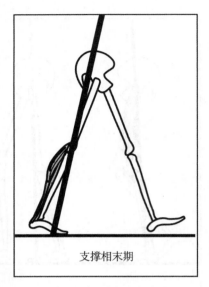

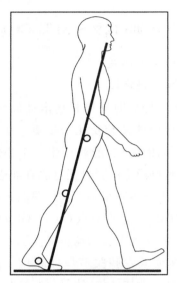

图 5 - 13　支撑相末期膝关节控制：膝关节前方的向量使膝关节被动伸展,此时比目鱼肌稳定胫骨。

图 5 - 14　支撑相末期压力中心和前足轴结构之间的关系。

相末期达到 14% MMT 峰值),同时腓肠肌为了稳定踝关节已经在有力收缩(78% MMT)。当腓肠肌活动强度更大时,深层的腘肌具有位于关节囊中的优势。一小部分受试者(约 1/3)在支撑相末期股二头肌短头活跃(21% MMT),可能会进一步保护膝关节避免过伸。

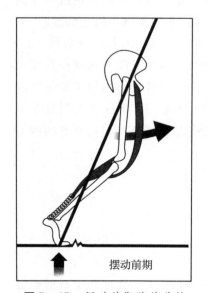

图 5 - 15　摆动前期膝关节控制:跖屈肌剩余张力使足前移越过足趾轴。膝关节的过度屈曲(箭头)被股直肌抑制(偶尔是股肌做出反应)。

到达支撑相膝关节最大伸展体位后,几乎立即就反转向膝关节屈曲。该情形由多种因素造成。当身体向量前移越过跖趾关节并且膝关节向前移动到向量前方时,胫骨的稳定性丧失。当足跟抬起使膝关节移向身体向量时,最初防止膝过伸的后方肌群(腘肌、腓肠肌、股二头肌短头)也会引起膝关节屈曲。此外,在支撑相末期的后半段,胫骨相对于股骨内旋约 1°,这可能会进一步放松膝关节。到支撑相末期结束时,膝关节屈曲 10°。

摆动前期(50%～62% GC)

运动:膝关节被动屈曲。

功能:准备进入摆动相。

对侧足着地后体重的快速转移,减少了后面伸展的下肢足趾轴的负重(图 5 - 15)。压力中心(向量的基点)移向跖趾关节远端,移除了之前维持中足接近地面的力。随着足的稳定性丧失,胫骨可以自由转动前移。之前跖屈肌群有力活动的剩余张力加速了足跟上抬和胫骨前移。最后,当跟腱的弹性反冲使胫骨转动向前时,膝关节开始被动屈曲。当然也有直接通过腘肌、股薄肌和缝匠肌(10%～20% MMT)的屈膝肌活动。结果是膝关节屈曲 40°,为下肢在摆动相中可以轻易地完成足趾廓清做准备[1]。当膝关节屈曲速度过快时,股直肌就会产生反应。该肌肉在减缓膝关节过度屈曲速度的同时,引起髋关节屈曲。因为对股直肌的需求明显较小,故股直肌平均活动强度只有 13% MMT。偶尔,股中间肌也会有短暂的反应[4]。

摆动相早期(62%～75% GC)

运动:膝关节屈曲。

功能:足廓清使下肢前移。

为了抬起足使下肢前进,膝关节屈曲是必要的运动。在摆动前期结束时,后面下肢伸展姿势联合膝关节屈曲引起足趾下垂(即,足趾朝下)。对于髋关节和足趾之间的距离来说,这增加了足长部分。因此,后面伸展下肢的功能长度比对侧下肢站立时髋关节和地面之间的距离要长。仅有踝关节背屈,不足以抬起足趾使下肢无障碍地向前移动。必要的额外上抬力量必须通过屈曲膝关节达到 60° 来实现(图 5 - 16)。当下肢从后面伸展的姿势摆动前移时,这是确保地面足廓清的一个关键动作。运动的时相和幅度极其重要。摆动前期膝关节屈曲(40°)更是必不可少的。股二头肌短头、缝匠肌及

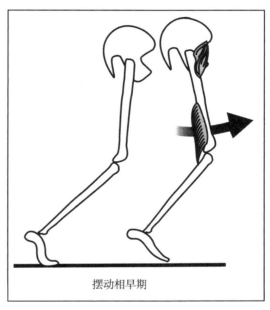

摆动相早期

图 5 - 16 摆动相早期膝关节控制:大腿前移动力(箭头)和屈肌肌群(股二头肌短头、股薄肌、缝匠肌)的活动增加了屈曲幅度。

股薄肌提供的直接屈曲运动,可同时屈曲膝、髋关节。这 3 块肌肉在摆动相早期活动强度都达到峰值(约 20% MMT)。此外,髋关节快速屈曲产生的动量促进股骨快速前移,而胫骨惯性则导致膝关节屈曲[12]。

这种复杂的抬高足部的模式表现出功能上的悖论。其目的是足趾从地面廓清,但膝关节屈曲是必要的动作,而不是踝关节背屈。

摆动相中期(75%～87% GC)

运动:膝关节被动伸展。

功能:下肢前移。

一旦足在髋关节作用下向前移动,膝关节的位置并不会引起足拖拽的威胁。膝关节快速屈曲的需求已经减弱,并且此时膝关节是可以自由伸展的(图 5 - 17)。

　　一旦屈膝肌放松，由于小腿的后伸体位使重力成为一个可用力，所以不需要伸膝肌活动。持续髋关节屈曲产生的动量补充了重力对胫骨的拉力。一旦胫骨处于垂直体位，这些力会达到一个平衡。在摆动相中期结束时，股二头肌长头和半膜肌开始活动，为它们在摆动相末期控制膝关节伸展速率做准备。

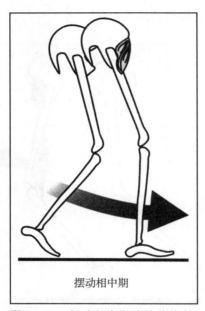 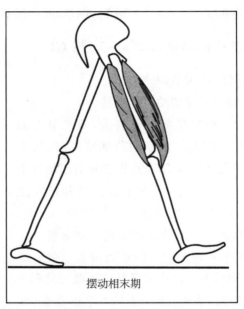

图 5-17　摆动相中期膝关节控制：当屈肌放松和大腿前移时，膝关节被动伸展（箭头）。

图 5-18　摆动相末期膝关节控制：腘绳肌的离心活动调节膝关节伸展速率，而股四头肌活动确保膝关节充分伸展并为体重接收做准备。

摆动相末期（87%～100% GC）

运动：膝关节伸展。

功能：下肢前移。

　　　　准备进入支撑相。

　　为准备下肢进入支撑相，摆动相早期的膝关节屈曲必须转向伸展。膝关节屈曲力矩控制了膝关节伸展速度。腘绳肌（半膜肌、半腱肌和股二头肌长头）以最大强度的离心活动调节膝关节伸展速度（和髋关节屈曲速度）。由于功能性杠杆臂较短，腘绳肌力量对膝关节的作用不及对髋关节的一半。为了确保膝关节完全伸展，所有四块股肌都在这一阶段开始活动，也使膝关节做好准备去满足承重期体重突然下降时较高的需求（图 5-18）。动态肌电图研究证实有股四头肌（股肌）参与[16]。股直肌并没有参与活动，因为髋关节不需要进一步屈曲。

总　　结

膝关节是支撑相稳定的关键,而股四头肌是控制膝关节伸展的最直接的来源。然而,在承重反应期,股四头肌只是用来抑制膝关节震荡吸收的屈曲。随着过渡到单下肢支撑阶段,膝关节的伸展稳定性是由其前方的身体向量以及胫骨上小腿肌群的稳定性提供的。在摆动相,膝关节的运动幅度大于其他任何关节。为了确保地面足趾廓清,60°的膝关节屈曲是必要的,而在摆动前期也要达到40°。因此,无论是在支撑相还是摆动相,膝关节功能影响着整个下肢。

◇ 参 ◇ 考 ◇ 文 ◇ 献 ◇

1. Anderson FC, Goldberg S, Pandy MG, Delp SL. Contributions of muscle forces and toe-off kinematics to peak knee flexion during the swing phase of normal gait: an induced position analysis. *J Biomech*. 2004; 37(5): 731 – 737.

2. Brinkmann JR, Perry J. Rate and range of knee motion during ambulation in healthy and arthritic subjects. *Phys Ther*. 1985; 65: 1055 – 1060.

3. Chao EY, Laughman RK, Schneider E, Stauffer RN. Normative data of knee joint motion and ground reaction forces in adult level walking. *J Biomech*. 1983; 16(3): 219 – 233.

4. Close JR, Inman VT. The Pattern of Muscular Activity in the Lower Extremity During Walking: A Presentation of Summarized Data. Prosthetic Devices Research Project, University of California, Berkeley, Series 11, Issue 25. Berkeley, CA: The Project; 1953.

5. Dyrby C, Andriacchi T. Secondary motions of the knee during weight bearing and non-weight bearing activities. *J Orthop Res*. 2004; 22: 794 – 800.

6. Eberhart HD, Inman VT, Bressler B. The principle elements in human locomotion. In: Klopsteg PE, Wilson PD, eds. *Human Limbs and Their Substitutes*. New York, NY: Hafner Publishing Company; 1968: 437 – 471.

7. Gyory AN, Chao EY, Stauffer RN. Functional evaluation of normal and pathologic knees during gait. *Arch Phys Med Rehabil*. 1976; 57(12): 571 – 577.

8. Inman VT, Ralston HJ, Todd F. *Human Walking*. Baltimore, MD: Williams and Wilkins Company; 1981.

9. Kadaba MP, Ramakaishnan HK, Wootten ME, Gainey J, Gorton G, Cochran GVB. Repeatability of kinematic, kinetic and electromyographic data in normal adult gait. *J Orthop Res*. 1989; 7: 849 – 860.

10. Kettelkamp DB, Johnson RJ, Smidt GL, Chao EY, Walker M. An electrogoniometric study of knee motion in normal gait. *J Bone Joint Surg*. 1970; 52A: 775 – 790.

11. Levens AS, Inman VT, Blosser JA. Transverse rotation of the segments of the lower extremity in locomotion. *J Bone Joint Surg*. 1948; 30A: 859 – 872.

12. Mansour JM, Audu ML. Passive elastic moment at the knee and its influence on human gait. *J Biomech*. 1986; 19(5): 369 – 373.

13. Moglo K, Shirazi-Adl A. Cruciate coupling and screw-home mechanism in passive knee joint during extension-flexion. *J Biomech*. 2005; 38: 1075 – 1083.

14. Murray MP, Drought AB, Kory RC. Walking patterns of normal men. *J Bone Joint Surg*. 1964; 46A: 335 – 360.

15. Murray MP, Mollinger LA, Gardner GM, Sepic SB. Kinematic and EMG patterns during slow, free, and fast walking. *J Orthop Res*. 1984; 2: 272 – 280.

16. Nene A, Byrne C, Hermens H. Is rectus femoris really a part of quadriceps? Assessment of rectus femoris function during gait in able-bodied adults. *Gait Posture*. 2004; 20(1): 1 – 13.

17. Woollacott MH, Shumway-Cook A, Nashner LM. Aging and posture control: changes in sensory organization and muscular coordination. *Int J Aging Hum Dev*. 1986; 23(2): 97 – 114.

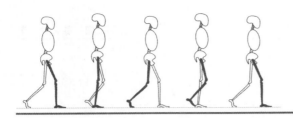

第 6 章

髋 关 节

Hip

髋关节的功能与其他关节相比较,存在几个方面的差异。髋关节代表了乘客单元和运动单元之间的连接部分,因此,它的目的是很明显的,给特定肌肉控制的三维空间运动提供运动方向。矢状面运动(前进)涉及最大的运动弧度,而对肌肉的要求则是短暂的。在冠状面,髋关节运动是受限的,但对肌肉的需求却是巨大的。水平面的旋转是一个精细运动。

髋关节肌肉组织发挥作用的重点在步态周期的各阶段都不同。在支撑相,髋关节肌肉的主要作用是稳定叠加效应的躯干。在摆动相,下肢前进和足廓清是主要目标。

髋关节的步态动力学

运动

在临床上,用大腿直立位开始的位移路径来定义关节运动更为合适。描述髋关节运动弧度的常用方法,受股骨和骨盆位移的影响。因此,骨盆倾斜弧度可能会加上或减去由大腿位移产生的髋关节运动弧度。尽管运动分析仪器一般是测量总的骨盆-股骨角度,考虑到步行时的力学机制,大腿和骨盆的运动应在临床上单独评估,在正常功能中,骨盆运动范围很小,然而对于功能障碍来说具有非常重要的临床意义。

冠状面和水平面在支撑相发生的运动,倾向于被确定为骨盆运动,但髋关节才是真正动作发生的部位。在本书中,对这些运动的描述出现在髋关节和骨盆章节。

矢状面运动

在一个正常的步态周期中,髋关节运动只通过 2 个运动弧前进:支撑相的伸展和摆动相的屈曲(图 6-1)。从一个方向到另一个方向的运动转换是渐进的。文献中记载髋关节的正常运动弧范围是 $40°\sim48°$[7, 8, 10, 11, 15, 18],精确度数随记录技术的不同而变化。一些研究者认为髋关节的最大伸展位为零(0°),最大屈曲位为 $40°$[7, 10]。

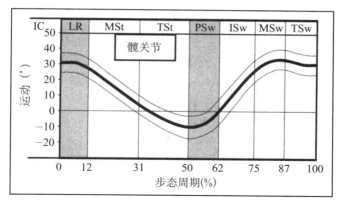

图 6-1　矢状面髋关节运动(大腿相对骨盆)。自由步行时正常
范围是 40°,骨盆起始位是前倾 10°,产生屈曲 30°到伸展 10°的运
动弧度。黑线＝平均值,虚线＝一个标准差,垂直条表示步态阶
段的划分。

　　与临床实践更相符的方法,认为在静态站立时直立的大腿为零度位[11, 15, 18]。通过
与直立位(0°)相比较的大腿位置,下肢在空间上的位移定义就可以独立于骨盆运动。骨
盆被视为一个单独的节段,位于大腿顶部。正常步行时排除了从髋关节测量时骨盆平均
前倾 10°的情况。利用直立位大腿参照系,大腿运动的峰值是支撑相末期伸展 20°,摆动
相中期屈曲 25°(图 6-2)。髋关节运动将通过骨盆和大腿的联合位移来确定。

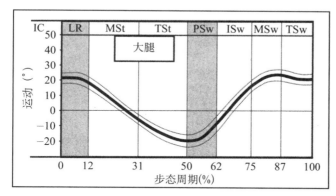

图 6-2　自由步行时矢状面大腿运动(大腿相对于直立位)的
正常范围。黑线＝平均值,虚线＝一个标准差,垂直条表示步
态阶段的划分。

　　在临床上,将大腿运动从骨盆运动中分离出来是非常重要的,因为它们在改变患者行
走能力时,有各自不同的病理机制。同时,针对大腿相对于直立位的正常屈伸模式的独立
分析,能更清晰地确定大腿对步长的贡献[14]。

　　初始着地时,大腿相对于直立位屈曲 20°(图 6-2)。在承重反应期,大腿位置相对稳
定,屈曲可能会减少 2°或 3°。随着支撑相中期开始,髋关节逐步伸展,在 27% 步态周期时

达到中立位。在支撑相末期,大腿以同样的速度继续伸展,直至达到20°峰值的明显过伸,此时对侧足着地(50% GC)。当髋关节正常时仅达到这个范围的一半时就会使用"明显过伸"这个术语。相反,这个体位是在支撑相末期结束时3个解剖结构相互作用产生的:全范围伸髋、骨盆前倾增加(3°~7°)[15, 16],以及骨盆旋后5°(外旋)[12]。

在摆动前期,髋关节开始屈曲,在该阶段结束时大腿过伸明显减少至10°。在摆动相的前2个阶段(摆动相早期和中期)继续向屈曲运动过渡。在摆动相早期,髋关节屈曲达到其范围的大半,此时大腿屈曲达到15°。到摆动相中期结束时出现额外的10°屈曲,达到屈曲25°的峰值。在摆动相末期,大腿有不易察觉的缩回动作(大腿屈曲向后运动),有利于在初始着地前大腿最终屈曲20°体位的形成。

冠状面运动

当未负重侧的骨盆随着摆动侧下肢前进时,髋关节经历小弧度的内收和外展运动。这一行动开始于支撑相的起点。初始着地时,由于股骨和胫骨之间的解剖角度,髋关节(大腿相对于骨盆)处于冠状面约中立位(0°)位置。当下肢负重时,至承重反应期结束时内收增加到10°,这是由于对侧骨盆下降和股骨位移联合产生的。在单支撑相,内收逐渐减小,到摆动前期的中点(56% GC)时大腿恢复其在冠状面上的中立位。在摆动前期的剩余阶段和摆动相早期,大腿外展,在足趾离地后达到一个短暂的5°峰值(65% GC)。然后,在摆动相中期和摆动相末期,大腿呈中立位。男性和女性身上都会出现相对小弧度的运动[15]。

水平面运动

在每个步态周期中,下肢有一个内旋运动弧度,随后有同样的外旋运动弧度。初始着地时,骨盆和大腿骨骼结构固定,表明下肢处于中立位。大腿的内旋峰值出现在承重反应期结束时,而最大的外旋峰值出现在摆动相早期的开始[12]。大腿总的水平面运动弧度平均为8°。当这个弧度加上骨盆运动(7.7°)时,髋关节总旋转平均值为15°。尽管不同步态分析实验室的实际数值存在很大变化[2],表面标记点显示了同样的髋关节运动弧度。对相对较小运动弧度的跟踪以及软组织运动时潜在的本质不同,导致了不同研究间的差别。

肌肉控制

在支撑相,控制髋关节的主要肌肉是伸肌群和外展肌群。在摆动相是屈肌群。内收肌往往参与摆动相和支撑相转换期间的运动。深层外旋肌无法被单独分离出来,因此无法确定其参与运动的时间。这些肌肉在履行其主要功能时,内旋功能是从属的作用。

伸肌

髋关节伸肌的活动从摆动相中期的后段开始到承重反应期。5块相关肌肉的活动时间序列是选择性的(图6-3)[9, 13]。

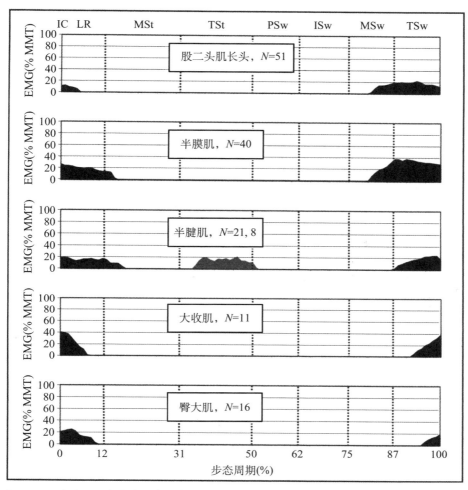

图6-3 伸髋肌。自由步行中正常平均活动强度和时间相(定量肌电图)。强度指最大徒手肌力测试值百分比(% MMT),用阴影区域高度表示。深色阴影代表大多数受试者的活动模式。浅灰色区域表示较少的活动模式。垂直条表示步态阶段的划分。N = 采集数据样本量,第1个数值指的是深灰色数据,第2个数值指的是浅灰色数据。

腘绳肌

半膜肌(81% GC)和股二头肌长头(82% GC)在摆动相中期结束时开始收缩,直到摆动相末期开始时(88% GC)半腱肌开始活动。3块肌肉都迅速增加其活动强度,在摆动相末期的开始时达到峰值强度(半膜肌38% MMT,半腱肌24% MMT,股二头肌长头22% MMT)。股二头肌随后降低其活动强度并在承重反应期开始时停止活动(5% GC),而半膜肌和半腱肌持续活动到支撑相中期的开始(分别是15% GC和17% GC)。

大收肌

大收肌在摆动相末期快结束时(92% GC)开始收缩,并在整个阶段逐步增加其强度。

随着初始着地，活动强度进一步增加至 40% MMT。在承重反应期，大收肌保持中度活跃直到 7% GC，然后放松。之后整个步态周期中没有出现进一步的活动。

臀大肌

在功能上，臀大肌分为两个部分。上半部分充当外展肌，下半部分为伸髋肌[13]。在支撑相末期快结束时(95% GC)，臀大肌下部以一个低强度(10% MMT)开始活动。随着足的初始着地，臀大肌下部迅速增加其活动强度，在承重反应期开始，强度达到 25% 的水平。在此峰值之后，臀大肌下部迅速降低其活动强度，并在承重反应期结束时停止活动(10% GC)。

外展肌

髋关节外展肌是另一个主要肌群，在支撑相的前半段发挥作用。这 3 块肌肉包括：臀中肌、臀大肌上部以及阔筋膜张肌(图 6-4)。

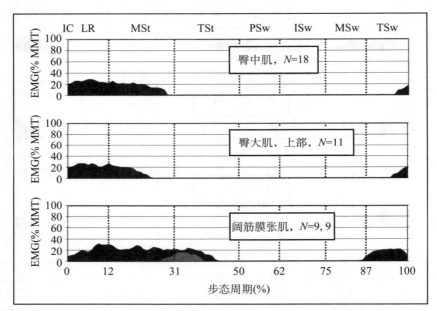

图 6-4　髋关节外展肌群。自由步行中正常平均活动强度和时间相(定量肌电图)。强度指最大徒手肌力测试值百分比(% MMT)，用阴影区域的高度表示。深色阴影表示大多数受试者的活动模式。浅灰色区域表示较少的活动模式。垂直条表示步态阶段的划分。N = 采集数据样本量，第 1 个数值指的是深灰色数据，第 2 个数值指的是浅灰色数据。

步行时，臀小肌的活动模式已被确定为与臀中肌运动模式相似[1]。然而臀中肌-臀小肌复合体的详细分析一直局限于臀中肌。臀中肌在摆动相末期结束时(96% GC)开始活动。初始着地后，臀中肌活动强度迅速增强，到 6% GC 达到峰值强度(28% MMT)。之后臀中肌活动逐渐减弱，在支撑相中期(29% GC)停止活动。

臀大肌上部遵循相似的活动模式。在摆动相末期开始时(95% GC)活动强度迅速上升，在承重反应期开始时达到峰值(26% MMT，3% GC)，然后缓慢减小，直到支撑相中期结束(24% GC)。

阔筋膜张肌活动在其前、后两部分之间变化。中等强度的后部纤维活动(25% MMT)出现在承重反应期的开始[17]。相反,前部纤维直到支撑相末期才开始活动,并且其活动强度水平较低(10% MMT)[9, 13]。在笔者实验室,约一半的受试者(9/20)是在摆动相中期结束时(87% GC)前部纤维才开始活动,并且活动会持续到支撑相末期(43% GC)。另外 9 名受试者只在单支撑相(28%～40% GC)时有活动。其余 2 名受试者无明显肌电活动。

屈肌

迈出第一步后,正常人会以感觉舒服的速度步行,可能没有表现出明显的屈肌活动(即小于 5% MMT)。这是近一半的研究中受试者的真实情况。然而,速度上的变化,无论是更快或是更慢,都会引起一致的肌肉用力模式。该模型用来确定屈髋肌在步行中的作用(图 6-5)。屈肌活动的主要模式开始于摆动前期,并且会一直持续到摆动相中期的前段。

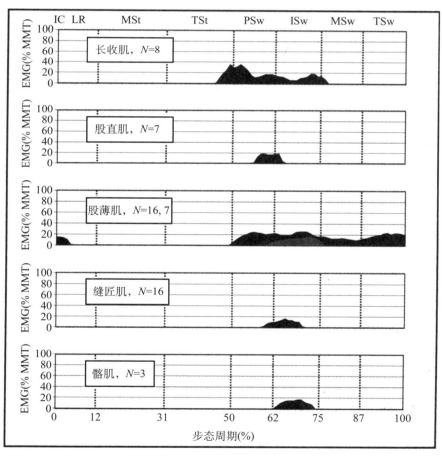

图 6-5 髋关节屈肌。自由步行中正常平均活动强度和时间相(定量肌电图)。强度是指最大徒手肌力测试值百分比(% MMT),用阴影区域的高度表示。深色阴影表示大多数受试者的活动模式。浅灰色区域表示较少的活动模式。垂直条表示步态阶段的划分。N = 采集数据样本量,第 1 个数值指的是深灰色数据,第 2 个数值指的是浅灰色数据。

长收肌,在支撑相末期的较早阶段(46% GC)开始活动,是屈髋肌中第一个开始活跃的。肌肉的活动峰值出现在向摆动前期过渡时(35% MMT,50% GC),随后活动一直持续到摆动相早期(77% GC)。短收肌功能可能与长收肌相似,但由于不能确认其独立的肌电活动,从而阻碍了这个假设的验证。

股薄肌,第二个开始活跃的肌肉,通常活动时间更持久。它在摆动前期的起点(50% GC)开始活动,峰值出现在摆动相早期(25% MMT,69% GC),并且活动会一直持续到承重反应期开始(4% GC):原作者所在实验室大约 1/4(7/33)的受试者显示其股薄肌只在摆动相活动(63%~78% GC)。

股直肌活动是短促的、不一致的、低振幅的。它在摆动前期(57% GC)开始活动,在摆动相早期的较早阶段(65% GC)停止活动。受试者以自己喜欢的速度步行时,只有 1/3 的受试者(7/20)激活了该肌肉,而且其活动强度很低(18% MMT 的峰值)。

缝匠肌(60%~71% GC)和髂肌(63%~74% GC)的活动时段明显相似。髂肌具有最大的横截面积,但其活动局限于摆动相早期。对腰大肌肌电图的研究表明,其在步态周期中的活动与髂肌是相似的[6]。

内收肌

在主要的内收肌中,只有长收肌、大收肌和股薄肌的活动可以通过动态肌电图确定(图 6-6)。这些肌肉的活动在前面已经作为屈髋肌(长收肌和股薄肌)和伸髋肌(大收肌)被描述过了。

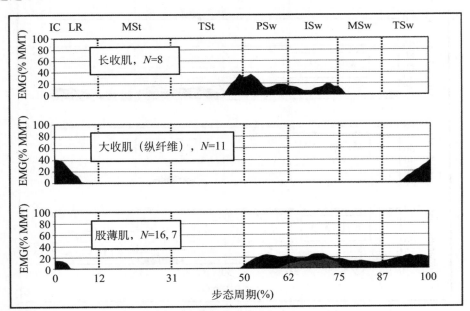

图 6-6 髋关节内收肌群。自由步行中正常平均活动强度和时间相(定量肌电图)。强度是指最大徒手肌力测试值百分比(% MMT),用阴影区域的高度表示。深色阴影表示大多数受试者的活动模式。浅灰色区域表示较少的活动模式。垂直条表示步态阶段的划分。N = 采集数据样本量,第 1 个数值指的是深灰色数据,第 2 个数值指的是浅灰色数据。

力

矢状面

随着躯干前进越过支撑足,体重向量改变了它们在矢状面和冠状面上与髋关节的关系。这两种模式产生的力矩在功能上是重要的(图6-7)。

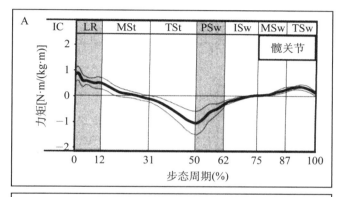

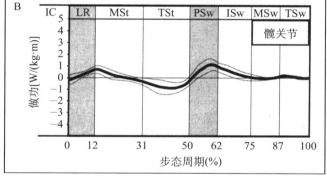

图6-7 髋关节的力。A.髋关节力矩:步行中矢状面向量形成的正常承重模式。早期较高的伸展力矩(十)在支撑相开始时迅速降低,支撑相中期跨越"0"线,并在支撑相剩余时段及摆动相早期变成一个屈曲力矩(一)。在摆动相中期和末期的前半段,伸展力矩先逐渐形成再递减。B.髋关节功率提示有2个做功阶段(十),这有助于向前的进程。

初始着地时髋关节屈曲20°,体重向量明显地位于髋关节中心的前方(图6-8A)。当体重急剧下降到足部产生冲击时,迫切需要一个伸肌的瞬时峰值力矩(0.84 N·m/kg,在2% GC,6.9BW/LL 单位[19]或35 N·m[3])。当初始惯性被正在增加的剪切力取代时,向量会迅速重新调整转向身体的重心,并移向髋关节后方(图6-8B)。虽然在承重反应期的剩余阶段力臂长度在减小,但地面反作用力的幅度快速上升满足了承重期伸肌力矩的需求。到承重反应期结束时,伸肌力矩是其之前峰值的一半(0.44 N·m/kg)。从承重反应期过渡到支撑相中期时,两个功率峰值中的第一个出现了[0.72 W/(kg·m),在

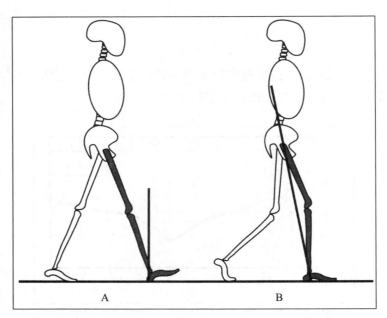

图 6-8 支撑相早期髋关节向量力线（垂直线）。A. 初始着地（IC），前方的向量力线表示伸肌力矩。短线＝低水平力，与髋关节距离＝长力臂。B. 承重反应期，向量接近髋关节，伸肌力矩小。

12% GC]，这有助于髋关节伸展。

当大腿在支撑相中期（25% GC）逐渐伸展时，髋关节中心也逐渐移动到体重向量前面，形成屈曲力矩（图 6-7）。在支撑相中期和末期，来自韧带的被动阻力是屈肌力矩所提供阻力的主要来源。屈肌力矩在整个支撑相末期呈上升趋势，峰值出现在摆动前期开始时（1.06 N·m/kg，51% GC）。当体重转移到对侧下肢，屈肌力矩迅速下降。当屈肌力矩下降时，产生了第二次短促爆发力[1.14 W/(kg·m)，60% GC]，源于髋关节在低水平肌肉活动（长收肌、股薄肌、缝匠肌和股直肌）时的迅速屈曲运动。在摆动相中期的后半段和摆动相末期，低水平的伸展力矩控制大腿伸展的速度和幅度。该力矩随着腘绳肌活动的开始而出现。

冠状面

随着初始着地时撞击的产生，体重向量突然移动到髋关节中心内侧，同时需要一个外展力矩（和外展肌活动）来稳定髋关节。该刺激引起后伸下肢的突然卸载以及没有足够支撑的体重下落。一般来说，向量力线位于足的中心和骨盆的中点之间。外展力矩的大小主要反映了支撑相地面反作用力向量的振幅，而力臂长度没有变化。因此，冠状面地面反作用力的轮廓类似于矢状面地面反作用力的模式（参见图 3-29）。

在承重反应期，对侧骨盆的突然下降伴随着一个能量吸收过程，在承重反应期结束时达到峰值[在 9% GC，峰值为 0.75 W/(kg·m)]。

髋关节功能解释

在支撑相,当躯干保持直立及下肢越过足前进时,施加在髋关节上的三维运动要求,主要依靠它的杵臼关节轮廓实现。为了控制髋关节在承重反应期矢状面、额状面和水平面的活动,对髋部肌肉的要求很高。其次是当下肢进入单支撑相时,用被动张力替代直接肌肉施力。

在下肢前进的过程中,对髋关节肌肉组织的需求强度减低,只有下肢的质量需要被控制。同样,直接肌肉动力需求也变小。因此,在整个步态周期,通过运动与肌肉控制之间相互作用的不断变化来满足髋关节的各种需求。

初始着地(0～2% GC)

体位:大腿保持屈曲 20°(大腿向前)。

功能:使大腿处于最佳位置保持稳定和前进。

初始着地的大腿屈曲 20°的体位,是在较长步长及确保稳定以防止足底打滑的需求之间的最佳折中选择。体重直接朝地面下落,是前进的重要因素。有理论基础证明,当下肢处于 20°的倾斜位置时,存在的垂直力比剪切力大两倍。因此,在防滑表面稳定负重的概率超过了下肢滑动向前的概率。更长的步长会增加滑倒的可能性,因为此时剪切力变大[5],同时维持髋关节伸展稳定的要求也提高了,而较短的步长则会限制前进的进程[4]。

然而,在与地面接触时,髋关节处于一个不稳定的状态。与地面的接触中断了下肢前移,但躯干会继续向前移动。这使身体向量在与地面接触的瞬间适当地位于髋关节之前(图 6-9)。

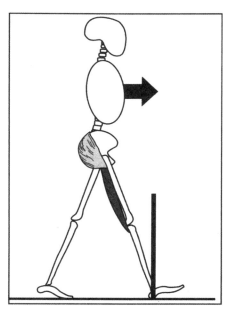

图 6-9 初始着地髋关节伸肌活动抑制屈肌动力(箭头和向量线)。腘绳肌和臀大肌处于活跃状态。

承重反应期(2%～12% GC)

体位:大腿保持屈曲 20°(大腿向前)。

功能:保持髋关节稳定,避免躯干屈曲。

在下肢负重期间承重稳定性是由 5 块伸髋肌的活动维持的,因为其对膝关节作用不同,因此其对稳定性维持的贡献度也各异(图 6-10)。臀大肌下部和大收肌提供最直接的反应,因为它们只在髋关节活动(即单关节肌)。腘绳肌的活动因为膝关节屈曲而减少,腘绳肌内侧群(半膜肌、半腱肌)持续更久的活动发挥了内旋的作用,以协助推进对侧骨盆前进。髋关节和膝关节需求相互作用的结果是臀大肌（25% MMT）和大收肌（40% MMT）在承重反应期的较早阶段活动增加，而腘绳肌活动强度降低。

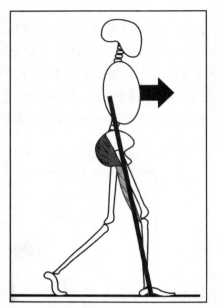 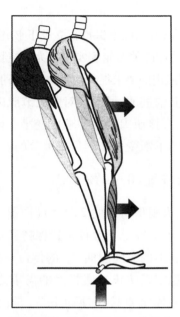

图6-10 承重反应期伸髋肌活动。体重向量靠近髋关节，位于膝关节后方。当腘绳肌活动减少时，臀大肌活动增加。

图6-11 承重反应期。单关节伸髋肌活动高峰与低水平的腘绳肌活动联合提供了髋关节必需的稳定性。足跟轴使胫骨前移，而股四头肌使大腿前移同时伸髋以对抗躯干和骨盆的惯性。

到承重反应期结束，单关节的伸髋肌停止活动。由于膝关节屈曲，体重向量更加靠近髋关节，导致伸髋肌力矩降低。直到支撑相中期开始，腘绳肌内侧持续的低幅度（～15% MMT）活动有助于保持髋关节稳定性。

随着下肢前进的进程，髋关节被动伸展。胫骨被足跟轴牵拉前移，而股骨受股四头肌牵拉前移（图6-11）。当股肌活动以抑制膝关节屈曲时，股肌的肌肉起点也会牵拉股骨随着前进的胫骨一起前进。惯性延缓了骨盆的前进，进一步促进髋关节相对伸展。

在冠状面上，体重迅速转移到承重下肢，需要激活髋关节上骨盆的横向稳定。当把重心控制在身体中线时，身体向量的支点也转移到支撑足。重量转移也减少了对侧骨盆的支撑。其产生的影响是髋关节产生大的内侧力矩（即外展），这对控制失去支撑的对侧骨盆下降是很有必要的（图6-12）。为了稳定骨盆（其次是躯干），外展肌（臀中肌、臀大肌上部、阔筋膜张肌后部）以适当的强度（26%～31% MMT）迅速做出反应，这是最大外展肌活动时段。两种情况会刺激反应强度：①肌肉活动速度；②高度的力学需求（肌肉力臂只有体重向量杠杆的67%）。能量吸收的爆发，反映了外展肌离心控制的需求[9% GC，0.75 W/(kg·m)的峰值]。

水平面上的内旋是承重反应期开启的第三个活动。引起旋转的原因有 3 个,其中 2 个与同侧肢体相关,另一个是由于对侧下肢活动造成的。距下关节外翻使胫骨内旋,而对侧跖屈肌弹性反冲使另一侧骨盆前移。同侧腘绳肌内侧群的持续活动延长了内旋时间。臀大肌的外旋力减慢了髋关节旋转速度。

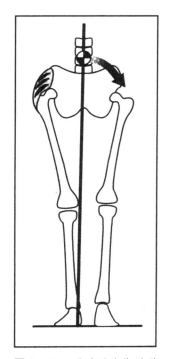

图 6-12 承重反应期髋关节冠状面的肌肉控制。髋关节外展肌的强烈反应减少了对侧下肢的支撑,这与同侧外展力矩有关。

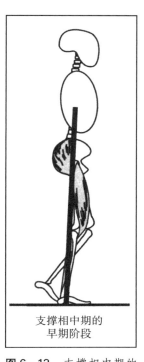

支撑相中期的
早期阶段

图 6-13 支撑相中期的早期阶段。股肌和腘绳肌内侧肌群活动有助于髋关节的伸展。

支撑相中期(12%~31% GC)

运动:大腿伸展至中立位(0°)。

功能:头、上肢、躯干(HAT)结构向前进。

在支撑相中期,当下肢向前转动越过支撑足时,髋关节在矢状面屈曲 20°的体位开始伸展,这是股肌以及腘绳肌的内侧双关节肌群(半膜肌和半腱肌)相互作用的结果。股肌在支撑相中期较早阶段的持续活动引起膝关节伸展,由于膝关节伸展而产生的腘绳肌张力(约 15% MMT)有助于髋关节同时伸展。腘绳肌内侧肌群在支撑相中期开始时,爆发的小幅度的能量[0.72 W/(kg·m)峰值,12% GC]使髋关节伸展角度增加。到支撑相中期结束时,伸展的髋关节在矢状面移动到体重向量的前方,同时解除了伸肌进一步的活动需要(图 6-13)。

在支撑相中期的后半段，主要的外展肌使骨盆在冠状面上回到中立位。因此几乎不需要额外的力，臀中肌和臀大肌上部纤维放松，而阔筋膜张肌成为主导力量（图 6-4）。

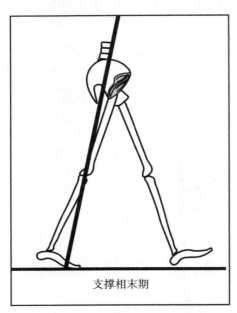

支撑相末期

图 6-14 支撑相末期髋关节控制不需要伸髋肌活动。阔筋膜张肌在冠状面上稳定了骨盆。

支撑相末期（31%～50% GC）

运动：大腿伸展处于肢体后伸姿势（明显过伸 20°）。

功能：以最大步长前进。

当身体重量向前移动越过前足轴时，其拉动下肢处于后伸姿势。在骨盆和躯干保持直立状态下，髋关节中心向前移动至身体向量更前方，而大腿也受牵拉处于明显过伸位（图 6-14）。阔筋膜张肌前部有 2 个作用：屈曲作用抑制髋关节被动伸展的速度和程度；该肌肉活动也提供了需要的持续低水平的外展力量。在支撑相末期结束时，长收肌开始活动并达到峰值，长收肌的屈肌成分也限制了髋关节过伸。此外，该肌肉还抑制了体重侧向下落到对侧下肢。

在整个单支撑相，体重向量一直处于双侧下肢的中间，与低水平的外展肌活动略有矛盾。问题可能在于身体的横向位移模式。在支撑相中期的中间阶段（25% GC），身体重心位于最外侧点。然后，它开始后退回到中线。这引起髋关节被动外展，同时相应地减少了对直接肌肉活动的需求。能量是由放松的臀中肌和臀大肌上部储存的。较小的阔筋膜张肌足够保持持续支撑。

摆动前期（50%～62% GC）

运动：大腿前移处于明显过伸 10°的状态。

功能：下肢前进。

摆动前期髋关节屈曲是对多个事件的反应。首先，跖屈肌腱弹性反冲使下肢前移。足趾轴主要引起膝关节屈曲并携大腿前移。而股直肌在抑制膝关节运动的同时，还导致髋关节屈曲（图 6-15）。导致大腿前移 1/3 的原因是长收肌和股薄肌联合屈曲的结果。这些肌肉的主要目的，是减缓由于重量转移到对侧足而引起的外展运动。仅在足趾离地之前，具有外旋和外展双重功能的缝匠肌开始活动，平衡了这些内收肌的内收和内旋力量。髋关节通过这些不同的机制恢复到中立位。由于髋关节运动是从伸展迅速逆转到屈曲，因此摆动前期也被称为下肢加速期。当髋关节迅速屈曲时，在矢状面有一个能量爆发。

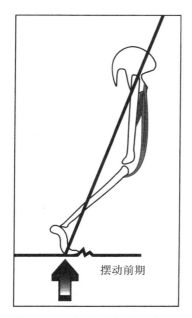

图6-15 摆动前期由长收肌、股薄肌和股直肌(如果处于活跃状态)活动引起髋关节屈曲。

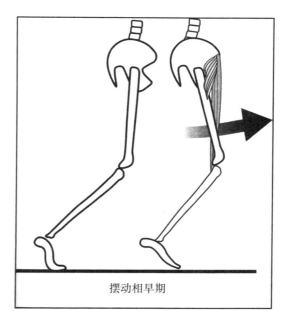

图6-16 摆动相早期髂肌引起髋关节屈曲(箭头),而股薄肌和缝匠肌的活动则增加了髋关节的屈曲幅度。

摆动相早期(62%~75% GC)

运动:大腿前进,屈曲15°。

功能:向前推进。

摆动前期产生的动量会继续带入到摆动相早期。以正常的自由步行速度,下肢前移是踝关节推进机制下的被动过程。必要时直接肌肉活动会补充前移的动力。当下肢不再负重时,会在0.1秒内迅速前进20°(占步态周期的10%)。导致步行速度更快或者更慢取决于髂肌(图6-16)。通常在摆动相早期显现活动高峰的两个肌肉是股薄肌和缝匠肌。股薄肌提供内收、内旋和屈曲。缝匠肌活动在协助屈曲的同时提供外展和外旋的反作用力。在摆动相早期,下肢最终的三维路径代表了这两块肌肉之间的平衡。股薄肌和缝匠肌在髋关节发挥作用时也会引起膝关节屈曲。一般来说,这是摆动相早期的一个理想的协同作用。当胫骨的惯性导致膝关节过度屈曲时,股直肌随即就会加快并维持髋关节屈曲,以纠正膝关节运动。由于对摆动下肢三维控制的不同需求,以及髋关节和膝关节运动的相互作用,屈髋肌活动模式在个体之间有很大差异。

摆动相中期(75%~87% GC)

运动:大腿前进,出现屈曲15°的峰值。

功能:向前进。

足廓清。

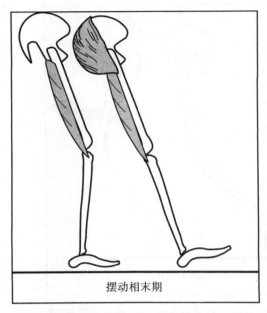

摆动相末期

图 6-17 在摆动相末期,到腘绳肌活动达到峰值时髋关节屈曲停止。在此阶段结束时臀大肌和大收肌开始活动,为承重期需求做准备。

在摆动相早期,通过持续活动大腿前进了额外的 10°,这实际上是髋关节被动屈曲阶段。可记录的肌肉活动可能缺失或是很小,而且会出现在任一屈肌中(参见图 5-17 和图 6-5)。首次屈曲保留的动力即原始动力。

摆动相末期(87%~100% GC)

运动:微小地回缩至屈曲 20°。

功能:下肢摆好位置确保足跟稳定开始初始着地。

摆动相末期是支撑相和摆动相之间的过渡阶段。此时髋关节肌肉停止进一步屈曲,下肢为支撑相做准备。腘绳肌的强烈活动是控制力量,肌肉体积的不平衡可能是导致轻度内旋发生的原因,腘绳肌的 3 块肌肉都参与了中等强度活动(图 6-17)。内侧肌群(半膜肌和半腱肌)的质量比肱二头肌长头大了约 50%[20]。优先使用腘绳肌而不是单关节伸髋肌(臀大肌和大收肌)表明了它有同时减慢膝关节运动的优势。否则当小腿对动量和股四头肌的牵拉做出反应时,大腿运动就会受限。在摆动相末期结束时,腘绳肌活动减少,随后臀大肌和大收肌开始活动,提示其控制髋关节伸展时对膝关节会有轻微的影响。

在摆动相末期,臀中肌开始活动,抵消了屈髋肌早期的内收效应。这些系列活动带来的结果是,下肢处于最佳体位以准备初始着地,并开启另一个承重阶段。

总　　结

在支撑相期间,当下肢向前移动越过支撑足时,髋关节运动使骨盆和躯干保持直立位。伸髋肌有两个功能。首先,它们削减了下肢在摆动相末期的动力,以便其准备进入支撑相。其次,当下肢处于负重状态时,它们抑制了骨盆和躯干的前进势头。外展肌阻碍了由于体重落在双下肢之间而引起的对侧骨盆下降。在摆动相,屈髋肌使下肢前进,但这个需求很低。

◇参◇考◇文◇献◇

1. Basmajian JV, Deluca CJ. *Muscles Alive: Their Functions Revealed by Electromyography.* 5th ed. Baltimore, MD: Williams and Wilkins; 1985.

2. Biden E, Olshen R, Simon S, Sutherland D, Gage J, Kadaba M. Comparison of gait data from multiple labs. 33rd Annual Meeting, Orthopaedic Research Society. 1987;504.

3. Boccardi S, Pedotti A, Rodano R, Santambrogio GC. Evaluation of muscular moments at the lower limb joints by an on-line processing of kinematic data and ground reaction. *J Biomech.* 1981;14:35 – 45.

4. Burnfield JM, Josephson KR, Powers CM, Rubenstein LZ. The influence of lower extremity joint torque on gait characteristics in elderly men. *Arch Phys Med Rehabil.* 2000;81(9):1153 – 1157.

5. Burnfield JM, Powers CM. Influence of age and gender of utilized coefficient of friction during walking at different speeds. In: Marpet MI, Sapienza MA, eds. *Metrology of Pedestrian Locomotion and Slip Resistance, ASTM STP 1424.* West Conshohocken, PA: ASTM International; 2003:3 – 16.

6. Close JR. *Motor Function in the Lower Extremity: Analyses by Electronic Instrumentation.* Springfield, IL: Charles C. Thomas; 1964.

7. Dettmann MA, Linder MT, Sepic SB. Relationships among walking performance postural stability and assessments of the hemiplegic patient. *Am J Phys Med.* 1987;66(2):77 – 90.

8. Gore DR, Murray MP, Sepic SR, Gardner GM. Walking patterns of men with unilateral surgical hip fusion. *J Bone Joint Surg.* 1975;57A(6):759 – 765.

9. Inman VT, Ralston HJ, Todd F. *Human Walking.* Baltimore, MD: Williams and Wilkins Company; 1981.

10. Johnston RC, Smidt GL. Measurement of hip-joint motion during walking: evaluation of an electrogoniometric method. *J Bone Joint Surg.* 1969;51A(6):1083 – 1094.

11. Kadaba MP, Ramakaishnan HK, Wootten ME, Gainey J, Gorton G, Cochran GVB. Repeatability of kinematic, kinetic and electromyographic data in normal adult gait. *J Orthop Res.* 1989;7:849 – 860.

12. Levens AS, Inman VT, Blosser JA. Transverse rotation of the segments of the lower extremity in locomotion. *J Bone Joint Surg.* 1948;30A:859 – 872.

13. Lyons K, Perry J, Gronley JK, Barnes L, Antonelli D. Timing and relative intensity of hip extensor and abductor muscle action during level and stair ambulation: an EMG study. *Phys Ther.* 1983;63:1597 – 1605.

14. Mena D, Mansour JM, Simon SR. Analysis and synthesis of human swing leg motion during gait and its clinical applications. *J Biomech.* 1981;14(12):823 – 832.

15. Murray MP, Drought AB, Kory RC. Walking patterns of normal men. *J Bone Joint Surg.* 1964;46A:335 – 360.

16. Murray MP, Kory RC, Sepic SB. Walking patterns of normal women. *Arch Phys Med Rehabil.* 1970;51:637 – 650.

17. Pare EB, Stern JTJ, Schwartz JM. Functional differentiation within the tensor fascia lata: a telemetered electromyographic analysis of its locomotor roles. *J Bone Joint Surg.* 1981;63A:1457 – 1471.

18. Skinner HB, Abrahamson MA, Hung RK, Wilson LA, Effeney DJ. Static load response of the heels of SACH feet. *Orthopedics.* 1985;8:225 – 228.

19. Skinner SR, Antonelli D, Perry J, Lester DK. Functional demands on the stance limb in walking. *Orthopedics.* 1985;8:355 – 361.

20. Weber EF. Ueber die Langenverhaltnisse der Fleischfasern der Muskeln im Allgemeinen. Math-phys Cl: Ber. Verh. K. Sachs. Ges. Wissensch.; 1851.

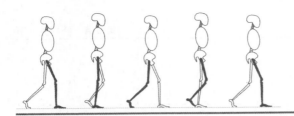

第 **7** 章

头、躯干和骨盆

Head, Trunk, and Pelvis

身体轴心由 3 个刚性结构(头、胸、骨盆)组成,被 2 个非固定结构(颈椎和胸腰椎)分隔。在功能上,头部和颈部(颈椎)被认为是一个安置在躯干上部的单元。躯干的定义是不一致的。躯干可以指颈段和髋关节之间的所有身体节段(上肢除外)或仅代表腰椎和胸段。后一种解释在步态分析中更常用,因为胸、腰部的躯干和骨盆本身就承担不同的功能,产生不同的运动模式。腰骶关节将腰椎从骶骨和骨盆中分离出来。

头、躯干和骨盆的步态动力学

运动

虽然颈部允许头部独立移动,以扩大一个人的视野,但是头和躯干在正常步态中是作为一个单元运动的。两个节段的位置并没有显示出很明显的变化,除外一种情况,当身体重心随着下肢力线移动,头部和躯干也会上下移动。然而,仪器分析记录下了微小的位移弧度,不管是矢状面上的还是冠状面上的。骨盆也发生了微小的运动弧度。

总的轴向位移

在整个步态周期,HAT(头、上肢、躯干)结构在 3 个平面(纵向、侧向和前进方向)上的运动,均偏离前进方向的平均线。每个位移模式都是一个正弦曲线,但个体特性在 3 个运动方向上均存在差异。

骶骨、躯干和头的纵向位移,针对每个节段来说都是沿着相同的双正弦曲线路径,纵向变化平均值约为 4.2 cm[10, 13]。每个步幅中都有两个向下和向上的位移周期(图 7-1),这些反映了左、右两步的力学机制。当在跑步机上步行时(73 m/min),向下的峰值偏移出现在承重反应期(10% GC)及摆动前期(60% GC),这两个阶段都是双支撑相时期。每一次下降都是在平均水平线上的进一步上升之后。这些都发生在两个单支撑相时期、从支撑相中期到末期的过渡阶段(34% GC),以及摆动相中期的较晚阶段(84% GC)。位移

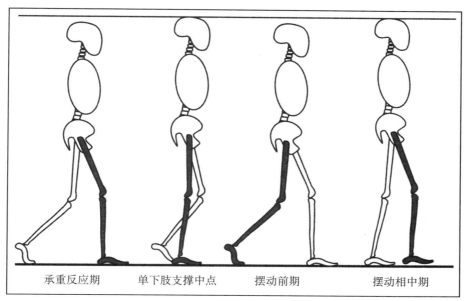

承重反应期　　单下肢支撑中点　　摆动前期　　摆动相中期

图 7-1　躯干在整个步幅的纵向位移可以用头部的高度表示。其最低点在双支撑相(承重反应期和摆动前期),最高点在单支撑相中点和摆动相中期。

量随受试者的步行速度而变化,速度越快振幅越大。Thorstensson 等人报道,躯干纵向偏移量的变化范围是从 90 m/min 时的 2.7 cm 到 150 m/min 时的 6.8 cm[1]。

纵向位移的速度也各不相同。当以一个舒适的速度在水平地面上步行时(66 m/min),在双支撑相的每一个时期(5% GC 和 55% GC)快速上升的加速度达到峰值(0.36 重力),然后迅速消失。随后出现第二个短小的波峰(10% GC 和 60% GC)。随后,有一个相对一致的向下的加速度,其最大值(0.28 重力)出现在每个下肢的单支撑相时期(35% GC 和 85% GC)。

对于所有的轴向节段,侧向位移也是相同的,在最大左、右偏离值之间总弧度平均为4.5 cm。然而在水平方向,每个步态周期的路径是一个单正弦曲线(图 7-2)[13]。在步态周期 31% 的位点(即支撑相末期的起点),轴向节段从支撑相开始时的中立位,达到最大位移后越过支撑侧下肢。随后逐渐恢复到中立位(50% GC)。头、躯干和骶骨随后就偏向另一侧。对侧最大位移出现在摆动相中期(81% GC),与对侧支撑相末期有关联。

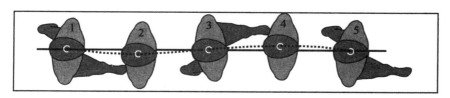

图 7-2　在整个步态周期中躯干的侧向位移用头部的位置表示。在双支撑相是在中线上(1、3 和 5),右侧单下肢支撑时移向右侧(2),左侧单下肢支撑时移向左侧(4)。

在每个步态周期中,轴向节段(HAT)在前进方向上的位移(前—后)的总的幅度,骶骨最大,胸部处于中间,而头部最小[13]。与快速步行(97 m/min)相比,缓慢步行(49 m/min)会使头部(0.9 cm vs. 2 cm)、胸部(2.4 cm vs. 1.5 cm)、骶骨(3.5 cm vs. 2.3 cm)在前进平面上产生较大位移[13]。

在跑步机上步行,前进方向上的位移显示与步行速度有关,由此产生了双正弦曲线。在每个步态周期的前 1/3,轴段的前移速度比平均步行速度快。前进速度的平均最大值增加,骶骨最大(23 cm/s),胸部处于中间(第 10 胸椎＝14 cm/s),而头部最少(3 cm/s)。HAT 结构前进和平均进程间差异的最大值出现在整个步幅中的 15% 和 55% 的位点。相反,轴段在每个单支撑相结束时的前进速度比平均步行速度慢(最慢速度点出现在 45% GC 和 95% GC)。节段前移速度平均峰值的下降速度为骶骨 15 cm/s、胸部 8 cm/s,而头部则是 2 cm/s。

前进加速度在通过脊椎节段时被削减,头部经历的加速度峰值差不多是髋关节经历峰值的 1/4[9]。颈椎和腰椎区域之间的椎旁肌以从上部到下部的模式开始活动时,HAT 结构前进加速度的最小化已部分完成[9]。头部加速度的减弱有助于在步行过程中提供一个稳定视野[9]。

骨盆

在每一个步态周期中,骨盆在所有 3 个方向的移动都不是同步的。活动部位是支撑的髋关节。所有的运动弧度都很小,代表了一个连续的体位变化(图 7-3)。

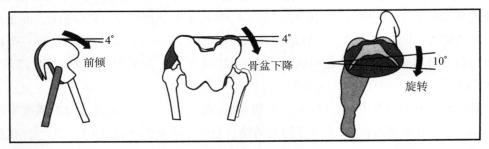

图 7-3　步行过程中骨盆的运动:前倾(4°)、对侧骨盆下降(4°),以及水平面旋转(10°)。

在矢状面,骨盆在解剖上有一个 10° 的骨盆前倾,这是由于髂前上棘位置低于髂后上棘[8]。据观察,骨盆开始呈中立位。在步行过程中,出现一个额外的 4° 的骨盆倾斜[5, 7],这是很难观察到的,但在整个步行过程中可以检测到移动性。骨盆相对后倾(耻骨联合向上)出现在单支撑相早期,此时躯干在支撑侧下肢上呈直立体位,而当对侧足进入单支撑相的早期时,骨盆在摆动相早期再次后倾。相反,骨盆在摆动相末期前倾(耻骨联合向下),此时躯干向支撑平面前倾,而当下肢处于最大后伸位时,骨盆在支撑相末期再次前倾。

在承重反应期,当承重下肢的需求超过了外展肌产生的力时,对侧骨盆在冠状面上平

均下降 $4°$(图 7 - 3)[10]。在摆动前期,同侧骨盆下降 $4°$,因为对侧下肢外展肌产生的力屈服于承重反应期的高要求[10]。

在水平面,骨盆旋转的总弧度为 $10°$(旋前 $5°$ 和旋后 $5°$;图 7 - 3)[7, 10],旋前最大值($5°$)出现在摆动相末期和初始着地时,这有利于前方下肢增加步长。旋后最大值($5°$)出现在支撑相末期,有利于形成后方下肢的伸展姿势。支撑相中期和摆动相中期是过渡时期,在此期间,骨盆旋转经过中立位($0°$)。

骨盆和骶骨连接处(骶髂关节)的运动在步行中不易被观察到。从仰卧的姿势直接坐起来会耗费较大的力,此时可有 0.5 cm 的骶髂关节运动[15]。然而这是一个不确定的结果,因为骶髂关节部分或全部融合是很常见的。耻骨联合的活动性还没有被研究,假定它是存在微小程度的旋转和平移[15]。

力

在静态站立时,身体向量力线穿过耳道前约 1 cm[1]。可以假设其在自由步行时也是成立的,因为头部前进与平均步行速度只有 2% 的偏差。对身体向量位置的进一步分析,发现与骨盆有关。

矢状面

身体向量与骨盆中心之间的明确关系尚未确定。对平均可见向量记录的总体分析表明了以下模式。

初始着地时,撞击地面的向量位于骨盆前方。在承重反应期,骨盆中心迅速朝向量前方移动。在支撑相的剩余时段仍然逐渐继续前移。到摆动前期,向量位于骶骨区域。

冠状面

在整个步态周期,身体向量位于骨盆中线上。有两个短暂的例外出现在承重反应期和摆动前期的起点,此时髋关节负重,向量会暂时侧向偏移至髋关节[2]。

肌肉控制

脊柱内一个椎体节段在另一个椎体节段上的稳定性,是由躯干内部的肌肉组织提供的。大体排列是由起始于骨盆的长肌来完成。HAT 结构的基本稳定性取决于髋关节的肌肉对骨盆的控制。

骨盆

髋关节外展肌和伸肌这两个肌群,是骨盆控制的主要来源。躯干肌低强度的活动不会影响骨盆的运动。

髋关节外展肌群的活动是骨盆控制的唯一形式,这一点是被明确确认的(图 6 - 4)。臀大肌上部和臀中肌有着相似的活动模式[4]。在摆动相末期的后段开始活动(臀大肌上部在 95% GC;臀中肌在 96% GC),并且活动会一直持续到支撑相中期的中间时段(24% GC 和 29% GC)。这两个肌肉的活动强度在承重反应期的较早阶段(3%～7% GC)迅速上升,达到强度为 $26\%\sim28\%$ MMT 的峰值,直到它们在支撑相中间时段处于放松状态,活动才慢慢减弱。

躯干

静态站立时,正常排列的躯干稳定性对肌肉活动的需求很小。步行产生了阶段性的肌肉活动。腰椎与胸椎的竖脊肌活动同步[11, 14],它们的主要活动都发生在对侧足初始着地时(即活动峰值处在 50% GC,以同侧步幅长度为参照)。肌肉在支撑相末期的后段(40% GC)开始活动,峰值出现在 50% GC,并继续通过摆动前期(该时间与对侧下肢的摆动相末期及承重反应期有关)。同侧的活动相对较弱。摆动相末期开始时(90% GC),一个低峰值(10% MMT)活动出现在承重反应期(5% GC)或支撑相中期(15% GC)。

腰椎内在肌群(多裂肌群)在每次足跟着地时(左和右),双侧肌肉都会活动。同侧活动峰值一般会比对侧的力量大(30% MMT $vs.$ 20% MMT)[11]。回旋肌和腰方肌活动与多裂肌相似[13]。这些局部肌肉活动恰好都是同侧($90\%\sim12\%$ GC)和对侧($45\%\sim62\%$ GC)下肢的承重阶段。

腹部肌肉有 2 种活动方式。在整个支撑相,腹外斜肌的活动是间歇性、低强度(5% MMT)的模式。10% MMT 强度的活动峰值发生在摆动相中期的后段和摆动相末期的前段之间($75\%\sim90\%$ GC)。腹直肌呈现低水平的持续活动。

对在跑步机上步行时躯干肌肉的研究表明,伸肌的活动模式是相似的。而腹部肌肉的活动是相反的,因为腹直肌活动更具有阶段性。这可能代表对移动平台伸展推力的一个反应[14]。

头、骨盆和躯干功能的解释

在步行过程中,轴段(头、躯干和骨盆)的位移和加速度反映了下肢在摆动相和支撑相的活动。因此,最大的运动量发生在骨盆上。事实上有两种机制,下肢负重的冲击以及对侧摆动下肢的重量。前进平面上的运动是受动量变化的刺激,该变化是由足与地面的接触以及 HAT 结构质量中心的高度引起的。骨盆运动是由偏离支撑髋关节中心的躯干基底部(骶髂关节)启动的。当背部、腹部肌肉控制骨盆上躯干力线的时候,骨盆运动会受到髋关节肌肉限制。在下肢承重时,竖脊肌、内在肌以及其后的腹部肌肉活动削减了作用于躯干上的被动力量。

肌肉具有 2 个功能,即震荡吸收和保持直立躯干的稳定性。与颈、胸椎节段具有 17 个椎间关节以保持头部中立位置相比较,只有 5 个腰椎节段来抵消骶骨运动的影响,很明显,步行时主要的动态影响由腰椎阶段承担。

初始着地(0～2% GC)

在支撑相开始,骨盆被观察到在矢状面和冠状面都处于水平位。在水平面上,骨盆旋前约 5°[3]。

承重反应期(2%～12% GC)

下肢负重时骨盆在 3 个方向上都有位置的变化。下肢承重伴随着骶骨前移(第 2 骶椎),这比发生在躯干(第 10 胸椎)的变化大 2 倍。加速度上的差异是 73%。椎间关节进一步的减速几乎消除了头部在前进时的所有影响[13]。

对侧下肢不再负重同时移除了对侧骨盆的支撑,从而导致对侧骨盆快速下降。当焦点放在同侧下肢时,该运动被描述为该侧骨盆相对抬高,因为对侧下肢不再负重使骨盆中点下降。在承重反应期,对侧骨盆的侧向下降是关键性运动。髋关节外展肌(臀中肌和臀大肌上部)的活动减缓了骨盆快速下降的进程。

背部肌肉对该两项活动均产生反应。双侧内在伸肌(多裂肌和回旋肌)和腰方肌发挥作用减缓了躯干前移。对侧竖脊肌(大的、外在的伸肌)针对骨盆下降的反应产生更强烈的活动。同侧竖脊肌活动减慢躯干前移。随着骶骨位移超过躯干,结果是腰椎轻度伸展并伴有小幅度的前倾。

体重转移到支撑侧下肢解放了不再负重侧的骨盆,使其在水平面上启动旋前。支撑侧下肢延长的半膜肌和半腱肌活动增加了骨盆旋转的幅度。通过臀大肌和股二头肌提供的拮抗力量,发生外旋运动附带保持髋关节伸肌稳定性。

支撑相中期(12%～31% GC)

当躯干的侧向位移继续时,纵向位移和前移均恢复中立位。在支撑相中期的中间阶段,骨盆的水平面旋转和侧向倾斜也会恢复至中立位。躯干肌肉活动处于静息状态。当该阶段结束时,HAT 结构最大限度地转向支撑侧下肢。骨盆在支撑相中期的后半段也开始反转其水平面力线排列。

支撑相末期(31%～50% GC)

此时骶骨和其他轴段的前进速度比平均步行速度慢。同时在这个阶段支撑侧下肢有一个增加的、向前的加速度,在单支撑相结束时达到峰值。加速机制使支撑侧下肢转动向前越过前足轴。

在支撑相末期的开始,支撑侧下肢是直立的。其与足跟上抬一起联合运动,在支撑相末期的较早阶段(34% GC)达到身体轴向抬高的峰值。下肢进一步向前行进降低了骶骨、躯干和头的位置。惯性延迟了轴段的反应,引起了骨盆的相对过伸和前倾效应。躯干稳定由腹直肌屈曲活动维持,腹斜肌对该活动的参与度减低,与其屈肌运动效应不足是一致的。

摆动前期(50%～62% GC)

除了对侧下肢的影响,总的轴线运动与承重反应期是一样的。在第二个双支撑相,头、躯干和骶骨再次下降到最低水平。当下肢不负重时,该侧骨盆迅速倾斜低于身体水平线,导致同侧骨盆下降4°。在矢状面,骨盆放松至旋前体位。

摆动相早期和摆动相中期(62%～87% GC)

相当于对侧支撑相中期,这是一个平稳的过渡期。在水平面上,骨盆恢复中立位。骨盆后倾(耻骨联合向上),旋前开始。

摆动相末期(87%～100% GC)

在这个阶段的开始,轴段处于其最高水平。这代表了对侧下肢支撑相末期的体位,随后就从该高水平位置逐步下落。当骨盆继续向前推进摆动下肢,同侧下肢会继续下落并前倾3°(耻骨联合向下)。骨盆也在水平面上最大限度地旋前(5°)。

总　结

相对于下肢的功能,头部、颈部、躯干和骨盆的运动是次要的,重要的运动是承重时的冲击、支撑相及摆动相力线的改变以及双侧骨盆支撑的缺失。躯干和髋关节肌肉的活动减缓了施加的力。其结果是,所有的运动都是小幅度的。此外,无论是幅度还是位移加速度,头部都是最小的。

- -

◇参◇考◇文◇献◇

1. Asmussen E. The weight-carrying function of the human spine. *Acta Orthop Scand*. 1960;29:276 - 290.
2. Boccardi S, Pedotti A, Rodano R, Santambrogio GC. Evaluation of muscular moments at the lower limb joints by an on-line processing of kinematic data and ground reaction. *J Biomech*. 1981;14:35 - 45.
3. Inman VT, Ralston HJ, Todd F. *Human Walking*. Baltimore, MD:Williams and Wilkins Company;1981.
4. Lyons K, Perry J, Gronley JK, Barnes L, Antonelli D. Timing and relative intensity of hip extensor and abductor muscle action during level and stair ambulation:an EMG study. *Phys Ther*. 1983;63:1597 - 1605.
5. Mooney V. Special approaches to lower extremity disability secondary to strokes. *Clin Orthop*. 1978;131:54 - 63.
6. Mulavara A, Bloomberg J. Indentifying head-trunk and lower limb contributions to gaze stabilization during locomotion. *J Vestib Res*. 2003;12(5 - 6):255 - 269.
7. Murray MP, Drought AB, Kory RC. Walking patterns of normal men. *J Bone Joint Surg*. 1964;46A:335 - 360.
8. Murray MP, Mollinger LA, Gardner GM, Sepic SB. Kinematic and EMG patterns during slow, free, and fast walking. *J Orthop Res*. 1984;2:272 - 280.

9. Prince F，Winter D，Stergiou P，Walt S. Anticipatory control of upper body balance during human locomotion. *Gait Posture*. 1994；2(1)：19 - 25.

10. Saunders JBdM，Inman VT，Eberhart HD. The major determinants in normal and pathological gait. *J Bone Joint Surg*. 1953；35A(3)：543 - 557.

11. Sisson G，Perry J，Gronley J，Barnes L. Quantitative trunk muscle activity during ambulation in normal subjects. *Transactions of the Orthopaedic Research Society*. 1985；10：359.

12. Thorstensson A，Nilsson J，Carlson H，Zomlefer MR. Trunk movements in human locomotion. *Acta Physiol Scand*. 1984；121：9 - 22.

13. Waters RL，Morris J，Perry J. Translational motion of the head and trunk during normal walking. *J Biomech*. 1973；6：167 - 172.

14. Waters RL，Morris JM. Electrical activity of muscles of the trunk during walking. *J Anat*. 1972；111(2)：191 - 199.

15. Weisl H. Movements of the sacro-iliac joint. *Acta Anatomica*. 1955；23：80 - 91.

第8章

上　肢

Arm

在步行时上肢会不自主地摆动。Elftman 计算出上肢在 3 个功能平面上摆动的角动量，还发现上肢运动模式与身体其他部分是相反的。他总结这可使下肢完成必要的运动，而不需要身体进行明显的旋转运动。这个重要的计算结果受到了能量消耗分析结果的挑战。研究发现受试者步行时自由摆动上肢和步行时束缚上肢，在耗氧量上毫无区别。这两项发现表明上肢的摆动可能对步行有帮助，但不是步行时的必要动作。

步 态 力 学

运动

每个步幅中，上肢反复屈曲和伸展（图 8-1）。在步态周期的 50%，两个上肢之间的

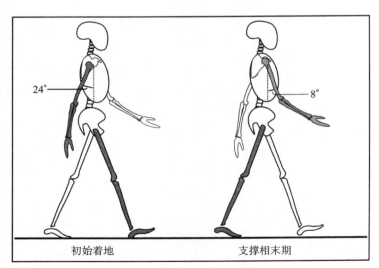

图 8-1　正常自由步行时上肢摆动情况：初始着地（最大幅度后摆）、支撑相末期（最大幅度前摆）。

时间间隔被完全抵消,上肢伸展的峰值出现在同侧足跟触地时,而屈曲峰值出现在对侧初始着地时[5]。从初始着地到摆动前期开始之间的间期(50% GC),同侧肩部和肘部逐渐屈曲。然后随着摆动前期的开始,肩部和肘部以之前在屈曲阶段观察到的相同速度开始伸展[5]。不同个体间屈曲和伸展的次数存在较大差异。加快步行速度也会增加肩部和肘部总的摆动弧度[5]。

肩关节

中等速度(92 m/min)步行时,肩关节运动的平均弧度为 32°,尽管不同个体间存在少许差异。在支撑相开始时,肩关节处于最大伸展位(24°),然后屈曲,到支撑相末期结束时达到 8°屈曲位,此时对侧下肢正好接触地面(图 8-2)[5]。暂时保持屈曲峰值位后,在整个摆动相肩关节处于伸展位。

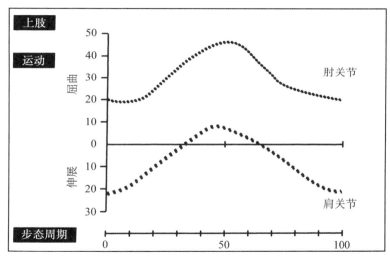

图 8-2　步行中上肢摆动时肘关节和肩关节的运动。水平比例尺表示的是步态周期的百分比(%GC),初始着地为起点(0)(引自 Murray MP, Sepic SB, Barnard EJ. Patterns of sagittal rotation of the upper limbs in walking. Phys Ther. 1967;47:272-284)。

虽然当步行速度增加时,肩部活动峰值的相对时相会保持一致,但是步行速度更快时肩部总的活动弧度也会变大[5]。当以 128 m/min 的快速度步行时,肩部平均活动弧度为 39°。相较于以 92 m/min 的速度步行时出现的运动弧度,在这个较快速度下,肩关节最大伸展角度增加(峰值为 31°),但肩关节屈曲弧度不会改变(峰值为 8°)。

肘关节

步行时肘关节的运动模式类似于之前观察到的肩关节运动模式,在支撑相有一个屈曲弧度,在摆动相有一个伸展弧度[5]。在以中等或较快速度步行时,肘关节运动弧度与肩关节的运动弧度相似(肘关节屈曲分别为 30°和 40°)。但是,在整个步态周期中,肘关节始终处于屈曲状态。因此,在对侧足触地时,肘关节最大屈曲角度是更大的(92 m/min 时是

47°；128 m/min 时是 55°；图 8 - 2）。

相位

步行过程中肩关节和肘关节的联合运动是相当明显的[5]。本文中这部分主要是观察在中等步行速度（92 m/min）下肩关节和肘关节的运动模式。初始着地时，同侧上肢最大幅度伸展，不论是肩关节还是肘关节，而此时下肢前伸，伴随髋关节屈曲。短暂的延迟（5% GC）后，当髋关节伸展时肩关节逐渐屈曲。肘关节屈曲的起点则有一个更久的延迟。肘关节运动在支撑相中期趋向于更大的屈曲动作，这可能与肘关节最大伸展位为屈曲 17°有关。在接近支撑相末期结束时（50% GC），达到肩关节最大屈曲（8°）和肘关节最大屈曲（47°）。在摆动前期对侧足触地（与地面接触），这刺激肩关节和肘关节从屈曲运动反转向伸展运动。这些运动持续整个摆动相，直到同侧足跟着地，此时，肩关节（24°伸展）和肘关节（17°屈曲）都达到了最大伸展位。与上肢运动峰值相关的各阶段与对侧或同侧足触地具有一致性，且大多数研究显示两者偏差不会超过 0.1 秒。

肌肉控制

对步行中肩关节和上肢肌肉运动模式的研究非常有限[3, 4, 8]。受试者因个体差异，肌肉活动的时相也各不相同。此外，当受试者步行速度更快时，上肢的肌肉活动幅度也会增加[4]。

在对上肢和肩关节肌肉活动的最广泛的研究中，也仅是记录了 12 块肌肉中 6 块肌肉的活动[3]。根据这个研究发现，冈上肌和斜方肌上部是最为活跃的。这两块肌肉在初始着地后就开始活动，并且会一直持续到摆动相末期结束，整个过程内仅有几次分散而短暂的休息期（图 8 - 3）。

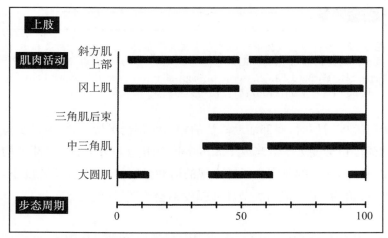

图 8 - 3 步行中与上肢摆动相关肌肉的活动时相。水平比例尺表示的是步态周期的百分比（% GC），初始着地为起点（0）（引自 Fernandez-Ballesteros ML，Buchthal F，Rosenfalck P. The pattern of muscular activity during the arm swing of natural walking. Acta Physiol Scand. 1965;63:296 - 310）。

三角肌中束和后束的活动几乎是同步的。仅在肩关节和肘关节达到最大屈曲位置之前,三角肌开始活动(即对侧足跟着地时),且两者协同作用会一直持续贯穿肩关节和上肢伸展的整个阶段(即直到同侧足跟着地)。这两块肌肉在步态周期的剩余时段都处于安静状态。

背阔肌的上部和大圆肌的复合体在步行中有 2 次活动爆发,它们都出现在双支撑相。第一次就在同侧足跟着地之前,此时肩关节处于最大伸展位,且持续直至整个承重反应期。第二次就在对侧足跟着地之前,此时肩关节处于最大屈曲位,且持续直至同侧摆动前期结束。

步行中其他肌肉均没有参与上肢摆动(三角肌前束、冈下肌、胸骨、胸大肌锁骨头、菱形肌、肱二头肌、肱三头肌)[3, 4]。

上肢功能解释

步行过程中肩关节呈现 3 种功能模式:屈曲、伸展和上肢附属结构的支撑。每个模式中都有特定的肌肉活动。

肩胛骨和肱骨的作用是支撑上肢。斜方肌的上部主动支撑肩胛骨,静态站立时的肌电图明显可以证明这个观点。冈上肌的作用是支撑肱骨[1]。冈上肌的水平位置使其能将肱骨头牵拉进关节囊内,同时也能上抬肱骨。

肩关节伸展和屈曲的减速是一个动态事件,它们都受到三角肌后束(和大圆肌)的直接控制。三角肌中束相同时相的活动使上肢能更好地外展,因此它能随伸肌拉力使上肢远离身体。当身体重量突然转移到对侧下肢时,三角肌中束、冈上肌和斜方肌上部有一个短暂的休息时间。

相反,步行中摆动上肢的屈肌部分似乎纯粹是被动的。目前没有屈肌(前三角肌、锁骨部胸大肌或肱二头肌)活动的证据[3]。不妨可以推测一下喙肱肌的作用,因为它在步行中的作用还没有被研究。

各部分活动时相说明了上肢摆动的作用。上肢动态伸展的同时,下肢摆动向前。每个肢体(上肢和下肢)都呈现一个数量相当的运动弧度(髋关节 40°,肩关节 32°)。因此,上肢提供了一个有目的反作用力,通过下肢运动力学使身体旋转位移最小化,正如 Elftman 所计算的那样[2]。在下肢开始负重的时候(前 5% GC),主动维持上肢后伸位可能是瞬时刻意的、动态的稳定策略。

◇ 参 ◇ 考 ◇ 文 ◇ 献 ◇

1. Basmajian JV, Bazant FJ. Factors preventing downward dislocation of the adducted shoulder joint: an

electromyographic and morphological study. *J Bone Joint Surg*. 1959;41A:1182 – 1186.

2. Elftman H. The functions of the arms in walking. *Hum Biol*. 1939;11:529 – 536

3. Fernandez-Ballesteros ML, Buchthal F, Rosenfalck P. The pattern of muscular activity during the arm swing of natural walking. *Acta Physiol Scand*. 1965;63:296 – 310.

4. Hogue RE. Upper extremity muscular activity at different cadences and inclines during normal gait. *Phys Ther*. 1969;49(9):963 – 972.

5. Murray MP, Sepic SB, Barnard EJ. Patterns of sagittal rotation of the upper limbs in walking. *Phys Ther*. 1967; 47(4):272 – 284.

6. Perry J. Biomechanics of the shoulder. In:Rowe CR, ed. *The Shoulder*. New York, NY:Churchill Livingstone; 1988:1 – 15.

7. Ralston HJ. Effect of immobilization of various body segments on the energy cost of human locomotion. Proceedings of the 2nd International Ergonomics Conference, Dortmund, West Germany. Ergonomics (Supplement). 1965:53 – 60.

8. Weiss PL, St Pierre D. Upper and lower extremity EMG correlations during normal human gait. *Arch Phys Med Rehabil*. 1983;64(1):11 – 15.

第 **9** 章

整体功能与双侧协同关系
Total Limb Function and Bilateral Synergistic Relationships

依靠躯干、髋、膝、踝关节及足完成的一系列运动模式和肌肉控制驱使身体前进，构成了步态周期的所有阶段。在支撑相，协同运动削弱了负重时突然的受力，维持稳定和保持前进。在摆动相，协同运动确保了足廓清，同时也使前进最大化。在前面的章节中，已经详细说明了每个关节的功能。现在，是合适的时机将所有运动整合成整体功能的概念，包括在承重反应期、单下肢支撑时期以及摆动相的所有功能性任务。在整个步态周期中关节的位置是不断变化的。在本文后面的章节中，每个关节在特定阶段的特征性位置会被罗列出来。在大多数情况下，数值已被四舍五入到最接近 5°。如果需要探究更详细的内容，请参考附录 A，其中包含了更精确的关节位置数据。

贯穿步态周期中的整体功能

体重接收时期

在体重接收时期，体重迅速从向后方伸展的下肢转移到向前伸展的下肢。因下肢突然负重产生的冲击必须被削弱，这样才能维持身体的稳定性和前进的进程。体重接收时期出现在每个步态周期的前 12% 时段，包括 2 个阶段：①初始着地；②承重反应期。

初始着地（0～2% GC）

体位：骨盆：前倾 10°，旋前 5°，冠状面中立位（0°）。

大腿：屈曲 20°。

膝关节：屈曲 5°（看起来像伸展）。

踝关节：中立位。

距下关节：中立位。

重要事件：足跟初始着地。

足跟轴开始活动。

撞击减弱。

在足撞击地面的瞬间，下肢正好处于可以吸收地面接触时产生部分震荡的最佳位置，同时也可以维持前进的进程和姿势的稳定。踝关节和距下关节处于中立位，膝关节接近完全伸直（屈曲 5°），髋关节使大腿屈曲接近 20°（图 9-1）。这使足跟位于与地面最近的位置。

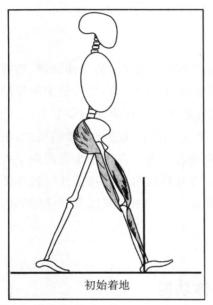

初始着地

图 9-1 初始着地：足跟着地伴随髋关节屈曲、膝关节伸展及踝关节中立位。地反力向量位于髋关节和膝关节之前，踝关节之后。臀大肌、腘绳肌和胫骨前部肌群活跃。

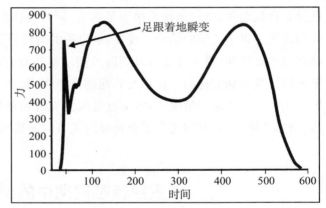

足跟着地瞬变

图 9-2 在足跟着地后的短暂瞬间，垂直方向的地反力出现一个棘波。

初始着地是一个强烈的运动，因为体重在足跟下降到距地面只有 1 cm 之前，就已经转移到即将着地的前方下肢了[11]。足与地面突然接触的撞击产生了一个地反力垂直分力的尖峰（通常称为"足跟着地瞬变"），这使得在步态周期的前 1%～2% 的时段强度达到体重的 50%～125%（图 9-2）[13—15]。相对于关节的地反力向量排列，引起踝关节、距下关节和髋关节的不稳，但增强了膝关节的稳定性。

地反力向量的基底部在足跟并位于踝关节之后，撞击力使踝关节开始迅速跖屈。胫骨前部肌群活动水平的突然增加减慢了运动速度。胫骨前肌在步态周期的前 1% 达到活动强度峰值即 37% MMT。同时出现了跛长伸肌（32% MMT）和趾长伸肌（26% MMT）的第二个活动峰值。由于胫骨前部肌群的离心运动，能量吸收增加。撞击向量使距下关节产生了一个小的外翻弧度,这主要是由胫骨前肌控制,而胫骨后肌此时才刚开始活跃。踝关节和距下关节的联合运动提供了初始的震荡吸收反应,并且减少了地反力的冲击。

地反力向量位于膝关节前方。随着膝关节完全伸展,撞击向量产生的额外伸展效应通过对抗足跟轴的屈曲效应,维持了膝关节的稳定性。腘绳肌活动(12%～27% MMT)使膝关节屈曲避免了膝过伸。屈曲力矩[0.35 N·m/(kg·m)]和撞击时产生的能量[1.0 W/(kg·m)]是很小的。

随着大腿屈曲20°,髋关节由于撞击向量位于其前方而有潜在的不稳存在。髋关节的稳定由以下两组肌群的主动支撑维持,分别是臀大肌下部(24% MMT)和大收肌(40% MMT)作为主要的伸肌力量,以及腘绳肌群的额外力量(半膜肌 27% MMT;半腱肌 19% MMT;股二头肌长头 12% MMT)。不过,由此产生的伸展力矩只有中等强度[0.84 N·m/(kg·m)]。

承重反应期(2%～12% GC)

体位:骨盆:前倾10°,旋前5°,对侧骨盆下降5°。

　　　　大腿:屈曲20°。

　　　　膝关节:屈曲20°。

　　　　踝关节:跖屈5°,然后中立位。

　　　　距下关节:外翻5°。

重要事件:足跟轴前进。

　　　　　　踝关节跖屈受限。

　　　　　　膝关节屈曲受限。

　　　　　　持续的髋关节屈曲。

随着下肢负荷的增加,向前行进、震荡吸收和稳定性依然是体重接收成功完成的关键组成部分。在踝关节,足跟轴是增加向前进程的关键机制。膝关节成为震荡吸收的主要来源。髋关节在乘客单元(HAT)和运动单元之间提供了一个稳定的接口。

矢状面的前进跟随足跟轴的进程(图9-3)。胫骨前肌、趾长伸肌和踇长伸肌的高强度活动限制了足部下落,在步态周期6%时达到5°。踝关节运动从跖屈逆转到背屈,有利于足跟轴的维持。踝关节运动方向上的改变源于足跟力臂的减小,因为体重向量朝踝关节方向移动了。胫骨前部肌群的活动使前足着地延迟,直到步态周期12%时胫骨达到直立位。

在胫骨前部肌群的拉力下膝关节屈曲。当足在足跟上向前转动时,胫骨前肌和趾长伸肌(起源于胫骨和

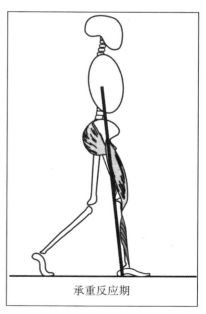

承重反应期

图 9-3　承重反应期:足跟轴促进前进。髋关节和膝关节屈曲。向量位于髋关节前方、膝关节后方,并通过踝关节。臀大肌、胫骨前部肌群和股四头肌活跃。

腓骨)在小腿和足之间产生了一个绷紧的连结。当胫骨迅速向前移动时,膝关节轴前进至体重向量的前方,引起膝关节屈曲的开始。其他有利于膝关节屈曲的因素有大腿惯性(延迟了股骨的前进)、内侧腘绳肌的延长活动,以及在屈曲股骨近端上躯干重量的重力效应。

当膝关节轴移动到身体向量前方时,股肌增加其活动强度以控制膝关节屈伸的速度和幅度。股四头肌的峰值强度范围是 21%～38% MMT,这是该阶段股四头肌 4 个头离心活动的数值。在承重反应期结束时(12% GC),膝关节屈曲的峰值被限制在 20°。膝关节屈曲在该角度时足以吸收下肢撞击所产生的震荡,也不会对维持稳定的股肌力量形成过度的挑战。通常在这个阶段股直肌不活动,因为其屈曲髋关节的运动会增加对髋关节伸肌的要求[12]。

除了抑制膝关节屈曲,股四头肌还产生了一个向前的剪切力,受到前交叉韧带的被动抵抗。同时腘绳肌活动抵抗前面的拉力。在支撑相早期,腘绳肌 3 块肌肉都开始活动,但内侧腘绳肌(半膜肌和半腱肌)占主导地位。

在承重反应期,当踝关节和膝关节快速改变时,髋关节在矢状面上保持相对稳定(大腿屈曲 20°)。身体向量位于髋关节中心前方的位置,促使臀大肌(25% MMT)和大收肌(37% MMT)必须迅速活动以阻止进一步屈曲。腘绳肌的低水平活动(9%～23% MMT)也提供了帮助。腹部肌肉的短暂活动会抵抗骨盆前倾。

髋关节和膝关节在冠状面上的需求与强大的外展力矩有关,而该力矩是随体重迅速转移到前方下肢时出现的。此时后伸下肢侧的骨盆支撑减少。髋关节上对侧骨盆下降被同侧髋外展肌(臀中肌、臀大肌上部、阔筋膜张肌)的强烈反应限制在 5°,而它们也在这个阶段出现了活动峰值。支撑侧骨盆的外展肌力合计平均为 1.5 倍体重(变化范围为1.02～1.8 倍体重)[6, 9, 10]。作用在髋关节上的这种保护性力矩大于在膝关节上的,因身体向量和关节之间的杠杆臂更长。

膝关节上的外展力矩控制,是由髂胫束的被动张力以及臀大肌和阔筋膜张肌的动态活动联合提供的,而阔筋膜张肌附着于髂胫束。在股二头肌长头活动期间,可能有更大程度的膝关节动态性侧向保护,但该肌肉通常在承重期的前半段就停止了活动。

相对于胫骨体重承重轴和身体向量,跟骨的外侧位置使其作为控制距下关节外翻速率的内翻力矩。胫骨前肌和胫骨后肌的功能抑制外翻运动在 5°的峰值。

水平面的旋转与足和髋关节的活动都有关。距下关节外翻的主要影响是距骨的内旋。由于踝关节与距骨紧密联结,所以踝关节轴更垂直于前进路径。胫骨相对于股骨的内旋协助"解锁"膝关节。当内侧腘绳肌活动产生的旋转力量增加了胫骨相对于股骨的内旋角度时,髂胫束张力和股二头肌长头的活动提供对抗的力量。因此,实际上胫骨和股骨之间几乎没有出现水平面运动。

距下关节外翻也解锁了跗骨间关节。跟骰关节轴和距舟关节轴愈加接近平行状态,使足弓能更为灵活地适应支撑面。

髋关节的水平面旋转通常被确定为骨盆旋转。动态的髋关节水平面旋转活动的出现,意味着内、外侧腘绳肌活动持续时间的差异。半膜肌和半腱肌活动在整个承重反应期都在持续活动(并且进入支撑相中期),而股二头肌长头在初始着地后不久就停止活动。由此产生内旋的不平衡将有助于推进对侧下肢在其摆动前期向前移动。

单下肢支撑

在单下肢支撑期间,乘客单元(HAT 结构)在稳定的单侧下肢上前移。对侧下肢处于摆动相。当稳定得到保持时,前进是必然的行为。单下肢支撑发生在体重接收之后,在每个步态周期的 38%,包含 2 个阶段:支撑相中期和支撑相末期。

支撑相中期(12%~31% GC)

体位:骨盆:前倾 10°,旋转中立位(0°),冠状面中立位(0°)。

大腿:伸展至中立位(0°)。

膝关节:屈曲 5°(看起来像伸展)。

踝关节:背屈 5°。

距下关节:外翻减少。

重要事件:受限的踝关节背屈(踝关节轴)。

膝关节伸展。

冠状面髋关节稳定。

对侧足趾离地的出现表明身体重量已全部转移到前方的下肢,单下肢支撑时期开始。此时足是平放在地面上(前足与足跟都与地面接触),同时胫骨垂直于地面,但髋关节和膝关节仍存在一定屈曲角度(图 9-4)。通过胫骨背屈,下肢继续前进越过距骨关节面,也称为踝关节轴。当下肢向前移动时,维持下肢动态稳定的关键部位从膝关节转移到踝关节。髋关节和膝关节肌肉在承重反应期强烈地活动,在支撑相中期的较早阶段迅速终止活动。下肢稳定性依赖于比目鱼肌活动,并在腓肠肌活动下进一步加强。

导致肌肉需求改变的重要因素是前进的动量和向量的力线定位。动量来源于对侧摆动下肢以及足跟轴牵拉踝关节使其背屈后的残余力量。当踝关节背屈时,身体向量移动到踝关节和膝关节轴之前、髋关节轴之后。

身体向量位于踝关节前方的力线排列,强烈地刺激了腓肠肌和比目鱼肌活动以稳定胫骨。比目鱼肌活动

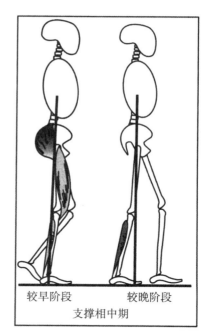

较早阶段　　　较晚阶段
支撑相中期

图 9-4 支撑相中期踝关节轴:较早阶段时胫骨直立,而膝、髋屈曲。地反力向量轻微偏离关节中心。腓肠肌和比目鱼肌为踝关节提供支撑,同时膝关节由股肌短暂支撑。髋关节由臀中肌的伸肌成分和臀大肌上部维持稳定。较晚阶段时身体越过前足而足跟与地面保持接触。踝关节背屈,而髋、膝伸展。小腿肌群为下肢提供了主要支撑。

强度增加到约 30% MMT，并且维持这个水平直至该阶段接近结束时，而在相同时期的腓肠肌活动表现为更高强度的持续增加。比目鱼肌和腓肠肌离心活动的适度调整，可以控制向前行进并阻止胫骨下落。

在膝关节，身体向量位于其前方，使股四头肌活动模式转变为向心活动以协助膝关节伸展。当股肌牵拉股骨越过稳定的胫骨向前移动时，产生了一个小的正向功率爆发[0.49 W/(kg·m)，16% GC]。股四头肌在支撑相中期的较早阶段停止活动。

髋关节屈曲姿势持续减小，从最初的大腿屈曲 20°至步态周期 27%时的中立位。这得益于内侧腘绳肌在支撑相中期开始时的一个适度能量爆发[0.72 W/(kg·m)，12% GC]。另外，髋关节主动伸展受限于臀中肌后束的持续活动。髋关节伸展也间接地从股四头肌牵拉股骨使向量移位至髋关节后方获得。后一个事件的时相取决于躯干在骨盆上的相对垂直程度。

在冠状面，阔筋膜张肌、臀中肌和臀大肌上部的活动使骨盆稳定在水平姿势，这为躯干直立排列提供了一个合适的基础。当躯干位置维持在直立下肢的上方时，骨盆在水平面的旋转处于中立位。

支撑相末期（31%～50% GC）

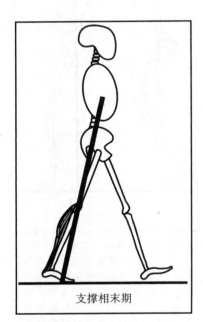

图 9-5 支撑相末期：前足轴伴随足跟抬起启动，踝关节背屈，髋、膝关节伸展。向量位于踝、膝关节前方，髋关节后方。比目鱼肌和腓肠肌是主动伸肌。

体位： 骨盆：前倾 10°，旋后 5°，冠状面中立位(0°)。

大腿：伸展至 20°的明显过伸。

膝关节：屈曲 5°(看起来像伸展)。

踝关节：背屈 10°伴足跟离地。

距下关节：该阶段结束时外翻减小至 2°。

重要事件： 可控的踝关节背屈伴足跟上抬(前足轴)。

下肢呈向后方伸展的体位。

身体自由向前下落。

当身体向前移动越过前足时，踝关节背屈，足跟从地面上抬起，标志着支撑相末期的开始及前足轴的启动(图 9-5)。膝关节完成其伸展弧度而大腿获得向后方伸展的体位。躯干前移使身体向量处于相对于踝关节最前方的位置，且达到跖骨头支撑的极限。在支撑相末期的大部分时段(31%～47% GC)，比目鱼肌和腓肠肌的肌电图活动增加，以抗衡由下落的身体质量产生的逐渐增长的跖屈力矩。比目鱼肌和腓肠肌的功能是锁定踝关节，使前足成为旋转支点。足跟上抬时伴随着胫骨前倾，从而保持了重心的高度。跖屈力矩就在对侧足着地之前达到峰值[1.40 N·m/(kg·m)，47% GC]。最近利用超声研究的结果表明,这一阶段出现的踝关节 5°背屈来源于肌腱的拉伸,而纤维束部分则呈现等长收缩活动[1, 3, 5, 7, 8]。

　　7 块跖屈肌在支撑相末期出现活动峰值,形成较高的跖屈力矩:比目鱼肌、腓肠肌、趾长屈肌、姆长屈肌、胫骨后肌、腓骨长肌和腓骨短肌。踝关节的动态稳定是足跟上抬的重要因素。胫骨约束为向量提供了伸肌的力线排列,同时也为膝、髋关节的伸肌稳定性提供了被动的资源。

　　当支撑相末期接近结束时,足、踝和膝关节失去稳定,导致跖屈力矩迅速下降。当胫骨前进使膝关节移至地反力向量的前方时,膝关节以更快的速度屈曲。当对侧下肢开始着地以维持直立平衡时,支撑相末期结束。

肢体摆动前进

　　当向后方伸展的下肢不再负重时,下肢摆动前移,足抬离地面,下肢前移完成步幅,并为下一个步态周期做准备。精细的肌肉协同活动和关节运动确保了高效的足廓清以及 4 个阶段的前进进程:摆动前期、摆动相早期、摆动相中期和摆动相末期。

摆动前期(50%～62% GC)

体位:骨盆:前倾 10°,旋后 5°,同侧骨盆下降 5°。
　　　　大腿:明显过伸 10°。
　　　　膝关节:屈曲 40°。
　　　　踝关节:跖屈 15°。
　　　　距下关节:中立位(0°)。
重要事件:足趾轴。
　　　　　　膝关节屈曲至 40°。

　　当后方伸展的下肢保持跖骨头和足趾与支撑面接触时,足趾轴推进下肢前移(图 9 - 6)。当地反力向量前进到跖趾关节时,体重突然转移到前方下肢使后方下肢不再负重,此时足可以自由地前移并抬高足跟(离开地面 4 cm)[11]。跖屈力矩在支撑相末期的后半段达到峰值,随后迅速下降,与向后方伸展下肢的非承重模式并行。通过先前紧张的跖屈肌肌腱的弹性反冲,足跟上抬和胫骨前移速度加快。这产生了一个强烈的功率爆发[3. 7 W/(kg · m),54% GC],使踝关节跖屈 15°,并推进胫骨前进。踝关节跖屈位置结合足跟上抬,有助于保持下肢的长度,同时减少同侧骨盆下降幅度,仅 5°。

　　当胫骨前移时,膝关节旋转成 40°屈曲位,这大部分

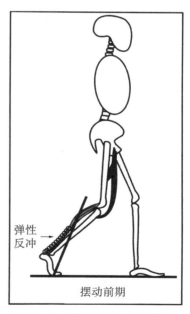

图 9 - 6　摆动前期:小腿肌群弹性反冲使胫骨前移越过足趾轴。跖趾关节背屈,踝关节跖屈,膝关节屈曲,髋关节轻度过伸。向量位于跖趾关节上,在膝关节后方,幅度减低。辅助的屈髋肌被激活。

源于腘肌、股薄肌和缝匠肌低水平肌肉控制的被动力。如果膝关节存在过度屈曲的威胁时，股直肌会做出反应。其限制膝关节屈曲的同时协助屈曲髋关节。当长收肌和股薄肌屈曲以对抗由体重转移到对侧下肢引起的被动外展时，也帮助大腿前移（髋关节屈曲）。就在足趾离地前，缝匠肌活动为髋关节动态屈曲提供额外的来源，同时也提供外展和外旋力量以平衡内收肌的内收和内旋成分。

在摆动相早期应用了膝关节屈曲范围的 2/3，该屈曲幅度是在支撑相的最后阶段获得的。出现在摆动前期的活动通常被称为"推进"，已被假设为推动身体前进。更准确地说，这是"下肢推进"与弹性反冲共同提供力量，以推动下肢在摆动相前进。最近的研究者发现，这对身体前进只有轻微的影响[4]。

摆动相早期（62% ～75% GC）

体位：骨盆：前倾 10°，旋后 5°，冠状面中立位（0°）。
　　　　大腿：屈曲 15°。
　　　　膝关节：屈曲 60°。
　　　　踝关节：跖屈 5°。
　　　　距下关节：中立位（0°）。
重要事件：膝关节屈曲。
　　　　　　髋关节屈曲。

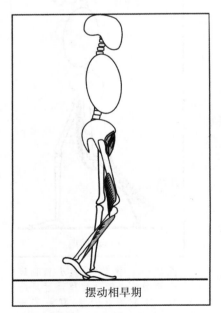

摆动相早期

图 9-7 摆动相早期：髋、膝关节屈曲增加，踝关节跖屈减少。髂肌和辅助屈髋肌、股二头肌短头以及胫骨前部肌群活跃。

足趾抬离地面表示非负重下肢的前移。膝关节屈曲增加到 60°使足抬高至地面之上，到该阶段结束时踝关节跖屈仅减少至 5°，髋关节屈曲使大腿前移至屈曲 15°的位置（图 9-7）。足从地面廓清取决于足够的膝关节屈曲而不是踝关节的位置，因为下肢向后方伸展的体位自发地使足处于足趾朝下的体位。大腿快速前移产生了一个显著的推进力。

在摆动相早期，髋关节和膝关节肌肉的活动是多变的。最一致的膝关节屈曲肌是股二头肌短头，因为股二头肌的两个头共享同一个肌腱，所以这个动作经常被错误地归属于外侧腘绳肌（股二头肌长头）。然而，这样的活动会抑制髋关节屈曲，因为股二头肌长头也是一个髋关节伸肌。细丝电极肌电图的记录清晰地区分了股二头肌两个头的活动。髋关节和膝关节的联合屈曲可能是由缝匠肌或股薄肌的低水平活动引起的。当步行速度快或慢时，髋关节单独屈曲通常是由髂肌提供的。当个人以习惯速度行走时,髂肌通常是不活跃的。长收肌的低水平活动进一步加强了髋关节屈曲。

在摆动相早期开始抬高足和足趾时,胫骨前部肌群(胫骨前肌和趾长伸肌)变得活跃,趾长伸肌和蹈长伸肌在这一阶段经历了一个活动峰值。而完成运动时受限,则反映了有必须要被克服的惯性存在。

摆动相中期(75% ～87% GC)

体位:骨盆:前倾 10°,水平面和冠状面旋转处于
中立位。

大腿:屈曲 25°。

膝关节:屈曲 25°。

踝关节:中立位(0°)。

距下关节:中立位(0°)。

重要事件:踝关节背屈。

髋关节屈曲。

下肢继续前进,但肌肉活动很少,此时足对地面的廓清取决于踝关节和髋关节的位置。踝关节的主动控制能够使足抬离地面。踝关节的肌肉控制是之前活跃的胫骨前肌、蹈长伸肌和趾长伸肌活动的低强度持续。当大腿屈曲达到 25°,只有长收肌和股薄肌呈现出最小的活动(图 9 - 8)。膝关节伸展完全是被动的。到摆动相中期结束时,腘绳肌开始活动,为进入摆动相末期做准备。

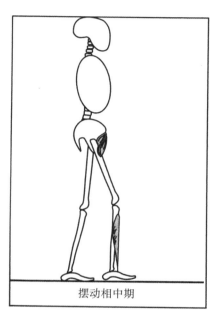

摆动相中期

图 9 - 8 摆动相中期:髋关节屈曲增加,膝关节屈曲减少,胫骨直立,踝关节中立位。屈髋肌和踝关节背屈肌活动减少。

摆动相末期(87%～100% GC)

体位:骨盆:前倾 10°,旋前 5°,冠状面中立位(0°)。

大腿:屈曲 20°(难以察觉的回缩)。

膝关节:屈曲 5°(看起来像伸展)。

踝关节:中立位(0°)。

距下关节:中立位(0°)。

重要事件:髋关节减速。

更大程度髋关节屈曲(即大腿前移)受到限制。

膝关节减速。

膝关节伸展。

踝关节背屈。

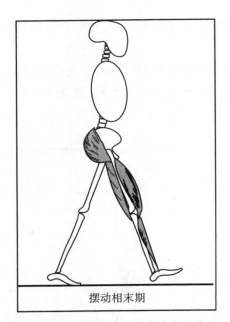

摆动相末期

图 9 - 9 摆动相末期：髋关节屈曲，膝关节伸展，踝关节中立位。单关节的伸髋肌、腘绳肌、股四头肌及胫骨前部肌群活跃。

这一阶段下肢准备好以应对即将到来的初始着地的需求。大腿前移受到抑制，引起一个难以察觉的回缩（大腿从屈曲 25°向后移动到屈曲 20°）。膝关节平滑地伸展至中立位（屈曲 0°～5°）（图 9 - 9）。踝关节保持中立（或可能下降到 5°跖屈位）。

所有 3 个关节的肌肉都在活动。腘绳肌的 3 块肌肉（半膜肌、半腱肌和股二头肌长头），在整个支撑相末期以中等强度（22%～38% MMT）收缩以抑制髋关节屈曲，这也是它们在该阶段的活动峰值。它们同时屈曲膝关节以避免胫骨动量引起的膝过伸。到摆动相末期的后半段，股四头肌（股肌）开始活动以保证膝关节完全伸展以及为体重接收时期高强度的需求做准备。胫骨前部肌群也开始活跃以确保踝关节持续背屈。这些肌肉活动联合作用的结果是，当下一个初始着地发生时，下肢处于最佳的摆好的姿势，为开启肢体承重时期做准备。

总结

步行涉及肌肉控制，是动态的重复而有序列的运动。在整个步态周期中，肌肉活动模式是变化的，以确保震荡吸收、稳定性、足廓清以及向前进程的基本完成。肌肉活动强度的调节使控制精细化。下一节提供了在支撑相和摆动相各阶段肌肉控制的总结，以及重点在足部控制的综述。

支撑相肌肉控制模式

在步态周期的支撑相，肌肉控制的目的是以储存能量的方式提供承重稳定性、震荡吸收以及越过支撑足前进。有一个例外的肌肉就是下肢伸肌群，伸肌群以特定的顺序活动，它们在摆动相末期开始活动，且持续直至支撑相末期（图 9 - 10 和表 9 - 1）。执行三个协同功能作用：①摆动相与支撑相之间的过渡（摆动相末期）；②体重接收时期（初始着地、承重反应期）；③越过支撑足前进（支撑相中期、支撑相末期、摆动前期）。

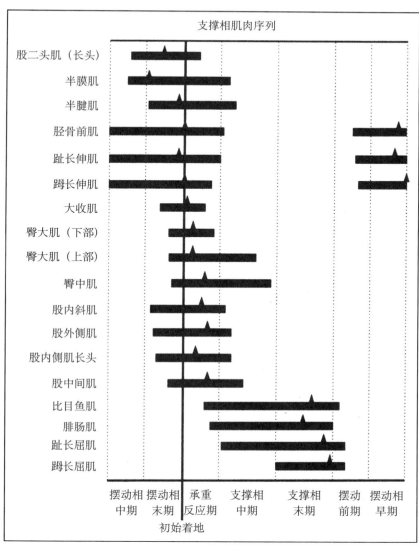

图9-10 支撑相肌肉序列。

表9-1 支撑相肌肉活动序列(% GC)

肌肉	开始	结束	峰值
胫骨前肌	56	13	0
半膜肌	81	15	88
股二头肌长头	82	5	93
半腱肌	88	17	98
股内斜肌	89	14	6
股外侧肌	90	16	8

（续表）

肌肉	开始	结束	峰值
股内侧肌长头	91	16	4
股中间肌	95	20	8
大收肌	92	7	1
臀大肌，下部	95	10	3
臀大肌，上部	95	24	3
臀中肌	96	29	7
胫骨后肌	0	50	44
比目鱼肌	7	52	43
腓肠肌	9	50	40
趾长屈肌	13	54	47
腓骨长肌	15	51	41
腓骨短肌	20	55	46
踇长屈肌	31	54	49

摆动相末期

腘绳肌3块肌肉（半膜肌、半腱肌和股二头肌长头）在摆动相中期和末期持续活动，并在摆动相末期迅速上升至峰值强度。运动伴随的变化减缓了髋关节屈曲和膝关节伸展。通过限制大腿于20°屈曲位以防止膝过伸，使下肢做好准备进入支撑相。在摆动相后期，腘绳肌减小了活动强度，从而避免了膝关节在该阶段结束时过度屈曲。

为了给下肢进入支撑相做准备，其他3个肌群在摆动相末期的较晚阶段开始活动。当腘绳肌活动减弱时，2个单关节伸髋肌（大收肌和臀大肌下部纤维）开始活跃。由于只经过髋关节，这些肌肉持续减慢股骨运动速度的同时并没有对膝关节产生屈肌的影响。4块股肌（股外侧肌、股中间肌、股内侧肌长头和股内斜肌）的活动对抗屈肌的影响，确保膝关节以最佳伸展位完成初始着地。胫骨前部肌群（胫骨前肌和趾长伸肌）活动强度的增加使足位于即将发生足跟轴活动的位置。

初始着地和承重反应期

随着与地面接触，单关节伸髋肌（大收肌和臀大肌下部）活动迅速达到峰值强度，且以该强度水平持续到承重反应期较早阶段。大收肌和臀大肌下部通过附着于股骨，给予了膝和髋关节伸肌力量。髋关节外展肌（臀大肌上部和臀中肌）在给予对侧骨盆下降做出反应时，也增强了股骨的稳定性。另外，臀大肌上部由于附着于髂胫束，对膝关节有一个直接的伸肌力量。

胫骨前肌活动在足跟着地之后立刻达到峰值强度,进行离心运动限制踝关节跖屈速度。为了增强这一效应,姆长伸肌和趾长伸肌在相近的时期达到次要的峰值强度。这些肌肉活动实现了足跟轴效应,启动膝关节屈曲完成体重接收时的震荡吸收。

4 块股肌(股外侧肌、股中间肌、股内侧肌长头和股内斜肌)迅速增加活动并达到峰值强度。它们的功能是限制由足跟轴引发的膝关节屈曲并确保体重接收时期的稳定。一旦最初的膝关节屈曲波幅受到抑制,股肌在支撑相中期的较早阶段处于放松状态。因此,当体重在体重接收时期转移到该侧下肢上时,伸髋肌和伸膝肌确保了稳定性。震荡吸收是由足跟轴刺激产生的,而股肌限制了由此产生的膝关节屈曲。在胫骨前部肌群的控制下,足跟轴机制维持了前进进程。当伸髋肌、伸膝肌以及胫骨前部肌群完成了它们的任务之后,就会处于放松状态。

支撑相中期,支撑相末期以及摆动前期的较早阶段

虽然在支撑相中期的较早阶段,股肌存在一个短暂的活动期,以协助膝关节伸展,但是控制下肢的主要任务被转移到了踝关节伸肌群,以促进下肢逐步前进越过支撑足。在负重期的剩余时段,踝关节跖屈肌承担了下肢稳定的全部责任。

比目鱼肌是第一个被激活的(7% GC),紧接着是腓肠肌(9% GC)。在承重反应期结束时,一旦足放平的姿势使足稳定时,胫骨就会成为移动的节段。腓肠肌和比目鱼肌活动提供了一个跖屈力以抑制胫骨前移速度。胫骨前移速度慢于股骨,完成了膝关节被动伸展和髋关节伸展两个功能。因此,在支撑相中期后半段直至支撑相末期都不需要伸髋肌或是伸膝肌的任何活动。其次,比目鱼肌和腓肠肌活动的调控平衡了前进过程中胫骨稳定性的需求。在支撑相末期,足跟上抬增加了对比目鱼肌和腓肠肌复合体在收缩性和弹性两个方面的要求。此期间跖屈肌活动的峰值和随后的重量转移中的弹性反冲都证明了这一点。

矢状面控制下肢的最终来源是趾屈肌。在支撑相中期开始(13% GC)时与趾长屈肌一起开始活动,此时足放平姿势使足趾与地面接触。随后,当身体重量转移到第 1 跖趾关节上时,姆长屈肌开始活动。趾屈肌活动通过将第 1 趾骨根部与跖骨头相结合扩大了前足支撑区。随着摆动前期双下肢支撑的开始,体重迅速转移到另一侧足,终止了跖屈肌的活动,也包括足趾屈肌。

摆动相肌肉控制模式

下肢前进依赖于两种肌肉活动模式。从支撑相到摆动相的转换是在摆动前期完成的。随后在摆动相早期有大量的屈肌协同活动,它们会抬高下肢并推进下肢前移(图 9 - 11 和表 9 - 2)。摆动相早期的活动效应会持续通过摆动相中期,肌肉活动只有最小幅度的增加。

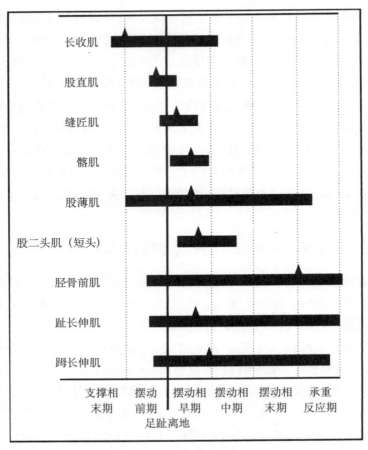

图 9 - 11 摆动相肌肉序列。

表 9 - 2 摆动相肌肉序列(% GC)

肌肉	开始	结束	峰值
长收肌	46	77	50
股薄肌	50	4	69
股直肌	57	65	59
缝匠肌	60	71	65
髂肌	63	74	69
股二头肌短头	65	82	71
胫骨前肌	56	13	0
趾长伸肌	57	12	70
踇长伸肌	58	9	74

摆动前期

长收肌在支撑相末期开始活动,控制身体重量从后方伸展的下肢侧向转移到对侧下肢上。长收肌位于大腿前内侧,也能引起髋关节屈曲,这是长收肌的一个关键作用,因为它持续活动直到摆动相中期的开始。其结果是髋关节运动从过伸反转向屈曲。

股薄肌和缝匠肌在摆动前期开始活动。虽然他们有一个共同的功能——作为髋关节和膝关节的屈肌,但股薄肌的内收和内旋作用抵抗缝匠肌提供的外展和外旋力量。

股直肌常常在摆动前期的较晚阶段开始活动。它的作用是当膝关节被动屈曲作用过大时减慢其速度。股直肌的屈髋能力也有助于下肢前进。

正在发生的被动屈曲运动加强了屈髋肌影响下肢前进的能力。随着双支撑相的开启,下肢迅速卸载。当足跟抬起远离地面以及胫骨向前下落时,膝关节屈曲,大腿前移。当足趾仍与地面接触时,残余的微小的跖屈肌力也有利于直立平衡。

胫骨前部肌群(胫骨前肌和趾长伸肌)在摆动前期的后半段开始活动,并迅速增加强度接近峰值力量。该背屈活动抵抗残余的跖屈肌力。

在双支撑相末期所有的活动都是为了使下肢准备好进入摆动相。支撑相的稳定性已经被打破,膝关节已提供大幅度的屈曲弧度,肌肉控制使踝关节已经开始反向运动。进行的屈肌协同活动包括髋关节屈肌、膝关节屈肌以及踝关节背屈肌的重叠活动。

摆动相早期

长收肌、股薄肌和缝匠肌持续进行的活动在髂肌肌电活动开始时得到增强。总的来说,这些肌肉都推进大腿前移。屈髋肌的使用因个体差异而不同,且活动强度较低。通常情况下,在摆动前期获得的动量足够大,能够在摆动相早期和中期继续推进大腿前进。股二头肌短头的伴随活动增强了膝关节屈曲成分,启动髋关节和膝关节的屈曲协同运动以抬起足推动下肢前进。

胫骨前部肌群活动的增加,使足从它之前的跖屈体位抬起。踇长屈肌和趾长屈肌的峰值活动确保足趾抬离地面。

摆动相中期

大腿继续前移,尽管在这个阶段缺乏足够的屈髋肌活动,髂肌、缝匠肌和股直肌活动停止。股薄肌的持续活动是不一致的,在该阶段有时会活动。摆动相早期的残余动量足以推动大腿前移至 25°屈曲位。

踝关节的控制也是多变的。虽然踝关节在摆动相中期达到背屈峰值,但平均肌电图模式显示背屈肌活动强度明显下降,特别是有内翻作用的胫骨前肌和踇长伸肌。背屈肌通常会在摆动相中期停止活动。这再次证明了在摆动相早期,强大的肌肉活动产生的动力足够满足摆动相中期的需求。足趾廓清只需要很小的肌肉力量。

因此,摆动相的肌肉控制模式与支撑相的活动不同。摆动的需求几乎激发了所有下肢屈肌的协同作用。与此相反,对髋关节、膝关节和踝关节在支撑相的要求是有序的,通过各肌肉的重叠活动参与。

足 的 控 制

足部关节序列性的肌肉控制反映了体重越过足移动所产生的需求(图9-12和表9-3)。内翻、跖屈以及外翻肌群产生了足够的力矩以提供距下关节、跗骨间关节和跖骨关节的动态稳定性。

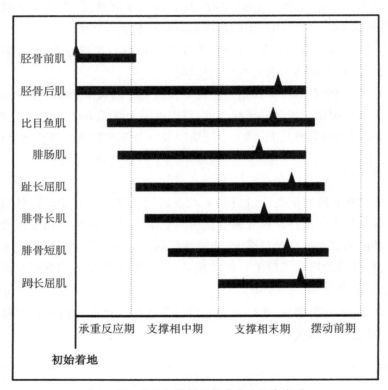

图 9-12 支撑相控制足部关节的肌肉序列。

表 9-3 控制足部关节的肌肉序列(% GC)

肌肉	开始	结束	峰值
胫骨前肌	56	13	0
趾长伸肌	57	12	70
蹈长伸肌	58	9	74

（续表）

肌肉	开始	结束	峰值
胫骨后肌	0	50	44
比目鱼肌	7	52	43
腓肠肌	9	50	40
趾长屈肌	13	54	47
腓骨长肌	15	51	41
腓骨短肌	20	55	46
踇长屈肌	31	54	49

承重反应期

初始着地后胫骨前肌活动峰值出现,且在足跟支撑阶段产生了一个内翻力量。这一行为抑制了距下关节失稳至外翻的倾向。

初始着地时胫骨后肌活动增加了一个更加专属的内翻力矩。其活动强度在承重反应期的前半段迅速增高,该活动很大程度上与距下关节减速以及足旋前幅度的控制有关。

比目鱼肌在承重反应期较晚阶段开始活动,主要使踝关节跖屈的同时,为距下关节的控制增加了内翻力量。腓肠肌几乎同时开始活动,产生较小的外翻力矩,这验证了一个观点——这些肌肉的主要目的是控制踝关节。

支撑相中期和末期

趾长屈肌在支撑相中期开始的时候开始活动,是对前足负重做出的反应。随着足趾与地面的稳定接触,趾长屈肌提供了一个跖屈力跨越足弓支撑跗骨间关节。其活动强度逐步增加,是为了满足体重前移越过足以及足跟抬起时的更高需求。其活动强度的峰值出现在支撑相末期的较晚阶段,目的是加强前足轴的稳定性。其在对侧足跟着地后活动减弱。

腓骨长肌在支撑相中期的较早阶段开始活动,证明其稳定第 1 序列的需求是为了拮抗前足内翻肌(比目鱼肌和胫骨后肌)的抬起效应。腓骨短肌紧随腓骨长肌之后开始活动,为足的外侧稳定提供更为直接的外翻力。当内翻肌活动强度增加引起不平衡时,需要其外翻作用抗衡,因此确保了前足全部着地。在支撑相末期开始时,伴随着足跟抬起及第 1 跖趾关节稳定承重的需求,踇长屈肌开始活动。稳定的足趾着地也扩大了前足轴活动的支撑面。在摆动前期体重转移到对侧下肢时这些肌肉活动终止。

正常步行的交替协同作用

双下肢各占 50％ 的初始着地开始，通过相互重复同样序列的基本动作，步行行为推动身体沿着期望的前进路线前移。解剖学和生物力学的详细分析，描述了步态的 8 个阶段，明确定义了下肢完成基本任务的方式，这些任务包括震荡吸收、承重稳定性以及能量守恒。然而，同样的分析方法还没能给身体前进提供一个可对比的描述。这种不一致表明，前进是步行时的双侧功能，而这一点没有足够的注意。为了纠正这一遗漏，双下肢在典型步长完成中的功能被重组成一系列的相互协同作用。

步行的前进进程，是通过身体前移越过支撑足完成的。因此，主要的承重阶段被选作基准以定义双侧协同的下肢功能模式。支撑相的 4 个阶段为初始着地（承重反应期）（12％ GC）、支撑相中期（18％ GC）以及支撑相末期（20％ GC）。这些时段的总和为步态周期的 50％，步态周期的其余部分是相等百分比，在 50％ 处开始，被指定为对侧下肢的协同功能作用。

每个阶段都会被分析，以确定所有发生的运动都是促进前进的，即使该阶段有另外的主要目的。每个协同作用以承重下肢所处的阶段命名。

协同作用 1：重量转移期（0～12％ GC 和 50％～62％ GC）

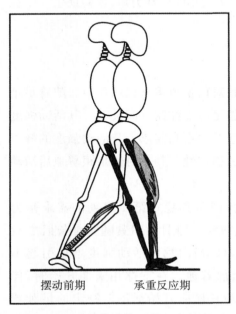

摆动前期　　承重反应期

图 9-13 重量转移协同作用包括参照下肢的初始着地、承重反应期以及对侧下肢的摆动前期。

承重反应期（包括初始着地）是参照下肢的第一阶段。它的主要功能是震荡吸收。摆动前期是对侧下肢所处的阶段，其主要功能是准备下肢进入摆动相。这种协同作用是双支撑相的一个强烈时期，双下肢的承重活动都有助于推进前进（图 9-13）。

参照下肢的承重反应期利用足跟轴使胫骨和压力中心前移。身体重量突然转移到足跟，开启了踝关节快速跖屈弧度。胫骨前肌的离心收缩立即抵抗踝关节跖屈。随着初始着地肌肉肌电图峰值的出现，在步态周期的 6％ 时踝关节跖屈被限制在 5°。最近通过超声分析又重新定义了离心肌肉活动，这意味着当肌腱拉伸使足小幅度下垂时，胫骨前肌会通过持续等长收缩来限制踝关节跖屈。当足跟仍然是足支撑区域时，肌腱的弹性反冲力使踝关节恢复到背屈中立位。维持足跟轴联合胫骨前部肌群的拉伸张力使胫骨从负15°前移至前足着地时的垂直0°位。在同一时间,压力中心迅速越过足跟并在承重反应期结束时到达踝关节轴的位置。

股四头肌离心收缩牵拉大腿在胫骨上前移,由于膝关节屈曲20°以吸收震荡,使大腿前移受限。伴随的髋关节屈曲维持了躯干的直立,身体向量和胫骨都处于直立位。

摆动前期对侧下肢的协同作用提供了"推进",固定伸展的下肢转换成动态屈曲的下肢以准备进入摆动相。在支撑相末期较晚阶段,参照下肢被其后方伸展的体位锁定在髋全伸和膝全伸的状态,参照下肢的踝关节背屈且压力中心位于前足。整个腓肠肌-比目鱼肌肌腱复合体被向前的身体重心力线牵拉绷紧。随着承重(引导)足的着地,后方伸展的下肢突然卸载部分身体重量,也使其被拉伸的肌腱放松,并且由弹性反冲产生了一个主要的跖屈功率爆发(没有肌电活动)[3]。这个动态反应使踝关节跖屈,使后方伸展下肢的足和小腿向前越过足趾轴。这使膝关节被动屈曲并放松髋关节。膝关节达到40°屈曲位,大腿从伸展位置向前移动。

因此,双下肢支撑的两个步态阶段有利于促进身体质量的前进。承重反应期,下肢提供震荡吸收时躯干向前移动。摆动前期使后方伸展的下肢前移,并对身体质量中心的前移产生了一个微小的贡献(4%)(通过动力学分析确定)[4]。

协同作用 2:过渡期(12% ～31% GC 和 62%～81% GC)

支撑相中期是参照下肢活动的第二阶段,这一阶段也是单下肢支撑的第一个阶段。摆动相早期和摆动相中期的较早阶段是对侧下肢所处的阶段。支撑相中期利用踝关节轴推动前进,而对侧下肢处于摆动相(图9-14)。

在支撑相中期的起点,踝关节中立位,胫骨直立,而足部稳定地平放于地面上。髋关节和膝关节都屈曲20°。当身体向量前移越过足时,髋关节和膝关节再次恢复中立位(髋关节 0°和膝关节屈曲5°)。在同一时期内,踝关节移动到背屈5°位,身体向量的基底部(压力中心)移动到前足。踝背屈受限于比目鱼肌,以及腓肠肌较小程度的限制。

使髋关节和膝关节屈曲最小化的主要内在推动力是半膜肌、半腱肌和股中间肌活动。每块肌肉都是延长的肌电活动,但活动强度正在减弱。当肌肉收缩模式从离心变为向心时,髋关节

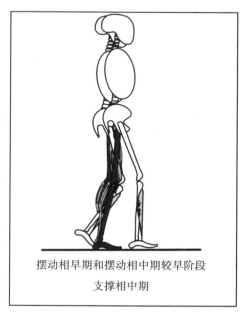

摆动相早期和摆动相中期较早阶段
支撑相中期

图9-14 过渡期协同作用包括参照下肢的支撑相中期、对侧下肢的摆动相早期和摆动相中期的较早阶段。

[0.7 W/(kg·m)]和膝关节[0.5 W/(kg·m)]有一个小的伸展功率爆发。另一个潜在的力量来自摆动前期的残余动量。

通过姿势调整使体重向量力线位于膝关节前、髋关节后，简化了下肢的伸肌控制。这种被动的控制也使髋关节和膝关节更加自由地应对下肢力线排列的改变。整个下肢的主动控制被转移到踝关节跖屈肌上。

对侧下肢在摆动相早期所有 3 个关节(髋、膝和踝)迅速屈曲。当个体以其最适宜的速度步行时，肢体前进通过主要的屈髋肌(髂肌)或者动量实现。缝匠肌和股薄肌的低强度活动也有助于髋关节和膝关节屈曲。当髋关节屈曲使下肢前进时，膝关节总量 60°的屈曲可确保足廓清的完成。

理想的前进进程需要 3 个要素的准备。到第二个协同作用结束(31%，GC)时，承重下肢的压力中心位于跖骨头上，身体向量位于踝关节稍前方。身体的质量中心位于峰值高度[2]。在摆动相早期和摆动相中期的较早阶段，髋关节快速屈曲，对侧下肢前移至支撑侧下肢向量的前方。由此产生的身体前倾向量及摆动侧下肢质量中心位于身体质量中心的前方，其产生的被动能量(重力引起)推动身体前移越过支撑侧下肢。

协同作用 3：前进期(31%～50% GC 和 81%～100% GC)

支撑相末期是参照下肢活动的第三个阶段，单下肢支撑的后半部分。而协同下肢处于摆动相中期和摆动相末期，该协同作用完全致力于推进前行(图 9-15)。

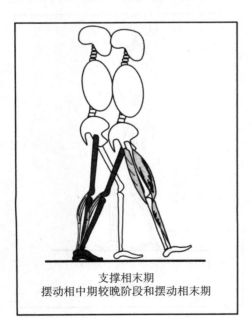

支撑相末期
摆动相中期较晚阶段和摆动相末期

图 9-15 协同前进期包括参照下肢支撑相末期、对侧下肢摆动相中期较晚阶段以及摆动相末期。

在支撑相末期，当足在前足轴上转动向前时，身体质量中心向前落下。踝背屈幅度仅增加 3°～5°。事实上踝关节被比目鱼肌和腓肠肌锁定，在前足和踝关节之间产生前足杠杆。当身体前进产生一个跖屈力矩时，通过跖屈肌离心活动以稳定下肢与前足杠杆之间的力线排列，维持了踝关节和身体质量中心的高度。前进的幅度通过足跟上抬显示。

当身体向前落下时，足跟开始逐渐抬起，此时踝关节背屈 5°且身体向量位于前足。到支撑相末期结束时，足跟与地面的距离为 4 cm[11]。根据测量模式的不同，足跟抬起的数据记录不同。压敏性的足跟开关确认足跟在支撑相末期的起点(31% GC)开始抬起。与足跟软组织停止膨胀来确定足跟上抬起点的方法相比较，视觉确认方法是通过眼睛或足跟标记物的物理位移来确定足跟抬起的开始位置，其结果是延迟的。

在支撑相末期的大部分时段（31％～47％ GC），主要事件是增加比目鱼肌和腓肠肌的肌电活动，这些肌群活动可以抗衡持续增加的跖屈力矩，而这些跖屈力矩是由身体质量中心向前下落产生的倾斜向量引发的。超声分析也表明，肌纤维束通过等长收缩稳定踝关节，而肌腱拉伸使踝关节额外背屈 3°[3]。

随着下肢稳定性的丧失，支撑相末期结束。到步态周期的 47％ 时，地反力达到峰值，然后开始下降。在该阶段的后半部分，下肢承重力线变得不稳定。当压力中心前移越过较小的距骨头，落在跗骨间关节上时，前足支撑稳定性减低。膝关节轴前进到身体向量之前，引起膝关节屈曲变得更加不稳。对侧下肢着地时支撑相末期结束。

对侧下肢的协同功能是完成下肢摆动前进，每个关节都有独特的需求。第一个动作是完成髋关节屈曲。到摆动相中期的中点，大腿屈曲达 25°。对于理想的地面接触来说，该屈曲角度轻微过多。腘绳肌（主要是半膜肌和股二头肌长头）迅速活动减慢了髋关节屈曲速度，使髋关节回到屈曲 20° 位置并维持该体位。在摆动相末期的中点，肌肉活动强度达到峰值的 38％～22％ MMT。腘绳肌是第一个开始活动的，因为这些肌群同时屈曲膝关节，以避免在胫骨动量加速和股骨减速之间的膝过伸。腘绳肌活动强度很快减弱，使膝关节伸展时的对抗阻力最小化。主要伸髋肌开始活动维持了髋关节的稳定性，摆动相末期股四头肌开始活动完成了膝关节伸展，肌肉活动强度为 20％ MMT 时完成了膝关节伸展。当踝关节在摆动相中期的较早阶段达到背屈中立位后，因倾斜的胫骨减少了重力的拉力，胫骨前部肌群减低了其活动强度。然后在摆动相末期，肌肉活动强度增强准备满足承重反应期更大的需求。

在膝关节伸展、踝关节背屈以及髋关节屈曲联合作用下，相对于支撑下肢的垂直向量，摆动下肢质量中心的位置更加向前。该摆动下肢的活动产生了势能（重力产生），使支撑下肢越过前足轴前进。摆动下肢产生的力矩促使支撑下肢的跖屈肌维持其前足杠杆。比目鱼肌和腓肠肌的离心活动提供了踝关节的稳定，而不是使胫骨前移。

总　　结

步态周期每个阶段的目的都是推进前行，即使这个力往往是该阶段主要功能附带产生的结果。承重反应期足跟轴以及摆动前期的推进力机制的协同作用，推进了身体和下肢共同前进。支撑相中期和末期提供了踝关节轴和前足轴，优化了摆动前期弹性反冲产生的动量以及摆动下肢前进产生的势能。向前下落的身体质量是最终的前进力（被动的）。

◇ 参 ◇ 考 ◇ 文 ◇ 献 ◇

1. Bojsen-Moller J, Hansen P, Aagaard P, Svantesson U, Kjaer M, Magnusson SP. Differential displacement of the

human soleus and medial gastrocnemius aponeuroses during isometric plantar flexor contractions in vivo. *J Appl Physiol*. 2004;97(5):1908 - 1914.

2. Davis R, Kaufman K. Kinetics of normal walking. In: Rose J, Gamble J, eds. *Human Walking*. 3rd ed. Philadelphia, PA: Lippincott Williams & Wilkins; 2006:53 - 76.

3. Fukunaga T, Kubo K, Kawakami Y, Fukashiro S, Kanehisa H, Maganaris C. In vivo behavior of human muscle tendon during walking. *Proc R Soc Lond B*. 2001;268:229 - 233.

4. Gitter A, Czerniecki JM, DeGroot DM. Biomechanical analysis of the influence of prosthetic feet on below-knee amputee walking. *Am J Phys Med*. 1991;70:142 - 148.

5. Hof AL. In vivo measurement of the series elasticity release curve of human triceps surae muscle. *J Biomech*. 1998;31 (9):793 - 800.

6. Inman VT. Functional aspects of the abductor muscles of the hip. *J Bone Joint Surg*. 1947;29(3):607 - 619.

7. Ishikawa M, Komi PV, Grey MJ, Lepola V, Bruggemann G-P. Muscle-tendon interaction and elastic energy usage in human walking. *J Appl Physiol*. 2005;99(2):603 - 608.

8. Maganaris CN, Paul JP. Tensile properties of the in vivo human gastrocnemius tendon. *J Biomech*. 2002;35(12): 1639 - 1646.

9. McLeish RD, Charnley J. Abduction forces in the one-legged stance. *J Biomech*. 1970;3:191 - 209.

10. Merchant AC. Hip abductor muscle force: an experimental study of the influence of hip position with particular reference to rotation. *J Bone Joint Surg*. 1965;47A:462 - 476.

11. Murray MP, Clarkson BH. The vertical pathways of the foot during level walking. I. Range of variability in normal men. *Phys Ther*. 1966;46(6):585 - 589.

12. Nene A, Byrne C, Hermens H. Is rectus femoris really a part of quadriceps? Assessment of rectus femoris function during gait in able-bodied adults. *Gait Posture*. 2004;20(1):1 - 13.

13. Simon SR, Paul IL, Mansour J, Munro M, Abernathy PJ, Radin EL. Peak dynamic force in human gait. *J Biomech*. 1981;14(12):817 - 822.

14. Verdini F, Marcucci M, Benedetti MG, Leo T. Identification and characterization of heel strike transient. *Gait Posture*. 2006;24(1):77 - 84.

15. Whittle MW. Generation and attenuation of transient impulsive forces beneath the foot: a review. *Gait Posture*. 1999;10:264 - 275.

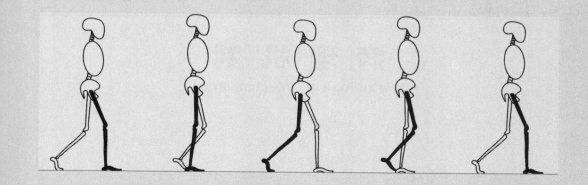

第 3 篇

病 理 步 态

Pathological Gait

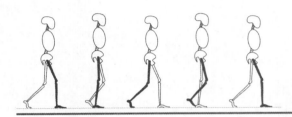

第 10 章

病 理 机 制
Pathological Mechanisms

　　影响患者步行能力的主要疾病，在病理方面存在着显著性的差异。在引起步行异常机制方面，有 5 种功能分类，分别是畸形、肌肉无力、感觉丧失、疼痛和运动控制受损。每一个类别都具有典型的功能受损模式。对这些典型特征的认识，可以使检查者更好地从代偿性运动中区分出原发性损害。

畸　　形

　　功能性畸形是指当患者的肌肉组织不具有足够的被动运动时，在步行过程中无法获得正常的姿势和关节活动范围。挛缩是最常见的原因。导致畸形的其他原因，包括异常关节形态及先天性障碍，如马蹄内翻足。

　　挛缩，是由于肌肉、韧带或关节囊长期不活动，或损伤后瘢痕组织形成，这些组织内的纤维结缔组织成分在结构上发生了变化[6, 7, 20]。两根手指的力量足以使任何关节在正常范围内活动。需要更强壮的力才能移动关节，表明患者有挛缩存在（图 10 - 1）。

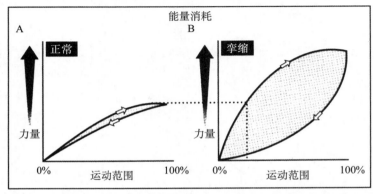

图 10 - 1　组织对抗被动活动。黑线＝参与的力。曲线的空间宽度代表组织僵硬程度，曲线由屈曲（上）和伸展（向下）的力构成。A. 正常灵活性的组织需要最小的力。B. 挛缩需要更大的力，与组织僵硬度成正比。

根据挛缩组织的相对密度与成熟度，有两种临床挛缩模式：弹性挛缩和固定性挛缩。弹性挛缩常由不活动引起，可被检查者或自身体重牵伸。固定性挛缩以其僵硬度来对抗如身体重量一样比较大的力。

这两种形式的挛缩都对徒手牵伸有过度抵抗的表现，在整个步态周期中它们各自的反应不同。踝关节跖屈挛缩是一个主要的例子。弹性挛缩代表了易混淆的情况，当胫骨前部肌群没有进行更有力的拉动时，在摆动相中期的活动被限制，然而在支撑相，其密度较低的性质决定了在承重时的重力牵伸下，踝关节运动正常或者有轻微的延迟。相反，由创伤或手术后瘢痕引起的固定性挛缩，抑制了支撑相胫骨前进及摆动相足廓清（图 10 - 2）。

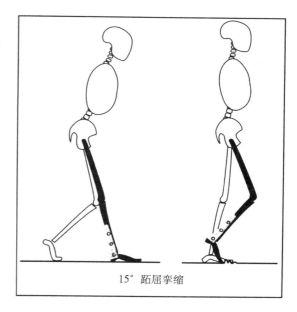

15° 跖屈挛缩

图 10 - 2 踝关节跖屈挛缩。在支撑相，踝关节挛缩（金属板固定代表僵硬）限制胫骨向前行进。在摆动相需要增加髋关节屈曲来实现足廓清。

膝关节屈曲挛缩提供了另一个使运动功能受限的很好范例。在支撑相，膝关节屈曲挛缩抑制了大腿越过胫骨向前行进（图 10 - 3A），需要更强烈的肌肉活动来稳定屈曲承重的膝关节（图 10 - 3B）[2]。在摆动相，由于膝屈曲挛缩使摆动相末期膝关节伸展减少而引起步长缩短[8]。

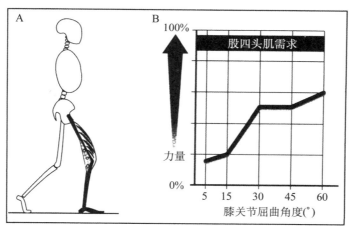

图 10 - 3 膝关节屈曲挛缩（金属板固定代表僵硬）。A. 大腿向前行进被抑制。B. 对股四头肌需求随膝关节屈曲固定的严重程度而增加（引自 Perry J, Antonelli D, Ford W. Analysis of knee joint forces during flexed knee stance. J Bone Joint Surg. 1975；57A：961 - 967）。

肌 无 力

　　这类患者存在的问题是肌肉力量不足，无法满足步行的需要。废用性肌萎缩以及神经损伤都会促使这种限制的发生。当成因是下运动神经元病变或肌肉病变时，无力是唯一的损害。最常见的运动神经元病变包括小儿麻痹症、格林巴利综合征、肌营养不良症与原发性肌萎缩。由于正常的感觉和选择性神经肌肉控制功能未受损，这些患者有很好的代偿能力。只有肌肉无力的患者，在支撑相可以通过改变肌肉活动的时间来避免危险的姿势，并产生保护性力线调整。同时，在摆动相，它们以一种不易察觉的方式帮助下肢前进。每一个主要肌群均有代偿姿势。患者也可通过降低步行速度来减少需求，因为患者能在他们可以代偿的时候做得很好，临床医生往往会对无力的肌肉期望太多。

　　由于徒手肌力测试无法识别肌力正常强度的上限，对行走能力的预测通常会被夸大。在髋关节处，五级肌力（检查者最大的阻力）[1]代表非瘫痪人群 65% 的正常力量。膝关节处的五级肌力仅占正常值的 53%。踝关节跖屈力量的徒手测试仅占一个人单个的完整的足跟上抬能力的 18%。检查者的力量不变，但可用的杠杆力臂的长度却大不同（图 10 - 4）。

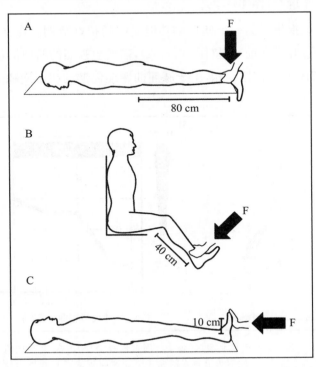

图 10 - 4　在徒手肌力测试中，准确评估肌群力量是受力臂长度影响的，力臂的长度如下：A. 髋关节伸肌＝80 cm。B. 膝关节伸肌＝40 cm。C. 踝关节跖屈肌＝10 cm。

在踝关节附近施加力检查髋关节伸肌的抗阻力能力,检查者有 80 cm 长的杠杆力臂。在踝关节附近施加力检查膝关节伸肌的抗阻力能力,检查者有 40 cm 长的杠杆力臂。这两个检查程序在临床实践中都依然存在。牢记每一个检查的局限性是检查者的责任。

踝关节跖屈力量的测试是最易被误导的。可获得的测试力臂被关节轴心至前足之间的距离限制,仅 10 cm(图 10 - 4)。在功能和力量测试数值上存在较大差异的状况,促进了测试方法的改变。主观评价足跟上抬的质量是一项技术。随后对足跟上抬完成的次数进行计数。第一个定量化测定正常足跟上抬的耐力阈值为设定重复 20 次[13]。随后的研究将标准提高至 25 次全关节运动范围的重复,在这个过程中无膝关节屈曲,仅以足趾支撑来保持平衡[1]。

最早的无力表现是 4 级(好)肌力,是指达到正常强度的 40%[19]。跖屈肌力量评估显示了完成 10 次单侧足跟上抬的能力。在正常步行过程中,肌肉功能在 3 级(一般)水平[18]。以这种方式平均约 15% 的正常肌力得以充分储存来避免疲劳。跖屈肌力量表现为单次足跟上抬受限。3 级肌力的患者耐力或持续性很小,因为他们必须达到肌力的 100% 来发挥作用,其解决方案就是走得更慢。3 级-(低于一般)肌力约为正常的 10%。

因此,肌力测试必须被严格判断,要看到来自测试者方面的局限性。当患者在正常的徒手测试下仍然存在病理症状,就有必要应用仪器测试肌力,以确定患者真正的肌肉能力。否则,将遗漏不易察觉但有意义的缺陷。

肌力减弱在"临界值"的患者,其异常表现常首先出现在对无力的肌肉需求最高的时段。例如,在支撑相末期胫骨向前坍塌和(或)无法实现足跟上抬,是小腿肌群无力的两种常见表现,因为这是对跖屈肌需求最高的时期。

感 觉 丧 失

本体感觉受损会影响步行,因为它剥夺了患者知道自己的髋、膝和踝关节活动的准确位置以及与地面接触的方式[11]。因此,患者无法知道什么时候可以安全地将体重转移至下肢。运动控制完好的人,可以通过保持膝关节锁定或以额外的力拍打地面来增加触地时的力矩来代偿。感觉障碍和肌肉无力的混合状态阻止了代偿的及时出现。因此,即使只是中度感觉障碍,步行也是缓慢且谨慎。当有更严重的感觉丧失时,患者将无法应用所具有的运动控制能力,因为他们无法信任要发生的运动[9]。他们试图用视觉系统提供的受累侧下肢的位置信息来弥补本体感觉障碍[11]。

感觉障碍是不可见的,所以它往往被忽略。另外,本体感觉的分级相当粗略。有 3 个等级:丧失、缺损和正常。感觉反应既迅速又始终正确时才能算作正常。迟疑和时有出错的表现是缺损的表现,反应慢等于没有足够的时间获取步行过程中屈曲过度的膝关节或内翻的足的位置信息。因此,本体感觉的评估必须严格。

疼　痛

　　组织过度紧张是导致肌肉骨骼疼痛的主要原因。创伤或炎症引起的关节肿胀是常见的。对疼痛的生理性反应代表了影响步行的两个障碍：畸形和肌肉无力。

　　畸形引起的原因，是为了减低组织张力肿胀的关节过多地处于休息姿势。试验表明，自发性休息姿势被证明是关节内压力最小的位置。任何方向的运动都可增加关节的紧张度[5]。对于踝关节而言，压力最小的姿势是15°跖屈（图10-5）；膝关节是在屈曲15°和60°（图10-6）；髋关节最小压力值的范围是在屈曲30°～60°（图10-7）。

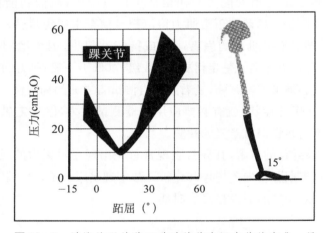

图10-5　肿胀的踝关节运动时关节内压力值的变化。最小压力值在15°跖屈时，代表关节的中立位休息姿势（最大容积）。

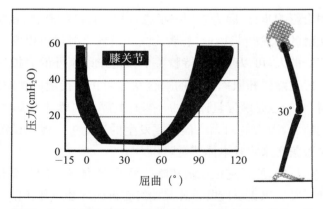

图10-6　肿胀的膝关节运动时关节内压力值的变化。最小压力值在膝屈曲15°～60°，代表关节的中立位休息姿势（最大容积）。

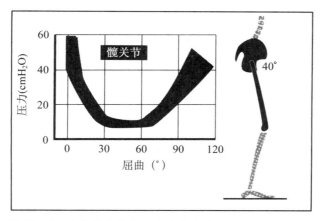

图 10 - 7　肿胀的髋关节运动时关节内压力值范围。最小压力值在屈曲 30°～63°，代表关节的中立位休息姿势（最大容积）。

　　肌无力是由于关节肿胀或疼痛引起活动受限的结果。应用无菌乳清试验性地扩张膝关节，增加了膝关节内的压力后，股四头肌活动变得更加困难[4]。给予关节麻醉后，当被压力阻止的全部肌肉活动增加时，股四头肌的功能全部恢复（图 10 - 8）。这个再激活试验表明，有反馈机制保护关节结构避免受到破坏性压力的威胁。废用性萎缩是患者对保护性反馈产生的叠加效应。在步态分析过程中，当关节肿胀时，检查者应该预见到患者更低的肌力和增加的保护姿态。

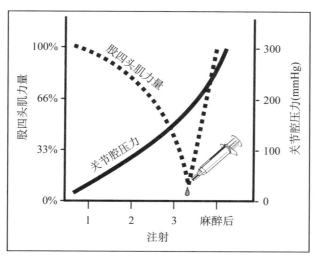

图 10 - 8　膝关节肿胀使股四头肌受抑制。股四头肌力量（顶部曲线）随关节压力增加（底部曲线）而降低。（注射器）注射麻醉剂到肿胀的关节，股四头肌力量（垂直线）完全恢复[图 10 - 5、图 10 - 6、图 10 - 7、图 10 - 8 均参考 deAndrade MS，Grant C，Dixon A. Joint distension and reflex muscle inhibition in the knee. *J Bone Joint Surg*. 1965;47A(6):313 - 322]。

运动控制受损

患有中枢神经系统病变（脑或脊髓）的患者，随不同组合并按其不同程度引起的痉挛性瘫痪，可进展为 4 种类型的功能缺陷[16, 17]。基本的损害包括肌无力、选择性控制受损、原始运动模式和痉挛的出现。运动控制可因任何的大脑或脊髓颈、胸段运动区的损害而受损。临床案例有卒中（脑血管意外）、颅脑损伤、四肢瘫痪、截瘫、多发性硬化症、脑性瘫痪、脑积水、感染和肿瘤。

肌肉无力是当今的主要发现[14]。治疗的难点是在康复项目开始之前确定刺激肌肉活动的方法，以准确预测神经系统的损失程度。

然而当反射保持完整时，选择性控制的缺损可以被解释为无力（类似于弛缓性麻痹）。这种控制损害通过支配肌肉活动的时间点和强度来保护患者。患者在激活每一个步态阶段所需的单一的肌肉组合方面可能存在困难。而整个肢体可能都会受累，远端的控制损害也许更为严重。例如，在承重反应期，胫骨前部肌群（踝关节屈肌）、伸膝肌的剧烈活动可能不会出现。踝关节最有可能最终呈现跖屈姿势。

原始的运动模式通常成为随意控制的替代资源。这使患者有意识地利用屈肌模式化运动向前行进（如，髋关节和膝关节屈曲，同时踝关节内翻背屈）（图 10 - 9A）。支撑相稳定性由伸肌模式化运动保证。伸髋肌、伸膝肌以及踝关节跖屈肌同时活动（图 10 - 9B）。屈曲与伸展无法同时出现，限制了从摆动相平稳过渡至支撑相的活动模式（反之亦然）。此外，原始模式使患者无法调节肌肉在不同步态阶段的活动强度。肌无力可能进一步限制了该模式的效用。例如，当关键肌群发挥屈曲协同作用（屈髋肌、屈膝肌、踝关节背屈肌）时力量不足，患者就丧失了在摆动相上抬肢体和向前推进肢体的能力。因此，足趾拖拽接着发生。

在支撑相及摆动相，痉挛阻碍肌肉进行离心收缩。当快速的牵伸诱发了阵挛时，痉挛的存在是显而易见的（图 10 - 10A）。然而，高敏感性的肌肉被缓慢拉伸，可能会被错过或误认为是挛缩，因为肌

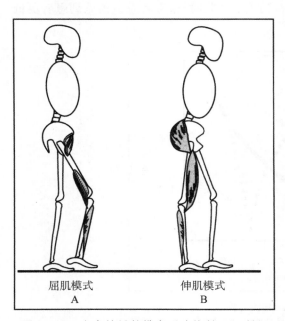

图 10 - 9　自发性原始模式下肢控制。A. 屈肌模式：屈髋肌、屈膝肌及踝背屈肌激活。B. 伸展模式：伸髋肌（臀大肌）、伸膝肌（股四头肌）和踝跖屈肌（比目鱼肌）激活。

肉的活动是持续的。比目鱼肌和腓肠肌痉挛导致踝关节跖屈出现。踝关节轴的丧失以及无法上抬跖骨头完成前足轴的功能而导致向前行进受阻。髋关节屈肌痉挛限制了支撑相末期达到下肢后伸姿势的能力，而股四头肌在摆动相早期的持续活动，限制了肢体向前行进并导致出现了一个"僵直腿"模式[3, 10]。腘绳肌痉挛引起的持续性膝关节屈曲，限制了摆动相末期的效力以及支撑相大腿向前行进的能力。

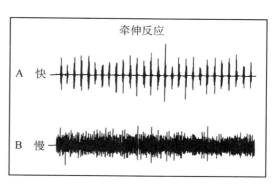

图 10 - 10　痉挛肌肉对牵伸的反应。A. 快速牵伸引发阵挛。B. 缓慢牵伸产生持续性的肌肉活动，类似于挛缩。

　　不合适的时间相位起因于控制错误和痉挛的共同作用。任何肌肉活动都可能是延长的或缩减的、持续的或消失的，其开始和终止可能提早或延迟。在步行过程中，每个时间相位上的错误都可能改变接下来的活动模式。

　　患者的代偿能力和选择性运动控制的程度，与本体感觉的敏感程度成正比。通常情况下，仅轻度受累者具有适应损害的能力。有一侧功能完整的偏瘫提供了最好的机会。不完全性脊髓损伤导致的截瘫是另一种最多变的损害，痉挛性四肢瘫患者是残疾最严重的。

总　　结

　　现代医学强调早期活动的重要性，已经明显地改变了患者在功能上的潜力。当患者开始进行康复时，挛缩程度减轻，痉挛也没有那么严重。因此，主要临床表现是肌无力[14]，而非陈旧性僵硬、半屈曲状态的手臂以及仅有最小行走能力的下肢。每个患者都有其独一无二的损伤组合，这改变了其行走能力。动态肌电图的作用是唯一的、精确确定肌肉功能障碍的方法，而该肌肉功能导致了每个患者不同步态偏差的模式[15]。

◇参◇考◇文◇献◇

1. Beasley WC. Quantitative muscle testing: principles and applications to research and clinical services. *Arch Phys Med Rehabil*. 1961; 42: 398 - 425.
2. Cerny K, Perry J, Walker JM. Adaptations during the stance phase of gait for simulated flexion contractures at the knee. *Orthopedics*. 1994; 17(6): 501 - 513.
3. Damiano DL, Laws E, Carmines DV, Abel MF. Relationship of spasticity to knee angular velocity and motion

during gait in cerebral palsy. *Gait Posture*. 2006;23(1):1 - 8.

4. deAndrade MS, Grant C, Dixon A. Joint distension and reflex muscle inhibition in the knee. *J Bone Joint Surg*. 1965;47A:313 - 322.

5. Eyring EJ, Murray WR. The effect of joint position on the pressure of intra-articular effusion. *J Bone Joint Surg*. 1964;46A(6):1235 - 1241.

6. Gage J, Fabian D, Hicks R, Tashman S. Pre- and postoperative gait analysis in patients with spastic diplegia: a preliminary report. *J Ped Orthop*. 1984;4:715 - 725.

7. Hof AL. Changes in muscles and tendons due to neural motor disorders: implications for therapeutic intervention. *Neural Plast*. 2001; 8(1 - 2):71 - 81.

8. Kagaya H, Ito S, Iwami T, Obinata G, Shimada Y. A computer simulation of human walking in persons with joint contractures. *Tohoku J Exp Med*. 2003;200(1):31 - 37.

9. Keenan MA, Perry J, Jordan C. Factors affecting balance and ambulation following stroke. *Clin Orthop Relat Res*. 1984;182:165 - 171.

10. Kerrigan DC, Gronley J, Perry J. Stiff-legged gait in spastic paresis: a study of quadriceps and hamstrings muscle activity. *Am J Phys Med Rehabil*. 1991;70(6):294 - 300.

11. Lajoie Y, Teasdale N, Cole JD, et al. Gait of a deafferented subject without large myelinated sensory fibers below the neck. Neurology. 1996;47(1):109 - 115.

12. Lunsford BR, Perry J. The standing heel-rise test for ankle PF: criterion for normal. *Phys Ther*. 1995;75(8): 694 - 698.

13. Mulroy SJ, Perry J, Gronley JK. A comparison of clinical tests for ankle PF strength. *Transactions of the Orthopaedic Research Society*. 1991; 16:667.

14. Neckel N, Pelliccio M, Nichols D, Hidler J. Quantification of functional weakness and abnormal synergy patterns in the lower limb of individuals with chronic stroke. *J Neuroeng Rehabil*. 2006;3:17.

15. Noyes FR, Grood ES, Perry J, Hoffer MM, Posner AS. Kappa delta awards: pre- and postoperative studies of muscle activity in the cerebral palsy child using dynamic electromyography as an aid in planning tendon transfer. *Orthop Rev*. 1977;6(12):50 - 51.

16. Perry J, Giovan P, Harris LJ, Montgomery J, Azaria M. The determinants of muscle action in the hemiparetic lower extremity (and their effect on the examination procedure). *Clin Orthop Relat Res*. 1978; 131:71 - 89.

17. Perry J, Hoffer MM, Giovan P, Antonelli D, Greenberg R. Gait analysis of the triceps surae in cerebral palsy: a preoperative and postoperative clinical and electromyographic study. *J Bone Joint Surg*. 1974;56(3):511 - 520.

18. Perry J, Ireland ML, Gronley J, Hoffer MM. Predictive value of manual muscle testing and gait analysis in normal ankles by dynamic electromyography. *Foot Ankle*. 1986;6(5):254 - 259.

19. Sharrard WJW. Correlations between the changes in the spinalcord and muscular paralysis in poliomyelitis. *Proceedings of the Royal Society of London*. 1953;46:346.

20. Waters RL, Perry J, Antonelli D, Hislop H. Energy cost of walking of amputees: the influence of level of amputation. *J Bone Joint Surg*. 1976;58A:42 - 46.

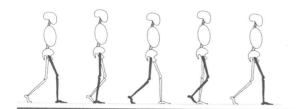

11

足踝的步态偏差

Ankle and foot gait deviations

足踝部的步态偏差通常被分为四种类型。着地偏差描述了在足与地面之间的初始着地模式;第二类是踝关节偏差,辨别发生于踝关节的异常关节姿势;距下关节偏差描述了发生于距骨和跟骨连接处的第三类偏差;最后一类是足趾偏差,识别跖趾关节处的异常姿势。

挑战就是区分正常情况与病理情况的运动变化幅度。在踝关节处偏离均值一个标准差平均为5°。正常踝关节运动的弧度很小,但其功能非常关键,在某些情况下,一个5°的偏差具有重要的临床意义。这对于足跟轴和踝关节轴来说需要十分精准。

足 着 地 偏 差

通常情况下体重接收开始于足跟初始着地,接下来是控制前足降低至地面。当初始着地发生于足部更远端的区域或者前足下降速度增加时,足跟轴的有效性减低,正常的肢体承重模式被打乱。

前足着地

定义: 在体重接收时前足是最早与地面接触的部分。

阶段: 初始着地。

功能意义: 足跟轴缺失,推动胫骨向前行进和膝关节吸收震荡受到阻碍。

根本原因:

◇ 胫骨前肌力量不足或跖屈挛缩导致踝关节过度跖屈接近30°。

◇ 踝关节过度跖屈与膝关节屈曲大于30°的联合。

◇ 足跟疼痛代偿。

◇ 单侧下肢变短的代偿。

前足着地通常代表踝关节跖屈与膝关节屈曲的联合。任一关节都可能存在更大

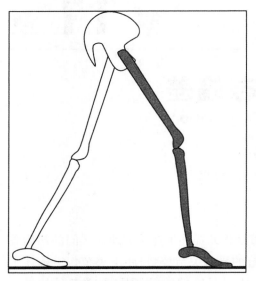

图 11 - 1　前足着地。

或相似的畸形。在足着地时每个关节 15° 的姿势就足以将前足置于低于足跟的位置（图 11-1）。然而，当前足着地的原因是下肢长度缩短时，膝关节屈曲受限的需要可能会被限制。

根据踝关节这个原因，前足着地可以导致三种承重模式（图 11-2）。最常见的病理状态是腘绳肌和踝关节跖屈肌痉挛的组合。在摆动相末期，快速牵伸处于痉挛状态的腘绳肌群限制了膝关节的完全伸直。此后前足处于初始着地的位置。作为对初始着地时跖屈肌迅速牵伸的反应，踝关节可能会进一步屈曲。

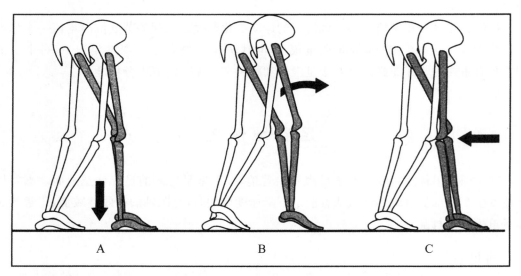

图 11 - 2　踝关节过度跖屈导致的承重反应步态偏差。A. 灵活的踝关节可使前足着地快速下降至全足着地。B. 前足着地持续和胫骨前进。C. 前足着地随后足跟着地以及僵硬性踝关节跖屈导致的膝关节过度伸展。

极度踝关节跖屈的人，例如与胫骨前部肌群弛缓性无力或者跖屈挛缩有关时，常会主动弯曲膝关节使接触地面的区域更接近于身体的矢量线。这样缓解了重量的转移。而膝关节的过度屈曲可能需要股四头肌额外的活动来保持稳定，足跟轴的缺失减少了随后的承重反应期对肌群的需求。

当足跟疼痛存在时也可能发生前足着地。肢体承载的高冲击力被转移至前足，替代了跟骨的足底面。

足跟着地延迟

定义：前足先于足跟着地。

阶段：初始着地，承重反应，支撑相中期。

功能意义：足跟轴和向前行进受到阻碍。

根本原因：跖屈肌挛缩或痉挛引起。

当足跟并非着地的初始部位时，在承重反应阶段甚至支撑相中期之后才会下落至地面（图 11 - 2A）。弹性挛缩的特征是在支撑相后有更大部分的体重被加载到承载肢体上。

由跖屈挛缩或痉挛导致初始着地时无足跟接触的情况，在支撑相中期屈服于身体重量会有足跟着地。前进动量的损失可能是微小的，即使在一些步行功能不好的人当中也是微乎其微的。

前足初始着地后出现足跟着地，在一些存在中度的踝关节过度跖屈的慢速步行者中十分常见。肢体承重时，踝关节跖屈产生了一个刚性扭转轴，进而迫使足跟着地、胫骨向后。无力步行者中缺乏动力来克服这种减速的情况，向前行进受到抑制和阻碍。

全足着地

定义：足跟和前足同时接触地面。

阶段：初始着地。

功能意义：足跟轴和向前行进受限。

根本原因：

◇ 任何可导致膝关节过度屈曲的损伤。

◇ 股四头肌无力代偿。

全足着地的结果就是摆动相末期的膝关节不能完全伸展合并有正常的踝关节背屈（图 11 - 3）。在痉挛性瘫痪的患者中，这提示原始屈肌模式决定了摆动侧肢体控制。其他原因还有膝关节屈曲挛缩以及腘绳肌群紧张或痉挛。

前足与足跟同时接触地面，仅足跟着地的阶段是不存在的。因此，没有足跟轴来引起额外的膝关节屈曲。全足着地为其提供了稳定的支撑基础。而过度屈曲的膝关节可能需要启动额外的股四头肌活动来保持稳定，足跟轴的缺失减少了后续出现的承重反应对肌群的需求。股四头肌无力者可能

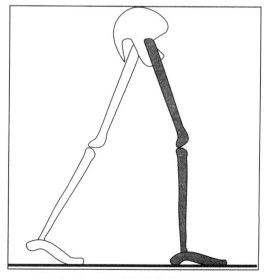

图 11 - 3　膝关节屈曲导致全足着地。

会有意识地使全足着地,进而减少承重反应时期膝关节快速屈曲产生的最大需求。

低足跟着地

定义：当足跟初始着地时,前足与地面的距离十分接近。

阶段：初始着地。

功能意义：减少足跟轴和向前行进。

根本原因：任何损伤导致的过度跖屈。

低足跟着地发生于踝关节跖屈 10°以及膝关节在正常位置上(屈曲 5°)的足接触地面时,虽然是足跟着地,但足与地面接近平行(图 11 - 4)。因此,仅足跟支撑的时间异常短暂,也导致了帮助前进的足跟轴同样短暂。视觉识别这种步态误差时需要近距离密切观察,初始着地由足跟着地,承重反应阶段足踝的最终姿势是正常的。踝跖屈挛缩、胫骨前肌无力以及小腿肌肉过早活动都可能成为病因(图 11 - 4)。

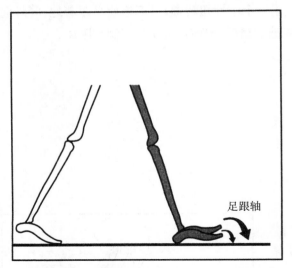

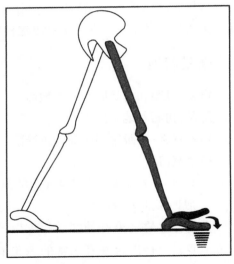

图 11 - 4　踝关节过度跖屈而膝关节位置正常导致了低足跟着地。

图 11 - 5　足跟初始着地后伴有前足快速下落并产生一个明显的拍击声。

足拍击地面

定义：足跟初始着地后不可控的踝关节跖屈,通常会伴随一个"拍击声"。

阶段：初始着地、承重反应。

功能意义：足跟轴、向前行进以及吸收震荡受阻。

根本原因：胫骨前部肌群无力尤其是胫骨前肌。

足跟初始着地后,前足过早下落至地面。通常听到的拍击声与前足拍击地面有关,用足掌拍击来描述这种偏差(图 11 - 5)。因此,仅足跟着地的时间被缩短。随着胫骨前部肌群无力(尤其是胫骨前肌)足跟轴被中断,无法推动胫骨向前。

踝 关 节 偏 差

距骨小腿关节活动在矢状面(站于患者侧面)观察最好。两种最常见的偏差是过度跖屈和过度背屈,是以一个特定阶段超过正常关节姿势的位置为特征。过度跖屈和背屈常发生于一个足与地面间的异常着地模式,也可以被描述为一个偏差(例如,足跟提前离地或足跟延迟离地)。虽然许多踝关节偏差发生于距骨小腿关节相关的肌肉损伤(如跖屈肌无力),偶尔的偏差也由存在于近端的异常姿势引起(例如,在摆动相早期由膝关节屈曲不足产生的一个"拖拽")。对侧的跳跃、对侧踝关节的偏差,在这一部分也被作为下肢异常状态反应来描述。

过度跖屈

定义:跖屈超过正常状态的一个特定阶段。

阶段:除摆动相早期的其他所有时期。

功能意义:中断支点-轴(足跟、踝关节、前足、足趾),损害摆动相足廓清及肢体向前行进。

根本原因:

◇ 跖屈挛缩或张力高。

◇ 胫骨前部肌群无力。

◇ 为减少对股四头肌需求而产生的有意识活动。

◇ 本体感觉障碍。

◇ 继发于疼痛或关节积液的松弛的踝关节姿势。

◇ 在摆动相末期的原始伸肌模式。

除了在摆动前期和摆动相早期,超过中立位的踝关节跖屈在全部的步态周期中均能引起功能性错误(图 11 - 6)。在这个阶段,踝关节正常地跖屈到 15° 通常不会对摆动前期有影响。在承重反应期和摆动相早期,当踝关节跖屈达到 5° 时,小于 5° 的轻微跖屈挛缩可能不会出现可观察到的影响。

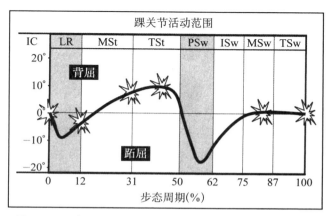

图 11 - 6　除了摆动前期及摆动相早期,踝关节过度跖屈在整个步行周期都可产生影响。

在支撑相,踝关节过度跖屈的主要功能性损失就是前进的丧失,这导致了步长的缩短和步速的减低。由于难以达到直立姿势,稳定性也受到威胁。在摆动相,过度跖屈会阻碍肢体前进。

踝关节过度跖屈在各阶段的影响

初始着地(承重反应)

足跟轴作为吸收震荡和向前行进的来源,其有效性受到过度跖屈的抑制。它也可以被初始着地的模式改进。在正常的足跟着地后,出现一个胫骨前肌控制无力导致的足下垂"瞬间",足跟轴就不再存在(图11-5)。低足跟着地只保留一小部分的足跟轴,因此,正常的膝关节屈曲弧度显著减少(图11-4)。前足着地由僵硬的踝关节跖屈挛缩引起,将会以一种或两种方式修正足跟轴,这依赖于股四头肌力量。如果强度足够支撑一个屈曲的膝关节,肢体会用前足轴来维持良好的向前行进(图11-2B)。患者也会通过股四头肌活动来吸收部分震荡。僵硬的跖屈挛缩将缺乏力量维持膝关节屈曲,患者向前行进被打断,这是由于随着足跟落至地面胫骨被向后推进(图11-2C)。如果跖屈挛缩是弹性的,身体的重量会使足跟落至地面。足跟轴将不存在(图11-2A)。

支撑相中期

支撑相中期的过度跖屈抑制了胫骨前进。如果足放平持续接触地面,其胫骨前进程度仅在可实现的被动范围内。在步态周期30%时,任何使踝关节背屈角度小于5°的制约都代表了一种不正常的限制。随着踝关节轴的丧失,向前行进是成比例受限的,这导致另一侧下肢步长的缩短。

患者对于其向前行进功能丧失有3种特征性代偿,包括足跟提前离地、膝过伸以及躯干前倾(图11-7)。所有这些都代表努力使躯干向前移动越过僵硬性马蹄足。选择哪种策略由患者的步速和膝关节的移动性决定。这三种代偿也常混合出现。

过早的足跟抬起(图11-7A)是没有其他重大残疾的有活力的步行者采用的机制。这些患者有能力推动他们自己从低足跟着地,至障碍性全足着地姿势直至前足着地。现在足跟抬起发生于支撑相中期而非支撑相末期。具体时间随跖屈挛缩的严重程度及可用的动能多少而

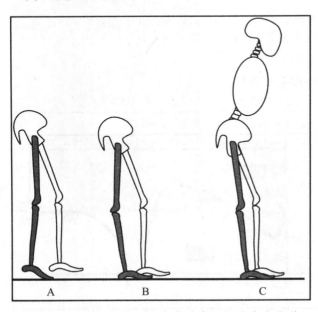

图11-7 支撑相中期踝关节过度跖屈的步态偏差。A.过早足跟抬起。B.胫骨后方抑制时全足与地面接触。C.躯干前倾代偿胫骨向前行进的缺乏。

变化。全足着地的持续时间是相对有限的。用于此项作用力的额外时间导致了行走速度减缓，速度减至正常的 70% 是常见情况。

当韧带松弛时，膝关节过伸可以克服胫骨向后方的偏移（图 11 - 7B）。当股骨跟随身体动量并向前转动越过固定不动的胫骨时，膝关节发生过伸。步行活力并不是应用这些代偿的要素。这在脑血管意外（CVA）、非完全性脊髓损伤和脑瘫中十分常见。正在发育的儿童及严重痉挛患者膝过伸的范围可以增加，并持续地对组织产生足够大的重复性拉力。

以石膏固定骨折的胫骨或踝关节经常会导致僵硬的 15° 跖屈挛缩。延迟的足跟抬起增加了膝关节后侧韧带的压力。为了适应这种拉紧状态，膝过伸就可能发生。

骨盆前倾导致的躯干前倾是最后一种可用的代偿（图 11 - 7C），残疾人及步速减慢（正常的 15%）的人常采用此种方式。这种代偿模式更多地用于在越过僵硬性挛缩的跖屈足时保持平衡，而非增加前进度。支撑稳定性可以达到，但对髋关节及背伸肌有更多要求。当患者持续地用前足支撑下肢承重时，其踝关节轴已经缺失。随着患者身体重心转移至前足，身体重量逐渐增加，其前进立即进入支撑相末期。

支撑相末期

在支撑相末期过度跖屈的步态力学效应，取决于患者越过前足的能力。如果患者足跟不能上抬，身体前进的程度将受限，代偿性地出现膝过伸或躯干倾斜以及骨盆旋转促使对侧肢体前进，骨盆旋转提高了对侧肢体的前伸度。相比之下，在支撑相末期，有活力的步行者从低足跟着地进展至过早足跟抬起的活动模式基本正常。过度足跟抬起是一种无意识的活动（图 11 - 8），这也使骨盆抬高进而增加了初始着地时对侧下肢的力量。步长缩短，对于有活力的步行者来说这种损失是轻微的，但对那些前足稳定性差的患者来说情况较严重。

摆动前期

如果在支撑相末期始终保持前足支撑，摆动相早期将不会有显著的步态异常。启动膝关节屈曲的力线调节是存在的。

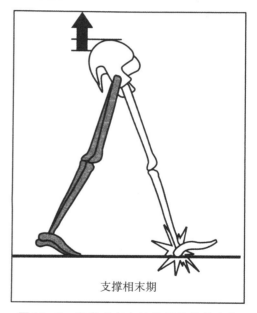

支撑相末期

图 11 - 8　当患者存在过度跖屈并且有能力转动至前足时，在支撑相末期的步态偏差有足跟抬起增加、骨盆抬高以及更急剧的对侧肢体承重。

支撑相末期足跟始终保持与地面接触的患者，在身体重量转移到另一侧肢体之后，可能发展为足跟抬起延迟。直至大腿开始启动摆动相，否则足跟不会抬起。

摆动相早期

摆动相早期踝关节过度跖屈的诊断被中立位的足趾下垂所隐藏。除非极度跖屈，在摆动相早期的踝关节过度跖屈没有重要的临床意义。胫骨在后方的姿势，将踝关节跖屈增加导致的足拖拽影响降低至最小。

摆动相中期

摆动相中期的过度跖屈使前足降至水平线以下。直接影响就是足趾拖拽以及肢体前进被抑制（图11-9A）。因此，除非有足够的代偿来保持足廓清能力，摆动相会提前结束。

摆动相时缺乏足够的踝关节背屈，最直接的代偿就是增加髋关节屈曲来抬高肢体和足（图11-9B）。由于大腿被抬起，在重力作用下膝关节呈屈曲状态。因为膝关节部位的位移比较明显，它经常被错误地认为是对足拖拽的主要代偿方式。然而，膝关节屈曲而髋关节不屈曲，将会导致胫骨向后，实际上增加了足的下垂姿势而不是抬高足趾。

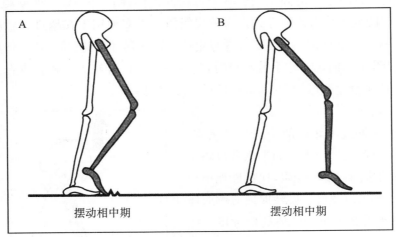

图11-9 摆动相中期踝关节过度跖屈的步态偏差。A.足趾拖拽是即刻反应。B.代偿策略为髋关节和膝关节屈曲角度增加。

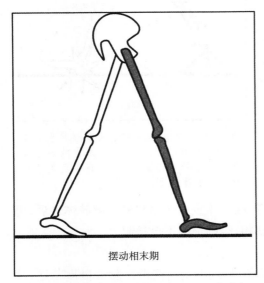

图11-10 踝关节15°的过度跖屈不会在摆动相末期引起足趾拖拽。

其他代偿方式是髋关节屈曲不足无法代偿时如何获得足廓清。包括划圈步态、躯干侧倾和对侧跳跃。这些代偿性策略增加了步行相关的能量消耗，因为相比之前只需要抬起足，现在需要抬起的部分质量更大。

摆动相末期

在摆动相末期的踝关节过度跖屈很少干扰足廓清，因为屈曲的髋关节和伸展的膝关节使前足置于地面上（图11-10）。通常，出现在摆动相中期的足拖拽由摆动相末期的足抬起纠正。因此，持续性的足拖拽显示了踝关节过度跖屈和膝关节伸展不足的混合。摆动相末期的过度跖屈，主要影响是需要足跟首先着地,但足处于一个不合适的姿势。

过度跖屈的具体原因

导致过度跖屈功能性障碍的 4 种基本类型包括:胫骨前肌无力、跖屈挛缩、比目鱼肌过度活跃(痉挛或模式区控制)和股四头肌无力的自主姿势。这在整个步态周期内会导致不同的异常功能模式 (表 11 - 1)。

表 11 - 1 过度踝关节跖屈引起的原因和时相

项目	IC	LR	MSt	TSt	PSw	ISw	MSw	TSw
30°挛缩	X	X	X	X	X	X	X	X
15°挛缩	X	X	X	X			X	
15°弹性挛缩	X	X	D				X	
小腿痉挛	X	X	X	X	X			
胫骨前部肌群无力	X	X					X	
主动代偿股四头肌无力		X	X					

注:X=功能受该病理步态影响的时相;D=延迟到达正常位置。

胫骨前部肌群无力

胫骨前部肌群无力(主要是胫骨前肌)不能产生足够的踝背屈力量,致使足部以难以控制的方式下落。如果仅存在胫骨前肌无力,足部的下落仅涉及足内侧。跛伸肌、趾长伸肌和第 3 腓骨肌的持续活动导致背屈和外翻混合运动的发生。

被动的踝关节跖屈的幅度随发病年龄的不同而改变。成人的继发性残疾很少有超过15°的跖屈姿势,通常是痉挛性瘫痪引起的足下垂。相反,当低龄儿童发生胫骨前肌弛缓性麻痹时,被动型足下垂可达到 30°甚至更多。这些幅度的不同对已经记录的步态误差类型产生影响。

在摆动相中期(图 11 - 9)、初始着地(参见图 11 - 1)和承重反应期(参见图 11 - 2A),胫骨前肌活动不足造成的过度跖屈最常见,而且在临床上有重要意义;在摆动相主要是足廓清问题;在支撑相,足跟轴发生改变。以下 3 种情况中,如果胫骨前肌活动不足是唯一的问题,那随后的支撑相阶段将是正常的。

跖屈挛缩

由跖屈挛缩引起的步态阶段的变化随背屈丧失的程度以及组织僵硬度而变化。15°跖屈挛缩是最常见的,因为这是关节囊张力最小的位置[3]。它可能是僵硬的或是弹性的。中等程度的致密组织产生了弹性挛缩,这些组织在体重的拉力作用下拉伸,但徒手肌力测试不起作用。而在其他临床环境中,可能会造成更大的畸形。因此,根据幅度和僵硬度,踝关节跖屈挛缩可分为三大类:30°跖屈挛缩、15°僵硬性跖屈挛缩以及 15°弹性跖屈挛缩。每一种状态都使步态周期的不同阶段发生改变。

30°跖屈挛缩:除非膝关节过度伸展,否则足放平十分困难。但膝关节屈曲和前足着地要常见得多(图 11-1)，因为这种适应能够帮助身体前进。由于 30°跖屈畸形超过了正常的跖屈范围，在步态周期的每一个阶段都将出现一些异常功能。即使是步行缓慢的人在支撑相也不会出现足跟首先着地，相反，前足支撑将是唯一的支撑方式。在缺乏足跟及踝关节轴时步幅长度将会缩短。摆动相的每个阶段都受到足趾拖拽的影响，除非患者有足够的代偿。

15°僵硬性跖屈挛缩：僵硬的纤维组织决定了挛缩的影响，僵硬性挛缩可引起步态周期中 5 个阶段的偏差，偏差的严重程度取决于患者步行能力的变化。与 15°跖屈挛缩相关的典型画面是，一个步行缓慢的人在承重反应期和支撑相中期，初始着地为全足着地模式以及胫骨前进缺乏。步行缓慢的人缺乏抬起身体并推进至前足的能力。足跟保持与地面接触以及踝关节轴受限，终止了患者的前进能力。前进受限于膝过伸可能达到的程度。

有活力的步行者在支撑相中期的偏差，会被足跟提前离地时肢体依然保持直立姿势所掩盖(严格来说是在支撑相中期)。当身体越过前足轴并且支撑侧下肢位于身体后方时，对侧摆动下肢产生的能量将身体向前推进(图 11-11)。

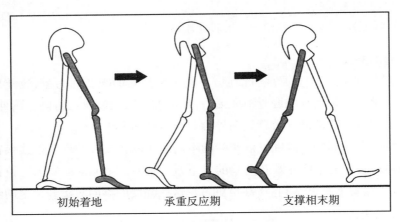

初始着地 　　　承重反应期 　　　支撑相末期

图 11-11 尽管存在僵硬的踝关节跖屈挛缩，有活力的步行者仍可获得肢体在后方的伸展姿势。

距下关节外翻可以通过两种机制来减少踝关节明显跖屈的程度。踝背屈是外翻的一种正常组成部分。此外，距下关节外翻可解锁跗骨间关节，让其自由背屈。这些活动将减少前足与胫骨之间的角度。

在摆动相中期中会有一个足趾下降的足部姿势，类似于胫骨前肌无力导致的被动足下垂。如果患者没有能力代偿此项异常，足趾拖拽将会发生。

15°弹性跖屈挛缩：在支撑相，这种可延展性的挛缩可以使踝关节在体重作用下发生屈曲(图 11-12)。因此，承重反应期的正常足跟轴消失。在支撑相中、末期，由弹性挛缩导致的胫骨前进受限可能是模拟正常的比目鱼肌活动，因此并没有异常运动发生。由于组织僵硬使胫骨前进的速率减慢，但这一般是与正常功能比较的细微偏差。在伴有跖屈肌无力的患者中，在单下肢支撑阶段这种弹性挛缩可能作为一个"内置矫形器"来防止胫骨垮塌，

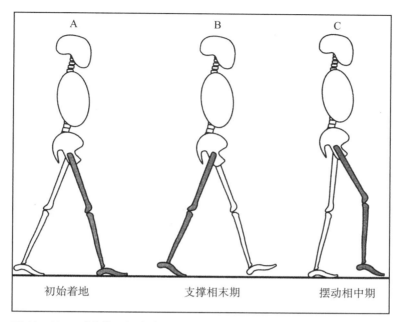

图 11-12　15°弹性跖屈挛缩。A. 初始着地模式为全足。B. 支撑相末期近似于正常的足跟抬起。C. 摆动相中期,踝关节过度跖屈要求髋关节过度屈曲以实现足廓清。

可能需要动态肌电图记录来区分挛缩状态下的比目鱼肌活动。距下关节代偿也很常见。

在摆动相中期,弹性挛缩会造成过度跖屈,类似于胫骨前部肌群无力使背屈肌没有足够的力量牵伸肌肉组织。在功能上,当踝关节几乎没有任何抵抗时,这些肌肉仅用于快速上抬足部。这种努力相当于三级肌力或是一般水平的力量[1]。然而,在承重反应阶段,不会出现足部不受控制的下垂。因为继发性运动是短暂的,动态肌电图记录可能被用于从胫骨前部肌群无力中区分出弹性挛缩的影响。

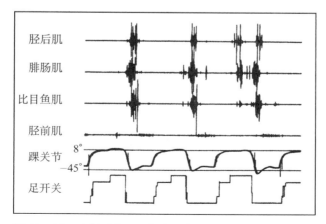

图 11-13　在摆动相,胫骨前肌瘫痪是踝关节过度跖屈的一个原因。足下垂程度(45°跖屈)表明同时存在弹性挛缩,即支撑相在体重作用下的部分拉伸。

比目鱼肌和腓肠肌痉挛或过度活动

严重痉挛状态下的比目鱼肌和腓肠肌几乎可以连续不断地活动(图11-14)。步态模式类似于跖屈肌挛缩的相同幅度。

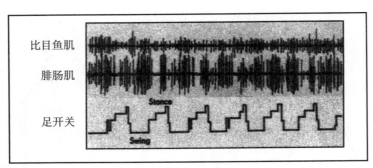

图11-14 延长的、时相异常的腓肠肌和比目鱼肌活动导致过度跖屈。

更为常见的是，小腿三头肌的过度活动伴随着原始伸肌模式。摆动相末期是原始伸肌模式的起始阶段。当股四头肌为支撑相做准备开始伸膝活动时，比目鱼肌和腓肠肌被协同激活。踝关节从摆动相中期的踝背屈姿势，活动至约15°的跖屈。僵硬的踝关节跖屈姿势会影响患者的步态，从初始着地到摆动前期的每个阶段。

摆动相早期和摆动相中期是正常踝关节背屈的阶段。屈肌模式的启动进一步终止了伸肌的活动。踝关节迅速跖屈接近于中立位，并在摆动相中期保持。正是这种摆动相踝关节运动模式的逆转，将痉挛的原始伸肌反射从踝跖屈挛缩中区分出来。

自主性踝关节过度跖屈

有正常选择性控制的患者，为了保护无力的膝关节，避免膝关节屈曲推力的影响，在承重反应期会有意识地减低足跟轴，摆动相末期通常是保护机制开始的时间，比目鱼肌过早活动引起足下垂至约10°的跖屈，腓肠肌没有持续参与此过程。胫骨前肌的活动可能会继续控制足下垂的速率。低足跟着地模式最大限度地减少了足跟轴对胫骨的屈曲推力。承重反应伴随着踝关节快速跖屈，使足放平，小腿肌肉继续强有力的活动使胫骨后倾。其结果是，在剩余的支撑相时间内，膝关节继续保持伸展，而且保持这个姿势几乎不需要股四头肌的作用。在支撑相中、末期，比目鱼肌和腓肠肌动态地限制了胫骨以实现伸膝。肌肉强度逐渐减弱，但不会抑制胫骨前进。踝背屈引起的延迟弧度保证了前进。最大背屈延迟发生在摆动前期，而不是在支撑相末期，足跟与地面仍保持接触。进行性踝关节背屈将自主的腓肠肌活动从跖屈挛缩或比目鱼肌痉挛中区分出来。

在步态周期的其他阶段，踝关节背屈是正常的。比目鱼肌放松，胫骨前部肌群活跃。

过度背屈

定义：背屈超过正常状态的特定阶段。

阶段：支撑相全部阶段。

功能意义：在承重反应期，过度背屈加剧了足跟轴，引起不稳定且增加对股四头肌的需求。在单下肢支撑阶段，它破坏了由前足轴和踝关节轴控制的前进趋势，导致对股四头肌维持稳定的需求增加。在摆动前期，过度背屈使下肢长度缩短，造成了对骨盆支撑的减少，越过足趾轴转动并向前行进被限制。在摆动前进的剩余阶段，除了需要额外的能量和足着地时异常的姿势，过度背屈只产生了很少的影响。

根本原因：

◇ 承重反应期：踝关节被锁定在中立位（如，关节融合、固定性矫形支具）或继发性膝关节过度屈曲。

◇ 单下肢支撑：小腿肌群无力、对膝或髋关节屈曲挛缩的适应性改变、在支撑相末期有意识地使对侧肢体降低至地面。

◇ 摆动相：小腿肌群无力（摆动前期），踝关节被锁定在中立位（摆动前期），胫骨前部肌群过度活动。

除了支撑相中、末期，在步态周期的所有时相，踝背屈超过中立位都是异常的。在支撑相的这两个阶段，诊断为过度背屈是一种挑战。一个 5°的偏差可以考虑是正常范围的变异，但也可能有功能性意义，因为它仍然会导致相当大的胫骨倾斜。

过度背屈的术语也用来表示缺乏正常的踝跖屈，这可以发生在承重反应期和摆动前期阶段。过度踝背屈在支撑相的功能意义远大于摆动相。

踝关节过度背屈在各阶段的影响

初始着地

在足跟着地时出现的过度背屈极其少见。当它发生时，即是一个不稳定的姿势。过度的足跟轴已经出现，此时前足将比正常情况高出地面更多（图 11 - 15）。

承重反应期

两种形式的过度背屈可能发生，可能是初始着地的异常模式或是正常踝关节跖屈受到抑制。

膝关节屈曲下的全足着地抵消了 5°的跖屈，它通常与足跟轴相

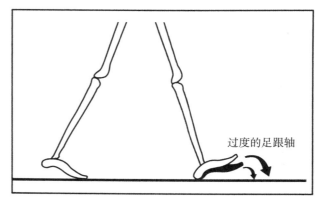

图 11 - 15　在初始着地时，踝关节过度背屈代表过度的足跟轴反应。

伴发生,这引起肢体承载重量时被动模式的过度踝背屈。加速胫骨前进的潜力已被激发。

在足跟支撑阶段,踝关节固定于中立位(0°),以足下落至地面相同的速度向前推进胫骨,加剧了足跟轴的作用(图 11 - 16)。股四头肌的需求也相应增加。

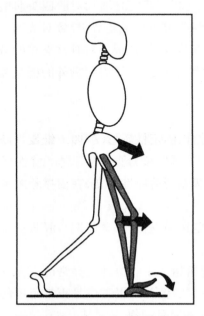

图 11 - 16 在承重反应阶段的踝关节过度背屈增加了足跟轴,引起更大程度的膝关节屈曲。

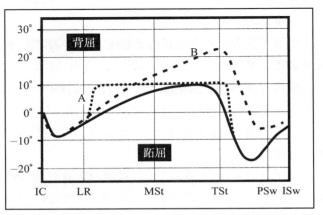

图 11 - 17 在支撑相中期过度踝背屈的两个模式。A. 严重的跖屈肌无力导致从承重反应阶段的踝跖屈突然转变到单下肢支撑开始时的踝背屈。B. 在支撑相中、末期中度跖屈肌无力时,进行性增加到过度踝关节背屈。

支撑相中期

两种情况可以使支撑相中期的过度背屈更加显著。第一是从踝关节跖屈的初始位置加速至踝背屈(图 11 - 17A)。一旦向量移动至踝关节前方,胫骨就向前倾斜。摆动侧肢体的动量拖动身体重心前进,胫骨紧随其后。而踝关节在支撑相中期的最终位置可能不会超过 10°背屈,这是因为患者的被动活动范围有限,相对于支撑相末期而言,单侧肢体支撑状态下的快速、过度的背屈会造成不稳定。

踝关节过度背屈的第二种形式是胫骨和足之间的角度大于正常(图 11 - 17B),这在支撑相末期更加明显。

两种情形(速度和幅度)均可以导致对股四头肌的需求增加。胫骨控制的缺乏也导致股四头肌的基础不稳,即限制肌肉实现完全伸膝。

支撑相末期

支撑相末期的踝关节过度背屈很难通过目测观察来确定,因为有两种活动均使胫骨向前倾斜,即足跟上抬和踝关节背屈。当足跟与地面持续接触直至支撑相末期时,踝关节的位置会突然变得可以观察清楚(图 11－18A)。现在,即使是正常的 10°背屈也可能是过度的。相反,当足的高度比胫骨角的增加更明显时,足跟上抬和过度背屈的组合掩盖了踝关节位置的变化(图 11－18B)。

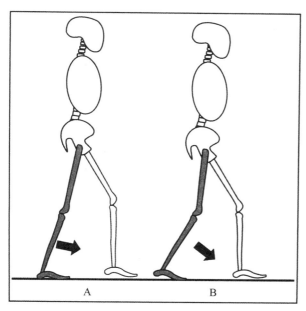

图 11－18　在支撑相末期的踝关节过度背屈可通过两种步态偏差确定。A. 延长的足跟与地面接触使胫骨前移更加明显。B. 膝关节过度屈曲与足跟抬起幅度降低相伴随出现时,过度踝背屈观察起来可能不是很明显。

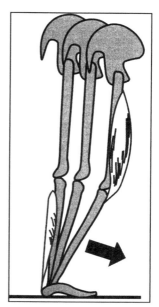

图 11－19　在摆动前期,过度的踝背屈代表正常踝跖屈丧失。持久的足跟与地面接触和加剧的骨盆下降比较常见。

摆动前期

无论何时,只要没有达到正常的 15°跖屈,踝关节就处于过度背屈状态,最常发生于足跟与地面接触延长的状况下,通过充分地足向前行进,身体拖动胫骨向前(图 11－19)。在此阶段的过度背屈实际上缩短了下肢长度,减少了对同侧骨盆的支撑。在这个阶段可能会加重同侧骨盆下降。

摆动相早期、摆动相中期和摆动相末期

在摆动相,足上抬极少超过中立位。仅有的临床意义与初始着地时踝关节所处的位置相关。

过度背屈的具体原因

两种主要情形导致了过度背屈,分别是比目鱼肌无力和踝关节被固定于中立位。在支撑相为了适应膝关节弯曲,是造成踝关节过度背屈的另一个原因。这些机制的功能意义涉及步态周期中不同的阶段。

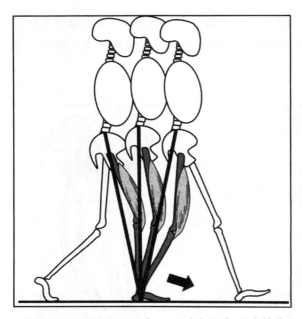

图 11-20 比目鱼肌无力、无法稳定胫骨，造成持续性的膝关节屈曲。没有了稳定的支撑，股四头肌不能伸展弯曲的膝关节。

比目鱼肌无力

造成承重阶段胫骨稳定性丧失，这导致了对股四头肌需求的增加。

在支撑相中期比目鱼肌反应不足时，胫骨越过足快速前进导致踝关节过度背屈（过度的足跟轴）。胫骨的向前倾斜使膝关节保持屈曲姿势并需要股四头肌的持续支持。股四头肌活动可以防止膝关节屈曲坍塌，但又不能重新进行膝关节伸展。随着股四头肌活动促进股骨向前行进，几乎整个身体的重量（COG）也在向前移动（图 11-20）。这种移动使身体向量比踝关节前进得更远，同时也增加了对无力的小腿肌群的要求。跖屈肌的无力导致踝关节进一步背屈，对小腿肌群的需求也在持续性增加。腓肠肌活动使膝关节屈曲，同时增大了比目鱼肌对踝关节的作用。支撑相末期足跟没有抬起也是比目鱼肌无力的表现，即使患者在支撑相中期有正常的踝背屈弧度，这种情况也可能会发生，因为支撑相末期需要肌肉强力收缩是支撑相中期的两倍。支撑相末期膝关节伸展消失，代之以持续性屈曲[5]。

引起小腿三头肌作用不足的通常原因是原发性肌无力（废用或瘫痪）及外科手术过度延长了紧缩的跟腱。事与愿违的手术效果可能是期望得到正常的关节活动范围，但如果没有足够的神经控制并不能从这种活动范围增加中获益。"过度延长"的另一个原因，可能是步行过程中重复拉伸肌纤维链增加了肌节，进而导致肌肉生理性延长[6]。

通常情况下，腓肠肌无力与比目鱼肌活动不足有很强的相关性，但它并不直接引起踝关节过度背屈。腓肠肌活动联合肌力较弱的比目鱼肌，通过影响膝关节快速推动胫骨前进。

在支撑相，比目鱼肌无力的代偿是困难的，此时它作为动力无法拖动肢体越过支撑足前进。如果患者股四头肌肌力正常，可以毫不费力地适应小腿肌肉无力。相反，可通过膝关节屈曲实现行走。因此，过度背屈的代偿需求与膝关节控制不足有关（见膝关节章节）。

如果患者存在股四头肌无力合并小腿肌群无力，随着对股四头肌需求的增加，对膝关节屈曲程度有更大的要求，因此屈膝行走并不是理想的代偿方式。相反，在承重反应期，膝关节屈曲将被避免,膝关节伸展将持续至支撑相整个时段。膝过伸可能被用于使胫骨向后倾斜以减少对跖屈肌的需求,同时将身体向量力线调整至膝关节前方来保证膝关节被动伸展的稳定性。

减少对跖屈肌需求的其他措施包括,使用更短的步幅和更慢的步行速度[4]。步行速度和踝关节跖屈力量之间有很好的相关性。

踝关节锁定于中立位

全距关节融合(踝关节和距下关节)或是装有矫形器的锁定的踝关节(无法跖屈),通过阻碍肢体承重时正常的踝跖屈引起过度踝背屈。胫骨和足之间恰当的僵硬程度增加了足跟轴活动(图 11 - 21)。初始的足部自由下落引起胫骨活动。因此,膝关节屈曲的速度与足下落速度一致,而不是一半。股四头肌的需求也相应增加。因此,被锁定踝关节的耐受能力取决于股四头肌的力量。

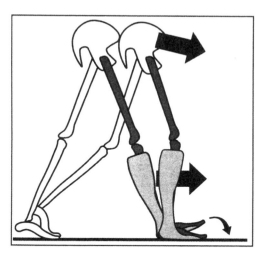

图 11 - 21　在承重反应期,固定的踝-足矫形器(AFO)或踝关节中立位融合术引起过度踝背屈。当胫骨随足前移时引起过度的膝关节屈曲。

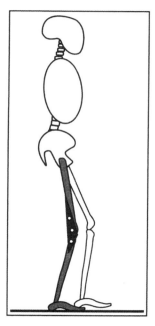

图 11 - 22　踝关节过度背屈使膝关节固定屈曲挛缩呈直立姿势。

支撑相膝关节屈曲

在全足支撑期间(支撑相中期),为了身体向量与足部力线对齐以保持站立位平衡,需要踝关节背屈超过中立位来保证持续性膝关节屈曲。踝背屈的度数与膝关节的弯曲姿势呈正比(图 11 - 22)。

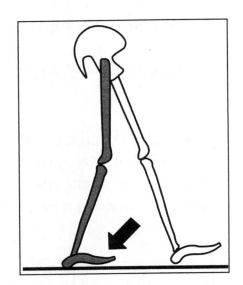

图 11-23 单下肢支撑阶段,仅足跟与地面接触阶段延长时,导致后方肢体伸展程度缩减。

延时的仅足跟与地面接触阶段

定义:仅足跟与地面接触的时间延长超过承重反应期。

阶段:承重反应期、支撑相中期、支撑相末期、摆动前期。

功能意义:影响稳定性及向前行进。

根本原因:

◇ 前足疼痛。

◇ 痉挛造成的爪形足。

这种情况很少见。正常的只在承重反应期仅足跟与地面接触的阶段,延伸到了支撑相中期并延续到支撑相结束,导致前足着地的阶段没有出现(图 11-23)。原因是前足疼痛或痉挛性爪形足。踝关节过度背屈使负重时疼痛减至最小。胫骨前部肌群紧张度增加,踝跖屈肌紧张度减小。

足跟提前离地

定义:足跟在应该与地面接触时提前离地。

阶段:初始着地、承重反应期、支撑相中期。

功能意义:中断足跟轴及踝关节轴、影响向前行进。

根本原因:

◇ 跖屈活动增加。

◇ 足跟疼痛。

◇ 主动性代偿下肢缩短或在对侧下肢帮助下实现足廓清。

◇ 继发性膝关节过度屈曲。

在初始着地、承重反应期以及支撑相中期,足跟与地面没有接触是不正常的运动。最严重的障碍是,在整个支撑相,足跟与地面都没有接触(持续性前足支撑)。足跟提前离地在支撑相前半段很容易被识别,但在支撑相中期的后段却难以辨别,这是因为正常的足跟抬起时间是在支撑相后期。

如果前进的推力足够推动肢体重心移至前足,在承重反应期或支撑相中期开始的足跟提前离地可能是紧随着正常的足跟初始着地模式后发生的。足跟提前抬离地面的主要原因是踝关节过度跖屈(如出现踝关节跖屈挛缩或痉挛;图 11-24)和膝关节过度屈曲(图 11-25),也可能是自主运动。有意识的跖屈用来适应缩短的下肢。对侧肢体通过主动性跳跃以抬高身体,帮助过度跖屈的踝关节完成足廓清。

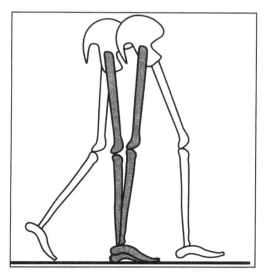

图 11 - 24 在支撑相中期踝关节跖屈挛缩导致足跟过早抬起。

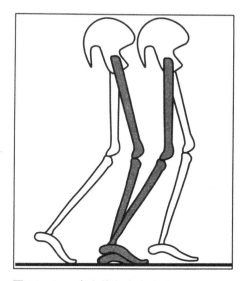

图 11 - 25 在支撑相中期膝关节屈曲挛缩导致足跟过早抬起。注意踝关节并未跖屈。

无足跟离地（足跟延迟离地）

定义: 在足跟应该离开地面时,足跟没有抬起离开地面。

阶段: 支撑相末期、摆动前期。

功能意义: 中断前足及足趾轴、减低向前行进程度、缩短对侧下肢步长、摆动前期膝关节屈曲受限。

根本原因:

◇ 小腿肌肉无力。

◇ 前足疼痛。

◇ 继发性足趾伸展不足。

◇ 继发性过度背屈。

无正常的足跟抬起见于支撑相末期和摆动前期。步行缓慢者出现持续性足跟与地面接触提示,跖屈肌无力或者是过度踝跖屈限制了肢体前进。支撑相末期是 7 块踝关节跖屈肌(比目鱼肌、腓肠肌、胫骨后肌、踇长屈肌、趾长屈肌、腓骨长肌、腓骨短肌)作用最大的阶段。尤其是当比目鱼肌、腓肠肌、胫骨后肌无力时,影响了踝关节和中足作为足跟轴到前足轴支点时的稳定性(图 11 - 26)。足跟抬高的缺失缩短了下肢长度,踝关节在

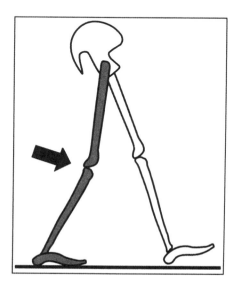

图 11 - 26 小腿肌肉无力造成足跟离地延迟。注意膝关节过度屈曲。

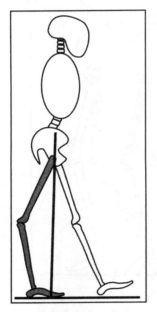

图 11-27 足跟抬起延迟继发于膝关节过度伸展。膝关节被身体向量的前移和胫骨后倾的力线排列锁定，从而使下肢的垂直高度缩短。

摆动前期不能为蹬离地面做好准备。

在支撑相末期开始时，足跟抬起延迟是比发生于此阶段结束时比目鱼肌无力更有意义的信号。在支撑相末期，一旦踝关节达到其被动背屈范围的边缘，仅靠肢体后伸姿势就能将足跟抬起。

摆动相早期是双下肢支撑的时期，体重被迅速转移至前进的一侧肢体。对无力的比目鱼肌需求的减少，可能使足跟随着身体的重量移至前足而上抬。在支撑相结束时，膝关节屈曲也将推动胫骨向前，足以实现足跟上抬。因此，足跟抬离延迟的时间有功能性意义。

跖趾关节背屈是正常的足跟抬起的先决条件。足趾屈曲痉挛或挛缩可能影响其在支撑相末期的伸展，从而阻止足跟抬起。

存在前足疼痛的人可能会逃避足跟抬起。抬起足跟会将力量集中于前足的小面积区域，导致疼痛区域的压力增加。

膝关节过度伸展也可造成足跟离地延迟，因为体重向量移至膝关节前方，限制了引起膝关节屈曲的正常胫骨前移。摆动前期膝关节屈曲延迟，直至足完全离地并向后推动胫骨来解锁膝关节使之屈曲（图 11-27）。

拖拽

定义：在摆动相足趾、前足或足跟与地面有接触。

阶段：摆动相早期、摆动相中期或摆动相末期。

功能意义：影响向前行进及足廓清，并且提前发生下落。

根本原因：

◇ 髋关节屈曲受限。

◇ 膝关节屈曲受限。

◇ 过度踝关节跖屈。

在摆动相早期，足跟无法抬起足够高度以实现足廓清可能是一个短暂的错误，但这种情况也可能会持续整个摆动相。在摆动相早期，足趾拖拽引起跌倒，肢体前进延迟。如果足无法达到前方的位置去承担已经前移的身体重量，人就会跌倒。持续到摆动相中期的足趾拖拽使摆动相时间缩短。

在摆动相早期，发生足趾拖拽最常见的原因是膝关节屈曲不足（图 11-28）。导致膝关节屈曲受限可能的原因：膝关节伸肌痉挛、屈肌无力模式或者难以达到正常的后方肢体姿势（参见第 12 章）。

在摆动相中期,足拖拽是由于髋关节屈曲不足或踝关节无法达到中立位引起的(图11-9)。在摆动相中期,足廓清通常被限制到只离开地面1~2 cm,因此,即使是细微的位置变化也可能会影响肢体的廓清能力。

在摆动相末期拖拽并不常见。在摆动相中期无法实现足够的足廓清可能会使问题持续至摆动相末期。

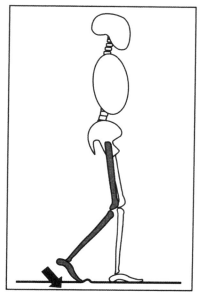 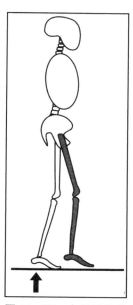

图 11-28 摆动相早期膝关节屈曲不足,无法上抬小腿实现足趾廓清。

图 11-29 左侧下肢跳跃帮助右侧内翻足实现足廓清。

对侧跳跃

定义:在受累侧肢体摆动肢体前进期间,对侧支撑肢体提前上抬身体至前足。

阶段:摆动相早期、摆动相中期、摆动相末期。

功能意义:降低对侧肢体的支撑稳定性、增加小腿肌肉需求。

根本原因:如果存在下肢太长(如下肢不等长)或膝关节屈曲不足时,对侧肢体通过主动代偿来帮助受累侧肢体实现足廓清。

当受累侧肢体太长时,对侧的足跟会有意识地提前抬起以上抬身体协助实现足廓清。下肢不等长是造成对侧跳跃的最常见原因。第二个原因是在摆动相早期,当膝关节屈曲无法达到足廓清所需的正常屈膝 60°时。第三个原因是在摆动相中期,当踝关节无法达到中立位姿势时,需要一个对侧跳跃代偿(图 11-29)。

对侧跳跃增加了对支撑侧肢体跖屈肌的需求,因为踝关节跖屈角度的增加对跖屈肌力量的产生并不是最佳方式。此外,因为必须在一个相对较小的表面来维持平衡,因此,对侧支撑肢体的稳定性下降。

距下关节偏差

距骨和跟骨连接处的活动，从冠状面（站立于患者身后）是最好的观察角度。在选定的步态周期时相，当关节运动超出预期的姿势时，过度内翻（跟骨相对于距骨向内侧旋转）和过度外翻（跟骨相对于距骨向外侧旋转）是可以确定的。因为正常的距下关节运动弧度相对较小，因此有时很难察觉到。内侧足弓高度的微小变化以及足与地面接触的模式可以帮助确定这些冠状面的偏差。

过度内翻

定义：前足或跟骨内翻超过中立位的特定阶段。

阶段：整个步态周期。

功能意义：过度内翻将身体的重量移动至足的侧面，进而提供了一个不稳定的支撑面。在承重反应阶段，僵硬性中足无法吸收震荡。在摆动侧肢体前进期间，主要影响是当足外侧朝下落时，足廓清难以实现。

根本原因：
◇ 内翻肌群过度活动。
◇ 足内翻挛缩。
◇ 模式化运动。
◇ 骨骼畸形。

由于所有控制踝关节的肌肉附着在足部时都穿过距下关节，内翻畸形通常与踝关节功能异常联合发生，引起前足和（或）后足姿势改变。过度内翻（inversion）也通常被称为内翻（varus）。由于距骨下的跟骨向内侧倾斜，足跟内翻就显现出来。在足跟支撑处的偏差从足后侧观察是最易被发现的。前足偏差能够明确是因为足着地的模式是跖骨头着地。尤其要特别注意的是代表第1跖骨，以及代表前足外侧边缘的第5跖骨。在支撑相，前足内翻的特征性表现是第1跖骨头从地面抬起（图11-30）。足内翻时足弓高度也随之增加。此外，前足也可能会出现内收情况。

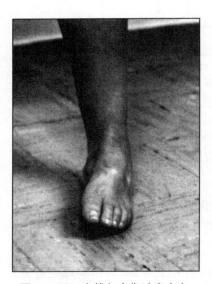

图11-30 支撑相中期过度内翻。第1跖骨从地面上抬，足弓高度增加。

异常的肌肉控制是造成过度内翻的主要原因。经过距下关节的5块肌肉都在内侧，所有这些肌肉排列对齐使足内翻（表11-2），其中4块肌肉（除了胫骨前肌）也是跖屈肌。

因此,当这些肌肉过度活动时足内翻下垂(马蹄内翻足)是一种常见的病理发现。步态偏差通常是由肌肉本应放松却开始活动造成的,最常见的发生时间序列错误是过早活动或活动延长。偶尔,也会有发生时间序列逆转的情况(如,应该是支撑相发生却发生在摆动相,或是相反的情况)。有明显不同的正常活动水平的肌肉(如比目鱼肌),由于强度的增加也能引起步态偏差。

表 11 - 2　导致过度内翻的原因和时相

内翻肌	IC	LR	MSt	TSt	PSw	ISw	MSw	TSw
前部								
胫骨前肌			X	X	X	X		
趾伸肌	O	O				O	O	O
后部								
比目鱼肌	X	X						X
胫骨后肌						X	X	X
蹈长屈肌	X	X				X	X	X
趾长屈肌	X	X				X	X	X

注:X=不合适的活动引起病理性异常的时相;O=无引起内翻的活动。

胫骨前肌和趾伸肌的异常活动

存在痉挛的患者,前足内翻可能会从初始着地持续至承重反应阶段或停止。摆动相的胫骨前肌活动是原始屈肌协同作用的一部分,但不是趾伸肌的一部分。这造成摆动相足内翻。当患者的肢体控制以原始自发模式为主时,在支撑相伸肌模式开始时胫骨前肌停止收缩(图 11 - 31)。因此,在摆动相内翻可能突然发生逆转至中立位甚至外翻。

在支撑相中、末期延长的内翻可能包括支撑相的胫骨前肌活动以及其他内翻肌的作用力(图 11 - 32)。最常见的是,患者有足下垂内翻(马蹄内翻足)。这占脑瘫患者[9]病理性足内翻的 75%,在脑卒患者[8]中可能占更高的比例。

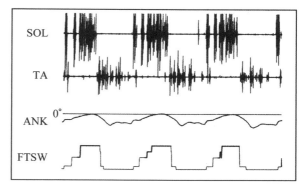

图 11 - 31　原始肌肉模式。胫骨前肌 EMG 始于摆动相开始,并在摆动相末期降低至不显著强度。比目鱼肌(SOL)在支撑相开始时提前活动伴随阵挛,停止于摆动相开始时。ANK =踝关节电子量角器。0°=中立位。支撑相背屈 0°和摆动相跖屈表示中度活动的胫骨前肌无法抗衡挛缩。FTSW =受累侧足开关。支撑相模式表明初始着地 MT5,前进至 H - 5、H - 5 - 1,以及延长的第 1～5 跖骨(足跟离地)。基线是摆动相间隔。

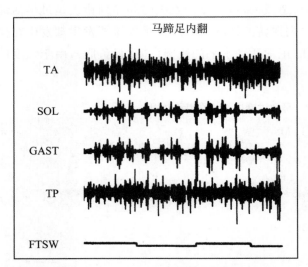

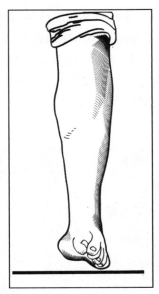

图 11-32 马蹄内翻足的支撑相模式是仅第 5 跖骨（FTSW 足开关抬高的区域表明第 5 跖骨接触地面）着地的足内翻模式。EMG 表明胫骨前肌（TA）和胫骨后肌（TP）的持续活动。比目鱼肌（SOL）和腓肠肌（GSAT）的活动是阵挛并持续至摆动相。因此，有 4 个动态的内翻根源。

图 11-33 由于足外侧缘朝下落表现出摆动相足内翻。

在摆动相，良好的踝关节背屈功能是胫骨前肌活动的证据，没有趾伸肌的参与（图 11-33），这是痉挛患者经常出现的偏差。尽管看起来比较明显，除了摆动相末期，摆动相其他阶段的足内翻都不具有功能上的意义。足的姿势决定了足的着地模式。

当胫骨前部肌群无力时，足在摆动相呈现一个内翻姿势。由于自然的踝关节中立位排列稍有倾斜，被动跖屈（如被动足下垂）包含了小部分的内翻。单纯的胫骨前肌无力可使足部内翻，但力量不足以实现完全背屈。

胫骨后肌异常活动

正常的步态在支撑相存在胫骨后肌活动，而对于患者，胫骨后肌活动无论是肌肉的活动时间序列还是强度均不一致。因此，不能假设病理性足内翻与胫骨后肌过多或过早活动有关。胫骨后肌可能是完全静止的（图 11-34）。然而，当胫骨后肌活跃时，其是距下关节足内翻的重要成因，因为在 5 个内翻肌（图 4-15）中，它有最长的杠杆。本应在支撑相发生的胫骨后肌活动在摆动相发生，出现在大约 11% 的脑瘫患者中（图 11-35）[2]。

比目鱼肌异常活动

当主要定位为跖屈时，比目鱼肌在距下关节也有很好的内翻杠杆。比目鱼肌的体积（胫骨后肌 5 倍大小）变得很重要。比目鱼肌的两种异常活动导致了其内翻，在摆动相末期作为原始伸肌协同作用的一部分，足内翻提前开始，然后在整个支撑相保持该异常姿势（图 11-36）。在承重反应阶段和支撑相中期，原始控制模式激活比目鱼肌高强度活动，

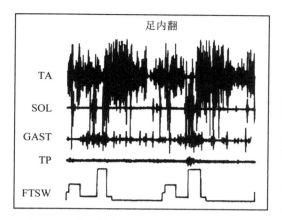

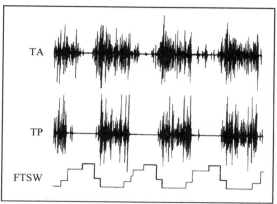

图 11-34　尽管足部支撑呈内翻状态但胫骨后肌（TP）不活跃。在支撑相及摆动相胫骨前肌（TA）均有强烈活动。比目鱼肌（SOL）活动是阵挛性、间歇性的。在摆动相腓肠肌（GAST）活动呈低强度间歇性低棘波。足开关（FTSW）模式显示一个不稳定的内翻足支撑模式：H-5、MT 5 和 5-1（足跟离地）。

图 11-35　胫骨后肌（TP）活动不协调但与胫骨前肌（TA）在整个摆动相保持同步。足开关（FTSW）显示轻微不一致的正常序列模式（H、H-5-1、5）。

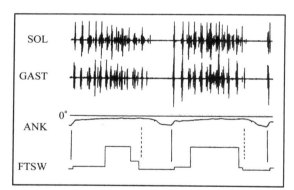

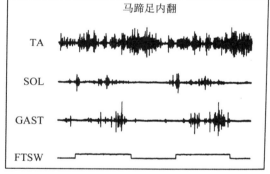

图 11-36　比目鱼肌（SOL）和腓肠肌（GAST）过早活动。阵挛模式的肌电图起于初始着地并持续整个支撑相。踝关节运动（ANK）是连续性的马蹄足（0°以下）。足开关（FTSW）提示内翻（MT5 初始着地）进展至马蹄足（延长的 MT5-1）。

图 11-37　挛缩使比目鱼肌（SOL）和腓肠肌（GAST）活动减少，呈现稀疏而低强度的肌电图活动。马蹄足和仅第 5 跖骨（通过 FTSW）支撑的复合影响。

高于支撑相末期足跟抬起前正常所需比目鱼肌活动强度。这比通过身体向量和足内翻的结果表现出的要求高。痉挛通常会增加比目鱼肌的反应强度。

　　跖屈挛缩可以在整个步态周期引起过度足内翻。如果挛缩是弹性的，由于在支撑相需要承受身体重量的力，挛缩程度可能会被降低。跖屈挛缩能减低比目鱼肌和腓肠肌稳定踝关节的活动水平，这种稳定的提供是通过静态的抵抗胫骨坍塌来实现的（图 11-37）。

跨长屈肌和趾屈肌的异常活动

　　这些肌肉通常被包括在原始的伸肌模式中，因此在摆动相末期过早被激活。此外，痉挛经常发生在这些肌肉上。像被描述过的比目鱼肌，这将导致肌肉活动强度增加和时间段提前，

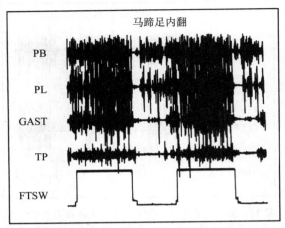

图 11-38 腓骨长肌（PL）和短腓骨肌（PB）的强烈活动提供了内翻足的侧向负重稳定性。腓肠肌（GAST）和胫骨后肌（TP）在整个支撑相也有活动。在支撑相开始和结束时，足开关（FTSW）显示第 5 跖骨位置（MT5）的前足支撑（5-1）。

这两个因素都促成了足内翻。有时在支撑相察觉到的爪形趾提示了这种过度活跃。

腓骨长肌和腓骨短肌的异常活动

能够在足内翻或马蹄足内翻状况下行走的患者，其肌电图测试都显示了强烈的腓骨肌活动。通常情况下，两个腓骨肌都是活跃的，但任一个都可能成为主导。在马蹄足内翻时，腓肠肌活动也可能很强烈。因此，外翻肌活动不足不是造成内翻步态的原因（图 11-38）。

当腓骨肌活动不能满足支撑相需求而导致内翻时，足无法在承受身体重量时保持稳定。足和踝关节将出现严重扭伤，通常情况下外侧组织被拉紧所以会产生疼痛感。

过度外翻

定义：前足或跟骨外翻超过正常位置的特定阶段。

阶段：整个步态周期。

功能意义：在承重反应期，过度向外倾斜增加了踝关节接合处和膝关节的旋转应力。在单下肢支撑阶段的过度外翻能解锁中足并防止足跟离地和向前行进所需的固定性前足的出现。当踝关节活动受限时，支撑相过度外翻可以增加踝关节背屈范围。

根本原因：

◇ 内翻肌无力。

◇ 代偿跖屈挛缩使踝关节背屈运动范围增加。

◇ 腓骨肌肌张力高。

◇ 骨骼排列改变导致足弓高度减低。

◇ 外翻畸形。

过度外翻（eversion）通常被称为外翻（valgus）。支撑相过度外翻最常见原因是，所有内翻肌（如胫骨前肌、胫骨后肌、比目鱼肌）的完全无力，原发性病理原因是弛缓性或痉挛性瘫痪，而不是腓骨肌过度活动（图 11-39）。在承重反

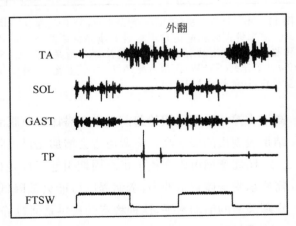

图 11-39 足内翻肌无力导致的外翻。胫骨后肌（TP）不活跃，胫骨前肌（TA）仅在摆动相活动（承重反应期活动缺乏）。比目鱼肌（SOL）和腓肠肌（GAST）肌电图显示低强度。足开关（FTSW）显示外翻：H-1，踇趾外翻（波幅叠加）。

应期,胫骨前肌和胫骨后肌通常会调整距下关节外翻的速度和程度。随着体重被加载到下肢,这两块肌肉的无力产生了一个可见的明显外翻"推力",使距下关节出现突然外翻。

跟骨外翻减少了距骨头的支撑并使其下落,造成胫骨内旋。当踝关节接合处随着距骨头的路径运动,胫骨内旋可能加剧,进一步引起中足和膝关节处的旋转应力增加。

随着身体重量向前移动至前足,距下关节外翻解锁了跗骨间关节,跗骨间关节松弛的结果导致踝关节背屈,使中足变低更加明显。无论是足弓塌陷或是保持都取决于其结构的完整性(韧带松弛)。在支撑相从后方能够观察到胫骨后肌无力的一个指征——"太多足趾"征。由于前足外展,过多的足趾将出现在受累侧下肢的踝关节外侧,这与外翻有关。在支撑相末期,当跟骰关节和距舟关节的轴线没有处于最佳力线排列结构而获得稳固的前足时,过度外翻阻止了正常的足跟离地。

支撑相外翻少见原因是:过早的、剧烈的腓骨肌活动增加了足外侧的抬高(图 11 - 40)。在其他踝跖屈肌无力时,腓骨肌活动间或会导致跟骨外翻足(踝)姿势。

通常摆动相的外翻是不正常的,因为踝关节背屈肌在自然位失衡时倾向于内翻。弛缓性和痉挛性瘫痪的残疾患者呈现出不同的外翻机制。胫骨前肌弛缓性瘫痪,如小儿麻痹症,可能会造成摆动相外翻。

在胫骨前肌无力或作用缺失造成

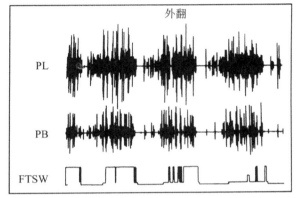

图 11 - 40 腓骨长肌(PL)和腓骨短肌(PB)的过度活动。高强度、早发性、高振幅的密集肌电图。足开关(FTSW)显示外翻:H - 1。

足内侧下落时,强有力的腓骨长肌和趾伸肌可以悬吊足外侧。足廓清不完全并且足外翻。这个姿势将持续步态周期的三个阶段。

足 趾 偏 差

在正常的步态周期中,足趾不仅作为下肢与地面之间最后的接触点,也是足抬起开始摆动相前最后离开的部分。发生在跖骨头与趾骨间连接处的步态异常偏差(如爪形趾或足趾伸展不足),常阻碍身体重量顺利地转移至足趾轴。然而,有时足趾偏差却有利于正常步态模式的形成,如胫骨前肌无力导致足趾过度伸展时帮助完成足廓清。

足趾过度伸展

定义:足趾伸展超过正常的特定阶段。

阶段：整个步态周期。

功能意义：在承重反应期，如果胫骨前肌无力，足趾过度伸展可能反映了趾长伸肌的使用增加。在摆动相前进阶段，足趾过度伸展可能会帮助实现足廓清。

根本原因：

◇ 胫骨前肌无力。

◇ 趾伸肌张力过高。

通常情况下，跖趾关节在除了初始着地阶段（25°伸展）、支撑相末期（25°伸展）和摆动前期（55°伸展）外，其他所有阶段都接近于中立位。从摆动相早期到承重反应期，足趾过度伸展远超过中立位可作为胫骨前肌可能无力的一个"红色旗帜"（警告）。姆长伸肌和趾长伸肌的活动代偿性地增加，可助于摆动相足廓清以及在承重反应期控制前足下落。

当足趾过度伸展与鞋内侧产生摩擦时，足茧或皮肤擦伤会进一步发展。可能需要额外深度的足趾套安全地包裹足趾。

足趾伸展受限

定义：跖趾关节少于正常伸展角度的特定阶段。

阶段：支撑相末期、摆动前期。

功能意义：影响前足及足趾轴、减少对侧步长。

根本原因：

◇ 挛缩。

◇ 姆趾僵硬。

◇ 前足疼痛。

◇ 任何在支撑相末期或摆动前期限制足跟离地的因素。

通常情况下，跖趾关节的挛缩和炎症性改变（如姆趾僵硬）妨碍了患者前进越过前足的能力。如果仅涉及姆趾，足将呈现内翻状态。将一个轴（足趾圆锥）应用于鞋底前部可以减轻前进中存在的问题。

足趾屈曲痉挛（姆长屈肌、趾长屈肌）因踝关节背屈和（或）跖趾关节伸展而加重，这在马蹄足患者中很容易被忽视。在支撑相末期和摆动前期，过度活动可妨碍正常的足趾伸展。

前足疼痛（如跖痛症）可能会为避免压力集中于疼痛区域而减少足跟离地。同时，如果在支撑相末期因跖屈无力足跟无法抬离地面，则不需要足趾伸展。

爪形趾

定义：趾间关节屈曲。

阶段：支撑相末期、摆动前期。

功能意义：影响身体重量顺利地转移至前足及足趾轴，减少对侧步长。

根本原因：

◇　趾屈肌张力过高。

◇　趾长屈肌和足内在肌的力量失衡。

◇　代偿无力的腓肠肌和比目鱼肌。

爪形趾是由伴有或不伴有肌肉无力引起的肌肉不平衡引起。在支撑相和摆动相，时序异常或者高振幅的踇长屈肌和趾长屈肌活动能够导致爪形足。在支撑相末期，这个姿势会妨碍足跟上抬的能力或者引起前足区域疼痛。

周围运动神经病变（如糖尿病）常因趾长屈肌和足内在肌群之间的力量失衡而引起爪形趾。当感觉神经病变出现在足部时，爪形趾可能造成足趾背面出现溃疡的风险，除非鞋子能够充分容纳足趾高度的增加。

踇长屈肌和趾长屈肌相对于踝关节位置的走行使其作为踝关节的跖屈肌。当比目鱼肌和腓肠肌无力时，趾长屈肌可能会出现肌肉活动增加来增强跖屈肌力量。他们作为趾屈肌的主要作用是导致爪形趾。

◇ 参 ◇ 考 ◇ 文 ◇ 献 ◇

1. Arsenault AB, Winter DA, Marteniuk RG. Bilateralism of EMG profiles in human locomotion. *Am J Phys Med*. 1986;65(1):1 – 16.
2. Barto PS, Supinski RS, Skinner SR. Dynamic EMG findings in varus hindfoot deformity and spastic cerebral palsy. *Dev Med Child Neurol*. 1984;26(1):88 – 93.
3. Eyring EJ, Murray WR. The effect of joint position on the pressure of intra-articular effusion. *J Bone Joint Surg*. 1964;46A(6):1235 – 1241.
4. Hof AL, Elzinga H, Grimmius W, Halbertsma JPK. Speed dependence of averaged EMG profiles in walking. *Gait Posture*. 2002;16(1):76 – 86.
5. Jonkers I, Stewart C, Spaepen A. The complementary role of the plantar flexors, hamstrings and gluteus maximus in the control of stance limb stability during gait. *Gait Posture*. 2003;17:264 – 272.
6. Kinney CL, Jaweed MM, Herbison GJ, Ditunno JF. Overwork effect on partially denervated rat soleus muscle. *Arch Phys Med Rehabil*. 1986;67:286 – 289.
7. Perry J, Mulroy SJ, Renwick S. The relationship between lower extremity strength and stride characteristics in patients with post-polio syndrome. *Arch Phys Med Rehabil*. 1990;71:805.
8. Perry J, Waters RL, Perrin T. Electromyographic analysis of equinovarus following stroke. *Clin Orthop*. 1978;131:47 – 53.
9. Wills CA, Hoffer MM, Perry J. A comparison of foot-switch and EMG analysis of varus deformities of the feet of children with cerebral palsy. *Dev Med Child Neurol*. 1988;30:227 – 231.

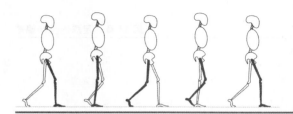

第 12 章

膝关节步态偏差
Knee Gait Deviations

最常见的膝关节功能障碍发生于矢状面。不适宜的运动弧度导致了膝关节屈曲或伸展的过多或不足。冠状面的偏差(过度外翻或内翻)并不常见。已经有报道膝关节存在过度的水平面旋转,但其结果随测算方法的不同而变化。尽管每种设备都对其各自的技术有信心,但这也导致了实验室之间主要的不一致[1]。

矢 状 面 偏 差

6个术语被用来确定膝关节矢状面的异常运动模式:膝关节屈曲受限、膝关节过度伸展、伸展推进、膝关节过度屈曲、对侧膝关节过度屈曲、晃动不稳。前3个术语反映了在特定的阶段,相较正常预期膝关节有更大的伸展(膝关节屈曲受限、膝关节过度伸展),或者迅速活动膝关节至伸展状态(伸展推进)。接下来的2条术语,膝关节过度屈曲和对侧膝关节过度屈曲,提示在特定时期同侧或对侧膝关节较正常预期屈曲角度更大。晃动不稳定义为同侧或对侧膝关节在屈曲与伸展之间交替活动(表 12-1)。

表 12-1　膝关节矢状面步态偏差的阶段

项目	IC	LR	MSt	TSt	PSw	ISw	MSw	TSw
膝关节屈曲受限		X			X	X		
膝关节过度伸展	X	X	X	X	X			
伸展推进		X	X					
膝关节过度屈曲	X	X	X	X				X
对侧膝关节过度屈曲					X	X	X	X
晃动不稳		X	X	X				

注:X=受指定的病理状态影响的阶段。

膝关节屈曲受限

定义:膝关节屈曲角度低于正常的一个特定阶段。

阶段:承重反应期、摆动前期、摆动相早期。

功能意义:在承重反应期,膝关节屈曲受限降低了正常吸收震荡的功能以及对股四头肌的需求。在摆动前期和摆动相早期,膝关节屈曲受限影响了足廓清并可导致足拖拽。

根本原因:

◇ 股四头肌无力(承重反应期)。

◇ 股四头肌或跖屈肌痉挛(承重反应期、摆动前期、摆动相早期)。

◇ 膝关节或髌骨-股骨膝关节疼痛。

◇ 膝关节伸展挛缩。

◇ 腘绳肌过度活动或屈髋肌无力造成的大腿前进受限。

◇ 本体感觉受损。

◇ 原始肌肉协同作用干扰了邻近关节的快速联合膝关节屈曲与伸展的能力。

在整个步态周期的 3/4 阶段中,屈曲是正常运动,屈曲活动的消失具有功能上的意义。这些阶段是承重反应期、摆动前期、摆动相早期。在摆动相中期,膝关节屈曲受限很少引起功能上的影响。在支撑相和摆动相,这种病理状态导致的屈曲的缺乏差别非常明显。每种情况引起的代偿运动也极大地不同。

在承重反应期,膝关节屈曲受限是内在病理状况的证据(如,膝关节伸展挛缩),但膝关节屈曲的完全消失通常是主动性代偿活动(如,降低对无力的股四头肌的需求或为了避免快速关节活动引起的疼痛)。

膝关节无法屈曲超过 5°或 10°时,削弱了肢体减低震荡的能力,是引起疼痛的原因之一。如果没有肌肉的缓冲,相对刚性的肢体在转移身体重量的影响时,会直接从股骨下降到胫骨(图 12 - 1)。这种转换的意义随步态速度的不同而变化。如果患者步行速度慢,承载重量的最大峰值不会超过体重,因为加速度没有明显增加。能够快速行走的患者可能会存在关节软骨及其下层骨的微小创伤[10]。

在初始着地时,随身体重心向量前移至关节轴心,膝关节完全伸展有利于保持承重姿势的稳定性,如果因过早的踝关节跖屈导致足跟轴缺失,这个姿势就会保持。因此,膝关节缺乏屈曲是一种有

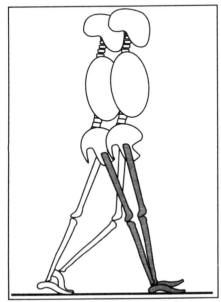

图 12 - 1　承重反应期的膝关节屈曲受限中断了正常的震荡吸收机制。

益的步态偏差,因为当股四头肌无力时无法重复地控制屈曲的膝关节。

在摆动前期,膝关节屈曲不足会使足趾离地变得更加困难,支撑相与摆动相之间的过渡就没有了(图12-2)。后方下肢的伸展姿势使足向下方倾斜。膝关节没能及时地屈曲,则后方下肢髋关节与足趾(最靠近地板的足的一部分)间的功能性长度,要长于前方承重侧髋关节至足跟之间的长度。对膝关节屈曲受限的代偿,是试图通过创造一个相对更长的对侧肢体来解放足趾。这些代偿方式包括承重侧肢体跳跃(踝关节过度跖屈),以及后方下肢的骨盆倾斜(上抬)和外展(环行运动)。这些活动都增加了步行时的能量消耗。

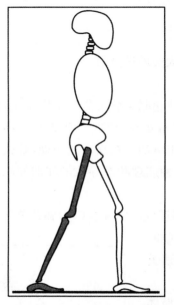 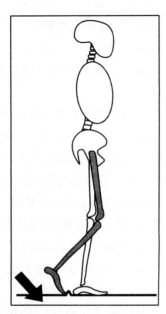

图12-2 摆动前期膝关节屈曲受限,无法为摆动相做好肢体准备。

图12-3 摆动相早期的膝关节屈曲受限实际上拉长了下肢,造成足拖拽。

在摆动相早期,膝关节屈曲不足导致足趾拖拽,进而影响推动下肢向前行进(图12-3)。如果这种连续的状态是由于摆动前期髋关节屈曲问题引起,情况就会变得更糟。在尝试推动后方的肢体前进时变得更加直立,足趾拖拽情形加重。摆动前期应用的代偿是使后方的肢体摆动向前,在足趾移动超过对侧下肢之后,对膝关节屈曲的需求减少。

膝关节屈曲受限的原因,因发生偏差的阶段而不同。在承重反应期,其挑战是股四头肌在支持屈曲的膝关节时的活动强度。在摆动前期和摆动相早期需要被动灵活性。膝关节屈曲受限的潜在原因是股四头肌无力、股四头肌痉挛、髋关节屈肌无力、疼痛、挛缩和关节融合。

膝关节屈曲受限的肌肉因素

股四头肌无力

股四头肌的主要功能是支撑屈曲的膝关节。当股四头肌力量不能满足这种需求时,各种代偿措施被用来保持承重稳定性。

在承重反应期,当股四头肌无法控制屈膝时（MMT 0～3 级）,感觉系统未受损的人（脊髓灰质炎、股神经损伤、继发性废用性无力）会刻意避免屈曲膝关节来维持承重时的稳定性。一些只是中度股四头肌无力的患者（MMT 3～4 级）,也会使用相同的代偿方式来保护肌肉避免重复性压力,以便可以用接近正常的速度步行。

承重反应期的膝关节屈曲被两种主动性活动阻止（图 12 - 4）。臀大肌和大收肌使髋关节伸展,进而限制了大腿向前运动。比目鱼肌启动的踝关节过早跖屈阻碍了胫骨前进,因此足跟着地模式并没有激活正常的足跟轴活动。

在摆动前期,踝、膝关节肌肉无力使膝关节无法屈曲。通常情况下,小腿肌群活动可抑制胫骨前向坍塌。当腓肠肌和比目鱼肌无力时,胫骨将会向前坍塌,膝关节将呈屈曲

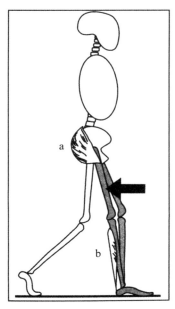

图 12 - 4　股骨缩进（通过增加臀大肌和大收肌的活动）造成承重反应期膝关节屈曲缺失或阻碍胫骨前进（比目鱼肌过早活动）。

姿势。然而,如果股四头肌无力,将无法耐受对伸肌额外的需求。相反,患者必须保持膝关节伸展直至身体重量完全卸载转移至对侧肢体（摆动前期结束）。膝关节保持完全伸展（或过伸）,偶尔会出现短暂的足趾拖拽。当过伸（膝反张）成为膝关节稳定的根源时,足趾廓清延迟的可能性增加。

股四头肌痉挛

在膝关节屈曲时,快速的被动牵伸反射刺激肌肉产生过度活动。在承重反应期、摆动前期和摆动相早期都是步态周期中敏感的阶段。

在承重反应期,足跟轴活动引起膝关节屈曲,减少了对股四头肌的快速拉伸。股四头肌的过度反应限制了完全的屈曲范围,导致膝关节过早伸展（图 12 - 5）。

在支撑相的剩余时间内,原始伸肌模式的继续使膝关节过伸位置变得更加明显。尽管实际上膝关节并没有向后过度运动,但由于躯干前倾结合踝关节跖屈,也可能造成膝过伸的假象。

持续到摆动前期的股四头肌活动,限制了膝关节屈曲。这发生在依赖于原始伸肌协同模式的患者。在支撑相中、末期,原始的伸肌模式用来稳定膝关节,但由于太过僵硬而无法在摆动前期实现膝关节快速屈曲。因此,膝关节不能为摆动相做好足够的准备（图 12 - 6）。

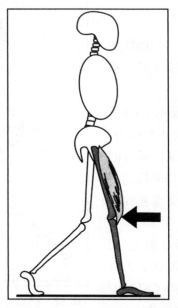

图 12-5 股四头肌过度活动会抑制承重反应期的膝关节屈曲。

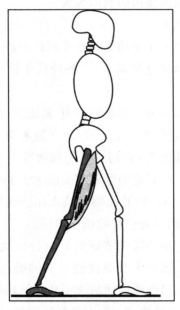

图 12-6 延长的股四头肌活动使摆动前期的膝关节屈曲消失。

在摆动相早期,多种股四头肌痉挛模式限制了膝关节的屈曲运动,可能所有肌群都被累及[12]。大约 1/4 患者是股直肌活动。当肌肉过度紧张或活动延长时,就会阻碍摆动相早期的膝关节屈曲(图 12-7)。股四头肌阻碍性活动的第二种模式,是持续至摆动相的股中间肌(VI)活动(图 12-8)。股四头肌阻碍性活动的第三种模式,是在摆动相的主要阶

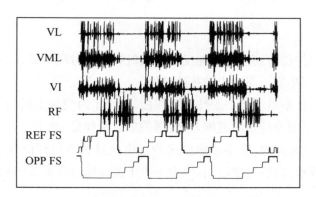

图 12-7 延长的、高强度的股直肌(RF)活动抑制了摆动相膝关节屈曲。延长的股肌(VL、VML、VI)活动在摆动前期结束。受累侧肢体的足开关(REF FS)显示不一致的前进模式。承重反应期对侧正常的足开关(OPP FS)与受累侧肢体足开关结束时的重叠部分,确定了摆动前期。

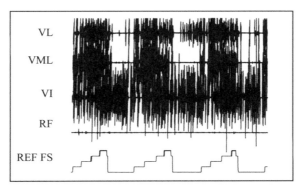

图 12 - 8　在摆动相股中间肌（VI）持续性活动抑制了膝
关节屈曲，与股外侧肌（VL）和股内侧肌（VML）同时延
长活动进入摆动相早期。REF FS＝受累侧肢体足开关。

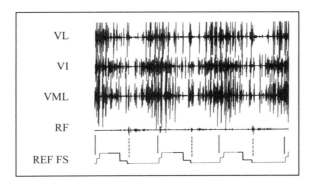

图 12 - 9　股外侧肌（VL）、股中间肌（VI）和股内侧肌
（VML）的持续性活动抑制了膝关节屈曲。股直肌（RF）
活动不明显。REF FS＝受累侧肢体足开关。

段，所有的股四头肌仍有延长性活动，进而限制了摆动相早期的膝关节屈曲（图 12 - 9）。
从股中间肌和股外侧肌中辨别股直肌过度活动的最佳方式，是使用极细针极肌电图[7, 8]。
表面肌电图对股直肌的记录，可能无意间记录下了来自底层肌肉的串扰。

　　股直肌的过度活动可通过手术方法解除。如果股四头肌比较强健，仅手术解除股中
间肌的过度活动也是有效的。但全部股四头肌过度活动有一种无法纠正的情况是，股外
侧肌和内侧肌群（长头或股内侧三角）是不可替代的（图 12 - 9）。然而，特殊的肌肉活动模
式并不能通过运动分析或触诊来辨别，需要动态肌电图的帮助。

髋关节屈肌无力

　　当髋关节屈曲不足剥夺了患者通常用于屈曲膝关节的动量时，摆动相早期膝关节屈
曲就消失了。摆动前期功能不足会加重这个问题。膝关节屈曲启动延迟，运动弧度是不
完整的（图 12 - 10）。步行缓慢者也需要增加髋屈肌力量来屈曲膝关节。他们依靠股骨前
进以及胫骨的惯性来实现膝关节屈曲。在髋屈肌无力时，大腿保持竖直而膝关节相对

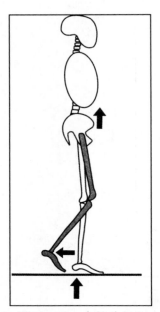

图 12-10 在摆动相早期，髋关节屈肌无力造成膝关节屈曲受限。下肢廓清要求同侧下肢踝关节背屈增加，对侧下肢跳跃或骨盆上抬。

伸展。

不适当的腘绳肌活动

在摆动前期延长的或提前的腘绳肌活动，引起摆动相早期膝关节屈曲减少[5]。腘绳肌通过其对髋关节的作用限制了大腿向前行进。膝关节屈曲程度被动地减少。

疼痛对膝关节屈曲受限的影响

当关节内部病理性组织张力增加时，膝关节快速运动引起疼痛。这会在 3 个阶段导致膝关节屈曲受限，分别是：承重反应期、摆动前期、摆动相早期。

在承重反应期，避免膝关节屈曲机制与股四头肌无力相同。目的是消除关节运动时的剪切力。第二个目的就是减少股四头肌收缩时的压力。关节炎症、严重不稳以及多韧带性损伤后的瘢痕形成，是造成关节面损伤的常见原因。髌骨损伤会引起特别的限制。

在摆动前期，有意识地限制膝关节屈曲可以消除剪切力。当承载重量迅速发生时，这种活动很少完成。在摆动相早期，即使临床检查有足够的被动屈曲活动范围，持续的无法完成的膝关节快速运动将导致步行时膝关节屈曲弧度不足。其结果是以僵直步态模式进入摆动相中期。

伸肌挛缩和关节融合对膝关节屈曲受限的影响

摆动所需的膝关节屈曲，可通过两种机制使其丧失。关节囊性瘢痕或股四头肌挛缩引起关节被动活动范围不足（即，小于 60°）。更常见的是，临床检查时的关节被动活动范围是正常的，但瘢痕组织不能快速地扩展来满足摆动前期和早期的活动需要。在功能上要求膝关节屈曲 60°应在 0.2 秒内（摆动前期和摆动相早期）完成，这通常超过了瘢痕组织可塑性的限度。因此，即使膝关节在缓慢被动检查时屈曲活动范围足够大，也可能在行走过程中表现出严重的受限。

在承重反应期，当膝关节融合至 15°～20°的屈曲时，尽管结束姿势是合适的，但缺少吸收震荡所需的正常运动弧。即使融合后的位置可提供单下肢支撑所需的稳定性，但在摆动相，足廓清所必需的膝关节屈曲受到阻碍。

膝过伸

定义：膝关节位于解剖学中立位的后方，也称为反屈。

阶段：初始着地、承重反应期、支撑相中期、支撑相末期、摆动前期。

功能意义：膝过伸降低了对无力的股四头肌的需求。在承重反应期，正常的震荡吸收机制也会减低，向前行进受到影响。在支撑相中期、支撑相末期和摆动前期，这种偏差限制了向前行进以及摆动相肢体准备的完成。

根本原因:

◇ 股四头肌无力(承重反应期)。

◇ 股四头肌与跖屈肌无力(单下肢支撑)。

◇ 股四头肌及跖屈肌痉挛。

◇ 严重的踝关节跖屈肌挛缩。

当膝关节运动向后成角(反张)时,就发生了膝关节过伸。过伸的开始可发生在负重的任何阶段(图 12 - 11)。它可能是缓慢被动地,也可能是主动突然地。在支撑相大部分阶段,当身体重心向量落在膝关节前方时,膝过伸是膝关节保持相对稳定的姿势(图 12 - 12)。

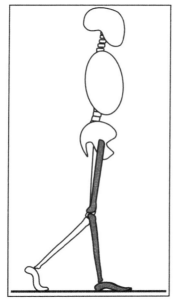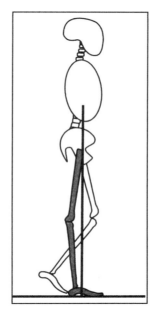

图 12 - 11　膝过伸。回缩的胫骨或股骨将膝关节牵拉至反张状态(向后成角)。

图 12 - 12　股四头肌无力导致代偿性膝过伸。身体向量在膝关节前方提供伸肌力矩。

为了对抗后部的、对膝关节提供支持的关节囊和韧带的长期应力,过伸通常会随着时间进展。导致畸形的机制是两种运动的组合:胫骨回缩结合躯体近端持续向前的动量。由于跖屈肌挛缩或小腿肌群过度活动,胫骨前进的速率被过度限制。当身体近端的前进速率大于受限制的胫骨时,膝关节伸肌的力量会增强。当跖屈肌和股四头肌痉挛同时存在时,畸形进展迅速。

或者,当躯干前倾取代了身体重心移至膝关节前方,最终导致后方支撑结构被拉长。这是缺少股四头肌稳定性的个体的主动性活动。

伸展推进

定义：膝关节向前伸展的有力活动。

阶段：承重反应期、支撑相中期。

功能意义：膝关节处的伸展推进降低了对无力的股四头肌需求。在承重反应阶段，也会减少正常的震荡吸收机制，阻碍向前行进。

根本原因：

◇ 股四头肌无力（承重反应期）。

◇ 股四头肌或跖屈肌痉挛（承重反应期、支撑相中期）。

◇ 跖屈肌挛缩引起初始着地模式为前足着地。

◇ 膝关节的本体感觉障碍。

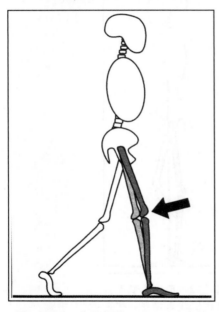

图 12 - 13 伸展推进。承重反应期膝关节快速后移至伸展状态使向前行进延迟。

使膝关节向后运动的伸肌力量引起的伸展推进，是一种动态的、快速的活动（图 12 - 13）。当股四头肌无力时，与应该具有的膝关节屈曲位置比较，膝关节有力的伸展推进确保了膝关节在承重反应期进入伸展状态。通常情况下，躯体重心向量落在膝关节前方时，用躯干前倾使力线重新排列来促进伸膝机制的完成。

当存在跖屈肌挛缩、跖屈肌痉挛或股四头肌痉挛时，伸展推进通常是对下肢承重的首要反应。当存在严重的踝关节跖屈肌挛缩时，初始着地模式通常是前足着地。当下肢快速承重时，严重的被动踝跖屈肌僵硬拉动胫骨向后，有助于完成膝关节伸展推进。相同的模式存在于跖屈肌痉挛时。当下肢负重时，踝跖屈肌被拉伸引起小腿肌群快速活动，推动胫骨向后。当股四头肌痉挛存在时，最初的刺激是在承重反应期膝关节屈曲引起的快速拉伸。拉伸加剧了股肌的活动，此时本应出现正常的膝关节屈曲，却发生了膝关节伸展推进的结果。时间序列的变化根据引起病理状况发生的严重程度而不同。

膝关节本体感觉受损时的膝关节伸展推进运动，可能被用于保证支撑相时膝关节维持伸展而稳定的姿势。有力的伸展推进运动，可能为与膝关节运动和位置有关的感觉反馈提供一个额外的益处。

过伸和伸展推进都可能导致长期的损害，稳定性肌群的废用性疲劳可能会进展。另外，长期应力会导致支持膝过伸韧带的退行性变和疼痛。

下面两种偏差，膝关节过度屈曲和对侧膝关节过度屈曲有许多共同原因。如有任何引起受累侧下肢膝关节过度屈曲的损害出现在对侧,都会引起对侧膝关节过度屈曲。

膝关节过度屈曲

定义:膝关节屈曲大于正常的特定阶段。

阶段:初始着地、承重反应期、支撑相中期、支撑相末期、摆动相末期。

功能意义:在承重反应期及单下肢支撑阶段,过度的膝关节屈曲增加了对股四头肌的需求。在摆动相末期,过度的膝关节屈曲限制了步长,影响向前行进。

根本原因:

◇ 跖屈肌无力(单下肢支撑)。

◇ 膝关节屈曲挛缩(关节积液)。

◇ 髋关节屈曲挛缩的代偿。

◇ 膝关节屈肌过度活动或痉挛。

◇ 腘绳肌挛缩。

◇ 原始协同运动模式。

◇ 膝关节疼痛。

过度屈曲有下列两种情形。第一种是比正常屈曲弧度增加,见于承重反应期和支撑相中期。另一种情况是正常的伸展消失,见于支撑相中期、支撑相末期和摆动相末期。每种情况都代表不同的病理状态。

在承重反应期,相对于膝关节应有的姿势,过度屈曲将大于15°(图12-14)。大多数这种屈曲弧度在承重反应期会进展,但实际上在支撑相中期开始的、对单下肢支撑阶段增加需求的压力下,膝关节屈曲只多了几度而已。这种时间序列上的表现,给膝关节功能异常解读带来了轻微的困惑。为了辨别支撑相中期的主要目的(进行性膝关节伸展),术语"过度屈曲"在承重反应期已经被明确定义。

在支撑相中期和末期,无法完全伸展膝关节是为保持承重稳定性而妥协的常见步态偏差。在支撑相中期,膝关节无法向前伸展(图12-15)。膝关节在摆动相末期不会伸展至10°以内的自然位(图12-16)。一般来说,这些步态偏差代表了出现在承重反应期的过度屈曲的延续。

在摆动相中期,膝关节过度屈曲通常代表髋关节屈曲增加,以及重力拉伸胫骨使其呈竖直姿势的继发性效应(图12-17)。它不具有重要的临床意义。

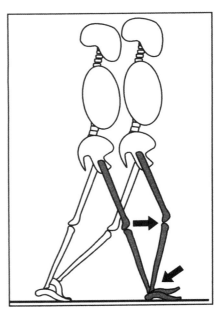

图 12-14 承重反应期膝关节过度屈曲。注意伴随踝关节过度背屈。

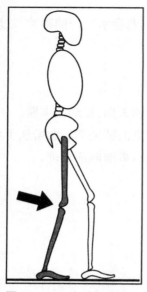

图 12-15 支撑相中期伴有踝关节过度背屈的膝关节过度屈曲。

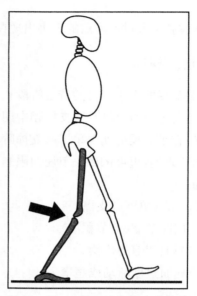

图 12-16 支撑相末期伴有踝关节过度背屈，以及后方肢体伸展姿势不足的膝关节过度屈曲。

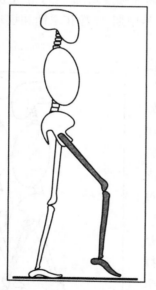

图 12-17 摆动相中期膝关节过度屈曲代偿踝关节过度跖屈，如无代偿则出现足拖拽。增加髋屈曲有助于抬起跖屈的足完成足廓清，也伴随屈膝增加。

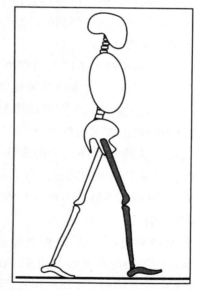

图 12-18 摆动相末期膝关节屈曲不足会缩短步长。

在摆动相末期结束时，膝关节无法完全伸展会导致步长缩短（图 12-18）。这可能与有意识地减少承重反应期对肌肉的需求有关。或者,原始控制的患者无法在同一侧肢体实现屈曲和伸展的混合,可能会缺乏膝关节最终的伸展运动。

有很多原因可以造成膝关节过度屈曲。有些是来自邻近关节的功能障碍,而另一些则来自膝关节自身结构的问题。

小腿肌群无力对膝关节过度屈曲的影响

尽管经常被忽视,但比目鱼肌无法有效地控制胫骨,仍然是支撑相中、末期膝关节伸展不足的主要原因。无力可能是因为瘫痪,以及前足承重受限等情况如关节炎。跖屈肌无力的临界值难以用传统的徒手肌力测试检测,因此,膝关节过度屈曲可能为临床医生提供了识别小腿肌群无力的首要征象。当身体重心向量前进时,由于踝跖屈肌力量不足使胫骨向前下落。因此,胫骨的前进快于股骨,造成持续性的膝关节屈曲(图 12-19)。尽管股四头肌有足够的力量来支撑屈曲的膝关节,但其无法重建膝关节伸展,因为它拉动的基础(胫骨)是不稳定的。当股四头肌拖动股骨向前以实现膝关节伸展时,亦推动躯体向前位于髋关节之上。这增加了踝关节的扭矩,但无力的比目鱼肌无法完成,因此,整个肢体前进而不仅仅是股骨前进,膝关节运动维持在伸展不足状态。

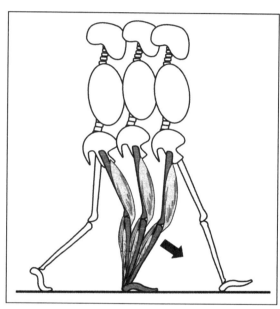

图 12-19　当比目鱼肌无力无法稳定胫骨时,膝关节过度屈曲可随踝关节过度背屈出现。

挛缩对膝关节过度屈曲的影响

肿胀的膝关节休息位置约为 30°[4],这种挛缩姿势并不少见(参见图 10-6)。多种病理情况可导致这种畸形,主要的原因是创伤、关节炎和膝关节手术。膝关节屈曲挛缩造成了对膝关节伸展持续性的限制。在步态周期的所有阶段,除了摆动相早期,都存在 30°的膝关节屈曲挛缩异常。被动角度部分地恢复到 15°屈曲挛缩时,在承重反应期及摆动前期可表现为正常姿势。在摆动相末期、初始着地以及支撑相中、末期,膝关节伸展仍然不足。

在承重反应期,膝关节屈曲挛缩在 15°~30°时差异并不明显,但在单下肢支撑阶段膝关节伸展不足在视觉上已十分明显,并且对股四头肌的需求显著增加。在摆动相末期,伸展不足的损失表现为步长的缩短。

与膝关节屈曲挛缩造成的股四头肌需求的增加相反,当膝关节内积液造成膝关节过度屈曲时,伸膝肌活动减少[11]。由于股四头肌产生动力的能力降低,当膝关节囊因积液[3]而肿胀时,可能需要近端代偿(如躯干前倾)来减少对伸膝肌的需求。

如果髋关节屈曲挛缩严重以致股骨远端向前倾斜时，在单下肢支撑时也会引起膝关节的过度屈曲。如果足部保持全足着地并向前行进时，需要膝关节过度屈曲以适应髋关节屈曲挛缩的需要。

腘绳肌过度活动对膝关节过度屈曲的影响

上运动神经元病变的患者（脑瘫、卒中、脊髓损伤、出血性脑损害）通常表现出腘绳肌过度活动。这通常是由于痉挛，但不恰当的腘绳肌活动也是原始伸肌协同作用的共同部分（图 12 - 20)[2]。腘绳肌过度活动可能是提前的、延长的，甚或是持续性的。腘绳肌过度活动通常始于摆动相中期的早些时候，并持续至支撑相中期，甚或持续时间更长（图 12 - 21)。

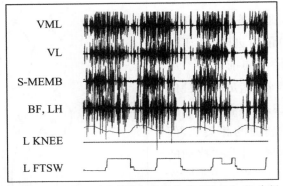

图 12 - 20 股四头肌[股内侧肌长头（VML）、股外侧肌（VL）]和腘绳肌[半膜肌（S - MEMB）、股二头肌长头（BF，LH）]，以同时启动和停止的膝关节原始伸肌协同模式为特征。股四头肌缺乏选择性控制来对抗腘绳肌力量以及持续整个支撑相的膝过度屈曲（L KNEE）。左侧足开关（L FTSW）提示缩短的足跟轴。

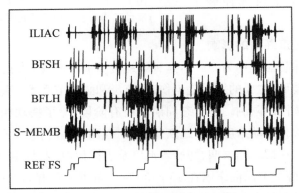

图 12 - 21 腘绳肌痉挛导致支撑相膝关节伸展不足。股二头肌长头（BF、LH）和半膜肌（S - MEMB）活动说明在摆动相中期提前活动并延长至支撑相中期。髂肌（ILIAC）说明摆动相早期的主导模式以及支撑相末期的半阵挛性活动，提示对快速拉伸做出痉挛性反应。股二头肌短头（BFSH）显示不一致和不显著的活动模式。受累侧肢体的足开关（REF FS）表示了一种与正常情况不一致的序列。

在摆动相末期和支撑相，患者的膝关节可一直保持过度屈曲状态。

痉挛性腘绳肌的过度活动，也可能是当踝关节背屈受限时，躯干前倾向前推进身体的需要。患者的前进姿势增加了伸髋肌支撑的需要。这是对支撑相延长的腘绳肌活动的额外刺激。不幸的是，这也会引起膝关节屈曲（图 12-22）。躯干前倾帮助消除了对股四头肌的过多需求。

腘绳肌挛缩

在步行过程中，腘绳肌最大的关节活动度需求发生在摆动相末期。在这一点上，骨盆前倾 10°，大腿屈曲 20°，膝关节接近完全伸直。严重的腘绳肌紧张（如直腿抬高小于 40°）将会限制摆动相末期正常的膝关节伸展。在摆动相末期，膝关节比髋关节更易被腘绳肌拉紧，因为膝关节试图在这个阶段获得更大的伸展位置，而髋关节从其 25°屈曲的峰值位置开始后伸来保证与地面接触。当肢体向前行进受到严重限制时，骨盆后倾可用于增加更大范围的膝关节伸展运动。

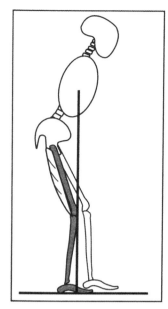

图 12-22 支撑相中期延长的腘绳肌活动。利用腘绳肌支撑弯曲的躯干也会造成过度的膝关节屈曲。

单侧伸髋肌无力对膝关节过度屈曲的影响

一个有正常运动控制的人，会选择性应用腘绳肌替代主要的伸髋肌（臀大肌和大收肌）无力的情况，由于腘绳肌附着于胫骨，因此会导致支撑相膝关节伸展的轻微减低。从承重反应期至支撑相末期，膝关节保持约 15°的屈曲。如果股四头肌无力仍然存在，躯干前倾以保持身体向量在膝关节前方。由腘绳肌造成的屈膝影响了膝关节的稳定性，也增加了对躯干前倾的需求。

踝关节过度跖屈对膝关节过度屈曲的影响

踝关节跖屈增加了髋关节至足趾之间的距离。如果没有解剖学上的长度缩短，任何时候在摆动侧下肢必须跨过支撑侧下肢时，这种相对延长必须通过膝关节屈曲来适应。在摆动相中期，下肢向前行进会被踝关节跖屈挛缩或背屈肌麻痹阻碍。为确保足廓清，下肢向上抬起（图 12-23）。因为重

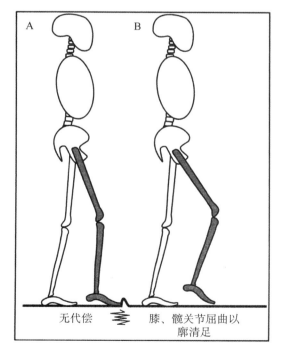

图 12-23 摆动相中期，膝、髋关节过度屈曲以代偿足下垂。A. 足拖拽无代偿。B. 通过髋关节过度屈曲上抬下肢以实现足廓清。

力的作用使胫骨竖直导致膝关节屈曲时，髋关节屈曲是克服重力的基本运动。似乎可以观察到膝关节过度屈曲是明显的代偿表现，但这仅通过增加的髋关节屈曲来完成。

对侧肢体膝关节过度屈曲

定义：对侧下肢膝关节屈曲多于正常程度的特定阶段。

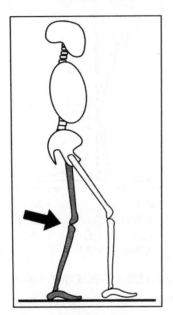

图 12-24 任何引起对侧膝关节过度屈曲的原因（先前讨论过的）都将降低骨盆高度（灰色肢体）。导致肢体相对不等长，提高了对受累侧肢体（白色）的要求以及代偿足廓清的需要。

阶段：对侧下肢的支撑相（相当于受累侧肢体的摆动相）。

功能意义：对侧下肢膝关节屈曲多于正常使身体向地面降低，实际上拉长了受累侧肢体。

根本原因：

◇ 任何能引起对侧下肢膝关节在支撑相过度屈曲的因素。

◇ 有意识地屈曲膝关节，使受累侧肢体到地面的距离更短。

这种对侧肢体的步态偏差值得注意，因为这将使身体向地面降低，可能需要受累侧肢体应用代偿策略以廓清下肢（如髋关节屈曲或旋转活动增加）。当对侧下肢有过度屈曲情况发生而受累侧肢体处于支撑相时，对侧肢体将会比本应屈曲的角度更大（图 12-24）。这些对受累侧下肢膝关节过度屈曲的概述成因都是相似的。有时，当受累侧肢体存在解剖学上的短缩时（如存在下肢不等长），对侧的过度屈曲作为一种策略，用于将身体向地面降至更低。这个姿势增加了对侧下肢股肌的需求，也增加了能量消耗。

"晃动不稳"是矢状面最后的偏差，涉及屈曲和伸展交替的运动弧度。虽然不是一个常见的偏差，但其检查的重点在于本体感觉障碍或阵挛的存在。

晃动不稳

定义：在单下肢支撑时，膝关节发生快速的屈、伸交替。

阶段：承重反应期、支撑相中期、支撑相末期。

功能意义：晃动不稳影响了向前行进，增加了能量消耗，并且降低了肢体的稳定性。

根本原因：

◇ 本体感觉障碍。

◇ 跖屈肌或股四头肌张力过高。

晃动不稳被用于识别支撑相小的、屈伸交替的运动弧度的发生，它可代表本体感觉受损时对关节稳定性的搜寻。无论是跖屈肌还是股四头肌引起的痉挛性阵挛，都会导致晃动不稳的发生。

冠 状 面 偏 差

术语外展(外翻)和内收(内翻)指的是膝关节在冠状面,胫骨向外侧和内侧成角。当膝关节屈曲和肢体旋转同时出现时,可能会有膝关节扭曲的错觉。除非混合运动的存在是明确的,否则对这种异常运动的解释与观察分析相似。膝关节成角的错误理解也可以发生在单摄像机拍摄状况下(或视频)。当旋转和屈曲运动同时发生在摆动相时,冠状面的排列不齐表现仅用于在步态周期支撑相阶段的诊断(表 12-2)。

表 12-2　膝关节在冠状面步态偏差的阶段

项目	IC	LR	MSt	TSt	PSw	ISw	MSw	TSw
外翻	X	X	X	X				
内翻	X	X	X	X				

注:X=受特定的病理状态影响的阶段。

过度外展(外翻)

定义:胫骨远端自膝关节中心向外侧过度偏离。

阶段:支撑相。

功能意义:严重时可能会影响稳定性,需要近端或远端的代偿,并引起疼痛。

根本原因:

◇ 关节或韧带不稳定。

◇ 骨骼畸形。

◇ 疼痛。

◇ 同侧外展肌无力。

◇ 同侧躯干倾斜。

过度外展(外翻)是指胫骨远侧自膝关节中心向外侧的过度偏离(图 12-25)。正常的接近 10° 的外展,代表胫骨垂直时与股骨的成角。膝关节的病理性外展引起胫骨远端向外侧偏离,以及与之相适应的足向外侧位移。在临床中被称为外翻畸形或"knock-knee(X 形腿)"。在静止站立时,两足之间的距离大于膝关节之间的距离。假性外翻术

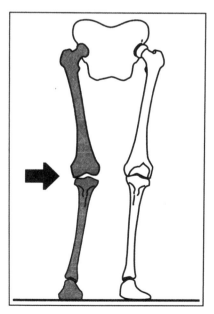

图 12-25　膝关节外翻(过度外展)。由于胫骨远端向外侧倾斜,膝关节在髋关节和踝关节间的连线上向内侧移位。

语,用来描述在支撑相或摆动相,髋关节内旋和膝关节屈曲同时出现时给人以外展的错误印象,可由臀中肌和臀大肌同时无力造成[6]。经胫骨截肢后的不合适的假肢,可能会造成外翻和疼痛。

过度内收(内翻)

定义:胫骨远端自膝关节中心向内侧的过度偏离。

阶段:支撑相。

功能意义:严重时可能会影响稳定性,需要近端或远端的代偿,并引起疼痛。

根本原因:

◇ 关节或韧带不稳定。

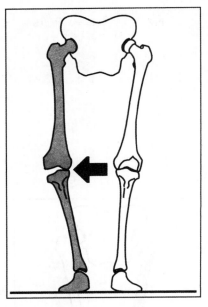

◇ 骨骼畸形。

◇ 关节退行性改变。

◇ 疼痛。

膝关节过度内收(内翻)代表胫骨向内倾斜,足相对于膝关节向内侧位移(图 12 - 26)。股骨的力线排列改变随着髋关节外展以适应足部的位移而变化。如果没有畸形,膝关节的向内侧成角,导致足跨过中线完成支撑,整个下肢由于髋关节外展向外侧移动,这也使膝关节间的距离变宽。临床上将这种变形称为内翻或"bow-leg (O形腿)"。静止站立时表现出膝关节间的距离大于两足间的距离。膝关节内翻的错误印象可能是由屈曲和外旋的同时出现造成的。

内翻和外翻都可能由静态的或动态的影响因素引起。静态畸形将出现在徒手体格检查时,动态成角表示身体位置和韧带松弛度变化的影响。患者经常表现出两种机制的混合。不适宜的假肢也可能会造成内翻、外翻和疼痛。

图 12 - 26 膝关节内翻(过度内收)。由于胫骨远端向内侧倾斜,膝关节在髋关节和踝关节间的连线向外侧移位。

静态因素

内在的先天性或发育性畸形是儿童期的发病机制。在任何年龄段,创伤都可以引起膝关节的静态力线排列不齐。例如,对内侧或外侧副韧带的过度压力可导致韧带松弛以及关节外翻或内翻畸形。

动态因素

休息时膝关节的位置可通过步行中的动力增加。随着时间的推移,异常应力会造成关节退行性改变。骨关节病、类风湿关节炎,以及臀中肌瘫痪后长期行走引起的膝关节改变,这些病例显示了动态力量随时间增加引起的冠状面步态偏差。

在支撑相,骨关节病患者屈服于身体向量,使其持续性地位于膝关节内侧,这会对胫骨内侧平台造成更大的负担。膝骨性关节炎患者对引起退行性变的不相等承载做出了反应,并加重膝关节畸形。膝内翻是进展性排列不齐引起的后果,患者可通过躯干侧倾或下肢外旋来转移部分膝关节内侧的负重[9]。

类风湿关节炎往往会造成膝外翻。致病机制是躯干侧屈以转移引起髋关节疼痛的负重或外翻足畸形。

臀中肌麻痹的步态模式可能导致膝外翻。在儿童成长发育过程中,躯干的重复性侧倾使身体重心力线移至膝关节处,以代偿无力的外展肌(臀中肌跛行)使髋关节保持稳定,可导致膝外翻。骨骼的生长反映了其所承受的力量。

◇ 参 ◇ 考 ◇ 文 ◇ 献 ◇

1. Biden E, Olshen R, Simon S, Sutherland D, Gage J, Kadaba M. Comparison of gait data from multiple labs. 33rd Annual Meeting, Orthopaedic Research Society. 1987;504.

2. Cahan LD, Adams JM, Perry J, Beeler LM. Instrumented gait analysis after selective dorsal rhizotomy. *Dev Med Child Neurol*. 1990;32(12):1037 - 1043.

3. deAndrade MS, Grant C, Dixon A. Joint distension and reflex muscle inhibition in the knee. *J Bone Joint Surg*. 1965;47A:313 - 322.

4. Eyring EJ, Murray WR. The effect of joint position on the pressure of intra-articular effusion. *J Bone Joint Surg*. 1964;46A(6):1235 - 1241.

5. Kerrigan DC, Gronley J, Perry J. Stiff-legged gait in spastic paresis:a study of quadriceps and hamstrings muscle activity. *Am J Phys Med Rehabil*. 1991;70(6):294 - 300.

6. Mascal C, Landel R, Powers C. Management of patellofemoral pain targeting hip, pelvis, and trunk muscle function:2 case reports. J Orthop Sports Phys Ther. 2003;33(11):647 - 660.

7. Nene A, Byrne C, Hermens H. Is rectus femoris really a part of quadriceps? Assessment of rectus femoris function during gait in able-bodied adults. *Gait Posture*. 2004;20(1):1 - 13.

8. Nene A, Mayagoitia R. Veltink P. Assessment of rectus femoris function during initial swing phase. *Gait Posture*. 1999;9:1 - 9.

9. Prodromos C, Andriacchi T, Galante J. A relationship between gait and clinical changes following high tibial osteotomy. *J Bone Joint Surg*. 1985;67(A):1188 - 1193.

10. Radin EL, Yang KH, Riegger C, Kish VL, O'Connor JJ. Relationship between lower limb dynamics and knee joint pain. *J Orthop Res*. 1991;9(3):398 - 405.

11. Torry MR, Decker MJ, Viola RW, O'Connor DD, Steadman JR. Intra-articular knee joint effusion induces quadriceps avoidance gait patterns. *Clin Biomech*. 2000;15(3):147 - 159.

12. Waters RL, Garland DE, Perry J, Habig T, Slabaugh P. Stiff-legged gait in hemiplegia:surgical correction. *J Bone Joint Surg*. 1979;61(A):927 - 934.

第 13 章

髋关节步态偏差
Hip Gait Deviations

　　髋关节在多个方向都有运动,使其对所有平面上的功能障碍都很敏感。评估髋关节病理状态深层次的复杂性,是其作为下肢与躯干之间枢纽的作用。不正常的髋关节功能可通过大腿或骨盆(以及间接地由躯干)的力线排列异常表现出来。骨盆运动可能伴随着大腿位移、保持静止或反方向移动,这取决于与躯干间关节的活动度。因此,在评估步行功能时,大腿的运动分析应从骨盆的运动中区分出来。观察大腿相对于直立线的角度,可以确定下肢正在进行的运动。然而,这两部分的功能模式受到姿势需求和髋关节力学之间相互作用的影响(其控制肌肉的运动和活动)。

　　矢状面存在的步态异常包括过度屈曲、屈曲受限或回缩。在其他平面的异常主要是过度内收、外展以及水平面旋转(向内或向外)。

矢状面过度活动

过度屈曲

定义:髋关节(大腿)屈曲角度大于正常的特殊阶段。

阶段:初始着地、承重反应期、支撑相中期、支撑相末期、摆动前期。

功能意义:在支撑相,过度的髋关节屈曲增加了对伸髋肌和股四头肌的需求,除非躯干代偿以降低需求。在摆动相中期,过度的髋关节屈曲常被用来帮助实现过度跖屈时的足廓清。

根本原因:

◇ 髋关节屈曲挛缩。

◇ 髂胫束挛缩。

◇ 屈髋肌痉挛。

◇ 代偿过度的膝关节屈曲和踝关节背屈(支撑相)。

◇ 髋关节疼痛(单下肢支撑)。

◇ 代偿摆动相中期踝关节的过度跖屈。

在承重反应期,当体重快速下降至被拉长的肢体,髋关节过度屈曲(＞30°)增加了对伸髋肌的需求。此时髋关节更加屈曲增加了足与地面之间的摩擦要求,使滑倒事件更容易发生[2]。

在支撑相中期,髋关节过度屈曲可调整骨盆或大腿的力线排列。介绍 3 种邻近关节处的姿势性错误:躯干前倾、腰椎前凸和伴随踝关节背屈增加的膝关节屈曲。

骨盆前倾是一种用于适应受限的骨盆和大腿间活动范围的机制。在支撑相中期,骨盆前倾使大腿前进超过小腿达到直立位置,膝关节完全伸展(即大腿直立)(图 13-1)。躯干向前也使身体重心置于髋关节前方。这增加了对伸髋肌的需求。

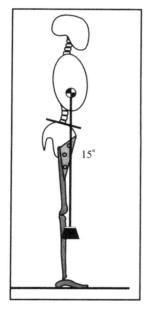 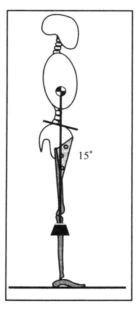

图 13-1　支撑相中期髋关节过分屈曲。如果没有代偿,由于身体重心向量的前倾性排列,将导致骨盆和躯干向前倾斜和对髋关节伸肌需求的增加。

图 13-2　15°的髋关节屈曲挛缩,极易被腰椎前凸导致的身体重心在支撑足上方而代偿。

减低屈肌杠杆至最小压力值的方法是,允许骨盆前倾并且利用腰椎前凸保持躯干直立。除非脊柱异常僵硬(图 13-2),否则髋关节屈曲 15°很容易被脊柱适应,但更大的伸髋丧失开始于脊椎活动度被拉紧时。骨盆每前倾(耻骨联合向下运动)1°,按比例地将腰椎的基座(腰骶关节)移动至比髋关节更前方的位置(图 13-3A)。为了将身体重心重新调整至髋关节上方(图 13-3B),脊椎必须增加其弧度,将躯干拉回相等的距离。由于无法提供足够的腰椎前凸，身体重心向量移至髋关节前方，这相应地需要更高水平的伸肌活动（髋关节和背部）。一般来说，由于脊柱发育过程中吸收了更多的姿势性压力（Wolff 定律），儿童会比成人的腰椎更加前凸（图 13 - 3C）。

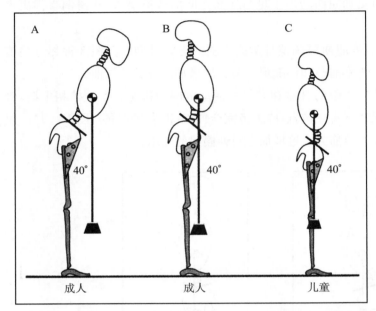

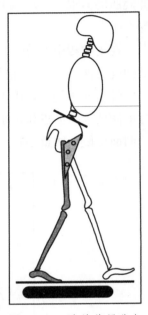

图 13 - 3　严重的（40°）髋关节屈曲挛缩。A. 身体重心位于前方使挛缩无法代偿，导致对伸髋肌的需求提高。B. 成人缺乏脊柱的活动性来完全代偿，因此，身体重心仍然保持在足支撑区域前方。C. 儿童生长的可塑性使脊柱发育成必要的前凸以实现姿势性代偿。

图 13 - 4　膝关节屈曲与固定性髋关节屈曲程度相等，能恰好帮助骨盆和躯干。需要足跟提前离地和（或）踝背屈增加来保持足与地面接触。

尽管存在固定性髋关节屈曲，膝关节屈曲时可使大腿向后方倾斜，进而使骨盆保持正常的力线排列（图 13 - 4）。因此，在支撑相中期，屈膝的姿势是适应髋关节伸展不足的替代方法。然而，这不是非常有效的，因为屈曲的膝关节必须通过增加股四头肌的控制来维持稳定性。同时，需要踝关节过度背屈或足跟提前抬起至前足以适应胫骨倾斜。身体的向前行进明显受限。

在支撑相末期，大腿后伸的力线排列（即髋关节过伸），使髋关节过度屈曲对功能的限制被放大。因此，在单支撑相结束时，患者通常会表现出两种功能上的缺损：骨盆前倾以及大腿向后伸展的姿势丧失（图 13 - 4）。骨盆前倾（耻骨联合向下）和与之相关的腰椎前凸是第一个改变。当脊柱活动受限遭遇挑战，大腿后伸位置的程度减少。膝关节屈曲可能会增加，以减低髋关节活动度不足时的伸肌应力。髋关节伸展不足也缩短了对侧肢体的步长。

摆动前期是一个过渡时期。承重的困难会随体重被转移至对侧肢体而继续减少。最常见的起始姿势通常代表了之前的支撑相髋关节过度屈曲的持续存在。有时，当体重转移至对侧足使下肢解锁,并使之前持续紧张的屈肌放松时,大腿出现了快速的向前行进。在任一种情况下,为了实现摆动,髋关节屈曲会提前发生(图 13－5)。

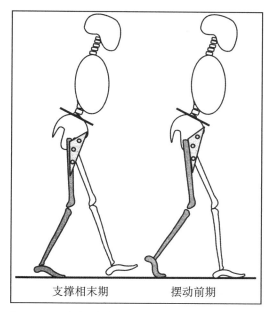

图 13－5　在摆动前期,下肢非负重使大腿快速前进,导致摆动相提前发生。

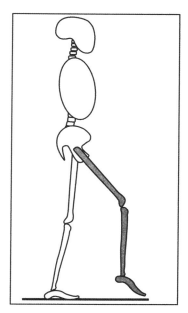

图 13－6　摆动相中期的髋关节过度屈曲是主动运动,使跖屈的踝关节实现足廓清。

在摆动相,固定性髋关节屈曲将超过 35°(正常的 25°大腿屈曲和 10°骨盆前倾)至过度屈曲。最常见的是,这种限制体现为骨盆倾斜增加,而不是大腿位置的改变。然而,在摆动相中期的大腿过度抬高,是踝关节过度跖屈的常见代偿(图 13－6)。

5 种常见的病理机制限制了髋关节前部组织的活动性,每一种都可以引起髋关节过度屈曲,主要是屈曲挛缩、髂胫束挛缩、屈髋肌痉挛、疼痛、髋关节融合术。摆动相中期髋关节过度屈曲也反映了远端病理表现的代偿需要,如过度跖屈的踝关节。通常情况下,区分运动受限的病理原因依赖于肌电图而不是运动分析。

髋关节屈曲挛缩

关节囊前部组织或屈肌群的缩短是对髋关节完全伸展最常见的限制(图 13－1、图 13－4)。在步行过程中,挛缩造成了髋关节屈曲姿势,其功能性意义随正常角度使用的不同而变化。支撑相末期是最具挑战性的阶段,在下肢达到后伸姿势时大腿能完全伸展发挥了重要的作用(图 13－4)。相反,大腿通常会在摆动相中期到承重反应期保持在 20°～25°的屈曲位置,这种程度的挛缩会被髋关节的正常姿势所掩盖。

髂胫束挛缩

髋关节屈曲挛缩的一种变异就是髂胫束紧缩。顾名思义,髂胫束从髂骨的外侧延伸到胫骨的前外侧。与仰卧位比较,在步行过程中患者表现出更大程度的髋关节伸展受限(图 13-7)。这种改变与负重时发生的内收有关,负重增加了髂胫束的紧张性,造成了骨盆的等量前倾。相反,仰卧位使髋关节保持一个轻微的外展、外旋姿势,从而减少了髂胫束的张力。

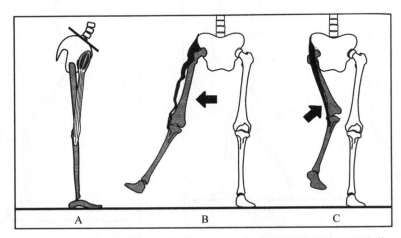

图 13-7 姿势对髂胫束挛缩的影响。A. 大腿正常外展的站立姿势。B. 仰卧位肢体外展,髂胫束松弛,髋关节完全伸展。C. 仰卧位大腿内收,髂胫束被拉紧,髋关节拉起至屈曲。

临床诊断采用仰卧位试验。随着髋关节更大程度的外展,屈曲的髋关节可被完全伸展。当髋关节处于中立位时,伸髋受到髂胫束挛缩的限制(图 13-7B 和 13-7C)。髂胫束挛缩患者长期步行时,仰卧位测试优于标准的 Ober 试验。这类患者学会利用过度的骨盆旋转来代偿髂胫束紧张。仰卧位试验对骨盆有更大程度的控制。

屈髋肌痉挛

牵伸能刺激痉挛的肌肉收缩。在步行过程中,当超出肌肉的自主活动范围时,痉挛的屈髋肌就会做出反应。8 块肌肉穿过髋关节前方,任何一块或所有肌肉都有可能是痉挛的,髋关节伸展受限的时间和程度因人而异。同时会有内收、外展和旋转运动的大量重叠。动态肌电图是确定有问题肌肉的唯一方法(图 13-8)。

同样地,步行中的摆动相,上运动神经元损伤患者晃动肢体时会引起牵伸,可刺激痉挛反应的发生。这将叠加在其他代偿策略上(选择性或协同运动)。然而,除非存在挛缩,否则超过 40° 的屈曲是不正常的。

疼痛

导致髋关节肿胀的关节炎及其他关节病变,会引起髋关节屈曲姿势。当髋关节屈曲30°～60°时关节腔内压力减小(参见图10-7)[4]。因此,这个姿势是条件反射性的姿势。实际的屈曲程度随关节病理紧张度的变化而改变。向前行进增加了关节囊的压力引起更严重的疼痛,单下肢支撑时疼痛降低。

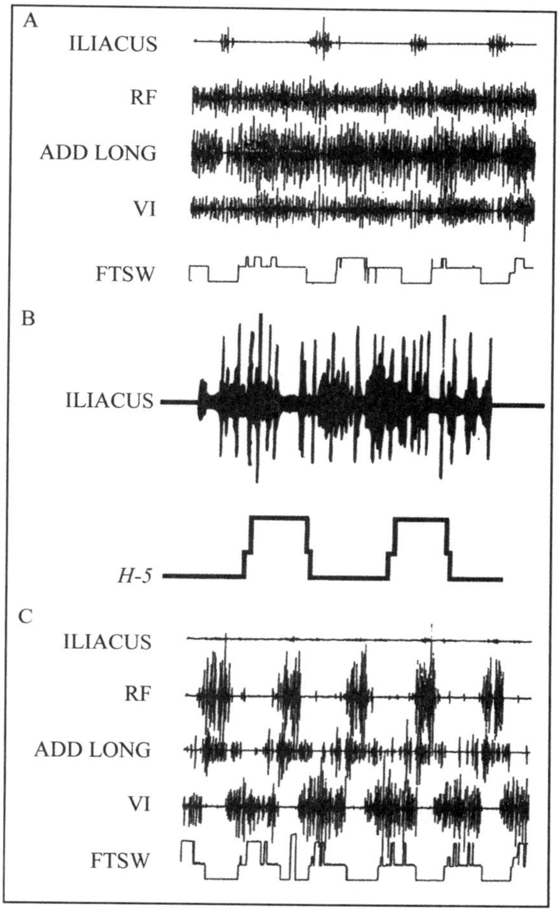

关节融合术

无论是由关节融合术还是自发性关节强直引起的关节活动丧失,在全关节置换的时代都十分罕见。通常情况下,为了减少融合后的髋关节在步行时前凸性压力,融合手术将其固定于15°～30°的屈曲位置[3]。相反,髋关节病理性强直导致的自发性融合,随时间进展更可能在30°～60°屈曲[5],这与引起最小关节内压力的姿势一致(参见图10-7)。

步态周期内被影响的时间取决于关节固定的角度。受累侧肢体的典型的代偿,包括支撑相末期向后旋转增加以及骨盆前倾以增加步长,整个支撑相持续性膝关节屈曲以适应髋关节屈曲姿势[5]。在整个步态周期内,健康侧髋关节屈曲增加,部分是由于更大程度的骨盆前倾表现[5]。根据屈曲姿势的幅度,代偿将会使腰椎、患侧膝关节和对侧髋关节受压。

图13-8 屈髋肌痉挛导致支撑相髋关节过度屈曲。A. 股直肌(RF)和长收肌(ADD LONG)显示连续性的肌电图活动,而髂肌(ILIACUS)活动时间是正常的。B. 痉挛性髂肌(ILIACUS)的连续性活动。C. 摆动相股直肌(RF)和长收肌(ADD LONG)的有效活动是对不活跃髂肌(ILIACUS)的代偿。在整个支撑相,股中间肌(VI)都有伸展活动。足开关ES(FTSW)表示支撑相不稳。

主动屈曲对髋关节过度屈曲的影响

相对于摆动相中期的直立位置,大腿在摆动相中期有意识地屈曲大于30°以实现跖屈足的廓清(参见图13-6)。增加的屈曲可能会持续到摆动相末期,但当肢体接近地面时,髋屈曲不会持续存在。

屈曲受限

定义:髋关节(大腿)屈曲角度少于正常的特殊阶段。

阶段：初始着地、承重反应期、摆动相早期、摆动相中期、摆动相末期。

功能意义：在承重反应期，髋关节屈曲受限可能会影响正常的膝关节屈曲和踝关节跖屈。在摆动相，髋关节屈曲受限会妨碍肢体向前行进并缩短步长。足廓清也会被妨碍。

根本原因：

◇ 屈髋肌无力。

◇ 腘绳肌痉挛或过度活动。

◇ 协同（模式化）运动。

◇ 髋关节疼痛。

◇ 在承重反应期故意减少对髋关节主要伸肌的需求。

◇ 足拖拽。

大腿以小于 20°的屈曲姿势完成初始着地，减少了对单侧髋关节伸肌的需求。在摆动相早期，无法屈曲大腿至 15°（髋关节 25°）抑制了肢体向前行进。第二个影响是限制了膝关节屈曲，原因是启动该活动所需的髋关节动能缺乏（参见图 12‒10）。反过来，这造成了足趾拖拽和踝关节跖屈。因为足拖拽也会抑制髋关节屈曲，所以在步态周期的其他时相，膝、踝关节的功能可以解释观察到的髋关节活动受限的原因。在其他阶段，没有额外的屈肌活动来增加髋关节屈曲。在摆动相中期，无法完成 25°的大腿屈曲将妨碍下肢廓清。在摆动相末期，如果髋关节屈曲持续受限则步长缩短。通常情况下，髋关节屈曲不足与肌肉活动或选择性肌肉控制的减少有关。

屈髋肌无力

激活屈髋肌所需力量和能力的减低，可导致步速或步长的损失[1]。这些肌肉功能的丧失提示，步行时没有屈肌活动的参与将引起严重的身体功能缺损。在正常运动控制下，2＋（肌力差＋）级别的肌肉力量对于平均步行水平来说已经足够。

上运动神经元病变通常使患者借助屈肌协同作用来使肢体前进。正常的摆动相早期加速度缺失，因此，下肢在摆动相早期缓慢屈曲。在原始模式控制下，髋关节屈曲在摆动相中期结束时达到最大值，与髋关节屈曲达到正常峰值的时间相近。

主要伸髋肌无力

对主要伸髋肌的最大需求（臀大肌、大收肌）出现在承重反应期。在承重反应期，由于肢体处于一个更直立的位置，此时身体向量更靠近髋关节中心点，对髋关节的稳定性需求减少。因此，一种降低对无力单侧伸髋肌需求的方法是，有意识地减少摆动相后期髋关节的屈曲，并且以小于正常髋关节屈曲位置冲击地面。或者，具有选择性控制的患者会以躯干后倾姿势来代偿，以调整身体向量至髋关节后方。然而，由于对股肌的需求增加，如果股四头肌无力存在则代偿无法完成。

伸髋肌张力过高

痉挛的腘绳肌活动（半膜肌、半腱肌、股二头肌长头）增加可能会限制步长，这种使活动增加的刺激最常发生在摆动相中、末期。

髋关节融合术

在摆动相,髋关节屈曲由关节被固定的位置决定。只有当髋关节被融合在小于 35°的屈曲姿势(25°大腿屈曲)时,摆动相姿势不足才出现。当髋关节融合时,摆动前期应该启动的大腿前进,会推迟至下肢没有负重时。

髋关节屈曲受限的代偿措施

当髋关节主要的屈曲不足时,有几种代偿可推动肢体向前行进。骨盆后倾(耻骨联合向上)使用腹部肌肉推动大腿向前行进(图 13 - 9)。环形运动也很常见,结合骨盆的抬高、前旋以及髋关节的外展运动,以这种方式向前推进肢体需要相当多的能量,因为必须移动较大的躯干质量。

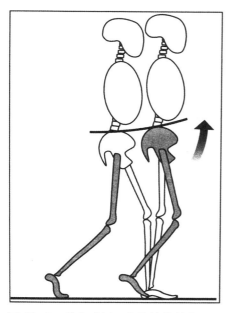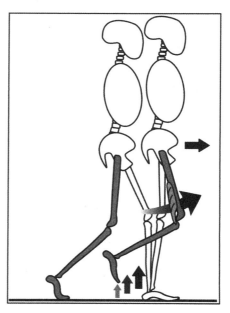

图 13 - 9 骨盆后倾。当髋关节屈曲不足时,主动性骨盆后倾促进大腿前进。

图 13 - 10 通过改变肢体的重心,主动地快速屈曲膝关节帮助屈曲松弛的髋关节。

主动地过度屈曲膝关节是间接屈曲髋关节的一种方法(图 13 - 10)。小腿在后方的力线排列和足的重量导致大腿被动地向前行进,以平衡髋关节之下总的下肢重量。这是适度而有效的髋关节屈曲的结果。

未屈曲的肢体通过额外的代偿以确保足廓清的实现,这些代偿包括对侧跳跃及躯干向对侧倾斜。

回缩

定义:在摆动相末期,可以观察到大腿向前再向后的运动。

阶段:摆动相末期。

功能意义：作为一种主动运动机制，在摆动相末期股四头肌活动不足时，回缩是一种确保膝关节完全伸展的方法。当髋关节是原始伸肌模式的一部分时，一种非主动性回缩会出现。由此产生的大腿后移会阻碍向前行进并缩短步长。

根本原因：

◇ 股四头肌无力。

◇ 协同（模式化）运动。

◇ 踝、膝关节的本体感觉受损。

在摆动相末期，髋关节是屈曲的，然后显著地向前移动至伸展状态。该活动有两种微小的变化。摆动相中期可能是髋关节从过度屈曲的阶段，至摆动相末期伸展使大腿回到正常的 20°姿势。如果在摆动相中期屈曲没有超出正常范围，随后的摆动相末期出现的伸展将引起初始着地时屈曲姿势的减少。

股四头肌无力

存在股四头肌麻痹和正常神经控制（脊髓灰质炎）的患者用髋关节的回缩运动来伸展膝关节。快速屈髋使大腿和胫骨同时向前移动。快速、主动的股骨回缩使胫骨在惯性的作用下继续前进（图 13－11）。下肢以这种方式为初始着地做准备。该动作可能很明显或者非常微小。

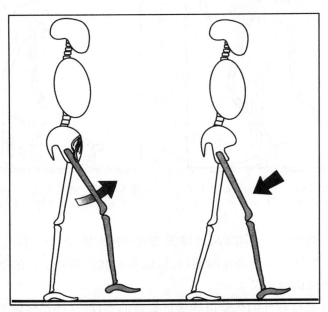

图 13－11　回缩策略：主动地过度屈曲髋关节，在摆动相末期利用胫骨的惯性快速伸展松弛的膝关节。

协同运动及张力过高

患有中枢神经系统疾病的患者，其原始运动模式支配也可以引起回缩的运动模式。在摆动相中期，屈肌模式帮助实现肢体前进和廓清。在摆动相末期，为支撑相做准备时启动了伸肌模式。当伸髋肌参与到原始运动模式中时,髋关节伸展将随膝关节伸直一起发生。现在,先前屈曲的髋关节回缩,表示屈髋和伸膝无法同时发生。

腘绳肌张力过高也可造成回缩。在摆动相中期向末期的过渡阶段,对肌肉的快速牵伸导致肌肉剧烈活动,使大腿由屈曲逆转成伸展。

冠状面过度活动

大腿力线正常排列的偏差可能是向外或向内的。仪器分析的应用,可确定超出中立位的正常运动力线排列的微小弧度。在功能上,明显的步态偏差代表了过度运动弧度。为适应这些不同情况,应用"过度内收""过度外展"这些术语。

过度内收

定义:内收角度大于正常的特殊阶段。

阶段:可发生在任何阶段。

功能意义:在支撑相,过度内收影响了稳定性;在摆动相,则影响了足廓清及肢体前进。

根本原因:

◇ 外展肌无力导致对侧骨盆下降。

◇ 内收肌代替无力的屈髋肌。

◇ 内收肌张力过高或挛缩。

◇ 下肢长度不一致。

在步行过程中的承重阶段,对侧骨盆下降使髋关节内收增加。这个姿势始于承重反应期,并持续整个单下肢支撑阶段。在摆动前期,当身体重量被转移至对侧肢体时这种姿势被纠正。

在摆动相,髋关节过度内收与整个下肢内侧的力线排列有关。其开始于摆动相早期,当摆动相髋关节屈曲和向前行进时(图 13 - 12)。当髋关节内收足够严重,使摆动侧下肢在冠状面上越过支撑侧下肢时,患者就会出现所谓的"剪刀步态"。在摆动相过度内收的结果是支撑面变窄。当存在严重的剪刀步态,向前行进就会受阻。在对侧中线上的足接触地面,阻碍了另一侧肢体向前摆动。在摆动相早期,当足碰撞到支撑腿时则阻碍了向前行进。

引起冠状面偏差的动态原因涉及肌肉无力、痉挛或代偿性替代。静态的力线排列异常也会导致步行过程中不恰当的髋关节位置。骨盆倾斜造成一侧髋关节过度内收,另一侧髋关节过度外展,因此在寻找造成冠状面偏差的原因时,必须考虑运动和肌肉控制两种原因。

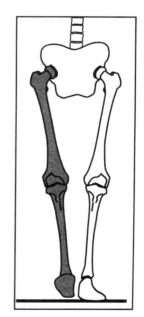

图 13 - 12 摆动相髋关节过度内收导致剪刀步态。整个下肢移向内侧(大腿和足)。

假性内收

过度内收常与内旋合并膝关节屈曲相混淆（假性内收）（图 13 - 13），这种肢体姿势的组合引起膝关节偏向内侧，甚至与另一侧肢体存在一定程度的重叠。这两种情况由足的相对靠近程度来区分。假性内收双足是分开的。相反，当内收真正存在时，双足靠近。

造成假性内收的原因是臀中肌和臀大肌无力的联合[6]。臀大肌上部是臀中肌的协同肌，臀大肌能够帮助外旋和伸展。当负重侧肢体臀部支撑不足时，会导致股骨内旋和内收。这已被确定为造成运动员膝关节髌骨后膝关节疼痛的原因[6]。习惯做法是，强调腘绳肌和股四头肌的协同性训练。这被认为是过分地强调腘绳肌作为股四头肌拮抗肌的作用，这使得腘绳肌帮助髋关节伸展并基本取代了臀大肌。相同的情况可能出现在存在腘绳肌痉挛的脑瘫患者身上。如果内收肌过度活动不能确定，臀中肌和臀大肌的无力应被考虑为假性内收的一个成因。

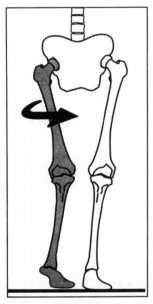 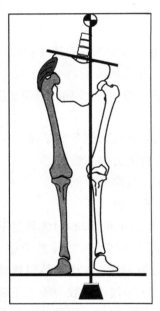

图 13 - 13　假性内收。髋关节屈曲合并内旋使大腿过度内收（膝关节），但足仍保持在外侧。

图 13 - 14　髋关节过度内收由髋关节外展肌（臀中肌）无力造成，这使对侧骨盆随摆动肢体的上抬而下降。

外展肌无力

为了向前摆动而抬起对侧足时，该侧骨盆的侧面失去支撑，而体重落在支撑侧髋关节的内侧。这在同侧支撑肢体上产生了强大的外侧内收力矩，髋外展肌必须保持支撑侧下肢的稳定性。当髋外展肌（即臀中肌、臀小肌混合）力量小于 3＋级别时，则无法阻止骨盆和躯干下降至对侧（即对侧下降）（图 13 - 14）。外侧下降开始于承重反应期身体重量快速转移至支撑侧下肢时。在负重期骨盆下降持续存在，直至对侧足再次在摆动前期着地时，上升的机制才会出现。

内收肌作为屈髋肌

在摆动相,内收肌(长收肌、短收肌或股薄肌)替代无力或不起作用的髂肌(主要屈髋肌),导致大腿向内侧位移(过度内收)(图 13 - 15)。通过牵伸晃动的肢体,引起内收肌产生痉挛性活动也会导致相同的情况。

如果髋关节在内收肌活动开始时能够完全伸展,大腿的向前行进会伴随着外旋。在内收肌活动开始时存在屈曲姿势则会造成内旋。

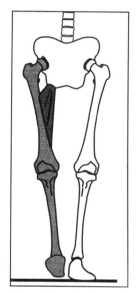 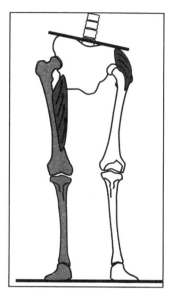

图 13 - 15　髋关节过度内收,由髋内收肌无法代偿原始屈髋肌无力而引起。

图 13 - 16　髋关节过度内收,由同侧内收肌挛缩或痉挛引起。继发性影响是对侧骨盆下降。相同的姿势可由对侧髋关节外展肌挛缩导致。

内收肌挛缩或痉挛

在整个步态周期,肌紧张时髋关节的静态姿势引起持续性偏差(图 13 - 16)。相当常见的是,内收肌挛缩与内旋和屈曲有关。当患者站立时痉挛可模拟挛缩,但在患者仰卧时该作用很小或消失不见。

过度外展

定义:外展角度大于正常的特殊阶段。

阶段:可发生在任何阶段。

功能意义:在支撑相,过度外展会拓宽支撑面。在摆动相,外展可以减低肢体相对长度以帮助实现足廓清。

根本原因:

◇ 外展肌挛缩。

◇ 下肢长度不对称。

◇ 脊柱侧凸伴骨盆倾斜。

◇ 膝踝足矫形器(KAFO)引起内侧边缘或大腿假肢疼痛。

支撑相大腿向外侧位移代表了宽支撑面步态。这种髋关节过度外展的形式增加了站立稳定性，但在步行过程中将身体从一侧下肢移动到另一侧也更费力。在摆动相，足廓清变得更容易。

外展挛缩

外展肌或关节囊的缩短使股骨向外侧位移。患者的步态通常表现为步宽增加(足偏向外侧)和同侧骨盆下降的混合(图13-17)。其结果是下肢相对延长，导致摆动相启动困难。外展肌痉挛可能会产生相同情况，但很少见。相反，内收肌张力严重不足可导致肢体过度外展。

髂胫束拉紧造成髋关节外展并伸展，但当髋关节屈曲时中立位力线排列可能会出现(参见图13-7)。因此，患者通常会表现出过度屈曲、外展和骨盆倾斜的混合运动。

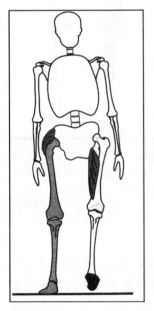 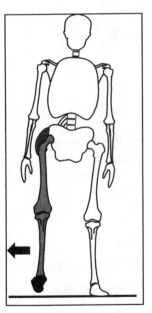

图13-17　外展挛缩引起髋关节过度外展使肢体向外侧位移(宽支撑面步态)。在支撑相，躯干向同侧倾斜使躯干重心更靠近足中心线。同侧骨盆下降减少了下肢向外侧的位移。

图13-18　在摆动相，主动位移引起过度髋关节外展，以代偿膝关节屈曲不足来帮助足廓清。

主动性外展

躯干肌肉控制良好的患者通常会以外展替代髋关节屈曲不足，以此作为摆动相向前推进肢体的手段(图13-18)。通常情况下，髋关节外展是与骨盆旋转和上抬共同完成复杂的活动,俗称"环形活动"。同侧外展作为躯干倾斜的一部分,也被用于帮助实现对侧下肢的廓清。

在支撑相,外展被用于拓宽支撑面,这是一个常用的对平衡受损的代偿。

下肢长度不对称

当受累侧下肢短于对侧下肢时,在支撑相,以同侧骨盆下降来适应下肢长度的不足。这使髋关节过度外展。除非下肢长度存在严重的不对称,否则这个发现没有意义。

当受累侧肢体长于对侧下肢时,在摆动相,髋关节外展来帮助受累侧肢体完成足廓清。或者,骨盆上抬或髋关节屈曲增加来防止受累侧肢体的足拖拽。

疼痛

内侧腹股沟疼痛继发于佩戴不合适的膝踝足矫形器(KAFO)或经股骨假肢,这使患者在支撑相常以过度外展姿势行走。这种姿势减少了对敏感组织(如内收肌腱近端)的压缩,但并不是好的长期解决方案。

脊柱侧凸伴骨盆倾斜

继发于脊柱侧凸的骨盆倾斜使位置较低一侧的髋关节过度外展。相反,位置较高一侧的髋关节在大腿处将过度内收。骨盆倾斜也表明对髋关节固定性外展或内收的一种适应。

对侧髋关节内收挛缩

当对侧下肢负重呈现直立排列时,骨盆向下倾斜。这造成同侧骨盆下降以及受累侧肢体髋关节的过度外展,也引起下肢相对延长(图 13-16)。如果患者股四头肌和伸髋肌有良好的控制,则会以膝关节屈曲代偿受累侧下肢缩短。

水平面过度旋转

任何可以观察到的在肢体水平面上的旋转,都代表了过度运动中有 5° 的正常弧(10° 的总位移)被肢体的前后力线变化所掩盖。由于正常步态下髋关节旋转的弧线太小,很难通过观察发现明显的变化,因此在身体运动时会有一种流畅的感觉。大腿过度旋转可引起太多髋关节、骨盆或躯干的活动。因此,必须确定过度旋转的起始点及肢体位移的程度[7]。

过度外旋

定义:外旋角度大于正常的特殊阶段。

阶段:可发生在任何阶段。

功能意义:过度外旋导致下肢呈足外偏角度增加("外八字")的姿势,拓宽了支撑面,有助于越过前足轴前进,帮助摆动足廓清。过度外旋也增加支撑相髋或膝关节韧带的应力。

根本原因：

◇ 外旋挛缩。

◇ 有意识地利用一个放松位置避免压迫炎症关节。

◇ 臀大肌过度活动。

◇ 代偿支撑相跖屈挛缩以促进前进。

◇ 代偿摆动相受累侧下肢过长。

髋关节过度外旋常伴有髌骨朝向外侧。仔细观察同侧骨盆、股骨髁、髌骨、踝关节远端以协助识别股骨和骨盆之间的旋转是否过度，或实际上是否该姿势出现在相邻位置（如骨盆过度旋后）。髋关节过度外旋由许多原因引起，包括外旋肌过度活动，以及代偿其他关节活动受限（如踇趾强直）的故意姿势。

外旋挛缩

经股骨截肢的患者如果术后没有一个合适的姿势，可能会发展成过度外旋。髂胫束或臀大肌绷紧也可造成过度外旋。

臀大肌过度活动

正常情况下，腘绳肌是在摆动相末期使大腿减速的主要肌肉力量。在此阶段的臀大肌过度活动会引起髋关节快速外旋。

有意识地减少髋关节压迫性疼痛

外旋减少了对髋关节的压迫力量[4]。当疼痛或关节积液存在时，这种姿势是有用的。

踝关节过度跖屈

在单下肢支撑时，如果踝关节跖屈阻碍了胫骨向前行进，过度外旋可伴随明显的足内翻。过度外旋缩短了前足力臂，更容易越过足向前行进。这仿佛是规避踝背屈不足向前行进的有效方法。

摆动相下肢过长的代偿

当摆动相下肢相对过长时，伴随外展的外旋运动是帮助足廓清的方法。这两种动作是共同术语"环形活动"的一部分。

过度内旋

定义：内旋角度大于正常的特殊阶段。

阶段：可发生在任何阶段。

功能意义：导致肢体足内偏角度增加（"内八字"）的姿势，增加支撑相关节外侧的应力。与之相关联的肢体长度增加，使摆动相足趾廓清变得更加困难。

根本原因：

◇ 内旋肌挛缩或痉挛。

◇ 股骨前倾。

◇ 当股四头肌无力时,故意活动以增加支撑相膝关节稳定性。

当髋关节过度内旋时,髌骨常朝向内侧。由于过度内旋,需要密切观察相邻关节以确定过度旋转的解剖学起始位置。髋关节过度内旋的发生有各种不同原因,包括肌肉激活的不恰当时间、挛缩以及对股四头肌无力的代偿。

内侧腘绳肌过度活动

位于髋关节后、内侧的半膜肌和半腱肌使这些肌肉成为自然的内旋肌群。痉挛或强烈的原始运动模式导致这些肌肉的过度活动,使旋转效应更加强烈。因为腘绳肌是一个关节的屈肌(膝关节)和另一个关节的伸肌(髋关节),这些活动可伴有屈肌或伸肌的原始运动模式。

内收肌过度活动

如果髋关节的休息位置存在屈曲,则内收肌引起的髋屈曲会伴有内旋。内旋而非预期的外旋发生,是因为屈曲的位置使得股骨上的肌肉附着点发生了位移,位于髋、膝之间的身体向量的前方(图 13 - 19)。

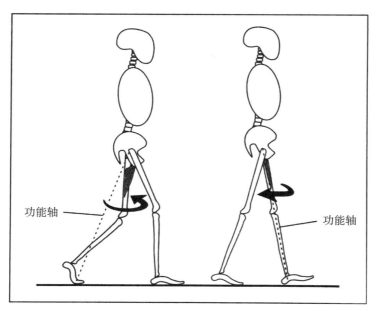

图 13 - 19　长收肌附着于股骨的后部。肌肉的附着点位置和功能轴引起肌肉旋转的作用不同。随着髋关节伸展,长收肌成为外旋肌。随着髋关节屈曲,长收肌成为内旋肌。

外展肌前部过度活动

阔筋膜张肌、臀中肌前部可引起内旋。这些肌肉帮助髋关节屈曲时将造成髋关节过度旋转。

股四头肌无力

利用膝关节外侧韧带和髂胫束使大腿内旋，来抵抗下肢承重时的矢状面推力，否则，膝关节将会屈曲。这是对股四头肌极度无力（或麻痹）导致膝关节无法伸展时的主动代偿。

◇参◇考◇文◇献◇

1. Burnfield JM, Josephson KR, Powers CM, Rubenstein LZ. The influence of lower extremity joint torque on gait characteristics in elderly men. *Arch Phys Med Rehabil*. 2000;81(9):1153 - 1157.

2. Burnfield JM, Powers CM. Influence of age and gender of utilized coefficient of friction during walking at different speeds. In:Marpet MI, Sapienza MA, eds. *Metrology of Pedestrian Locomotion and Slip Resistance*, *ASTM STP 1424*. West Conshohocken, PA:ASTM International; 2003:3 - 16.

3. Cabanela ME. Arthrodesis of the hip. In:Chapman MW, ed. *Operative Orthopaedics*. 2nd ed. Philadelphia, PA: J. B. Lippincott Company; 1993:1937 - 1940.

4. Eyring EJ, Murray WR. The effect of joint position on the pressure of intra-articular effusion. *J Bone Joint Surg*. 1964;46A(6):1235 - 1241.

5. Gore DR, Murray MP, Sepic SR, Gardner GM. Walking patterns of men with unilateral surgical hip fusion. *J Bone Joint Surg*. 1975;57A(6):759 - 765.

6. Mascal C, Landel R, Powers C. Management of patellofemoral pain targeting hip, pelvis, and trunk muscle function:2 case reports. *J Orthop Sports Phys Ther*. 2003;33(11):647 - 660.

7. Tylkowski CM, Simon SR, Mansour JM. Internal rotation gait in spastic cerebral palsy. In:Nelson JP, ed. *The Hip*. St. Louis, MO:The C. V. Mosby Company; 1982:89 - 125.

第 14 章

躯干及骨盆步态偏差

Trunk and pelvis gait deviations

骨盆的平均位置变化只有5°,躯干通常保持中立位直立姿势。躯干及骨盆的偏离中立位的可见偏差代表了功能异常。

骨　　盆

骨盆的过度运动可发生在3个平面中的任意一个。骨盆的可见性运动不足见于僵硬。

矢状面骨盆偏差

在此平面上的步态异常被确定为骨盆倾斜的方式。运动方向通常由两组常用术语描述:"前和后"或"上和下"。这些术语的定义是根据所选择的运动顶点(如耻骨联合或骶骨)的解剖位置变化决定的。为避免混淆,就以"耻骨联合向上(运动)"和"耻骨联合向下(运动)"这类表达更清楚的术语替代。由于这些短语都略显不合适,它们的最佳用处可能是明确前倾[耻骨联合向下(运动)]和后倾[耻骨联合向上(运动)]的定义。

前倾[耻骨联合向下(运动)]

定义:骨盆在矢状面上倾斜,引起耻骨联合朝向下方超过正常的步态姿势(骨盆前倾10°)[2]。用来明确骨盆在矢状面上倾斜的解剖学标志是髂前上棘(ASIS)和髂后上棘(PSIS)。正常步态中,髂后上棘和髂前上棘的连线相对于水平面倾斜10°。

阶段:任何时间段。

功能意义:在支撑相末期,如果髋关节屈曲受限,增加的骨盆前倾可能会造成更大程度的肢体拖拽。当伴有腰椎前凸增加时,过度的骨盆前倾会导致腰痛。

根本原因：

◇ 伸髋肌无力。

◇ 髋关节屈曲挛缩或痉挛。

◇ 腹部肌肉无力。

异常姿势发生的相位时间随成因不同而改变。30°的倾斜并不罕见。

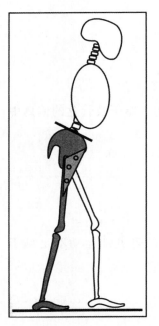

图 14-1 髋关节屈曲挛缩（或痉挛）引起骨盆前倾（耻骨联合向下）。

伸髋肌无力

在承重反应期，当伸髋肌无力无法控制骨盆时，耻骨联合向下运动，这是耻骨联合作为身体重心前部力线排列的一部分对髋关节位置发生变化做出的反应。这个姿势可能会持续整个支撑相，或者，当支撑相末期肢体处于后伸位置对髋伸肌的要求降低时，又回复到中立位的步态力线排列（骨盆前倾10°）。外科手术松解或过度延长了痉挛的腘绳肌，以解决蹲伏步态的问题可引起伸髋肌无力，尤其当髋屈肌痉挛被忽视的时候。

髋关节屈曲挛缩或痉挛

根据畸形的严重程度，骨盆可能在支撑相的任一阶段被牵拉至前倾。在30°挛缩时，姿势的异常改变开始于支撑相中期肢体变为直立时，在支撑相末期和摆动前期下肢向后伸展时开始增加（图14-1）。畸形越小，姿势的异常改变开始得越晚。超过40°的挛缩或关节融合可能会在初始着地时造成耻骨联合向下姿势，并在承重反应期变得明显[1]。可以通过仰卧位临床检查将部分痉挛从挛缩中区分出来。在步行过程中，动态肌电图检测是必要的。这种鉴别有助于手术计划的制订和长期效果的预测。

腹部肌肉无力

腹部肌肉力量不足可引起整个步态周期内任何时间点的骨盆前倾增加。然而，基于对肌肉力量的需求，最易受影响的时期是支撑相末期和摆动相末期[3]。

后倾（耻骨联合向上）

定义：骨盆在矢状面上倾斜，引起耻骨联合朝向上方超过正常的步态姿势（骨盆前倾10°）。

阶段：任何时间段。

功能意义：骨盆后倾是腘绳肌拉紧的标志，或可作为屈髋肌无力的一种代偿方式。

根本原因：

◇ 屈髋肌无力。

◇ 腘绳肌紧张。

◇ 腰痛或腰椎伸展范围受限。

◇ 伸髋肌无力。

骨盆向后倾斜产生了一个耻骨联合向上的姿势，这是一种罕见的情况，必须将其从先前的、正确的前倾姿势中区分出来。

屈髋肌无力

在摆动相早期，如果屈髋肌(髂肌、缝匠肌、股薄肌)无力，骨盆后倾可增加大腿的向前行进(图 14 - 2)。经股骨截肢的患者如果残余的屈髋肌力量不足，可能会采用这种策略帮助假肢前进。

腘绳肌紧张

在摆动相末期，腘绳肌紧张可造成骨盆后倾，并典型地伴随着膝关节过度屈曲。当正常的膝关节屈曲降低了腘绳肌张力时，骨盆后倾将持续至承重反应早期。

腰痛或腰椎活动范围减小

腰痛常伴有腰椎强直和正常生理前凸变直，腰椎的正常伸展范围减少。

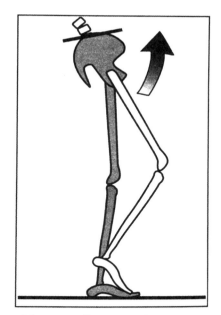

图 14 - 2　骨盆后倾(耻骨联合向上)，躯干向后倾斜。如果髋关节保持在中立位，则摆动侧肢体大腿向前行进。大腿保持直立状态，则支撑侧肢体髋关节活动至相对过伸状态。

冠状面骨盆偏差

骨盆冠状面异常活动的两个临床术语:髋关节抬高和骨盆下降。髋关节抬高(更正确的称为:"骨盆抬高")表示骨盆侧向抬高超过中立轴。相反，骨盆下落，意味着骨盆向下运动，分为对侧下降和同侧下降。对于这两个步态偏差，重要的是要从之前位置异常的矫正中区分出主要的运动异常。

骨盆抬高

定义: 骨盆一侧抬高超过中立位水平面。

阶段: 摆动相早期、中期、末期。

功能意义: 协助摆动侧肢体实现足廓清，会增加廓清肢体所需的能量消耗。

根本原因:

◇ 摆动相早期膝关节屈曲受限或摆动相中期髋关节屈曲。

◇ 摆动相中期踝关节过度跖屈。

临床术语"骨盆抬高"指的是同侧骨盆平面的过度上抬，这是一个摆动相运动

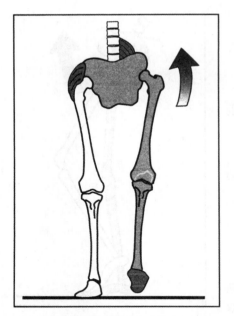

图 14-3 同侧骨盆抬高，受累侧骨盆抬高，这是为配合肢体摆动有意识的动作。

（图 14-3），是开始于摆动相早期的有意识的动作，并持续至摆动相中期，在摆动相末期得到纠正。其目的是当髋关节或膝关节屈曲不足时帮助实现足廓清。摆动相中期，踝关节过度跖屈与髋或膝关节屈曲不足协同出现，是骨盆抬高的另一个常见原因。

以骨盆中点为参照点用仪器进行步态分析时，在支撑相同侧骨盆轻微抬高（5°）是正常的步态模式，在肢体开始负重时骨盆下降。当另一侧肢体经历相同的功能活动时，对侧骨盆抬高。

对侧骨盆下降

定义：对侧髂嵴低于同侧髂嵴。

阶段：承重反应期、支撑相中期、支撑相末期。

功能意义：可降低支撑侧下肢的稳定性并增加对侧下肢的相对长度。

根本原因：

◇ 同侧髋关节外展肌无力。

◇ 同侧髋关节内收肌挛缩或痉挛。

◇ 对侧髋关节外展肌挛缩。

对侧骨盆下降发生在支撑相，开始于当身体重量下落至下肢的承重反应期，并持续存在至支撑相末期。使用仪器进行运动分析时发现，同侧骨盆抬高时可以确定对侧骨盆下降。其发生是因为参照点中线下降，而支撑侧下肢髋关节仍保持其高度。

髋关节外展肌无力

外展肌肌力低于3＋级别时引起支撑相骨盆不稳定。为摆动相做准备的非负重的对侧下肢，从其原来在骨盆侧方的支撑移走。如果同侧髋关节外展肌不能满足冠状面稳定性支撑的需要，由于身体重量相对于支撑侧髋关节的内侧力线排列的需要，导致对侧骨盆下降出现（图 14-4A）。该活动始于承重反应期，因此时体重快速转移至支撑侧下肢。如果外展肌的无力更严重，则对侧骨盆下降同时伴有同侧躯干倾斜，以保证支撑时的稳定性（图 14-5）。髋关节外展肌无力可被髂胫束紧张掩盖。

髋关节内收肌挛缩或痉挛以及对侧髋关节外展肌挛缩

在支撑相中期，当股骨呈相对直立姿势时拉动对侧骨盆向下（图 14-4B）。通常情况下，与髋关节屈曲和内旋有关。相同的骨盆倾斜模式，可见于对侧髋关节过度外展引起的髋关节内收肌紧张（图 14-4C）。这导致同侧下肢相对缩短。

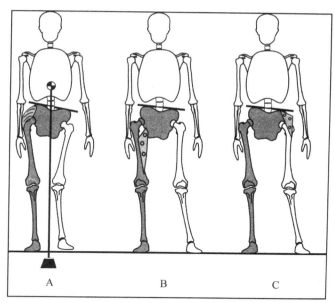

图 14‑4　对侧骨盆下降的常见原因。A. 同侧髋关节外展肌无力。B. 同侧内收肌挛缩（或痉挛）。C. 对侧外展肌挛缩。

同侧骨盆下降

定义：同侧髂嵴低于对侧髂嵴。

阶段：全部阶段。

功能意义：在摆动相，同侧骨盆下降增加了受累侧下肢的相对长度。在支撑相，同侧骨盆下降时长时间行走可能会导致背部疼痛。

根本原因：

◇ 对侧髋关节外展肌无力。

◇ 同侧小腿肌群无力。

◇ 脊柱侧凸。

◇ 下肢长度较对侧减小。

同侧骨盆下降最常发生于摆动相（图 14‑6），这通常反映了对侧的病理状态。

对侧髋关节外展肌无力

在摆动前期，体重快速从后方伸展侧下肢移至前方的肢体（处于承重反应期），对前方肢体的外展肌提出了较高的要求。当肌肉力量不足难以将骨盆稳定在冠状面时，同侧的骨盆下降发生。骨盆在摆动前期下降，并持续出现至摆动相末期（图 14‑6）。

同侧小腿肌群无力

支撑相末期，在后方位置的小腿肌群力量不足难以克服体重，无法上抬足跟时会导致下肢长度相对缩短。下肢长度通过降低同侧骨盆来获得。这通常伴有骨盆过度旋后的发生（图 14‑7）。

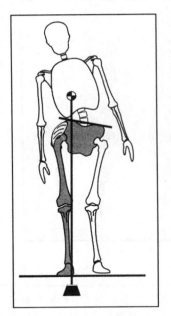

图 14-5 当严重的髋关节外展肌无力出现时,支撑稳定性的重建可通过躯干倾斜将身体重心向支撑侧下肢倾斜来代偿。

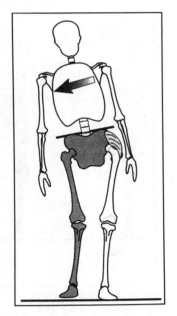

图 14-6 当对侧髋关节外展肌无力时,同侧骨盆伴随摆动的下肢下降。

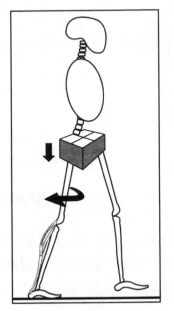

图 14-7 同侧骨盆下降,骨盆后旋。成因是同侧支撑下肢比目鱼肌无力,导致足跟上抬缺失以及支撑侧下肢长度相对缩短。

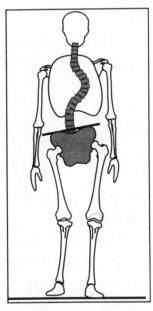

图 14-8 骨盆作为脊柱侧弯曲线的一部分下降。

脊柱侧凸

脊柱畸形可导致骨盆静态力线排列不良,出现同侧或对侧骨盆下降。骨盆的偏差可在水平面上发生倾斜。

水平面骨盆偏差

骨盆旋转可能过度或不足,步态误差的方向可能向前或向后。无论何时只要骨盆旋转是可见的,就是过度的。通过仪器检测和分析,这种可见的异常大于 5°。相反,当下肢与躯干之间的连接表现出僵硬时,这常常是骨盆旋转受限的标志。

骨盆过度旋前

定义:水平面上的骨盆向前旋转角度大于正常。

阶段:初始着地、承重反应期、支撑相中期、摆动相中期、摆动相末期。

功能意义:在摆动相末期步长增加。

根本原因:

◇ 摆动相末期有意识地向前推进肢体。

◇ 对侧肢体骨盆过度旋后。

骨盆可能存在僵硬的向前的力线排列,或与摆动肢体一起协同运动。当屈髋肌功能下降时,骨盆在摆动相早期快速前旋并持续至摆动相中期,是推进肢体前进的一种代偿方式。

骨盆过度旋后

定义:水平面上的骨盆向后旋转角度大于正常。

阶段:支撑相中期、支撑相末期、摆动前期、摆动相早期、摆动相中期。

功能意义:改进肢体后伸姿势。

根本原因:

◇ 代偿无足跟离地的小腿肌群无力。

◇ 代偿策略,用以改善髋屈肌挛缩引起的肢体后伸姿势不足。

可改善骨盆固定、向后的力线排列或者动态后旋。

小腿肌群无力

动态后旋发生于支撑相末期。这是中等程度步速行走并且足跟与地面一直保持接触的患者突然爆发的动作,原因是小腿肌群的无力(图 14-7)。足跟无法抬离地面使下肢相对缩短。通过向后及向下联合的骨盆旋转来弥补长度。

髋关节屈曲挛缩

在支撑相末期,当同侧屈髋肌紧张或髋关节已被融合至屈曲状态时,骨盆过度后旋可用作改善肢体后伸姿势不足的代偿策略[1]。当同侧骨盆过度旋后发生时，对侧骨盆过度旋前同时发生，对侧下肢向前伸展将被延长。

骨盆旋转受限（向前或向后）

定义：在特定阶段，水平面上的骨盆旋转角度小于正常。

阶段：支撑相末期、摆动相末期。

功能意义：步长缩短。

根本原因：

◇ 躯干和骨盆肌肉的运动控制损伤。

◇ 外科手术融合。

◇ 背部疼痛。

脊柱痉挛性僵硬的患者表现为骨盆活动不足。外科手术融合是一个较不常见的原因，下腰部疼痛（腰部区域）是第三个原因。视觉上，患者表现为强直。

躯　干

躯干（脊柱或腹部）肌肉力量与姿势之间的直接联系还未被记录。然而临床经验表明，从正常状态至肌肉明显无力状态，即肌力通常低于3级，并无有意义的偏差。这与步行时少量肌肉活动就可以控制轻微姿势偏差的力学机制相一致[3]。当肌肉力量不足时，姿势偏差是持续存在的。痉挛性肌肉失衡或骨骼异常可以导致脊柱侧弯、脊柱后凸或前凸的发生。步行过程中躯干力线排列记录在相位上的变化，代表了对髋、膝、踝关节的活动性不足或肌肉控制失误的姿势性适应。

针对躯干从中立、直立的躯干力线排列姿势的倾斜，对躯干运动偏差进行分类。倾斜的方向为向后、向前、同侧或对侧。而且，躯干与受累侧下肢的关系可以是旋内或旋外。

矢状面躯干偏差

后倾

定义：肩胛带力线排列位于骨盆带后方。

阶段：全部阶段。

功能意义：在支撑相帮助保持髋关节稳定，在摆动相帮助下肢前进。

根本原因：

◇ 代偿支撑相伸髋肌无力。

◇ 代偿摆动相屈髋肌无力。

躯干移向垂直轴的后方，是利用躯干重量作为髋关节肌力不足的代偿。伸髋肌无力与屈髋肌无力的代偿模式不同。

伸髋肌无力

在支撑相，躯干后倾将身体重心向量移至髋关节轴线之后，替代了伸髋肌无力（图 14-9）。这种代偿需求始于初始着地时并持续整个支撑相，在摆动前期结束。患者通常在初始着地时呈现这种姿势。双侧伸髋肌无力的患者在整个步态周期中均保持躯干后倾姿势。

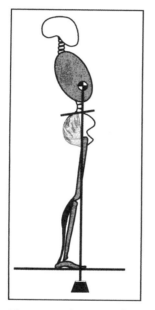 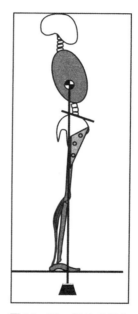

图 14-9 躯干后倾使身体重心位于髋关节后方，代偿了伸髋肌无力。比目鱼肌稳定了胫骨。髋关节过伸和踝关节背屈用于保持身体重心在足的上方。

图 14-10 躯干后倾和脊柱前凸以适应僵硬性髋关节屈曲挛缩。骨盆向前倾斜。

躯干后倾引起的严重腰椎前凸与髋关节屈曲挛缩表现程度有关（图 14-10）。屈曲的髋关节将腰椎的基底部（腰骶关节）移至髋关节前方，由此，胸段躯干需要更大程度的后倾。头部仍保持在竖直位。

屈髋肌控制不足

在摆动相，当屈髋肌活动范围或肌肉控制能力不足时，躯干后倾可用于帮助下肢向前行进。骨盆旋上（后倾）是一种更加直接的代偿，应用躯干进行代偿表明需要更大的力量来代替髋关节功能不足(图14-11)。躯干受累的原因可能是腰椎活动度消失，或腹部肌肉控制不足。在后一种情况下，躯干后倾可以利用腹部肌肉质量作为动力带。摆动相躯干后倾意味着对侧伸髋肌无力。

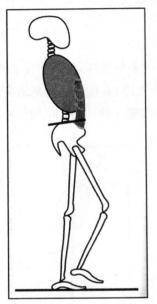 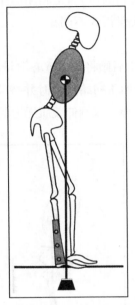

图14-11 当屈髋肌无力时，躯干后倾、腹部肌肉活动增加以及骨盆后倾以帮助大腿前进。

图14-12 躯干前倾将身体重心置于支撑足上方，以代偿僵硬性屈曲挛缩。

前倾

定义：肩胛带力线排列位于骨盆带的前方。

阶段：全部阶段。

功能意义：增加能量消耗以及提高对髋、躯干伸肌的需求。在支撑相，躯干前倾有助于向前行进及提高膝关节稳定性。

根本原因：

◇ 踝关节跖屈(挛缩、痉挛)。

◇ 股四头肌无力。

◇ 髋关节屈曲挛缩。

◇ 辅助装置的使用(如助行器)。

躯干位置在垂直线上前移至身体向量前方(图14-12)，这是保持负重时的平衡并稳定膝关节的指征。最常见的髋、膝、踝关节处的病理机制，是由躯干前倾引起身体重心前移的需要。另一种可能的原因是脊柱活动度缺乏或腹部肌肉无力。躯干前倾的原因随步态周期的变化而改变。

踝关节过度跖屈

踝关节跖屈继续出现在支撑相中期、支撑相末期以及摆动前期,持续的足跟与地面接触需要躯干前倾将身体向量置于足部支撑区域的上方(图 14 - 12)。原因可能是比目鱼肌、腓肠肌群的挛缩或痉挛。

股肌无力

股四头肌力量不足时,刺激躯干前倾成为调整力线排列的代偿。这个姿势通过将身体重心移至膝关节之前而提供了被动的伸膝肌力量(图 14 - 13)。躯干前倾开始于承重反应期,并在支撑相剩余时间内持续存在,直至在摆动前期体重被转移至对侧下肢。如果股四头肌力量不足是唯一的损伤,则这种替代性姿势可能非常微小。如果存在膝关节屈曲挛缩,则躯干前倾增加。

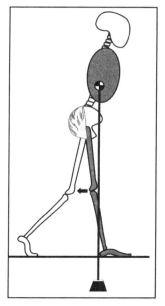 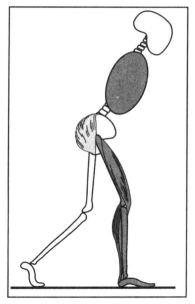

图 14 - 13 在踝关节稳定的情况下,躯干前倾移动身体向量至膝关节前方以代偿股四头肌无力。

图 14 - 14 当伸髋肌力量不足难以满足承重反应期需求时,躯干随骨盆前倾。髋关节屈曲增加改善了力臂和伸髋肌力量。没有股四头肌和小腿肌群来稳定下肢,下肢将会坍塌。

伸髋肌力量不足

在承重反应期以及支撑相早期的较早阶段,中等程度的伸髋肌无力启动了躯干前倾。当前倾的身体重量朝下肢落下,而脊柱活动性或控制能力不足难以提供腰椎前凸代偿时,则无力的伸肌使骨盆和躯干向前下落。伸髋肌的姿势性延长提供了稳定这种前倾姿势的力量(图 14 - 14)。这表明髋关节伸肌延迟,可能需要上肢辅助装置来支撑躯干。当肢体

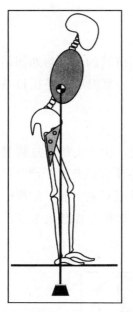

图 14 - 15 僵硬性髋关节屈曲挛缩使躯干随骨盆前倾。踝关节跖屈使身体重心保持在足的上方。

在支撑相中、后期前进越过纵轴时，大腿被动伸展消除了躯干前倾的刺激因素。

髋关节屈曲挛缩

无脊柱前凸代偿的髋关节屈曲挛缩，会导致支撑相中、末期以及摆动前期的躯干前倾（图 14 - 15）。在这 3 个阶段中，当大腿达到最大伸展角度时，支撑相末期是最可能被髋关节屈曲挛缩影响的阶段。

辅助装置

承受体重的上肢辅助装置如助行器或双侧拐杖等会导致躯干前倾，尤其是在装置放置过低的情况下。

躯干前倾阶段

承重反应期有两种原因导致躯干前倾。最常见的刺激是股四头肌活动在任何水平均不足，这是对其需求最高的阶段。利用小幅度的躯干前倾有意识地减少股四头肌活动以保护前交叉韧带。

在支撑相中、末期，踝关节过度跖屈是躯干前倾的第三类潜在成因。胫骨向前行进被抑制时，迫使躯干前倾来推动身体前进至僵硬的踝关节上方。在摆动前期开始的将体重转移至对侧肢体后，终止了导致躯干前倾的机制。因此，除非对侧肢体存在相同问题，躯干将恢复其直立姿势。

冠状面躯干偏差

躯干可以有被动下降或主动地朝向同侧或对侧移动。一个人也许喜欢把躯干向左或向右有偏移，但由于其功能性意义上的模糊并没有治疗建议。躯干在任何方向上的侧向偏差可发生在支撑相或摆动相，虽然最主要的成因与支撑稳定性有关。

躯干向同侧倾斜

定义：躯干向受累侧（同侧）肢体移动。

阶段：全部阶段。

功能意义：在支撑相，躯干向同侧倾斜降低了对髋关节外展肌的需求；然而，能量消耗可能会增加，前进冲量放缓。在摆动相，躯干向同侧倾斜不利于保持平衡。

根本原因：

◇ 同侧髋关节外展肌无力（支撑相）。

◇ 同侧髋关节外展挛缩(支撑相)。

◇ 髂胫束紧张(支撑相)。

◇ 脊柱侧凸。

◇ 身体镜像受损(摆动相)。

躯干向支撑侧移动是一种故意的活动。相反,在摆动相躯干向同侧倾斜与稳定性不协调。因此,它只发生在尝试性的第一步。抬高朝肢体侧方下落的躯干以完成摆动,表明无法适应下肢支撑的缺失。

髋关节外展肌无力

在支撑相向支撑侧肢体方向移动躯干,是一种有效的对髋关节外展肌无力的替代。这是一种减少外展肌力矩用以稳定躯干质量的有目的活动(图 14-16)。身体重量向髋关节中心移动。躯干代偿性同向侧倾开始于初始着地,并持续存在直至支撑相末期。侧倾的量随髋关节肌群无力的严重程度而变化。

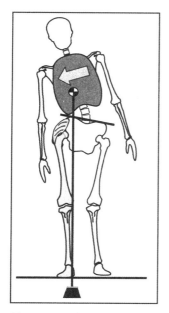

图 14-16　躯干向同侧倾斜使身体重心更靠近支撑侧下肢,降低了对无力的髋关节外展肌的需求。

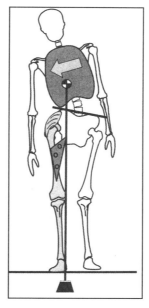

图 14-17　当髋关节内收肌挛缩引起对侧骨盆下降时,躯干向同侧倾斜来保持身体重心力线排列对齐。

挛缩

两种类型的挛缩可导致躯干向同侧倾斜。内收肌挛缩与髋关节外展肌无力的效应相同。通过拉动骨盆下降,紧缩的内收肌将身体的重心从支撑下肢移开。为了纠正这种不平衡,躯干向支撑侧下肢倾斜(图 14-17)。

最常见的髋关节外侧结构挛缩,是髂胫束紧张使支撑侧下肢远离中线。躯干向一侧倾斜使身体重心位置更靠近支撑区域。由于髂胫束也有屈肌成分,引起躯干姿势倾向于前倾和侧倾的混合(图 14 - 18)。

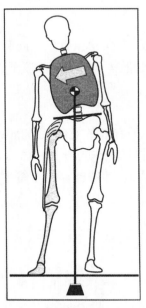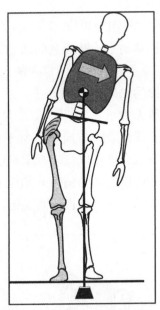

图 14 - 18 当髋关节外展挛缩或髂胫束紧张将足向外侧移动(宽支撑相)时,躯干向同侧倾斜使身体重心更靠近支撑侧下肢。

图 14 - 19 身体镜像受损的患者无法识别摆动侧下肢不是支撑侧下肢。因此,他们无法用躯干倾斜来代偿。

脊柱侧凸

代替躯干上部向中心线侧向倾斜的脊柱弯曲,形成躯干侧倾的静态模式。倾斜可能是向同侧或对侧。

身体镜像受损

在摆动相,当患者无法识别其身体的一侧是无支撑的一侧时,躯干向抬高侧肢体倾斜(图 14 - 19)。肢体镜像受损的偏瘫患者可能对其身体重心线的位置没有概念。由于没有意识到不稳定的存在,他们不去努力移动其身体重量越过支撑侧下肢。随之而来的不平衡会导致行走不协调。

躯干向对侧倾斜

定义:躯干向对侧肢体移动。

阶段:全部阶段。

功能意义:在摆动相,躯干向对侧倾斜可能会降低对侧肢体髋关节外展肌的需求。在支撑相,躯干向对侧倾斜是不稳定的姿势。

根本原因:

　　◇ 代偿策略,针对摆动相髋或膝关节屈曲受限或踝关节背屈。

　　　◇ 对侧髋关节外展肌无力(摆动相)。

　　　◇ 对侧髂胫束紧张(摆动相)。

　　　◇ 脊柱侧凸。

　　　◇ 身体镜像受损(支撑相)。

　　躯干向对侧倾斜可能引起同侧或对侧的问题。任何被确定为导致躯干向同侧倾斜的因素,如果影响到对侧肢体,都能引起躯干向对侧倾斜。在支撑相,躯干向对侧倾斜表示无法代偿不平衡的威胁。在摆动相,躯干向对侧倾斜是一种故意的代偿活动。

代偿摆动相髋、膝关节屈曲不足或踝关节背屈

　　摆动相髋关节屈曲不足刺激躯干向对侧倾斜,以此作为足上抬以廓清地面的方法(图 14 - 20)。原因或者是关节活动度缺乏或者是屈髋肌无力。这两种情况造成的躯干侧倾在摆动相早期开始出现,并持续存在至摆动相中期。关节活动度不足还导致支撑相末期躯干的异常姿势,而在摆动相开始前,屈髋肌无力都不需要代偿性活动。

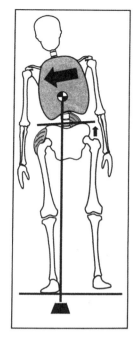

图 14 - 20　在摆动相,躯干向对侧倾斜是主动运动,有助于骨盆上抬以实现足廓清。

水平面躯干偏差

　　过度的或异相的躯干旋转被定义为步态偏差,但除了能量消耗增加外几乎不具有功能性意义。最常见的损伤是动态的。脊柱旋转性侧凸是躯干水平面力线排列异常的静态原因。

躯干过度旋转

定义:旋转角度大于受累侧的中立位。

阶段:全部阶段。

功能意义:能量消耗增加。

根本原因:

　　◇ 骨盆和躯干的协同运动。

　　◇ 辅助装置的使用。

　　◇ 上肢摆动的协同作用。

骨盆的协同作用

躯干与骨盆一起随摆动肢体运动，而不是在相反方向提供正常的对抗平衡作用。这导致同侧躯干在摆动相中、末期过度（和异相）向前旋转。如果这种响应是双侧的，躯干在支撑相末期（对侧的摆动相末期）将运动至过度后旋。

辅助装置的协同作用

使用助行器可能会出现躯干旋转。依赖单侧助行器的患者，其躯干可能会随手杖或拐杖移动。旋转模式变化随使用的助行器位置而改变。对于一个疼痛的膝关节，当支撑是同侧时，手杖（或拐杖）随下肢活动。这导致相反时相，表现为初始着地时的过度前旋以及摆动前期的最大后旋。对于髋关节疾病的练习，当对侧使用助行器时，旋转发生在正常相位，但其范围增加。在初始着地时，躯干表现出过度旋后。之后在支撑相末期出现过度前旋。

上肢摆动的协同作用

躯干旋转的发生相位正常，但当其用来帮助平衡时会变成过度。运动模式与对侧使用单侧手杖时相同。

◇ 参 ◇ 考 ◇ 文 ◇ 献 ◇

1. Gore DR，Murray MP，Sepic SR，Gardner GM. Walking patterns of men with unilateral surgical hip fusion. *J Bone Joint Surg*. 1975；57A(6)；759－765.

2. Mundale MO，Hislop HJ，Rabideau RJ，Kottke FS. Evaluation of extension of the hip. *Arch Phys Med Rehabil*. 1956；37(2)；75－80.

3. Waters RL，Morris JM. Electrical activity of muscles of the trunk during walking. *J Anat*. 1972；111(2)；191－199.

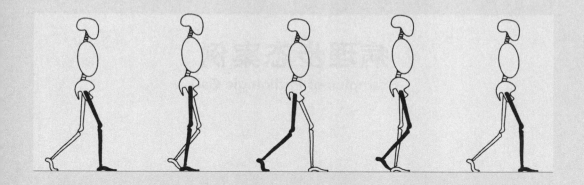

第 4 篇
临 床 问 题

Clinical Considerations

第 15 章

病理步态案例
Examples of Pathologic Gait

第 4 篇的目的,是建立步行时孤立因素与病理表现处理干预之间临床沟通的桥梁。然而每一个患者临床表现所具有的独特属性,可以避免将所有患者概括总结为一个预先设定的诊断,使为步态异常解读提供的框架以及为临床决策制定提供的信息可以被广泛地应用。

临床观察是步态分析所要求的基本临床技能,主要的步态模式首先用该技能描述。然后相关的以及能获得的实验室数据用来确认和量化所看到的步态异常。三维步态分析系统和自动数字录影会记录运动数据。除非有另外说明,肌肉活动通常用动态肌电图和电极中有极细针极的肌电图记录存档。

畸 形

当后天关节挛缩和先天关节畸形阻碍下肢越过支撑足向前行进或妨碍摆动足抬离地面时,步行能力将受到严重破坏。当患者的神经功能未受损时,由于位置感觉(本体感觉)和选择性运动控制能力完好,这部分患者有能力用其他关节的运动来代偿。然而努力代偿提高了步行时能量消耗。

挛缩

挛缩是由于包裹关节的肌纤维组织(即关节囊)僵硬或者肌肉内部纤维鞘造成的[137],造成的原因或者是长时间制动或者是康复过程中瘢痕形成。创伤在制动和肌纤维沉积两方面加剧了挛缩的进展[58]。

纤维连接组织的基本成分是产生肌力的胶原纤维和获得灵活性的蛋白多糖[149]。胶原纤维,同时也是高度弹性的,有很小的牵伸能力。因此,伸展取决于它们静息时长度和排列顺序变化。这两种特性均可因缺少运动受损。蛋白多糖是润滑并分离胶原蛋白纤维作用的高弹性凝胶[150]。它的水性和化学成分取决于运动的物理作用[2—4, 150]。在 1951 年,Twitchell 注意到,卒中(中风)后 4 天内偏瘫侧关节僵硬开始发生,在有任何肌肉张力证据之前功能完好[138]。另外的发现是肘关节骨折修复术后,在结痂过程中制动 2 周而引起运动功能恢复丧失[56]。50%的下肢胫骨干骨折应用石膏制动导致距下关节活动受限[85]。僵硬性膝关节制动试验研究显示,在 4 周内能够检测到蛋白多糖的化学变化[1]。

不同程度的挛缩导致两种功能模式:弹性的和僵硬的。在徒手肌力测试时两种均表现为过度的持续性抵抗,在步行中两种反应却不同。由于不活动引起的弹性挛缩经常屈服于身体的重量,作为结果,在支撑相末期的损害较其之前的时相更小。创伤或者手术瘢痕形成引起的挛缩,具有特征性的高密度和僵硬。为了能够支持身体重量,畸形持续整个步态周期。这些功能上的不同在踝关节有更具体的证据。

挛缩引起的关节活动性丧失所造成的主要功能损害是限制前进。在支撑相,患者越过支撑足前进的进程或者延迟或者受限。在摆动相,足抬离或者接触地面受限是正常前进的阻碍。当选择的病例神经系统未受损时,那他们会清楚关节的确切位置(即本体感觉未受损),并且将会由选择性运动控制代替。

踝关节跖屈挛缩

踝关节挛缩通常的原因是由于小腿、踝或者后足骨折后石膏支具制动引起的。不论损伤程度如何,支具被紧密地铸型固定在踝关节或足的周围。这妨碍了距下关节和踝关节的活动。对于损伤后需 6 周以上非负重制动的患者来说,跖屈肌的纤维组织和(或)踝关节、距下关节的关节囊变得难以忍受地僵硬(与 R. Watkins,口头交谈,1978)。另外,每多一周制动都会使肌肉力量进行性地减低[74]。

除非采取特殊护理方式,踝关节的位置将维持在跖屈 15°,因为这是踝关节的自然休息位[38]。为了获得后伸肢体姿势以及足够步长,在支撑相末期会有 10°的踝背屈以便身体重量越过跖趾关节前进。正常活动度与跖屈 15°之间的区别是 25°的功能性畸形。

患者 A:踝关节跖屈痉挛(图 15 - 1)

在受伤之前,该病例是健康、精力充沛的建筑工人。他的诊断是复杂的胫骨干骨折延迟愈合,致使佩戴石膏的非负重制动过程延长。体格检查发现包括踝关节(跖屈 15°)和距下关节(中立位)僵硬性挛缩。总的说来,他的步态好像正常,只是有些慢。另外,他不能跑并有前足疼痛主诉。

初始着地是"低足跟着地"。尽管踝关节跖屈 15°,由于髋关节呈正常的 25°屈曲并且膝关节完全伸直进而足能够直立,因此足跟依然是足首先接触地面的部分(图 15 - 1A)。然而,前足和地板之间很短的距离导致前足提前着地以及提早的足放平承载身体重量。如果没有近距离观察,这个异常偏差将会被忽视。这个缩短的足跟轴几乎不能刺激任何程度的膝关节屈曲以便承重反应时吸收震荡。

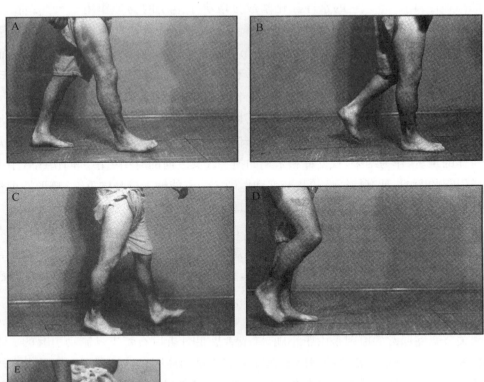

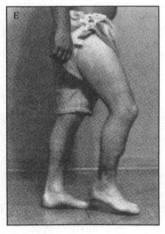

图 15-1　患者 A 有踝关节跖屈痉挛。A. 初始着地呈低足跟着地。B. 支撑相中期的位置显示过度踝跖屈。C. 支撑相末期显示过度足跟抬起。D. 摆动相早期因为过度跖屈,肢体力线排列变得不明显。E. 摆动相中期利用过度的髋和膝屈曲,避免了由于过度踝跖屈导致的足拖拽。

　　在支撑相中期开始时,胫骨形成的角度与正常相比更偏向后方,并且由于踝关节轴活动减低而胫骨的前进受阻(图 15-1B)。身体质量越过前足向前行进时有一个功能是对抗长力矩的力臂,因为踝关节不能产生正常的 5°背屈。额外的努力将增加距骨头对抗地面的压力。爪形趾的跖屈位置意味着前足对避免压力过度的保护。在支撑相末期,过度的足跟抬起(图 15-1C)显示这个患者有能力将身体重量移动至前足,因为他是健康的、强壮并充满活力的。没有通常的踝关节背屈活动范围,身体重量移动至前足需要来自躯干和髋伸肌相当大的推动能量。提高的足跟抬起并不是显著的异常偏差,提示延长的体重接收以及前进受阻导致了极高的距骨头张力。

在摆动前期和早期,足存在中立位的足趾下垂(足下垂)位置掩盖了患者的挛缩(图 15－1D)。膝关节屈曲潜在的延迟被髋和膝的屈曲肌的选择性活动克服。然而在摆动相中期,直立的胫骨暴露了固定的踝关节跖屈挛缩。髋和膝关节屈曲使跖屈的踝关节代偿性地抬高至大于正常值,避免了足拖拽的发生。然而这个明显的支撑相中期的步态异常偏差,通常没有功能上的重要意义,因为髋关节屈曲角度的增加对于大多数患者来说是一个容易完成的任务。

因此,僵硬的 15°跖屈挛缩产生了 4 个主要的与前足提前着地相关的功能上的代偿。第一,前足提前着地使足跟轴刺激吸收震荡所需的膝关节屈曲减至最低。前足提前着地提高了距骨头及相应组织张力在受压时间上的增加。踝关节轴的丧失使胫骨前移延迟,只有当向量到达前方并且身体重量抬起越过前足上方向前移动时,胫骨才继续前移。最后,胫骨滞后于膝关节产生了一个过伸的力矩锁住关节。为了能够向前摆动,肢体在摆动前期的双支撑相必须将体重卸载。因为跑步时没有双支撑相时期,这个充满活力的人不能跑,并且前足因过度承受体重和压力而受损。

总体来说,唯一明显的步态异常偏差,是在摆动相中期踝关节跖屈具有最小功能上的重要性,因为髋关节屈曲增加对于大多数患者来说是一个容易完成的任务。相反地,导致患者残疾的步态异常偏差在支撑相是这样微小,以至于只能利用量化的生物力学分析来确定。

髋关节屈曲(烧伤)

即使神经控制是正常的,髋关节挛缩将严重地限制身体前进。继发性反应是由于股骨持续性位置异常导致膝关节屈曲挛缩。由于支撑相末期和摆动相末期无法伸展下肢使步长严重缩短,体重承载时骨骼肌肉系统耗费能量增加。

患者 B:继发于烧伤的髋关节屈曲挛缩(图 15－2)

烧伤后为了保持完整皮肤覆盖,双侧下肢长时间制动引起纤维性僵硬。髋和膝关节 30°的屈曲挛缩反映了这些关节处于自然休息位(图 10－6 和图 10－7)[38]。踝关节保持在跖屈约 5°位。

在支撑相中期身体越过足的上方前进严重受限。当胫骨达到直立位置,固定的膝关节屈曲限制大腿的运动。为了适应膝关节过度屈曲,踝关节需要过度背屈。当这个运动无法完成时,骨盆和大腿的连接处保持在支撑足的后方(图 15－2A)。过度的膝关节屈曲和躯干前倾需要将身体的向量置于支撑足的上方以保持承重平衡。膝屈曲姿势也提高了对股四头肌的要求。

在支撑相末期不能伸展髋和膝关节阻止了身体重量有效前移至支撑足前方。屈曲的髋关节无法实现肢体向后方伸展姿势导致步长严重缩短(图 15－2B)。在摆动相末期,患者膝关节无法伸展使肢体到达重要的前进位置。

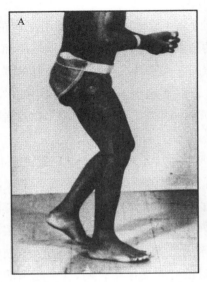
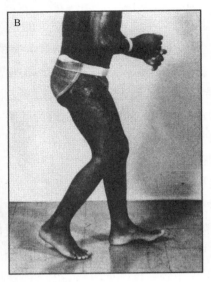

图 15-2 患者 B 继发于烧伤的髋关节屈曲挛缩。A. 当踝关节无法过度背屈时，髋关节和膝关节的畸形使骨盆位于支撑足的上方。B. 肢体向后方伸展姿势丧失，导致步长明显缩短。

由于患者是双侧失能，他的代偿能力降至最低。缩短的步幅迫使步频增加才可以完成期望的步行距离。

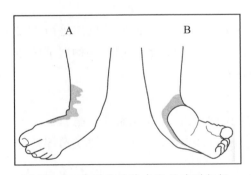

图 15-3 典型的马蹄内翻足畸形包括：A. 前足内收和内翻。B. 踝关节跖屈下垂和中足塌陷［引自 Ponseti I. Congenital club foot：The result of treatment. J Bone Joint Surg Am. 1963；45-A(2)：261-275,344］。

结构性畸形：马蹄内翻足

先天性马蹄内翻足，最先由希波克拉底（Hippocrates，400 BC）描述，是一个古老的持续到今天依然存在的畸形[119]。新生儿在出生时畸形足在 3 个关节面均出现扭转（内收、内翻和跖屈足下垂；图 15-3)[70, 111, 119]。以往会根据畸形的严重程度有不同的矫正方法和技术。

在希波克拉底的著作中描述了第一套治疗系统是轻柔的牵伸和保护性绑带包扎[119]。经历了几个世纪信息减少了，像 Pare's Boot（1564）的博物馆陈列和从 19 世纪以来的特殊扳手作为矫正马蹄内翻足的工具，提示当时更多是采用强有力的方法希望得到更快速的改善[119]。在 18 世纪引入了像跟腱延长术减少足下垂这样简单的手术。Morton 发明了麻醉剂以后可以应用更大外力的手法以及更多不同的手术方法[119]。当足的外观普遍得到改善时,足僵硬变成了重要问题[17]。在 1939 年,Kite 呼吁要回到轻柔的手法并且强调要有矫正策略的必要顺序(即对前足内收的矫正必须优于对足下垂的重视)[70]。Ponseti 确定了一个缩短治疗程序的折中方案[111, 112]。开始时实施必要的手法和长腿石膏 5～12 周(平均 7.6 周),大部分病例(79%)行跟腱切断术矫正残留的足下垂,偶尔进行胫骨前肌转移术进一步矫正残留的足内翻[113],然后穿戴 Denis Browne 夹板约 24 个月以避免复发。据报道,成功获得正常外形、良好功能以及无痛足的为 90%[111, 112]。

牵伸力的意义

"轻柔手法"已经被证实为临床和科学研究标准。蛋白多糖基质支撑的众多强壮的胶原纤维形成韧带和肌腱[141, 149],韧带和肌腱的黏弹性特质能够绘制成压力-张力曲线(图 15－4)[149]。在牵伸的开始(被称为"足尖"),这个曲线是浅的并且张力升高比压力快速。一旦这些胶原分子是固定的,张力曲线就变成线性的,线性局部斜率确定了组织的弹性刚度。当升高的拉力开始超过纤维的力量时,线性模式开始裂开并且在这个破坏点拉力下降。临床经验显示在压力-张力曲线上足趾局部的拉力是牵伸的治疗水平。临床原则是牵伸组织直到被拉紧,然后退后 5°维持这个位置固定石膏。在拉力水平以下,拉紧的纤维"慢慢移动"(即黏性基质屈服)并且组织延长(图 15－5)[141]。尝试进行高拉力水平牵伸将引起肿胀、僵硬,而且不能延长。

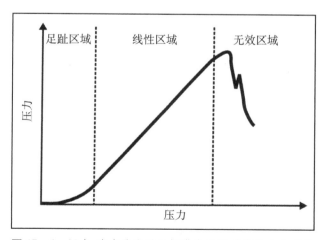

图 15－4　压力-张力曲线显示韧带和肌腱对牵伸力非线性反应(引自 Woo SL-Y. Biology and Biomechanics of Tendon and Ligment. In: Buckwalter J. Orthopaedic Basic Science: Biology and Biomechanics of the Musculoskeletal System. 2nd ed. American Academy of Orthopaedic Surgeons; 2000: 581－616)。

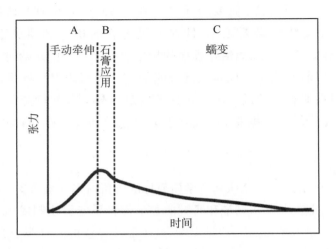

图 15 - 5 对石膏塑形时低水平牵伸力的慢反应。A. 手动牵伸直至关节变紧。B. 关节减低 5°减低拉力。C. 胶原纤维对低水平牵伸力的慢反应。

马蹄内翻足的手术干预

解剖切开马蹄内翻足的死胎婴儿,确认了严重的肌腱移位以及距骨前侧头向内侧移位[40, 57, 63, 111, 112, 128]。肌肉附着处保持完整并且麻痹发作证据极罕见[40, 57, 63, 128]。

通过跟腱延长术进行手术矫正马蹄内翻足是最常见的推荐方案。为了减低内收或者内翻会选择在后部、后-内侧以及全面的松解术式。然而足部结构的移位使位于 4 层足底肌肉和韧带的正常平面变得模糊。术后僵硬是常见的主诉[8, 36, 52, 113]。

步态分析在马蹄内翻足干预中的应用

最近仪器步态分析对不同方法的量化比较替代了历史沿革的等级分类,描述如优秀、良好、一般等。2008 年比较了潘赛缇(Ponseti)疗法(轻柔手法,系列石膏以及有限的外科手术干预)、更大强度牵伸的 French 项目(以下简称物理疗法)以及一个家庭随访项目[36],确认了在步行速度、跨步长以及步频上没有差别,但在运动学参数上的细微差异被进一步确认。48%潘赛缇疗法的患者有极度踝背屈(即＞15°)对比物理治疗 12%极度踝背屈。另外,这种偏差更多地发生在进行了跟腱延长术的患者。与潘赛缇疗法比较,足内翻步态在物理疗法中更常见(1%：15%)。足下垂(即在摆动相最后 1/4 踝跖屈＞9°)也主要出现在物理疗法中(与潘赛缇疗法相比较是 19%：4%)。仪器步态分析可以帮助在手术干预时更好地进行决策。

患者 C：双侧马蹄内翻足儿童

一个 5 岁的双侧马蹄内翻足男孩,在 1 岁时进行了临床评估、步态观测以及仪器步态分析(表 15 - 1、表 15 - 2、表 15 - 3),然后进行了双侧马蹄内翻足松解手术,留有明显畸形。观察到的异常是支撑相和摆动相明显前足内收和足部纵弓增加的高弓马蹄内翻足,中足纵列没有承担必要的负重作用。

表 15-1　儿童双侧马蹄内翻足畸形选择性徒手肌力评估分级(5 分表)

肌群	肌力	
	左	右
髋关节屈曲	4	4
髋关节伸展	4	>3
髋关节内收	4	>4
膝关节屈曲	4	4
膝关节伸展	4+	4+
踝关节背屈	4+	4+
踝关节跖屈	4-	>3
踝关节内翻	4	4-
踝关节外翻	4	>4

表 15-2　儿童双侧马蹄内翻足畸形选择性被动活动角度范围结果

肌群	关节运动范围	
	左	右
膝关节伸展	20°过伸	20°过伸
踝背屈膝关节屈曲	5°内翻 5°中立位	5°内翻 5°中立位
踝背屈膝关节伸展	0°内翻 0°中立位	0°内翻 0°中立位
踝关节跖屈	15°	15°
前足内翻	40°	40°
前足外翻	0°	0°
髋关节前倾	42°	45°
经踝关节轴	0°	0°
后足-大腿轴	5°内	5°内
大腿-足轴	35°内	30°内

表 15-3　儿童双侧马蹄内翻足畸形步态特征

项目	变量
步速(m/min)	59(91%正常值)
步频(step/min)	177(115%正常值)

（续表）

项目	变量
步长(m)	左＝0.34(56％正常值) 右＝0.32(52％正常值)
双支撑相	24(120％正常值)
单支撑相	左＝37(93％正常值) 右＝39(98％正常值)

显然最初外科医生选择的方法主要是想处理明显的足下垂,或者可能对马蹄内翻足畸形相互依赖不熟悉。推荐的矫正手术计划对于这些异常似乎是合适的。

在步行过程中,过度足内偏(图 15－6A)是过度髋关节外旋(图 15－6B)的代偿。在摆动相,髋关节外展角度增加对于足抬离地面是必要的(图 15－6C)。5 个功能性因素与过度矫正原发性足下垂有关。小腿肌群活动延迟开始直到左下肢的支撑相末期和右下肢的支撑相中期。这与数据记录的左侧踝关节过度背屈和双侧足跟延迟抬起是一致的。步频增加(115％正常值)以适应步长减小的结果(约 55％正常值)。其余的迹象表明前足没有得到矫正,包括像前足过度内翻这样明显的异常。胫骨前肌提前活动产生了内翻力量。提前和延长的腓骨长肌活动在正常情况下会抑制第 1 跖骨的数据也被记录下来。从良好到一般的髋和膝关节力量使步速得以有效保持,但足内翻引起下肢力线代偿性排列。

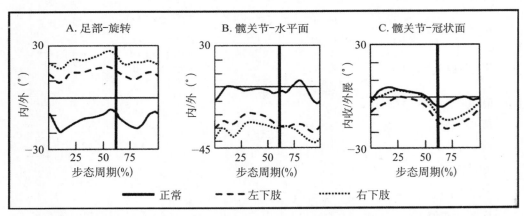

图 15－6 患者 C 有双侧马蹄足畸形。运动分析显示(A)在支撑相和摆动相过度足内偏,(B)步态周期中髋关节外旋,(C)摆动相髋关节外展帮助足抬离地面。

总结

继发性挛缩和先天性畸形可以在实质上危害步行,影响支撑稳定性,或者肢体抬离地面使步行变慢以及提高能量消耗。像牵伸和手术等干预治疗方法常用来保存功能,治疗方法也可以是锻炼。

无　力

无力在功能上的意义依赖于肌肉受累的程度和范围以及患者代偿的能力,代偿能力依赖于肢体内和肢体间的肌力平衡。因此,双侧受损将严重地减低患者的功能。肌肉无力还导致畸形。

股四头肌不足(脊髓灰质炎)

股四头肌对步行时吸收震荡、体重承载稳定性以及向前行进都是非常重要的。股四头肌功能可以通过对肌肉的直接损伤、股神经受损以及各种麻痹性疾病而丧失。小儿麻痹症被选作肌肉无力的病例是因为脊髓灰质炎引起的这种残疾是单独的运动缺失。患者对肌肉功能突然减低的代偿很好,以至于观察者通常不能识别出残疾。

急性脊髓灰质炎

在 20 世纪的前半叶,脊髓灰质炎蔓延增加的严重性是股四头肌功能缺损的主要原因。脊髓灰质炎病毒通过侵入位于脊髓的下运动神经元细胞而使肌肉瘫痪[15]。残疾的结果通常是严重的,然而脊髓灰质炎长期生存者可以利用其他伸肌的选择性活动来稳定膝关节,因而即使股四头肌完全瘫痪却依然可以行走。发展一个可代替伸膝控制引擎的技能是完全可能的,因为除了肌肉纤维的运动接头,所有的正常肌肉控制的组成部分均未受损。

因为被急性脊髓灰质炎病毒影响的肌肉开始恢复,步行时可以应用膝关节锁定支具(膝-踝-足,KAFO)来保护和代偿肌力减低的股四头肌[104]。当儿童成长为少年时,很多孩子选择废弃他们的支具使感觉和看起来更正常。他们已经学会在支撑相出现不稳时,利用髋和踝关节微小的代偿姿势改变来保护膝关节。这些技能通常重新排列膝关节轴在身体矢状面向量,每一个步伐都在膝关节后部结构施加一个牵伸力。在儿童成长阶段其韧带对牵伸力尤其敏感。对一些孩子来说,长时间的过度力量将导致膝过伸、疼痛以及成年时残疾程度增加(图 15－7)。尝试用手术修复过度拉伸的膝关节韧带是失败的,因为稳定的站立仍然需要 10°～15°的膝关节过伸,且该姿势会使修复冒风险[107]。

除了 4 个亚洲国家,1955 年 Salk 疫苗的推广在全球防治急性脊髓灰质炎新增病例方面获得非常好的效

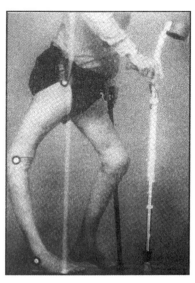

图 15－7　脊髓灰质炎引起的股四头肌麻痹患者膝过伸以稳定支撑侧下肢。

果[67]。但是脊髓灰质炎遗留的损害持续存在。今天,脊髓灰质炎长期生存者正经历着肌肉加压受损的后期影响所导致的附加残疾。

脊髓灰质炎的后期影响

经过约 25 年的急性期后,被认为已经治愈的脊髓灰质炎长期生存者开始因为疲劳、新的肌肉无力和疼痛寻求医学救助[53,55,71,104,106]。开始时这种表现被认为是脊髓灰质炎病毒回归,后来发现是与无法使运动单位增大有关,运动单位的构成是恢复和"治愈"瘫痪肌肉[54,84]。这些新的下运动神经元细胞被滋养后,肌纤维数量增加至正常的 4 倍,由于过度使用导致明显的功能失常[130]。功能失常的模式被证明有两种[79,84,136]。

后脊髓灰质炎综合征被证明是复杂的病理结果。开始于急性的瘫痪,随后是完美的功能恢复。一些长期生存者参加职业体育竞赛。然后多年以后这些患者发展成迅速的功能丧失。这些患者被不情愿地认为是超载伤害导致的,因为人们强烈地相信锻炼可以治愈急性瘫痪。尽管已经得到科学证明,但过度使用理论遭到抵制[130]。

后脊髓灰质炎后遗症是区别从轻度到中度急性期阶段患者,涉及几块肌肉并遗留有无力的术语。这些脊髓灰质炎长期生存者在急性疾病期间表现为畸形进展的并不少见。所有的股四头肌力量最初康复为临界肌力的患者经常恢复原状,用过伸来维持后期膝关节的稳定。

患者 D:后脊髓灰质炎(图 15 - 8)

后脊髓灰质炎晚期患者的步行能力取决于其代偿股四头肌无力的能力[101]。如果他们的踝跖屈肌群依然是 4 级(良好),患者可以用过伸推力作为股四头肌无力的代偿。这种"低足跟着地"(足和地面形成的角度)减少了完全的足跟轴(图 15 - 8A)。承重反应期无胫骨前进。大腿受阻限制了膝关节屈曲(图 15 - 8B)。关节前部疼痛有时是额外的伤残。在支撑相中期膝关节伸展被保持(图 15 - 8C)。在支撑相末期,足跟抬起所带来的被动结构排列完全锁住膝关节(图 15 - 8D)。尽管没有超过中立位的踝背屈,对侧肢体将身体重量向前推进至前足产生了力矩。前足轴活动导致的结果是,在支撑相末期保留了重要的步幅长度,而摆动前期的膝关节屈曲是受限的(图 15 - 8E)。在摆动相早期达到近似于正常的膝关节屈曲,但髋关节处的大腿前进受限(图 15 - 8F)。

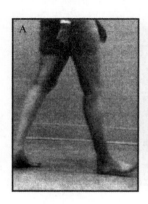
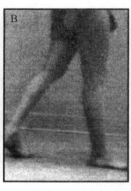
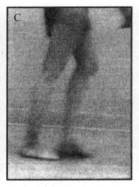
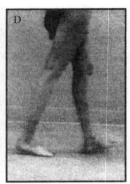

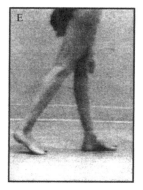
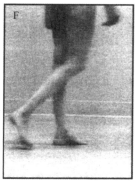
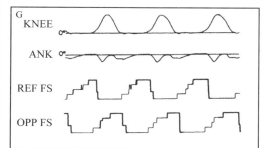

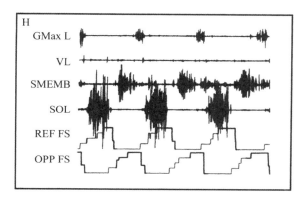

图 15-8　患者 D 股四头肌无力继发于脊髓灰质炎后。A. 初始着地为低足跟着地。B. 承重反应期轻度膝关节过伸。C. 支撑相中期轻度膝过伸。D. 支撑相末期踝背屈以及足跟抬起受限。E. 摆动前期无膝关节屈曲。F. 摆动相早期膝关节屈曲正常但髋关节屈曲受限。G. 膝和踝关节肌电记录。ANK＝踝关节；REFFS＝受累下肢足开关轨迹；OPPFS＝对侧下肢足开关轨迹；基线＝摆动相；抬高的部分＝站立相。足开关步长的高度表示接触范围，步长的长度确定接触模式的时间。H. 动态肌电图（原始数据）。GMax L＝臀大肌下部；VL＝股外侧肌；SMEMB＝半膜肌；SOL＝比目鱼肌。

踝关节代偿运动被肌电图记录数据证实（图 15-8G）。在摆动相末期肢体准备支撑时踝关节开始 10°跖屈。在支撑相中期和末期，踝关节背屈使身体前进缓慢发生，在单支撑相中间踝关节处于中立位。在支撑相末期踝关节背屈最大位置小于 5°。在承重反应期时的最小量过伸（2°～3°）提示动态稳定性不足。

足开关记录显示正常的地面接触序列，虽然这些步伐中每一种支撑方式的时间不同。这种不一致性意味着关节控制力不足导致不稳。

动态肌电图记录证实这个患者完成这次有效步行并没有依靠易疲劳的股四头肌（图 15-8H）。在摆动相末期准备支撑时，臀大肌提前活动限制股骨，因此胫骨力矩可以帮助膝关节伸展。在体重接收时期，继续活动的臀大肌稳定了膝关节。同时提前活动以及强度增加的比目鱼肌在支撑相末期继续活动，限制胫骨并成为膝关节伸肌稳定的根源。摆动相早期，半膜肌活动产生强大的推力导致膝关节屈曲。这个时间序列提示膝关节直接屈曲引起足抬离地面比丧失步长更关键，这可以从双关节伸髋肌获得。在摆动相中期，由于膝关节开始伸展的需要迫使半膜肌活动终止。腘绳肌启动髋关节减速准备下肢支撑。

髋关节外展肌无力

臀中肌无力发生于许多类型的病理变化中。在冠状面向躯干同侧倾斜稳定了髋关节。在儿童期经历急性脊髓灰质炎的患者由于运动功能的发育需要极大的代偿自由。髋外展肌完全瘫痪能够通过向侧方移动躯干，直至身体向量位于髋关节上方，从而获得完全性适应（图 15-9）。这种姿势的继发性反应是当身体重力线移向膝外侧时导致了膝外翻。

成年开始的髋关节外展肌抑制，例如发生于类风湿关节炎中的，可以有较小程度的躯干侧倾。膝关节有较小的外翻推力（图 15-10）。

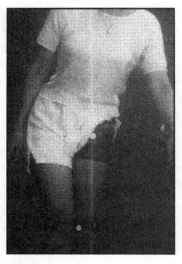

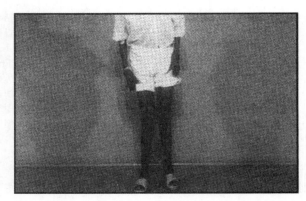

图 15-9 躯干侧倾以代偿脊髓灰质炎引起的髋关节外展肌瘫痪，身体向量（垂直线）经过膝关节。

图 15-10 躯干侧倾以代偿类风湿关节炎引起的臀中肌力量不足。

比目鱼肌和髋外展肌无力（脊髓发育不良）

脊髓发育不良性瘫痪作为先天形成的脊髓损伤合并感觉丧失和肌肉无力，有高度风险发展成挛缩是另外一个残疾并发症。脊髓发育不良患者在步行开始时影响关节导致身体承重姿势异常。这些复杂因素严重地降低了患者代偿能力。

瘫痪水平的提高导致步态异常的严重程度增加。随之发生的肢体控制损害涉及足部肌肉组织、髋关节伸肌、膝关节伸肌（股四头肌）和髋关节屈肌。

患者 E：脊髓发育不良（图 15-11）

这位患者有下位腰椎损害（L4 未受损），因此保留了强壮的股四头肌以稳定膝关节。然而由于缺少踝跖屈肌、髋伸肌以及髋外展肌肉组织，步行功能严重受损。多种生物力学机制导致初始着地时膝关节屈曲和全足着地(图 15－11A)。在摆动相末期腘绳肌无力(或缺如)使髋关节过度屈曲得以控制大腿。另一侧下肢由于缺少前足轴导致身体前进不足。保持足在身体重量接收范围内是必要的。为了满足这些限制,患者主动地依赖强壮的股四头肌。缺少踝背屈肌导致足下落至轻度跖屈位置。因此,身体承载重量的准备受到损害。

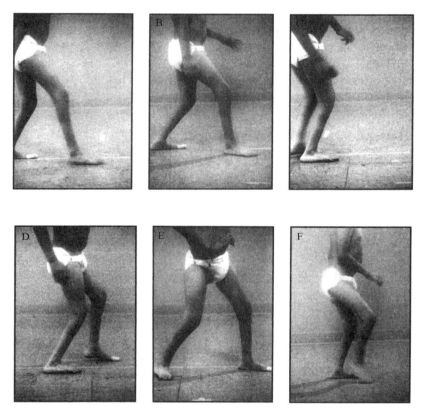

图 15－11　患者 E 因为 L4 脊髓发育不良导致比目鱼肌和髋关节伸肌无力。A.过度的膝和髋屈曲,前足首先着地。B. 承重反应期显示髋、膝屈曲,踝跖屈。C.支撑相中期过度踝背屈以及持续的膝、髋屈曲。D. 支撑相末期极度的踝背屈和额外的膝屈曲。足跟保持在地面。E. 摆动前期继续过度踝背屈且足跟不能抬起。前一个时相过度的骨盆后旋产生了极大的步长。F. 摆动相中期过度的髋屈曲抬高跖屈的足离开地面。

　　肢体着地增加了膝和髋关节的屈曲,而只有踝跖屈角度轻度减低(图 15－11B)。这种肢体姿势提示轻度的支撑不稳,因为瘫痪的臀大肌不能稳定股骨。任何代偿性的腘绳肌伸髋活动只是增加了膝屈曲。膝关节明显的屈曲姿势是对股四头肌维持承重稳定性的强烈需要。

　　在支撑相中期,身体前进至支撑侧肢体引起过度的踝背屈和持续的膝关节屈曲(图

15－11C）。在踝关节,由于缺少胫骨控制使膝关节更多地前移至身体向量的前方,增加了对股四头肌的要求。患者并不能利用前倾使张力减低,因为倾斜已经提高了踝背屈需要以及减少了髋关节和脊柱的伸肌力矩。股四头肌活动增加是维持膝关节稳定的唯一来源,因为它是唯一的身体承重肌群。在支撑相末期,更进一步的身体重量越过足上方前进,而躯干保持直立可以提供被动伸肌稳定(图 15－11D)。踝背屈和膝屈曲进一步增加。步幅的增加是利用身体的旋转增加了骨盆宽度,进一步使两足之间长度增加而实现的(图 15－11E)。在摆动前期,足跟与地面保持接触直至肢体抬起开始摆动相。在摆动相中期,髋关节的过度屈曲是足下垂和对侧膝关节屈曲致骨盆位置减低所必需的(图 15－11F)。

胫骨前肌无力(脊髓损伤,马尾)

发生在低于脊髓的腰椎内部骨折,超出这个水平的腰椎和骶椎神经根称为马尾,在椎管内下降直至到达出口位置。对这些神经根的损害会引起下运动神经元(软瘫)瘫痪。功能上的缺损根据损害的完全程度而变化。

与脊髓灰质炎不同,马尾损伤使本体感觉受损。通常残存的感觉功能与运动损害水平并不相关,因为椎骨骨折的前部可以分出后支。

患者 F:马尾脊髓损害(图 15－12)

中间的腰椎神经系统损害引起完全的胫骨前肌以及其他踝关节肌群、膝关节屈肌、髋关节伸肌和外展肌完全瘫痪,股四头肌群肌力在 3＋级,膝关节感觉神经未受损但足部受损。

在摆动相末期,因为踝关节明显跖屈使肢体的支撑准备无法完成(图 15－12A)。初始着地为前足着地。在支撑相中期和末期,胫骨前进(踝背屈)揭示了摆动相末期被动的足下垂性质(即胫骨前肌瘫痪而不是挛缩;图 15－12B)。而通过膝关节轻度过伸使踝跖屈挛缩处在一个有用的程度,提供了身体承重稳定性。挛缩的被动拉力使胫骨控制在 5°的背屈位,而股骨移动向前使膝关节过伸。身体重力线排列(躯干中心点到中足)提供了外部的伸肌力矩以补充无力的股四头肌。通过上肢代偿瘫痪的髋伸肌和外展肌继续承载体重。在前进和稳定之间实现妥协,是通过踝跖屈挛缩牵伸至 5°踝背屈使身体向量前进完成的。

摆动前期肢体准备摆动是一个精心设计的进程,包括通过上肢转移大部分的身体重量到拐杖(图 15－12C)。肩部抬高是身体努力承重的迹象,无被动的摆动前期膝关节屈曲。被动的足下垂使摆动相早期延迟(胫骨前肌缺席)并且无主动的膝关节屈曲。肢体前进依靠直接的髋屈肌活动进入摆动相。摆动相中期,足离开地面需要过度的髋关节屈曲以适应被动足下垂(图 15－12B,左侧下肢)。由于踝背屈支具的帮助,步态出现了明显的改善。

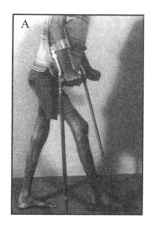
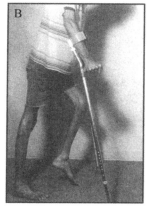
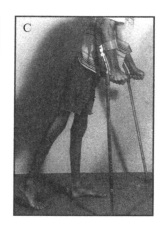

图 15-12　患者 F 因马尾脊髓损伤致胫骨前肌无力。A. 摆动相末期踝关节跖屈和膝伸展不足。B. 支撑相中期轻度踝跖屈和膝过伸。对侧（左侧）髋关节过度屈曲以确保下垂的足离开地面。C. 摆动前期严重足下垂以及足准备离地时无膝关节屈曲。

肌腱功能失常导致胫骨后肌无力

现在已经能够很好地矫正特发性胫骨后肌肌腱功能失常，这种功能失常主要是由于胫骨后肌肌腱解剖和行走机制致过度使用而带来的压力。因为胫骨后肌从附着的胫骨起点下来，肌腱的覆盖物紧密地环绕在内侧髁到达中足附着的位置。就在弯曲的正下方，肌腱变得平坦[89,90]和少血供[41]。在步行的过程中，由足着地引起的突然的后足外翻被胫骨后肌主动地拮抗。这是符合逻辑的假设，重复性的突然的承载可以在靠近内髁局部产生一个压力中心带。病理学研究显示在这个区域肌腱退化而远端更重要[89,90]。功能性后果从胶原束线性组织破裂减低了肌腱力量，到明显的肌腱破裂。

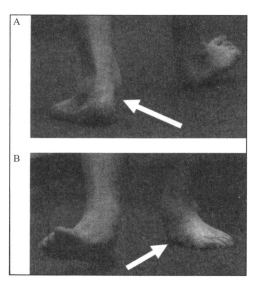

图 15-13　患者 G 是胫骨后肌肌腱功能失常。A. 胫骨后肌肌肉肌腱单元肌力减弱（2/5）无法阻止过度外翻（足跟向外倾斜）。B. 当身体重量前行越过足部时中足足弓变平。

患者 G:胫骨后肌肌腱功能失常（图 15-13）

从足的后方可以确认足跟向外侧偏斜（图15-13A），是过度足外翻最主要的特征（即与直立位成角大于 8°）。肌力减弱的胫骨后肌肌肉肌腱组织（徒手评估肌力测试 2 级）不能支持承重足。当身体承重前进使前足和足跟外翻时，中足足弓扁平（图 15-13B）。

在理论上这种情形的病理原因是肌腱的

退化（肌腱变性）[89, 90]，早期康复的努力常聚焦在对平足机械性的支撑以阻止肌腱更长和畸形[24, 73, 75, 144]。锻炼能使肌力弱的胫骨后肌肌肉肌腱复合体肌力增加，同时强烈推荐预防更进一步的退变[12, 76—78, 144]。

总结

步行速度减慢经常伴随着下肢肌肉力量减弱。这能更强烈地减低步行相关的肌肉需求，或者是无法达到最大步长需要的姿势（即小腿肌群肌肉无力限制了足跟抬起和一个正常的后方肢体位置）。当感觉没有受损时，为了前进和稳定，肌肉无力的人经常改变他们的运动。然而随时间推移，支撑相异常的力将引起更严重程度的肢体畸形（即长时间站立的后脊髓灰质炎患者被发现严重的膝关节过伸或者胫骨后肌肌腱功能失常导致的足弓变平）。当锻炼肌力减低的肌肉变得不现实时，就应该考虑外部的支持以避免长期的关节失调和疼痛。

疼　　痛

作为导致残疾和步态功能异常的根源，疼痛通常是不受欢迎的。而代偿运动模式可以减低疼痛，这种代替机制能够增加关节周围组织和韧带的要求，因此增加了残疾的潜在风险。

骨关节炎

在矫形外科，骨关节炎是最常见的临床问题[81]，其病理是覆盖在关节表面的透明软骨普遍进行性退变。明确的原因是不清楚的，但已经被确认有 3 个影响因素：过度的重复冲击力是主要原因[116]；其次是受损关节软骨受限的自我修复能力是复杂的[82]；第三个关键因素是寿命延长，生存时间提高和影响因素总量增加之间的关系成为最突出的部分[81]。骨关节炎在青年中的发病率是低的（小于 44 岁的人群中＜5％），低于 30％的 45～64 岁的成年人有骨关节炎的证据支持。这些百分率与 65 岁以上的人群中 60％的人是因骨关节炎致残对比强烈。而一个退变的膝关节是不可避免的，因为大量的老年人在他们的一生中使用同一个原有的关节。

关节软骨损伤的临床病史大都有运动损伤，如繁重的手工劳动、跌倒以及其他的可以在身体承重时被确认过度负载。神经性关节病引起的关节不稳是另一个软骨损伤的原因[81, 82]。过重的体重、强壮的肢体在保护肌力减弱或受损的对侧肢体时过快的负载，都会使关节软骨受损状态恶化[22, 61, 81, 82]。

引起骨关节炎的生物力学因素

仪器步态分析为更好地理解骨关节炎发展的生物力学影响因素提供了专业的分析视

野。在每一个步态周期,膝关节经历了 3 个独特的运动组合以及严重影响膝关节炎发展的承重过程。初始着地提供了每一步开始时突然的冲击力间隔(50%～100%身体重量在 1%～2%的步态周期)[126, 146]。紧接着承重反应期是吸收震荡间隔。支撑相末期单下肢承重时相更长并伴随增加的力矩需要(115%体重在 15%步态周期)。Radin 通过动物实验辨别关节软骨对承载负荷以及快速冲击力的反应[118]。不论是完全伸膝还是伸膝和屈膝交替情况下,过重负载地站立 1 小时,关节内低摩擦系数只有最小程度的增加[117, 118]。关节固定保持完全伸展位,对关节没有损害的结果是相似的。相反,进行 1 小时的速率为 60 次/分的额外而短小的推动力载荷,冲击力产生了关节软骨退化的早期迹象[116]。不论是化学的还是物理的性质都显示了关节退变。强有力的冲击力是使软骨下骨变硬的关键因素,而不是静态载荷[116]。作者解释了这些作为微小骨折以及骨小梁修复证据的结果。接下来的研究已经证实,重复的、高强度的冲击力是引起关节软骨退变的主要破坏力,而不是静力载荷[81, 82]。

退变开始于表层的磨损[81, 82]。这是随着直立的裂隙和释放组织碎片进入关节空间,暴露不平的骨表面而进展的。只有最小程度的愈合,因为成熟的关节软骨是无血管的并且没有自然的反馈系统。由于修复受限,为了防止严重的畸形发展,需要重视早期临床评估。目的是在初始着地时避免增大的冲击力。

摆动是最小负荷承载的运动时段。在以完美步速行走时,膝关节屈曲和伸展是被动的过程。这种低受力运动可以促进无血管关节软骨的营养灌注。Salter 等发现利用持续的被动运动使受损的关节软骨愈合[121]。

膝内翻是一种自我保护畸形,继发于膝内侧关节表面进行性的骨丢失。髁的大小不同(内侧大于外侧)使承载重量不等,但内侧髁还是易受到过量承载的影响[47, 66]。当骨磨损发生时,关节表面出现向内侧倾斜[125]。膝内翻畸形患者的步态分析显示膝骨关节炎与增加的胫骨内收力矩有关[6, 7, 62, 124]。

进而发生的下肢力线结构排列不齐,不仅使致畸力的严重程度增加,而且强加给支撑肌群更多的需求[116]。这导致关节受压更高,从而增加对关节软骨压迫。

患者 H:骨关节炎(图 15－14)

这个患者因双侧膝关节疼痛就诊。当站立时,双侧膝关节屈曲并内翻。这些是膝关节退行性相关的骨关节炎最常见的畸形。在支撑相,过度的膝关节屈曲增加了股四头肌的活动以维持稳定[25, 100],并对关节产生更高的压力。为了减轻对股四头肌的需求和与之相关的关节力,矢状面向量分析发现这个患者利用躯干前倾将身体向量的位置正好落在膝关节轴的前方(图 15－14A)。这个姿势是一种高耗能的妥协,因为过度屈曲的踝关节和髋关节需要保持平衡。相应地,伸肌群(比目鱼肌、腓肠肌和臀大肌)已经增加负载,而这将减低患者步行的持久性。内翻成角是继发于进行性骨丢失的自我保护畸形。在压力最大区域骨丢失量最多(即内侧髁)。冠状面向量分析显示了一个过度的内侧力矩(图 15－14B),为了获得平滑的关节表面,需要采取双侧膝关节截骨术来矫正内翻畸形或者全膝置换术。

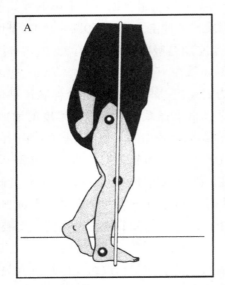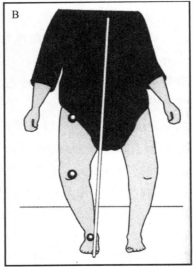

图 15-14 患者 H 退行性关节炎引起膝关节畸形。A. 躯干前倾使向量移动至屈曲的膝关节前方，以减少对股四头肌需求。B. 明显内侧向量的内翻（过分内收）。

类风湿关节炎

这种系统性自身免疫疾病腐蚀排列在动关节囊中的滑膜囊[120]，引起一个导致残疾的恶性循环。最初的风湿性反应是滑膜增厚并产生过量液体。带来的结果是肿胀的组织侵占关节空间，当关节运动时产生压力[120]，其结果是疼痛。患者通过减少运动来进行自我保护。而且疼痛限制肌肉活动[30]会导致肌肉无力，这会减少对步行产生损伤的日常保护[35]。每一个步骤重复着类风湿恶性循环。晚期影响是韧带松弛、肌肉无力增加、骨质破坏以及关节畸形[27, 129]。

足部问题是风湿性关节炎患者主要的致残原因。在一个包含 1 000 个风湿性关节炎病例的研究中，足部问题导致的步行残疾占总病例数的 3/4，并且在只有一个关节损害引起步态功能异常时，足部关节问题所造成的损害概率比膝关节或者髋关节高 4 倍[51]。足的临床表现包括了𧿹趾外翻、近端趾节间爪型成角所致跖趾关节背部半脱位[35]。而且，跖骨脂肪垫从它原有正常的保护性足底位置移开。导致这些附加畸形的原因，似乎是通过趾长伸肌过度活动引起踝背屈来帮助保护前足的。

类风湿累及的跖趾关节通常是残疾和疼痛的主要原因。跖骨关节是很小的关节并且通过致密的韧带紧密地被包裹在一起，所以松弛和结构排列对位不齐并不会在早期发现。跖骨头上的关节软骨覆盖在每一个跖骨头的足底侧和远端表面，因此这个长长的轮廓隐含着两个关节：足底关节和趾骨关节。在步行过程中，足底的压力在足放平时开始，然后在体重向量越过前足前行时增加[23]。在支撑相末期，向量集中在跖趾关节的上方并且在足跟抬起时压力显著增加。疼痛以及步行时跖趾关节下方的高压力与类风湿关节炎患者的前足病理学有关[139]。不幸的是,患者采取的使局部疼痛最小化的代偿性运动经常掩盖了这个问题。临床医生经常会认为这些残疾的征象不重要而不予考虑。

在类风湿关节炎前足病变的早期,关节压力性疼痛可以通过摇摆鞋作为跖趾关节的关节夹板而缓解(图 5-15)。这就避免了通常情况下在支撑相末期和摆动相早期由于跖趾关节背屈所带来的关节容量的改变[38]。随着跖趾关节疼痛最小化,体重力线能够越过鞋底轮廓形成的轴在其上方前行。这保护了跖屈肌的力量,因此肌群可以迎战每一步前行所面临的挑战。如果这个疾病进一步恶化,患者只能通过限制前进向量越过踝关节轴来减低疼痛。这种步态异常将进一步导致腓肠肌和比目鱼肌萎缩,因为他们正面临被剥夺正常功能的威胁。

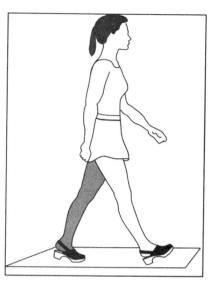

图 15-15　类风湿关节炎。摇摆鞋能使前进越过前足和足趾轴而不需要伸展足趾。这能减少前足疼痛并且能在步行时越过足使身体前进。

患者 I:类风湿关节炎(图 15-16)

类风湿关节炎引起失能导致步行受限的患者,一个被掩盖但非常重要的因素是小腿肌肉的无力,这个患者还有轻度的(10°)膝关节屈曲挛缩。具有临界肌力(3 级+)的下肢着地时膝关节屈曲产生了一个对抗股四头肌的力矩。膝关节屈曲使体重向量位于膝关节轴的后部(图 15-16A)。这个患者通过两个机制满足内在性伸肌的需求。当屈曲挛缩小于15°时,股四头肌具有的优势力臂使这种需求位于不超过5°的位置[100]。而且,在较短步长时膝关节的动态屈曲最小,因为没有足跟轴加速膝关节屈曲。直立的下肢力线排列允许肌力减低的小腿肌群在没有内在跖屈肌力矩时稳定胫骨。

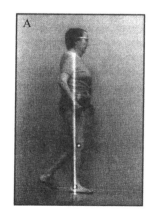
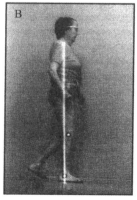
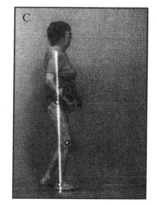

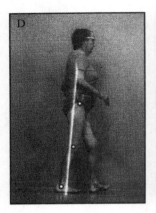
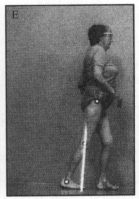
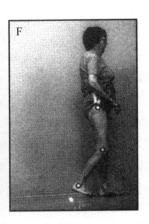

图 15-16　患者 I 是类风湿关节炎导致的比目鱼肌无力（竖直线＝体重向量）。A. 承重反应期向量通过踝关节轴位于屈曲膝关节后方。B. 支撑相中期的开始，膝关节屈曲增加使膝关节轴位于向量的前方。C. 支撑相末期向量的基底部位于中足，位于背屈踝关节的前方以及膝关节的稍后方。D. 摆动前期包括一个受限的踝关节背屈和膝关节屈曲不足。低水平向量提示只有部分体重承载。E. 摆动相早期受限的膝关节屈曲和过度踝关节背屈。F. 摆动相中期过度踝关节背屈限制了足抬离地面所需髋和膝屈曲的量。

在支撑相中期，身体前进位于支撑足上方时，使踝背屈和膝屈曲均增加（图 15-16B），其原因是无力的踝关节跖屈肌（2 级）不能控制胫骨。比目鱼肌和腓肠肌活动被跗骨关节炎抑制，使前足不能耐受全部体重承载。持续的股四头肌活动提供了必要的膝关节稳定。在支撑相末期，身体向量进一步前进至中足，伴随着踝关节最小程度的背屈增加进而减低了膝关节屈曲（图 15-16C）。新获得的胫骨稳定反映了腓肠肌的被动拉力，因为踝关节已达到其背屈活动范围限制。当股骨前进越过胫骨时膝关节相对伸展，这就使向量移动更靠近膝关节，并且减低了对股四头肌的要求。无力的腓肠-比目鱼肌肌肉组织阻止患者具备前足轴。向量前进至前足使踝背屈杠杆臂延长超过了小腿肌群的杠杆臂，这样无力的小腿肌群能够被控制。持续的全足与地面接触可以降低疼痛跗骨头上施加的重量。因为没有足趾轴推动胫骨前进至向量前方，在摆动前期膝关节无屈曲（图 15-16D）。相反，足跟抬起延迟直到大部分体重转移至对侧肢体。所有这些因素导致非常短的步长。

摆动相早期膝关节屈曲是精心设计的动作，胫骨抬高大于髋关节屈曲（图 15-16E）。踝背屈至中立位帮助足离地。摆动相中期提前发生踝关节背屈帮助肢体前进，同时髋屈肌牵拉股骨向前（图 15-16F）。

总结

因为类风湿关节炎患者有更强烈的炎症进程，因此肌力的丧失比退行性骨关节炎患者严重得多。肌肉活动受限减低了稳定性肌群的施压进而使疼痛减轻。强迫性活动的减少引起的继发性影响是运动减少、严重的失用性肌肉无力进展以及姿势性畸形。

控 制 损 害

正常步行所具有的准确性、协调性、速度以及可变性等特征,是选择性肌肉控制的结果。启动最适合肌肉完成的神经反射在大脑运动皮质有其细胞体。贯穿于神经系统的感受器提供了运动所需要的信息,神经系统是一个连续统一体(即周围神经、小脑、基底节和其他深部的大脑中心)[10]。有目的的运动信号的产生,在功能性上的设计起始于大脑皮质运动区,然后信号传递通过长轴突经过大脑下降到脊髓近似水平的前角[5]。上运动神经元的轴突通过突触直接将信号要求转移到下运动神经元,激活肌肉运动单位发生反应来控制功能需要。因此,选择性肌肉活动的连锁反应只涉及上运动神经元和下运动神经元[45]。实际上长距离的上运动神经元是启动迅速和精确运动控制信号的快速通道。这个快速通道的解剖名字是皮质脊髓侧束(或锥体束)[5, 10, 45]。试验性刺激研究已经证实,大脑的上运动神经元细胞与脊髓的下运动神经元控制的具体肌肉几乎是一对一关系。

这种选择性运动控制的主要来源由次要的更原始的(锥体外)运动系统补充,这些次要的运动系统在运动皮质的更深层、中脑、基底节以及脑干有细胞体[39]。它们的轴突在下行时,或在其中,或毗连皮质脊髓中束。这些神经束在皮质脊髓侧束中缺乏选择性特性。这些轴突结束于脊髓或脑干中间的可以激活肌肉协同运动的中间神经元[5]。姿势控制和多节段反射是它们的主要功能。与肢体运动有关的神经元联合髋、膝、踝肌肉屈肌或伸肌协同运动。皮质输入提供协同自主运动但不能选择单个关节。

任何引起大脑运动区域或者脊髓颈、胸节段损害的机制,均可以破坏选择性运动控制。临床病例是卒中[脑血管意外(CVA)]以及大脑创伤损害、四肢瘫痪、截瘫、多发性硬化症、脑瘫、脑积水、感染和肿瘤。

卒中

偏瘫(单侧上肢和下肢的瘫痪)是脑血管意外引起的典型的损害。卒中的发生是供应大脑区域血管内的血流供血突然被凝块(血栓)和破裂(出血)中断。卒中最常见的原因是颈内动脉和大脑中动脉(76%)或滋养大脑半球的其他血管分支形成的血栓阻塞。相似的病因是椎动脉引起脑干卒中(15%)。出血是卒中常见原因(9%)[18]。因为大脑有广泛的血管系统,损害的精确位置和程度高度变异,相应地,即刻确定残疾是困难的。

Twitchell 在 1951 年首先对卒中进程提供了全面的描述[138]。他发现对脑血管意外的即刻反应是功能的急性丧失(神经性休克)。第二天,反射亢进和其他运动觉醒的迹象开始出现。在 1~38 天内,踝跖屈肌抵抗增加,内收肌以及髋、膝关节伸肌早期痉挛显露，同时踝跖屈肌阵挛出现。髋关节屈曲是下肢第一个自主的运动，迅速紧跟的是累及髋、膝、踝的完全屈肌协同运动。伸肌协同发展成相似的模式。当痉挛程度增加时，上肢和下肢呈现"典型"的偏瘫静止姿势。反射增加、痉挛、原始协同运动以及最终发生的自主运动可能在几天或几周内全部完成。20％的患者在全部功能恢复前有一个延长的停止进步的过程。习惯于卧床，直到表现出有用的功能才能有助于他（她）的缓慢进步。

目前，主要的运动损害特征是肌肉无力[93]。现代医学的进步已经使早期运动取代了长期卧床休息。这些患者在急性卒中后的 6～10 天进入康复项目[91]。但反射亢进依然存在[39]，痉挛是轻度的并且挛缩是最小程度的。可以更好地确定大脑功能的新的诊断技术成指数倍地扩大，并得到快速发展。很多关于神经肌肉控制的详细知识来自动物实验研究，而这些信息化数据可能会产生误导，因为人类缺乏原始神经通路而这些可以让动物在出生后马上独立行走。

Travis 和 Woolsey（在 1955 年）质疑这样一个假说，即人类运动控制依赖于猴子双侧划分的锥体束[134, 135]。他们第一个手术结果使运动功能显著地丧失，与 Twitchell 报道的卒中后僵硬相似。然而，细致的检查证实，挛缩是运动减低的原因而不是神经控制变化的结果。对锥体束横断面进行重复手术并且增加关节活动范围 10 次/天，得到可以独立活动的结果。现在猴子的主要功能丧失是精细的远端运动控制，像用足趾抓住支持的棍子，或者选择性地用示指戳小孔或桌子上的锁。另外，猴子的原始控制中心提供了所有的基本功能。

然而在人类因为卒中致残后，当他们开始步行时可以表现为下肢运动原始的屈肌和伸肌模式。但最近对人类运动控制的研究已经证实了大脑的可塑性[19, 37, 44, 95, 96]。有证据表明受损的大脑可以减低急性损伤的影响，主要是通过借用相邻其余神经元，甚至形成新的神经元去扩大起特定作用神经元的范围[97]。然而急性卒中引起范围广泛的初始残疾与康复结果似乎不一致[110]，将继续面临制订治疗计划的困难。

卒中残疾分类

大脑广泛的血管供应以及血管堵塞和损伤的缺陷，是引起大量不同的卒中类型以及其后不同残疾等级的原因。Mulroy 应用聚类分析对急性卒中后功能损害的严重程度进行分类，已经对步态分析做出了宝贵的贡献[91]。卒中后新近残疾患者（平均年龄 57.4 岁；第一次卒中后住院康复平均 9.4 天）的步幅等时空参数以及关节运动学特征，被用于对不同的步态模式进行分类。计算机选取 3 个参数（步速、摆动相中期踝关节跖屈以及支撑相中期膝屈曲）来区分患者的性能。步速指定患者分为三组：快速（44％正常步速）、中等（21％正常步速）以及慢速步行者（10％正常步速）。摆动相中期踝关节背屈从慢速步行者中分离出中等足下垂的（跖屈 8°～11°），从快速和中等步速步行者中分离出踝背屈（1°～3°）的。支撑相中期膝关节屈曲将慢速步行者分为两组：膝伸展和膝屈曲。慢速-伸展组（11％正常步速）是用较强的臀大肌拉回股骨伸展膝关节以代偿失能的股四头肌。结果是轻度的膝过伸(6°)。与之相反,慢速-屈膝组(10%正常步速)有足够的股四头肌力量以轻度屈膝(23°)支持身体重量。但是与慢速-屈膝组相比明显减少,膝关节屈曲在快速组也表现为屈膝(7°)和中等步速组屈膝(14°)。但腓肠肌和比目鱼肌的联合限制了胫骨前移以及股四头肌支持膝关节,膝屈曲减低。最终分成 4 组分别是快速组(44%正常步速)、中等步速组(21%正常步速)、慢速-伸展组(11%正常步速)以及慢速-屈曲组(10%正常步速)。

聚类分析的病例样本

为了证实 Mulroy 的分类标准在功能上的重要性,从 4 组分类中每一组选取一个样本进行详细分析。经作者许可[91],来源于上述研究中的数据(步态特性、运动学、肌电以及徒手肌力测试)被用于更全面地解读分类的重要性。关节运动评估应用量化和正常化的步态录像以及肌电图数据。

第一类:快速步行者(患者 J;图 15 - 17)

这个试验对象代表了该等级的功能,58 岁,自由步速为 55%的正常步速。两种可识别的步态事件都是正常的。在支撑相中期,膝关节伸膝完全(图 15 - 17A),并且在摆动相中期,踝关节达到中立位背屈(图 15 - 17B)。但是,这个试验对象的步速显著少于正常人,部分是因为在支撑相末期缺少足跟抬起(图 15 - 17C)。这种不一致能够通过额外的数据以及对步态周期中其他时相的功能性观察来解释。

腓肠肌、臀大肌以及股四头肌(股中间肌)的徒手肌力测试的肌力等级更高,比目鱼肌肌力等级为中等。评价者应用"强、中等、弱"的等级系统意味着被测试的肌肉反应为伸肌和屈肌协同模式。量化的 EMG 显示股中间肌和臀大肌均为高强度,而比目鱼肌显示较低强度。胫骨前肌(作为屈肌协同运动的一部分)也表现为较强等级。快速牵伸很少产生痉挛,只有长收肌持续超过 1 秒。

步行时的肌电表现为大致正常的干扰相,但伸肌协同受到干扰,其原因是初始着地时臀大肌、股中间肌和比目鱼肌收缩同时开始进行(图 15 - 17D)。明确的时相被分散的、短暂的信号爆发以及延长的活动干扰而变得模糊。臀大肌(22% MMT)、股中间肌(18% MMT)只需中等强度的活动就能达到步行时所需的肌肉平均强度,而对于肌力弱的比目

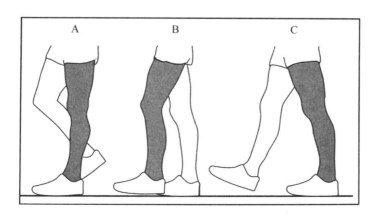

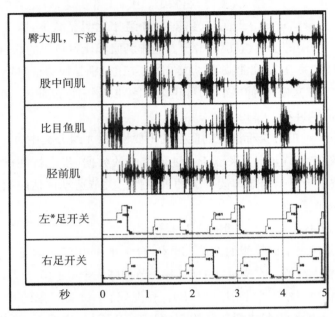

图 15-17 患者 J 代表卒中后快速步行者。可识别的事件在(A)支撑相中期和(B)摆动相中期均正常。C. 支撑相末期无足跟抬起证明踝跖屈肌无力损害了步长和步速。D. 支撑相早期比目鱼肌肌电活动减低。尽管在支撑相末期比目鱼肌活动明显改善,足开关记录显示直到另一侧足接触地面足跟都没有抬起,证明跖屈肌无力。臀大肌和 VI 活动轻度延长(注意:＊＝受累侧肢体)。

鱼肌则需要更大强度的活动(39％ MMT)相邻时相肌电的不同提示股中间肌和比目鱼肌更多选择性,交替步行时高、低强度间隔。在承重反应期,股中间肌是密集而比目鱼肌肌电是稀疏的。在支撑相末期发生相反情形,比目鱼肌强而股中间肌减低。除了比目鱼肌额外的努力,胫骨控制不足导致步幅(63％正常值)和步频(87％正常值)减少。

即使支撑相中期的膝和踝关节功能是适中的,而支撑相末期缺少足跟抬起进一步证实了跖屈肌无力(图 15-17C)。膝关节过伸策略表明,利用健康侧下肢摆动前行所产生的力矩来代偿支撑侧下肢的肌力减低。因此,肌力减低的跖屈肌(比目鱼肌中等级别)不能锁住踝关节使身体重量向前移动到前足。这种前行的丧失显著减低了试验对象的步长。

第二类:中速步行者(患者 K;图 15-18)

这个 44 岁代表性试验对象的步行速度只有正常步速的 32％。初始着地为低足跟着地模式并伴有膝关节过度屈曲(图 15-18A)。膝关节过度屈曲持续到支撑相中期,表明差异化的步态因素中存在一个执行错误(图 15-18B)。摆动前期两足间距离靠近是步长明显减少的证据(图 15-18C)。摆动前期踝关节过度背屈,足跟无法抬离地面并且膝关节屈曲明显受限。到摆动相中期,踝关节达到中立位背屈(图 15 - 18D),表明患者具有执行第二个差异化步态因素的能力。

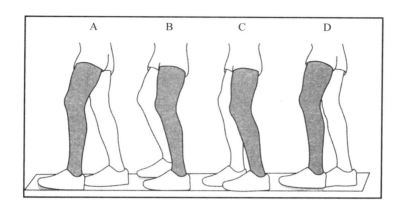

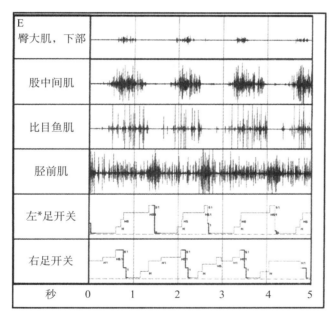

图 15 - 18　患者 K 作为卒中后中速步行者的样本。A. 初始着地模式为低足跟伴膝关节屈曲。B. 支撑相中期踝背屈、膝屈曲以及过度髋屈曲。C. 摆动前期没有越过前足轴前进。因为该病例在支撑相末期无法达到良好的后方肢体伸展位置,导致踝跖屈、膝屈曲以及足跟抬起不足。D. 摆动相中期踝关节中立位以便足廓清。E. 肌电记录发现稀疏的比目鱼肌电活动,表明控制胫骨前进的肌力不足。在单下肢支撑时延长的股中间肌活动以支持屈曲的膝关节。在摆动相中期持续的胫骨前肌活动使踝关节在中立位有助于足廓清。在支撑相比目鱼肌活动能帮助牵拉排列在后方的头、上肢、躯干(HAT)前行(注意:＊＝受累侧肢体)。

徒手肌力测试显示最大程度的跖屈肌无力，比目鱼肌肌力2级。臀大肌的等级为3级，股中间肌的等级是3＋，胫骨前肌的等级是4级。快速牵伸的痉挛反应是短暂的，伴有股中间肌和臀大肌中等程度的肌电活动。持续而最小痉挛模式的比目鱼肌电活动被记录下来。

在步行过程中，肌电图显示比目鱼肌、臀大肌和股中间肌在足跟着地前开始收缩（图15－18E）。在体重承载时短暂的、强度低的臀大肌活动（5％ MMT）为髋关节提供最小程度的稳定性。支撑相稀疏的、高振幅的比目鱼肌活动（26％ MMT）持续存在直至摆动前期，所提供的控制胫骨前进的力量不足。中等程度的股中间肌（27％ MMT）活动延长贯穿单下肢支撑以稳定屈曲的膝关节。在单下肢支撑时膝关节伸展不足持续存在，意味着股四头肌无法克服由比目鱼肌无力引起的过度胫骨倾斜。接近于持续活动的胫骨前肌在摆动相确保足够的踝背屈，以便可以低足跟着地模式完成初始着地。由于股四头肌无法使股骨前进至位于不稳定胫骨的上方，单下肢支撑时持续的胫骨前肌活动似乎表示帮助位于后方的头、上肢和躯干（HAT）前进，引起的结果是步幅长度变短（38％正常值）而步频接近正常（83％正常值）。

第三类：慢速-伸膝步行者（患者L；图15－19）

这个代表性试验对象（年龄45岁）步行速度只有正常值的17％。两个可识别的事件均表现明显的步态偏差。在摆动相中期，踝关节过分跖屈（图15－19A）。足下垂持续至摆动相，导致初始着地时前足首先着地（图15－19B）。在支撑相中期，膝关节过伸，踝关节跖屈和足放平（图15－19C）。在支撑相期间，受累侧肢体胫骨后倾限制了对侧下肢向前摆动，导致步长非常短（图15－19D）。

肌电显示有两种活动模式。在徒手肌力测试时，臀大肌（3－级）是正常的中等密度高电位干扰模式（图15－19E）。与之相对，股中间肌和比目鱼肌均表现为稀疏信号模式，相应地肌力为3－级和2－级。胫骨前肌没有记录到肌电信号，肌力为0/5（无肌力）。快速牵拉臀大肌和股中间肌使其受到刺激引起短暂的兴奋（0.3秒）。比目鱼肌引起较长序列极小的尖峰信号。

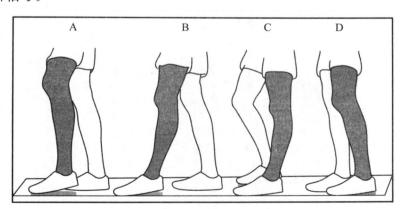

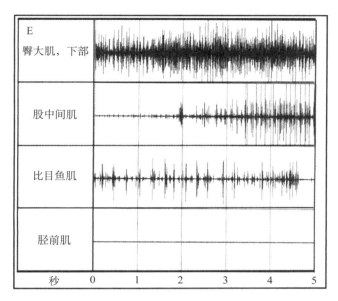

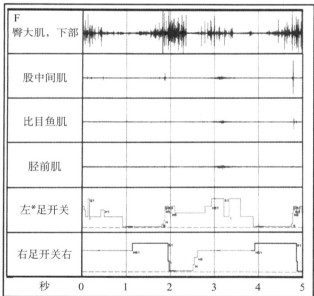

图 15－19 患者 L 是卒中后慢速-伸膝步行组的代表。A. 摆动相中期由于胫骨前肌无力引起踝关节过度跖屈。B. 踝关节跖屈持续至初始着地。C. 在支撑相中期臀大肌限制大腿加速引起膝关节过伸并保护无力的股四头肌。踝关节跖屈持续。D. 之前的步态时相异常引起步长变短,摆动前期姿势图例说明患者在踝关节有最小程度的牵缩。当体重转移至对侧肢体,臀大肌下部控制力停止。踝关节背屈显示了比之前时相观察到的更大的踝关节运动范围。膝关节屈曲被启动。E. 在徒手肌力评价时肌电活动记录显示臀大肌正常密集的干扰模式。股中间肌和比目鱼肌出现延迟的稀疏信号,而胫骨前肌记录没有肌电信号。F. 在步行时只有臀大肌出现肌电活动。在支撑相末期,中等强度活动限制股骨并稳定无力的膝关节。在摆动前期结束时膝关节能够屈曲(注意:＊＝受累侧肢体)。

　　步行期间,在摆动相中期臀大肌活动提前开始。信号模式是持续较长序列的密集的肌电,一半是较低强度随后平缓地增加至高强度。在 2 秒的停滞后,又一个较短的信号序列随着延长的最后一半出现。臀大肌活动引起单支撑相时大腿伸展并且代偿无力的大腿前部股肌肌群(图 15－19C)。不管股中间肌还是比目鱼肌都没有任何的肌肉活动(只是偶尔单个的尖峰和短暂的肌电爆发)(图 15－19F)。初始着地模式接触地面以内翻(H－5)、外翻(H－1)以及中立位(H－5－1)交替的全足着地模式完成。

　　在摆动相中期,伴有足下垂的踝关节背屈运动(第二个可识别的步态事件)是不完全的。无论是在徒手肌力评价和步行时,胫骨前肌均没有肌电表现。

　　因此,患者的髋关节肌是唯一的随意控制的肌群。这些限制反映了该试验对象缩减的步幅长度(45％正常值)和减慢的步频(37％正常值)。

　　第四类:慢速－屈膝步行者(患者 M;图 15－20)

　　63 岁的代表性试验对象,以正常速度 9％的步行速度步行。在初始着地时开始屈膝姿势(10°)(图 15－20A),然后在承重反应期因为胫骨无法支持向前,膝关节屈曲角度迅速增加。在支撑相中期膝关节屈曲至 20°(图 15－20B)。对比目鱼肌的要求是最大程度的,因为极度的踝关节背屈已经将身体推进向前,此时患者的膝关节与蹐趾成一条线而大腿保持近乎直立。摆动前期提示非常短的步长(图 15－20C)。屈曲增加是对较差的踝关节控制的反应。在摆动相中期,离开地面的踝关节跖屈 8°(图 15－20D)。因此,所有的步态时相均显示较差的足部控制。结果是缩短的步幅长度(27％正常值)和较慢的步频(34％正常值)。徒手肌力测试所有的肌肉肌力等级为无力,只有比目鱼肌显示很小的痉挛信号。

　　徒手肌力测试肌电记录支持较差的肌肉测试反应。所有 3 组伸肌肌群显示低振幅(3～8 数字单位,度)相当稀疏的信号。步行刺激产生较大的肌肉兴奋和信号密度的增加,尽管数量极大地不同(50°～200°)。这种增加的肌肉兴奋反映了直立姿势的积极影响,这已经被临床和科学试验证实[105]。振幅的不同已经被解释为选择性运动控制明显减低的征象。当徒手肌力测试肌电表现提高到通常水平的正常最小值时(50 mV),正常化的步态肌电代表临床上合理的模式(图 15－20E)。3 组主要的伸肌在着地时变得活跃。在体重承载时比目鱼肌高水平的活动提示需要控制胫骨向前倾倒。在支撑相末期是持续的低振幅活动。贯穿单下肢支撑的延长的股中间肌活动是稳定屈曲膝关节所必需的。临床医生也提供了大量的协助。无力的臀大肌肌电活动几乎一直持续并表现为不一致的序列,即高的平缓地穿插低电位的强棘波。在临床医生的帮助下,患者的髋关节伸肌活动足以维持头、上肢和躯干(HAT)在支撑足的上方。尽管胫骨前肌活动延长至整个摆动相,在摆动相中期却不能完全支撑足(图 15－20D)。简而言之,该病例的步态代表了控制不一致的替代的原始伸肌和屈肌协同。

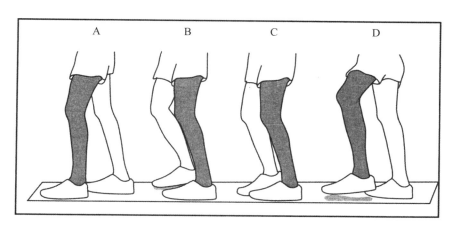

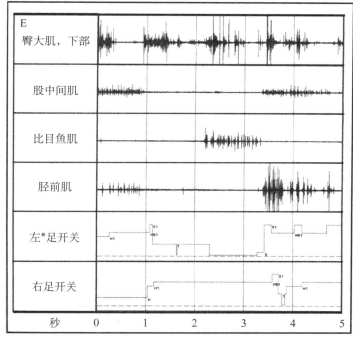

图 15-20　患者 M 是卒中后慢速-屈膝步行者的试验对象样本。A. 初始着地模式为全足着地伴膝关节屈曲。B. 支撑相中期极度踝背屈和髋、膝屈曲。临床医生协助维持需要的稳定。C. 姿势持续到摆动前期。D. 摆动相中期轻度踝跖屈。E. 肌电记录提示比目鱼肌、股肌以及臀大肌同时开始的伸肌协同运动。在承重反应期比目鱼肌最大强度活动与不稳定的胫骨一致。延长的股肌活动是稳定屈曲膝关节的需要。臀大肌接近持续的不一致模式提示躯干稳定性差。在摆动相中期，无力的胫骨前肌中等水平活动对足的支持不足（注意：＊＝受累侧肢体）。

卒中残疾分级

在过去，当患者因为卒中残疾时典型的步行模式是应用前足行走，因为踝关节固定在足下垂（过度跖屈）位置。引起的原因是伸肌痉挛、跖屈挛缩、屈肌无力或混合因素。现在人们认为,足下垂姿势是由于卒中后坐在椅子和躺在床上康复时让足悬垂着造成的。今天,卒中康复后主要的步态损害表现为持续过度踝背屈,直至跖屈肌重新获得足够的肌力控制。支撑相膝关节屈曲是常见的。

偏瘫步态的 4 个级别中,每一个被选作样本的病例均表现了特征性的步行模式,根据受损肢体支撑前进的基本分级对这些模式进行解释。在支撑相末期这些病例中没有足跟抬起,所以在摆动前期也就没有表现为弹性反冲作用。所有病例的步幅缩短。

控制肢体前进的要求开始于单下肢支撑。当对侧足从地面抬起时,身体向量开始前移到踝关节轴。在支撑相中期显著的步态异常是膝关节控制不足,基本损害被证明为踝跖屈肌活动不足。徒手肌力评价和肌电证实了比目鱼肌活动减少。最小程度的丧失是快速步行者在支撑相末期没有足跟抬起。步行时其肌电表现为比目鱼肌活动减低,与胫骨前进减少以及摆动前期推进力矩有关。结果是步长减少、步速减低。

卒中损害的下一个水平(中速步行)表现为股四头肌支撑膝关节不足。实际上股四头肌受到胫骨前倾的威胁,其原因是小腿肌群无力导致对踝关节控制不足。这就阻止了股四头肌牵拉股骨到胫骨前方。因此,膝关节在支撑相中期保持过度屈曲。

慢速-伸膝组试验对象的膝关节控制表现为替代的模式。尽管肌电图证据显示比目鱼肌和股四头肌均没有活动,但是其可以步行。徒手肌力测试和步行时的肌电均显示臀大肌有良好的参与度。足够的髋关节伸肌力量使臀大肌可以通过限制股骨从而控制膝关节。中等程度的踝关节跖屈挛缩提供了必要的踝关节稳定。

卒中导致残疾的第四个水平是缓慢屈膝的样本。膝关节股四头肌控制以及髋伸肌无力迫使检查者提供额外的支持来行走。髋伸展无力阻止患者控制大腿以稳定无力的膝关节。3 个关节肌肉力量均受限,使这些患者的步行能力处于临界状态。

摆动相中期踝关节背屈是胫骨前肌产生的简单运动。这个肌肉能够被选择性地控制激活或者作为原始屈肌协同运动的一部分。然而如果没有趾长伸肌或第 3 腓骨肌的作用,足将处于内翻位。Twitchell 发现屈肌协同运动是最初急性休克后恢复的第一个随意运动功能,然而在摆动相,踝关节背屈不足是一个常见的发现[138],可以在这个研究的约半数试验对象中发现踝关节背屈不足。

患者 N：摆动相动态内翻(图 15-21)

在摆动相和支撑相或者贯穿整个步态周期,偏瘫足经常表现内翻程度的不同变化[109]。痉挛和原始运动模式是肌肉功能异常的两个主要原因。对膝关节的影响随腘绳肌活动和足下垂严重程度而不同。

该病例足部控制模式受损来自破裂动脉瘤所致的偏瘫。摆动相主要的步态异常是内翻。明显的原因是强烈的胫骨前肌活动作为屈肌模式的一部分,而趾长伸肌活动少得多。

足外侧完成初始着地(H-5),而膝关节过度屈曲和髋关节屈曲正常(图 15-21A)。有明显的胫骨前肌肌腱突出。最直接的关系是承载重量需要稳定的支撑足。

承重反应期涉及足的迅速下落至安全的胫骨直立的足底支撑模式(H-5-1)(图 15-21B),因为伸肌协同运动的代替意味着迅速的胫骨前肌放松。

现在,足底结构的维持依赖于跖屈肌活动的强度。在摆动前期,整个足接触地面意味着足够的中间、外侧平衡(图 15-21C)。已经被证明踝关节背屈范围不足以移动全部身体重量越过距骨头上方。在支撑相末期,无前足轴以及在摆动前期足趾轴减低,使患者在摆动前期没有膝关节屈曲。

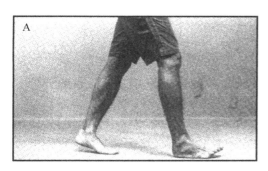
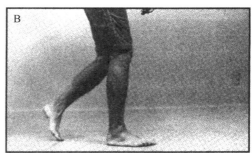
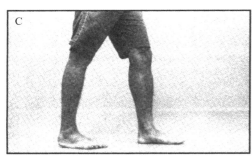
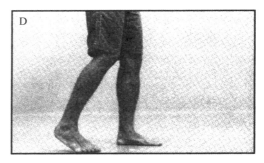
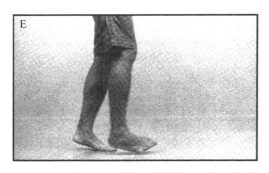
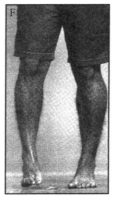

图 15-21　患者 N 有偏瘫内翻足。A. 初始着地用足跟和第 5 跖骨。过度膝关节屈曲,胫骨前肌肌腱明显。B. 承重反应期全足接触地面(足跟、第 5 和第 1 跖骨),胫骨是直立的并且膝和髋屈曲。C. 摆动前期全足接触地面(足跟、第 5 和第 1 跖骨),踝关节轻度背屈,膝关节轻度过伸。D. 摆动相早期足内翻作为屈肌模式被启动。E. 摆动相中期严重足内翻,明显的胫骨前肌肌腱,足的外侧下垂。膝关节屈曲不足。F. 从前面看足外侧下垂。胫骨前肌是主要的,无趾长伸肌和第 3 腓骨肌。变短的趾伸肌肌腱使足趾呈爪形。

在摆动相早期启动肢体屈曲，准备足廓清引起足内翻（图 15 - 21D）。对踝关节前部的近距离观察可以观察到可见的肌肉测试。突出的胫骨前肌肌腱代表强烈的肌肉活动，而不显著的趾伸肌肌腱意味着侧群功能较差。后者还被跖趾关节没有足趾过伸证实。这些发现意味着胫骨前肌是主要的踝背屈肌。膝关节屈曲受限导致较早的足拖拽。

在摆动相中期，强烈的胫骨前肌活动引起明显的内翻，而看起来是轻度足下垂。实际上有两种踝背屈（图 15 - 21E）。足的内侧（最先的两排）是中立位，然而足外侧轻度踝跖屈。因此，胫骨前肌有力量使踝关节背屈，但它的肌腱排列首先使足内翻。从前面观察足，强烈活动但能力受限的胫骨前肌抬起整个足是非常明显的（图 15 - 21F）。第 5 排变低是足拖拽潜在的原因。由于不能进行自主地屈膝，这个患者利用对侧跳跃来代偿性地抬高整个肢体避免足拖拽。

痉挛性脑瘫

双瘫、四肢瘫或者原为截瘫的痉挛性瘫痪患儿有两种特征性的步态模式：蹲伏步态（屈膝步态）和膝反张。

患者 O：蹲伏步态（屈膝步态）（图 15 - 22）

这个患者表现为典型的与蹲伏相关的步态模式，包括双侧髋关节和膝关节过度屈曲、过度踝关节跖屈以及骨盆前倾（图 15 - 22A）。即使在支撑相中期身体结构处于垂直排列方向上也无法纠正基本的步态异常，虽然在支撑相中期时异常偏差程度减低（图 15 - 22B）。在摆动前期，当身体重量前移越过足趾轴时距下关节内翻（图 15 - 22C）。在摆动相，髋、膝关节过分屈曲有助于伴有足下垂的足廓清（图 15 - 22D）。这种困难显示了踝关节控制并不是患者屈肌模式的一部分。

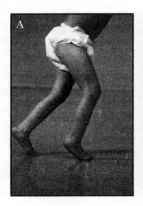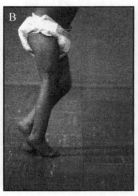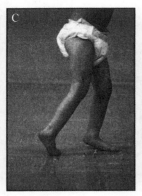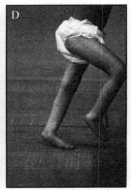

图 15 - 22 患者 O 是一个年轻的男孩"典型的"双瘫和屈膝步态。A. 承重反应期双侧过度踝跖屈，过度膝、髋屈曲以及骨盆前倾。B. 支撑相中期过度膝关节屈曲程度减低，过度踝跖屈和骨盆前倾继续保持。C. 摆动前期显示持续的严重的过度踝跖屈，膝关节屈曲不足。D. 摆动相中期过度踝跖屈，髋、膝屈曲增加帮助足廓清，踝关节没有加入屈肌模式。

过度的髋、膝关节屈肌活动的原始模式是基本控制异常。腘绳肌过度活动或挛缩是特别常见的发现[132]。踝关节的位置随小腿三头肌肌肉活动的严重程度而不同。然而,每一个患者与"标准的"的屈膝步态相比显示着相当大的变异。因此,这些屈膝步态的患者需要被小心地研究,并且功能性诊断通常需要依赖三维步态分析来完成[32,33]。

患者 P:痉挛性膝反张

与蹲伏步态的膝关节屈曲位置相反,痉挛性膝反张的特点是在支撑相膝关节运动呈过伸状态。踝关节呈过度跖屈,如果患者躯干前倾以维持跖屈足的平衡时,髋关节可能依然维持屈曲状态。

对于这个年轻的脑瘫男孩,摆动相末期膝关节伸展不足将会导致支撑相肢体位置的偏差。由于膝关节伸展不足和过度踝跖屈,初始着地发生模式为前足而不是足跟(图 15 - 23A)。在承重反应期,膝关节呈伸展运动而不是屈曲。随后足的位置减低进入一个滞后的足跟着地,而踝关节依然保持跖屈(图 15 - 23B)。在支撑相中期,膝关节保持轻度过伸,踝关节呈跖屈状态下的足跟提前离地(图 15 - 23C)。在支撑相末期,当身体重心前移越过支撑足时这些姿势继续维持(图 15 - 23D)。大腿处于合适的后方位置。过度的踝关节跖屈由对侧下肢的主动跳跃代偿以帮助足廓清,而对侧下肢同样有明显的足下垂和膝

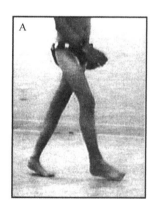
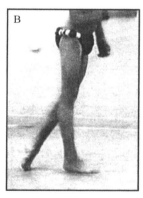
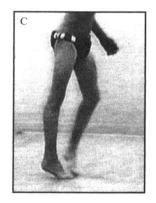
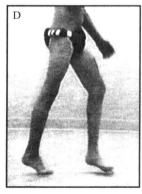
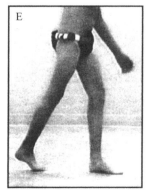
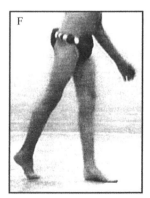

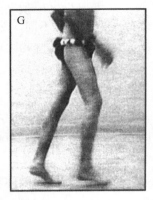
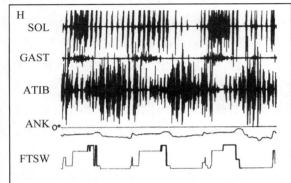
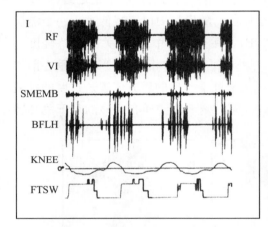
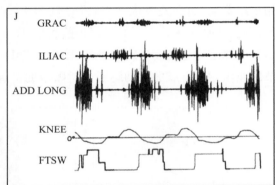

图 15 - 23　患者 P 是一个年轻的男孩,诊断为双瘫有痉挛性膝反张。A. 初始着地为前足着地伴有踝跖屈和膝屈曲。B. 在承重反应期膝伸展而踝关节保持跖屈。C. 支撑相中期显示膝过伸伴有过度踝跖屈和足跟提前抬起。D. 支撑相末期完全伸直的膝关节,过度屈曲的踝关节及足跟过度抬高。大腿有向后伸展的力线排列。另一侧下肢踝关节也表现为过度跖屈。E. 摆动前期无膝关节屈曲。足跟抬起持续,而踝关节只是轻度跖屈。体重主要在对侧肢体。F. 摆动相初期完全没有膝关节屈曲和大腿前移。踝关节过度跖屈。尽管有骨盆抬高也会发生足拖拽。G. 摆动相中期髋和膝屈曲相同,没有过度屈曲。对侧下肢跳跃避免了踝关节跖屈导致的足拖拽。H. 动态肌电图和踝关节运动。SOL＝比目鱼肌;GAST＝腓肠肌;ATIB＝胫骨前肌;ANK＝踝关节电子量角器;FTSW＝足开关。I. 动态肌电图和踝关节运动。RF＝股直肌;VI＝股中间肌;SMEMB＝半膜肌;BFLH＝股二头肌长头;KNEE＝膝关节电子量角器。J. 动态肌电图和膝关节运动。GRAC＝股薄肌;IL＝髂肌;ADDLONG＝长收肌;KNEE＝膝关节电子量角器。

关节屈曲不足。摆动前期,由于身体重量转移到另一足引起膝关节屈曲减少,膝过伸程度也减低(图 15 - 23E);摆动相早期没有膝关节屈曲(图 15 - 23F)。足拖拽的出现增加了踝关节跖屈并使大腿前移延迟。由于摆动相早期没有膝关节屈曲,为了能够完成足廓清,躯干向对侧倾斜。在摆动相中期,髋和膝屈曲使胫骨达到直立位置。为了使过度跖屈的肢体廓清,需要对侧肢体跳跃。

踝关节电子量角器记录显示踝关节持续跖屈约为 20°(图 15 - 23H)。在肢体负重时,踝关节角度减低至最小(5°),在支撑相末期有一秒多相同幅度的延长性减低。

膝关节表现为两个运动弧度(图 15-23I)。初始着地时表现为中立位伸展,在承重反应期迅速地增加至过伸。这个姿势在摆动相中期结束达到最大值(20°)。然后在摆动前期膝关节迅速回到中立位。在摆动相早期没有获得额外的屈曲。一旦足在摆动相中期抬离地面,膝关节屈曲至延迟峰值的 30°。在摆动相末期,膝关节再一次伸展至中立位。

肌电文件记录了有持续性阵挛存在的比目鱼肌,无论在摆动相还是支撑相均有严重的痉挛(图 15-23H)。这个痉挛活动与支撑相早期的提前发生的原始反射控制模式叠加(稠密的、持续的肌电)。明显减弱的腓肠肌肌电活动(原始模式但没有阵挛)意味着对膝过伸限制性的保护。贯穿整个步态周期的持续的、高强度的胫骨前肌肌电活动意味着强烈的背屈活动。即使胫骨前肌的背屈活动是该期的主要肌电活动,与比目鱼肌相比较小的胫骨前肌肌肉体积(占比目鱼肌肌肉体积 20%)使胫骨前肌在摆动相的背屈作用并不是十分明显。

膝关节肌群的肌电记录显示了从摆动相末期开始到支撑相末期的、强烈的、提前的以及延长的膝关节伸肌(股内侧肌、股直肌)活动(图 15-23I)。股内侧肌活动在摆动相末期开始是正常的,但它的强度是过度增强的,而持续活动延长至承重反应期则是不正常的。在过伸的姿势仍有活动出现则是极其不正常的,并且股直肌功能活动时相与正常模式完全反相且表现过分强烈。股二头肌长头强烈的痉挛活动以及在摆动相中期和支撑相中期之间的半膜肌活动减低,都是在努力帮助膝关节完成摆动相屈曲活动。同时,这些腘绳肌的伸髋活动是拮抗大腿前移引起摆动相屈膝的关键影响因素。相反的例外是,举例说明,腘绳肌活动提供了非持久性抵抗,使强烈的股四头肌活动导致的膝过伸得到抑制。股二头肌短头也没有为了提供保护,把在摆动相的活动变成在支撑相发生。

髋关节屈曲控制由三块肌肉提供。在摆动相早期由髂肌开始(图 15-23J)。低水平的股薄肌活动是一个有用的协同肌。在摆动相末期和支撑相中期之间,通过强烈的、过度的长收肌活动维持髋关节的动态屈曲。

总之,这个男孩的膝反张是由于高度痉挛的股四头肌和过度活动的比目鱼肌引起的。如果下肢没有被锁定,则髋屈肌控制是足够的。作为有用的摆动相屈髋肌,长收肌似乎产生了非预期的剪刀步态。摆动相膝关节屈曲受限与两个相关的肌电发现有关。就腘绳肌的伸髋作用而言,其在摆动相早期的提前活动抑制了髋关节屈曲力矩。而且,髂肌、股薄肌以及随后的长收肌导致提前屈髋所提供的拮抗力量不足。摆动相中期强烈的股直肌伸膝肌活动抑制了膝关节屈曲,而强度和体积都较弱的股二头肌并没有提供有效的拮抗肌作用。这些在合适的、不合适的、相反的时机,不同肌肉活动间的随机组合,可以解释在神经受损情况下,痉挛患者肌肉活动无法预期的原因[31]。

脊髓损伤:膝僵直步态

脊髓损伤的特性有 3 种功能类型。损伤平面以上的运动控制正常,这就提供了患者最大程度的代偿能力。较低的运动神经缺损发生在损伤平面。弛缓性瘫痪发生在这些节段之间。位于远端的损伤，运动控制受损是更上部的运动神经损害。当前的功能代表了个体在痉挛、选择性运动控制损害和原始运动模式的混合结果。当脊髓损伤倾向于双侧，两侧功能均受累时，能够明显地区分其严重程度和所包含的神经束。

患者 Q：脊髓损伤（图 15－24）

这个经历了脊髓损伤的病例，可以有社区水平的步行能力（步速＝37 m/min，相当于正常步速的42%），而他的步态，由于肢体在承载和摆动相均表现膝关节屈曲不足而严重受限。

初始着地是正常的（图 15－24A）。当足跟接触地面的时候，由于踝关节的中立位力线排列，膝关节的伸展以及髋关节的屈曲，足够的前足抬起。在承重反应期，膝关节不能屈曲（图 15－24B）。这种膝伸展的位置持续整个单支撑相。在支撑相末期，患者出现延长的足跟与地面接触（图 15－24C）。通过增加踝背屈使身体前进。即使肢体卸载时有延迟的足跟抬起，摆动前期膝关节屈曲严重受限（图 15－24D）。摆动相早期膝关节屈曲严重受限而且大腿前移程度减低（图 15－24E），躯干轻微侧倾以及踝关节背屈至中立位避免了足拖拽的发生。在摆动相中期，踝关节良好的背屈使足廓清（图 15－24F）。髋关节屈曲明显地大于膝关节屈曲，因此出现膝过度伸展。在摆动相末期，选择性的踝背屈和膝关节伸展显示了良好的肢体控制（图 15－24G）。

运动分析显示主要的功能异常涉及膝关节和踝关节（图 15－24H）。承重反应期没有正常的踝关节跖屈。从足初始着地时的中立位，在体重承重时踝关节迅速背屈，直至支撑相末期的15°峰值。摆动相早期和中期维持轻度踝关节过分背屈（10°），然后在摆动相末期踝关节下落至中立位。

膝关节的运动依赖于踝关节运动。在支撑相初始着地时，膝关节保持伸展位置（5°屈曲）直至摆动前期。在双支撑相，膝关节开始屈曲，在摆动相早期达到膝关节屈曲20°。在摆动相早期进一步屈曲至最小幅度（5°额外的运动）。在摆动相中期开始，膝关节伸展至5°屈曲的最终位置。

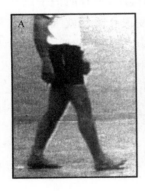
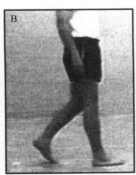
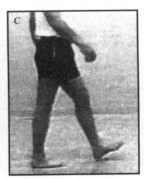
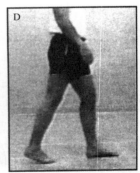

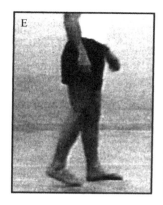
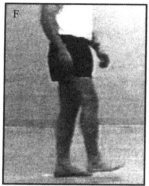
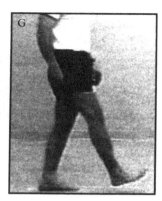

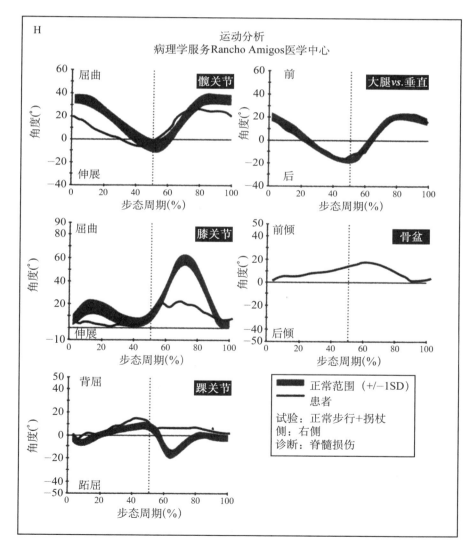

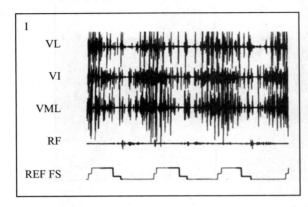

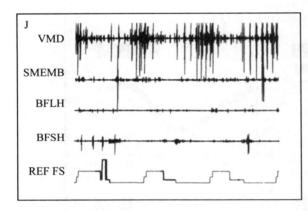

图 15-24　患者 Q 表现为脊髓损伤导致膝僵直步态。A. 初始着地为正常肢体力线排列的足跟着地。B. 承重反应期无膝关节屈曲,其余肢体姿势似乎正常。C. 支撑相末期有持续的足跟与地面接触,踝关节背屈膝关节伸展。由于身体重心保持在足的上方而步长缩短。D. 摆动前期膝关节无屈曲,踝关节过度背屈,有合适的足跟抬起和大腿后方伸展。E. 摆动相早期膝关节屈曲严重受限而踝关节背屈至中立位(过度),躯干侧倾帮助足抬离地面。F. 摆动相中期膝关节屈曲不足(小于髋关节屈曲)。G. 摆动相末期肢体位置似乎是正常的。由于另一侧肢体不能把身体的重量转移至前足轴,足的位置比正常偏高。H. 运动分析。直立轴是运动的角度(屈曲是正值)。水平轴是步态周期的百分比(%)。直立轴的点状线条是支撑相和摆动相的分割线(足趾离地)。灰色的区域提示正常功能的一个标准差区域。黑色线条是该病例的数据。I. 动态股四头肌肌电。VML＝股内侧肌长头;VI＝股中间肌;VL＝股外侧肌;RF＝股直肌。J. 动态肌电图。VMD＝股内侧肌倾斜度;SMEMB＝半膜肌;BFLH＝股二头肌长头;BFSH＝股二头肌短头。

　　在步态周期全程,大腿遵循着正常的模式,但在支撑相骨盆呈过度前倾。在初始着地时髋关节屈曲受限(20°)。从这一点开始,关节进行性伸展,在足趾提前离地时快速达到轻微过伸(5°)。

　　足开关显示简短的足跟支撑间隔(H),然后迅速地进展至足放平(H-5),维持足跟接触直到另一足着地。在步态周期的54%发生足趾提前离地(与正常的62%足趾离地时相相比较)。这是一个相对短暂的单下肢支撑时相(27%与正常40%相比)。另一侧下肢有一个延长的单下肢支撑时相(49%步态周期)。这些不同反映了支撑相前进受限以及摆动相肢体前移困难。

　　膝关节肌肉的动态肌电图显示所有股部肌肉维持持续性活动。尤其明显的是股内侧肌长头(VML)和股中间肌(图 15-24I)。在支撑相活动强度更大,而在摆动相伸膝肌群活动性显著性增高。与此相反,在步态周期的任何时相都没有股直肌的活动。股二头肌短头的短暂进发活动发生在初始着地的开始,但是肌肉太小不足以对抗众多的股部肌群(图 15-24J)。在摆动相末期,腘绳肌也没有明显的活动以减低膝关节伸展,或者在承重反应期帮助足跟轴的伸肌活动进发。

因此,持续活动的股部肌群锁住完全伸展的肢体,使身体在支撑相越过踝关节向前滚动,过度踝背屈代替了前足轴,这是比较明显的腓肠肌无力的表现。髋关节活动受限引起骨盆前倾以帮助维持躯干直立姿势(25°与正常的 40°对比)。

总结

有目的的和有效率的步行有赖于感觉和运动系统之间精致的、无缝隙的信息(信号)交换,不论是疾病或者创伤所造成的神经传导通路的阻断,都会改变运动控制。高强度的康复,目的不仅是减低损伤,还要促进神经系统的神经重塑改变,给那些神经损害的患者改善步行提供希望。

截　　肢

疾病或创伤导致肢体的丧失是人类历史的一部分[147]。假肢的发展代替了肢体的丧失,然而发展缓慢。除了在战争时期,截肢术并不经常进行,而且严重创伤后的幸存者都非常贫穷。因此,从一个托座或平台发展成单纯的木制假腿的进展是缓慢的。

在第二次世界大战期间,伤亡率增加合并幸存者抢救成活率提高,为了替代士兵们失去的肢体,对假肢产生了极大的需求。皮革和木材用于假肢制造,但缺乏舒适度和有效的功能。因此,在 1945 年,美国国家科学学术委员会授权开展多中心研究和发展计划,以确定假肢设计和应用的科学基础,以便对截肢者实施更好的医疗救助[147]。

在加州大学伯克利分校有这样一个假肢设计研究项目(Prosthetic Device Research Project),临床工作者、工程师和解剖学家组成的研究团队进行了第一个复杂的步行、假肢设计和残肢护理研究。这种协作努力开辟了现代假肢研究和发展的新领域。

本章余下的部分将重点探讨经胫骨和经股骨截肢对步行功能的影响。不同患者个体的特殊考虑以及假肢在膝、踝、足设计上的局限性和优点都被着重描述。

经胫骨(膝以下)截肢

经胫骨截肢保留膝关节的患者,比经股骨截肢的患者有更好的功能性潜力和效率[145]。当糖尿病患者和周围血管病患者双侧下肢均截肢时,保持膝关节功能的重要性尤其明显[142]。有研究揭示了 1970—1982 年间进行的强化假肢康复结果,发现将近 50％的经胫骨截肢病例(10/21)能够在康复后有社区水平(不仅仅在家中)或者受限的社区水平的独立行走。然而经股骨截肢的 17 例患者没有一个可以在社区内行走。尽管有 1 个双侧经股骨截肢的患者可以在家中步行有限的距离,8 人依靠轮椅活动,余下的病例不得不躺在床上。最近在双侧经股骨截肢方面获得的进步,是在假肢元件方面取得的实质性的进展[86,103]。而更早期的发现则强调发挥膝关节作用的重要性。

今天，根据 3 个方面的分析开具假肢处方。首先是个体的身体和生活方式所需的临床评估；第二是针对个体功能需要对假肢足部进行最优化设计选择[72]；第三是确定患者穿戴假肢及其身体结构排列的步态特性[151]。

假肢的设计还必须符合完成 3 个基本步行任务所带来的挑战[99]。尤其是体重承载时足跟轴遇到吸收震荡的挑战，还要在没有完整踝关节时使身体能够前进。当身体重量从踝关节轴向前足轴转移时，单下肢支撑需要同时在矢状面和冠状面均维持稳定。单下肢前移依赖于前足轴的弹性反冲推进力并且没有力矩阻碍。

预先考虑到这些需求，假肢的设计者继续寻找在柔韧性、弹性以及强度方面更适合的新材料。表面轮廓填充具有延展性的金属和塑料，当身体结构排列变化改变假肢的形状时，这些材料可以贮存和释放能量[46,140]。今天，许多假肢的外形相似，然而每一个设计都有其独特的功能特性，对于截肢的个体来说可能是优点也可能是缺点[28]。负责开具假肢处方的临床医生必须知晓市场上众多假肢的不同。当分析假肢的步态时，临床医生要能够判断假肢设计的局限性特点，进而确定该假肢的选择对患者无力和痉挛所带来的影响。

经胫骨假肢元件

在 1945 年，唯一可得到的踝关节就是在小腿和足之间应用单轴铰链。常见的缺点是假肢容易损坏并且太重。到了 1955 年，在付出艰苦努力却没有解决这个问题以后，工程师们开始追求新型假肢设计[49]。铰链型的关节被结合成一体的结构所代替：固定踝和衬垫型足跟（SACH）复合结构成为一个单独的结构[28,48]。这种结构成为在未来假肢设计上追求肢体正常功能重建的一种基本模型。这种材料的出现能够保存和释放能量，激发一种新的、移动性更好的整体设计分类术语，即"动态弹性反应"足的保护下[108]。每一种新的产品会提供一些功能上的益处但还是会有一些新的缺点。根本的挑战是需要应用线条优美的木头、柔韧性良好的金属、塑料和高分子聚合物来取代人类选择性运动控制的肌肉和肌腱。直到最近，微处理器被用来作为踝关节选择性运动控制的来源[9]。

当假肢开发是一个小项目的时候，临床医生能够确定每一种设计的名字。大量的元件器具的出现迫使开发基本的分类系统，且在本章中将被应用（表 15-4）[87]。目前经胫骨假肢设计分 4 类：铰链型、被动型、动态反应型和计算机型。

表 15-4　下肢假肢设计分类

经胫骨	经股骨	
	摆动相控制	支撑相控制
铰链式 　单轴 　复合轴	摩擦力	摩擦力

(续表)

经胫骨	经股骨	
	摆动相控制	支撑相控制
被动式 　固定踝带衬垫足跟(SACH) 　SAFE	液压轴承	多中心的
动态反应 　动态龙骨型 　动态吊架型	气动的	液压轴承
计算机的	计算机的	计算机的

铰链型

足和小腿这两个部分通过活动的关节结构(即踝关节)连接。关节运动由减震器限制(图 15-25),包括两种假肢设计。

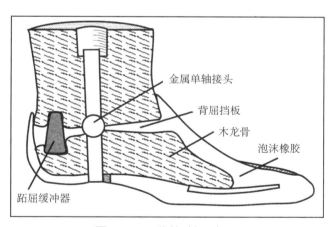

金属单轴接头

背屈挡板

木龙骨

泡沫橡胶

跖屈缓冲器

图 15-25　铰链型假(肢)足

(1) 单轴:踝关节可以背屈和跖屈。

(2) 复合轴:最近开发的设计,在踝关节背屈和跖屈的基础上增加小范围的向内-向外运动和旋转运动。

尽管这种设计有更好的能力使农夫和狩猎者得以适应不平坦的地形,但这个组合在重量以及耐久性等方面,与足部一体化设计相比是有缺点的。

被动型

足和踝关节被组合成一个结构(图 15-26)。由于柔韧性不同有两种模型。

(1) SACH 足:这种设计几乎完全不能弯曲。木制的龙骨替代了踝关节。大的足跟

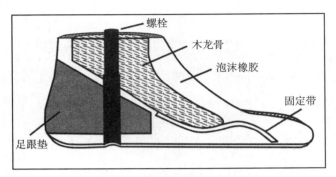

图 15 - 26 被动型假(肢)足。

衬垫产生的压力减少了初始着地的影响。弯曲的龙骨、外形修整的足底表面以及轻盈易弯曲泡沫塑料材料的前足组合在一起，帮助身体越过支撑足前进。这种相对坚硬的假肢有一个明显的缺点，很难走快。

(2) SAFE 足：到了 1978 年，有了柔韧性更好的材料以后，对"坚硬即稳定"这样的说法产生了实质性的质疑。龙骨由弹性高的橡胶替代了通常的木头模型，前足由更柔软的泡沫节段夹在木头中间。这种假肢有更大的矢状面运动，还有一些冠状面活动，支撑稳定性也得到提高。

动态反应型

当"弹性的能量贮藏和释放"材料特性第一次被引入时，所有潜在的赋能性假肢设计都包括在动态弹性反应(DER)的保护下。第一个设计恰好和足有关。柔韧性改善而稳定性保留。新的设计扩大了从托座到足趾底座的动态材料的一体化(龙骨型和吊架型)，产生明显的动力[46]。术语"动态反应"仅限用于能有更多动力产生的假肢。而这与文献相矛盾，从而引起了困惑，动态反应包含两个亚型似乎更合适。

(1) 动态龙骨型：假肢足定制成产生能量的龙骨(图 15 - 27)，一系列的弹性叶片代替了坚硬的龙骨[21, 87]，最初的目的是使足具备能量奔跑[21]，额外的柔韧性使截肢的人在快速行走时更有效率[94]。这种设计有更好的耐久性和低能耗，后来的研究者用各种足部设计向前推动了柔韧性龙骨的概念。

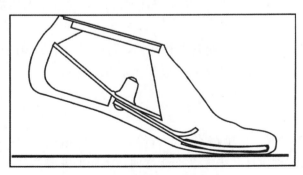

图 15 - 27 动态反应龙骨假肢足。

（2）动态吊架型：这种假肢被设计成在"推进"时产生能量。动态的部分从托座扩展到足趾底座的结构均由具有柔韧性成分的材料代替了坚硬的龙骨和吊架（图 15-28）。当身体前进质量使之弯曲，然后突然反弹产生的推进力使足趾离开的张力显著提高。在摆动前期，反作用力产生的动力迸发超过正常的 50%[46]。在步行时，当应用动态吊架式足部设计（弯曲足，Ossur Americas，Aliso Viejo，CA）与 4 个其他非动态足部设计的足相比时（110%∶128%～135%体重）[115]，健康侧肢体的着地力量被记录下来。与其他设计相比，应用屈曲足（flexfoot）支撑相末期踝背屈角度更大（23°∶12°～20°）[102]。这就提示屈曲足在初始着地时可以更有效地控制身体重心向前落下。强调健康侧下肢着地力量减小到最低的重要性在于，已经有文献记载假肢应用者的健康侧肢体骨关节炎和膝关节疼痛发病率增高[43]。

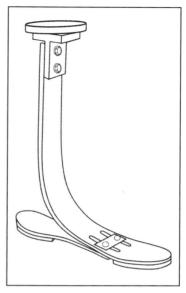

图 15-28 动态反应吊架假肢足。

计算机

最近，微处理器已经被用于对假肢的踝关节提供直接控制[9]。样机包括碳纤维弹性叶片动态反应足、踝关节系统。应用电子机械控制假肢踝关节产生的力及关节做功的幅度和时序。

假肢足设计主要功能特性比较

经胫骨假肢设计的自然发展有 4 个基本大类。在先前一个针对步态周期踝关节运动模式的量化研究中，提供了不同假肢足（踝）设计与正常踝关节功能近似度的测量方法[102]。

假肢的功能水平通过踝关节在 3 个运动模式中的幅度大小和持续时间来确定：①足跟轴（rocker）；②单下肢支撑（SLS，即踝和前足轴）；③足趾轴。每一种类别假肢的独特效能通过假肢运动与正常模式的相似度来确定。

在 7%步态周期时，踝关节通过小幅度跖屈（8°）将身体重量自然平滑地转移到引导下肢（图 15-29）[102]。然后踝关节逆转运动方向在 12%步态周期时达到足放平模式。对力产生的影响结果从体重的 50%到 125%[127]。

铰链型假肢对初始着地产生影响的反应，是承载体重引起的 12°踝跖屈（图 15-29）[102]。足下落大多与正常速度平行，只是后部的橡胶减震器使运动时间延长而使反应减慢，并且使足跟杠杆减低。被动的、动态的龙骨型和动态的吊架型假肢，在体重承载时踝关节跖屈角度减低至正常角度的一半，并且逆转踝关节运动至踝背屈轻度延迟。相应地，在体重接收期，这 3 种假肢设计引起的踝关节背屈消失。

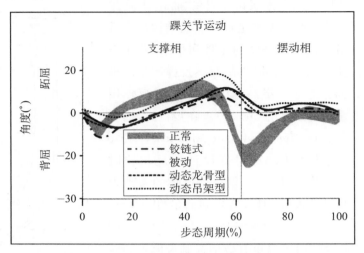

图 15-29 应用单轴动态反应龙骨型和动态反应吊架型经胫骨假肢与无截肢人群比较踝关节运动[引自 Perry J. Prosthetic weight acceptance machanics in transtibial amputees wearing the Single Axis, Seattle Lite and Flex Foot. IEEE Transactions on Rehabilitation Engineering. 1997;5(4):283-289]。

对足触地模式的变化进行测试，可以更好地理解每一种假肢设计对体重接收时稳定性的影响（表 15-5）。铰链型假肢在对侧肢体足趾离地前的足放平时期获得稳定。然而，动态反应假肢不能实现同水平的安全性。相反地，假肢侧肢体仍然在相当长时间依靠足跟维持平衡，甚至在对侧肢体抬离地面以后（表 15-5）。

表 15-5 体重接收时足触地模式

项目	足放平[步态周期(%)]	对侧足趾离地[步态周期(%)]
单轴足	17	17
动态反应龙骨型(SeattleLightfoot)	21	16
动态反应吊架型(Flexfoot)	19	16
足(无截肢)	12	12

注：引自 Perry J. Prosthetic weight acceptance machanics in transtibial amputees wearing the Single Axis, Seattle Lite and Flex Foot. IEEE Transactions on Rehabilitation Engineering. 1997;5(4):283-289.

在支撑相末期单下肢支撑时（图 15-29），动态反应吊架型假肢跖屈运动受限，呈踝背屈约 15°，记录显示无截肢的人群则继续跖屈运动（达踝背屈约 12°）。应用单轴和动态反应龙骨的足，在前足轴时踝背屈显著地缩减（约 5°）。在足趾轴，只有非假肢状况能迅速达到图中正常踝关节跖屈弧度（图 15-29）。

整体化的假肢足内部材料的柔韧性，决定了该装置的动力产生能力。在支撑相末

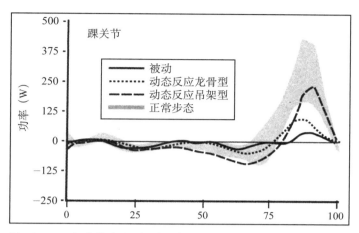

图 15-30 与非截肢人群比较,步行时应用被动的(SACH)、动态反应龙骨型和动态反应吊架型假肢踝关节动力产生(引自 Gitter A. Biomechanical analysis of influence of prosthetic feet on below-knee amputee walking. Am J Phys Med. 1991;70:142-148)。

期,当身体重量移动越过前足时,弹性张力被吸收。然后,在摆动前期身体重量被突然地转移至引导侧肢体,贮存的能量被释放。对 3 种代表性假肢足设计的比较发现,在摆动前期足趾轴时踝关节动力产生是不同的(图 15-30)[46]。被动型假肢(SACH)产生的动力只有正常值的 10%。动态龙骨型假肢(Seattle,Model & Instrument Works,Inc,Seattle,WA)是正常值的 25%,而动态吊架型(Flexfoot)达到 61%。以摆动前期踝关节动力的重要性为主题而进行的大量争论已经持续了许多年。最近的研究发现,超声技术的应用阐明了在支撑相的最后时刻,跖屈肌释放能量帮助肢体前进[16,42,60,64,80]。虽略小于正常值,但与被动足相比,动态龙骨型和吊架型假肢具有更大的动力产生能力,这就表明,该型假肢产生能量的特点是代替踝关节功能缺失的潜在优点[46]。

患者 R:经胫骨(膝以下)截肢(图 15-31)

该病例是有应用动态龙骨型假肢足经验的患者,他在截肢后保留正常的髋和膝的功能。

足跟进行初始着地时肢体保持了正常的姿势(图 15-31A)。承重反应期表现为正常的膝关节屈曲和踝关节跖屈,髋关节屈曲保持(图 15-31B)。这种着地模式意味着假肢足的足跟衬垫压迫刺激了踝跖屈产生,并且减低了着地时的震荡影响。在支撑相中期进行到一半时,踝关节轻度背屈而膝关节和髋关节有最小程度的屈曲(图 15-31C)。躯干在中足的上方而另一侧足紧随其后。支撑相末期有较低的足跟抬起,过度的踝背屈,完全的膝伸展以及大腿伸展位于后方的位置(图 15-31D)。因此,有良好的假肢胫骨控制来支持膝伸展。同时,假肢踝关节运动的减低保证了最适宜的前进和步长。在摆动前期结束时,虽然大腿并没有前进至足够的位置以获得完全的直立位置,但膝关节表现为正常屈曲(图 15 - 31E)。这意味着直接的膝关节屈肌活动担当了受限的假肢足趾轴的补充。在摆动相早期,膝关节达到足够的屈曲角度;然而,大腿并没有达到足够的前行位置(图 15 - 31F)。在摆动相中期胫骨达到直立位;然而由于比正常大腿屈曲角度更大,导致足过度抬离地面(图 15 - 31G)。

　　运动学分析显示每一个关节相对正常的模式(图 15 - 31H)。在初始着地时踝关节开始于中立位,在承重反应期踝关节跖屈约 10°。从这个位置突然开始转向踝关节背屈,然后在支撑相中期变慢,接下来在支撑相末期踝关节背屈加速至 20°。在整个摆动相踝关节保持中立位(0°)。膝关节从初始着地的完全伸展(0°)到 18% 步态周期的 20°屈曲。随后过度伸展,在 40% 步态周期时达到 4°过伸。然后在支撑相的最后部分有一个急剧的逆转屈曲,持续屈曲经过摆动前期和摆动相早期。膝关节屈曲的时间序列是正常的(72% 步态周期),但幅度过分增大(73°)。在初始着地发生前,膝关节伸展达到 2°过伸(95% 步态周期)。在承重反应期大腿有一个延迟开始的过伸,然后在支撑相末期达到预期 20°的正常的过伸。随后在摆动相早期大腿正常屈曲,但在摆动相中期表现为过度屈曲(30°)。

　　患者主要肌肉的肌电图记录显示,活动强度增加及一些活动延长。在髋关节,当活跃的半膜肌同时活动时,臀大肌活动强度增加提前发生(图 15 - 31I)。股二头肌长头又继续延长该活动。在承重反应期,这种肌肉活动模式意味着强烈的大腿控制力量以稳定髋关节。在支撑相早期,强烈的股四头肌(VL)活动对稳定膝关节屈曲是适合的。股直肌主要的活动时段是当足从地面抬起抑制膝关节过快的屈曲时,以及伴有踝关节加速背屈和足跟抬离进行减速时。

　　这个病例的步行速度是正常的(93 m/min)。其足开关模式显示从足跟迅速前进(H),越过短暂的足放平间隔(H-5),进入持续的足跟离地期支撑时段(5-1)。因此,这个身体健康的人通过调整肌肉活动代偿了假肢功能微小的异常,模拟接近正常的步态功能。

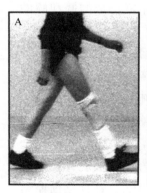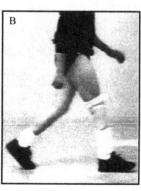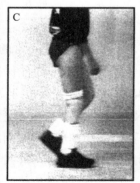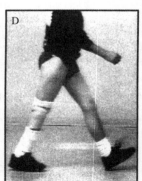

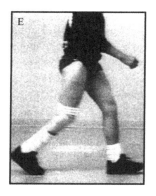
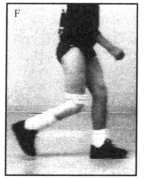
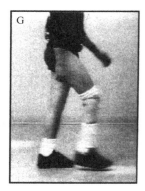

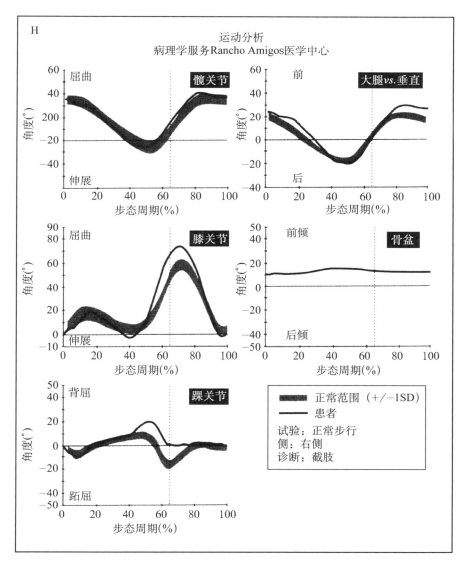

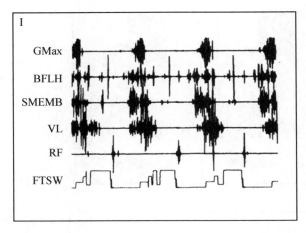

图 15-31　患者 R 是经胫骨截肢。A. 初始着地时下肢力线排列正常。B. 承重反应期正常的膝关节屈曲和踝关节跖屈。C. 支撑相中期轻度的髋、膝屈曲和踝跖屈。D. 支撑相末期较低的足跟抬起和踝关节背屈支持身体前行。E. 摆动前期大腿前进和踝跖屈小于正常，膝关节屈曲正常。这意味着膝关节屈肌活动增加。F. 摆动相早期显示正常的膝关节屈曲但大腿前进受限。G. 摆动相中期足抬高程度轻度高于正常。H. 运动分析。垂直轴是运动角度（屈曲是正值），水平轴是步态周期的百分比。垂直的点状线条是划分支撑相和摆动相的分界线。灰色区域显示正常加减一个标准差的运动曲线带。黑色的线条是患者数据。I. 动态肌电图。GMax＝臀大肌；BFLH＝股二头肌长头；SMEMB＝半膜肌；VL＝股外侧肌（股四头肌）；RF＝股直肌；FTSW＝足开关。

总的来说，这个患者有强壮的股四头肌，能够承受活动受限的假肢足在着地时带来的额外力矩。然而在支撑相余下的部分，股四头肌通过动态的弹性假肢"踝关节"使胫骨的稳定性得到保护。

经股骨（膝关节之上）截肢

在大腿任何水平的截肢都将移除膝关节、所有膝关节伸展的直接控制（股四头肌）以及股骨重要的长度。臀大肌保留，因为丧失了腘绳肌远端附着点，并且大收肌导致单髋关节伸展变弱（即使进行肌瓣固定截肢术和肌肉成形术）。由于阔筋膜张肌远端附着点丧失，髋关节外展力量将减弱，即便臀中肌和臀小肌得以保留。虽然保留的阔筋膜张肌（TFL）近端肌纤维可以自然地重新附着在骨骼上，但由于松弛的重新附着位置使产生的力量减低，TFL 将会变弱[50, 143]。足和踝关节的丧失导致假肢功能受限制的内容已经在经胫骨截肢部分进行了描述[86]。因此，重要的保留下来的肌肉有髂肌负责屈曲，臀中肌和臀小肌帮助外展，臀大肌是主要的伸肌群。

在支撑相和摆动相，假肢的托座需牢固合身地环绕住大腿残端，并且能够使臀肌产生力量控制假肢膝关节[65]。当肢体位于后方位置时单下肢支撑结束。当假肢足没有足够的推进动力时，屈膝和肢体前行就要依赖于假肢足趾的灵活性和屈髋肌力量。在摆动前期，假肢实质性地离开地面需要发生在假肢膝关节能够屈曲之前。摆动相涉及一个自主的"噼啪-挥鞭"（crack-the-whip）运动。这一系列运动开始于一个迅速的过度夸张的屈髋抬起下肢、屈膝，然后足前进。在摆动前期，假肢膝关节控制（即限制绑带）可能需要执行先前由股四头肌提供的约束。然后，在摆动相的后半段，臀大肌短暂的收缩引起髋关节快速伸展（即一个后方的限制）合并踝-足节段的惯性使膝伸展。通过足跟固定足着地，臀大肌继续活动以确保在支撑相伸膝以避免膝屈曲失稳（膝塌陷）。

当这些病例无法达到完全伸膝以维持支撑稳定性时,很少有人有足够的力量、灵敏度和本体感觉以及运动控制的准确性以避免跌倒。相应地,有人设计了一系列膝关节控制的元件。制造摩擦片可以使假肢屈膝和伸膝的速率与健康侧肢体相匹配,并且可以根据特殊需要调整步频。随后,设计了多中心的、液压的以及气动的膝关节装置以提供控制,并被进一步完善[13, 87]。支撑相稳定更容易获得。微处理器的引入可以调整液压摆动控制,代表了另一个进步。微处理器内容物对支撑相和摆动相的双重控制极大地促进了步行稳定性的改善[14, 69]。

经股骨假肢膝元件

大量的尝试与人工摆动和单下肢支撑不安全方面有关,已经开发了超过 100 个类型的假肢膝关节控制。而针对摆动相和支撑相的基本分类归纳为 4 种:摩擦力的、液压轴承的、气动的和计算机的(表 15 - 4)[87]。

摆动相控制

限制摆动相速率的机械设计最初是用摩擦力型的。液压的、气动的、计算机的系统原本用来调整膝关节屈曲,演变为用于需要在步行中有不同步频要求等更高的需求。

(1)摩擦力:步频控制是摩擦力型的基本功能。常量摩擦是更简单的系统[87]。装有橡胶减速器的膝关节降低了活动性,使假肢膝关节可以与健康侧肢体速率相匹配。常量摩擦装置被认为更适合儿童以及有良好的肌肉控制但不需要改变步频的截肢者。它并不适合髋屈肌力弱、平衡能力差或者期望频繁改变步频的人群。可变型摩擦关节具有一系列的摩擦垫以适应步频的变化。摩擦型膝关节重量轻,几乎不需要维护。

(2)液压型:相比摩擦型膝关节控制,可以获得平滑步态以及多种步频调节的液压系统,对摆动相膝关节控制更好。液压活塞需要油[87],实际上几乎没有压力,而且与摩擦型和气动型相比能提供一个平滑的活动。极端寒冷的气候使液压型膝关节内的液体变得稠厚而功能改变。

(3)气动型:空气充满气动活塞。这使得它们比液压活塞更轻,但是也会产生一点儿弹力。与液压系统相比,气动系统对于气候更不敏感。

(4)计算机型:最后一种在摆动相应用微处理器系统控制膝关节。在 1993 年,合并计算机控制的独特方法作为"智能化假肢"被引入到假肢膝关节设计[11]。在摆动相,对假肢小腿应用微处理器控制,在步行速度变化时为结束伸膝提供更正常的速率。单侧截肢患者在步行时会有从 3% ~ 15% 的耗能量减少[20, 29, 131]。

支撑相控制

在步行时为了保持支撑相稳定,尤其是在不平坦的地面上,对于那些经股骨截肢的人是长期的挑战。假肢设计上的挑战在于,在支撑相需要膝关节稳定和摆动相需要膝关节灵活之间的迅速转换。早期应用摩擦力和动态假肢力线排列的系统更推崇稳定性,最近的设计可以依靠先进的传感器自动调节稳定性和灵活性。

（1）摩擦力型：常量摩擦膝关节有一个单轴铰链允许伸膝和屈膝。为了维持稳定,最简单的设计只是假肢膝关节对准地面反作用力向量（GRFV）的前方[122]。如果髋关节伸肌力弱,然后膝关节中心移向后方允许一些膝过伸。这增加了稳定性,但当下肢不得不离开地面而必须屈膝时变得更困难。常量摩擦膝关节已经被推荐给儿童和娇小的妇女,但在支撑相膝关节不能完全伸直或路面不平或有斜坡时有膝关节屈曲失稳（膝塌陷）的倾向[122]。另外的"安全膝"帮助处理这种限制,它包括一个弹性承载的刹车装置,当部分身体重量承载在假肢侧时可以帮助锁定膝。膝关节可以被锁定在屈膝 $15°\sim20°$ 的位置,但是当膝关节绝对屈曲时这个装置不能支撑全部身体的重量。摆动前期非负重时肢体锁定解除。这个安全系统是可调的,但有报道称缺少耐久性[122]。

（2）多中心的：第二种支撑相控制的机械膝设计有 4 连杆关节[87],这种假肢被设计成重建膝关节瞬时旋转模式的中心。这个 4 连杆膝关节提高了假肢关节的稳定性,并且无论残肢长短都是适合的。

（3）液压型：这些装置依靠系统内气缸和活塞间液体流动控制膝关节运动。硅树脂油是最常用的,因为它的黏性特点并没有像水那样对气候温度敏感[122]。对于活跃的、充满活力的个人,一种受欢迎的液压膝是 Mauch Swing-N-Stance(SNS),可以提供支撑相和摆动相双重控制。尽管增加了稳定性元素,患者报道在步行时跌倒依然很常见。据报道,其中的一个因素是 Mauch SNS 稳定性控制机制在承重反应期松开[14]。这就潜在地否认了在步行中该时期有足够的保护能避免患者出现假肢膝塌陷[14]。

（4）计算机型：Endolite 智能化假肢在 1993 年被引入时仅提供摆动相控制[11]。由于缺乏支撑相控制,这种假肢潜在的优点是有限的[11]。在 1999 年,"C 形腿"(C-Leg)被引入。现在一个计算机微处理器对摆动相和支撑相的假肢膝关节进行控制[26, 83, 88],假肢小腿内的膝关节传感器和压力转换器记录数据达 50 次/秒并且能对液压膝装置进行实时调整[26, 83, 88]。C 形腿用户表述了这样一种感觉,即能走得更快并且肌肉更不需要用力[148]。有研究对这个程序的功能与非微处理器控制的膝关节装置进行比较,发现穿戴 C 形腿者显著地改善了下楼梯时的模式[103]、下山时速度[68]、自由步行时的速度[98, 103, 123]、平衡[69],并且降低了跌倒和蹒跚的风险[11, 14, 68, 98]。

患者 S：双侧膝关节切断术和经桡骨截肢（图 15-32~图 15-34）

单一病例研究,年轻优雅的男人伴有双侧膝关节切断术,在应用机械性液压和微处理器后膝关节在步态上表现出极大的不同[103]。该病例由于脑膜炎球菌血症伴有暴发性紫癜,行双侧膝关节切断术和双侧经桡骨截肢。由于皮肤完整性缺乏推迟了下肢假肢的适配,一旦病情稳定后,他得到了带有动态反应龙骨足、包含坐骨的托座,以及坐骨结节悬架的无铰链的假肢。经过 2 个月的物理治疗以后,在非辅助下,该病例能够在平坦地面以 30 m/min(34％正常值)速度行走 60 m,也可以在不平的地面、路边石以及斜坡上行走。1

年以后,全长的铰链型假肢,带有液压膝关节(Mauch SNS)、活动性踝关节以及动态Seattle-Lite 足替代了原有的假肢。在进行步态训练以后,他能够在平坦地面上独立步行180 m。5 年以后,他得到了双侧的 C 形腿 3C98 系统。微处理器在支撑相和摆动相控制着液压关节。内翻和外翻由 Luxon Max 足提供。他现在恢复到了截肢前的身高。2 个月以后,在假肢制作师和物理治疗师综合训练课程的帮助下,该患者可以在平坦的地面上步行超过 275 m(图 15 - 32),并且可以上、下路边石(图 15 - 33)和斜坡(图 15 - 34)。爬楼梯时需要扶栏杆。

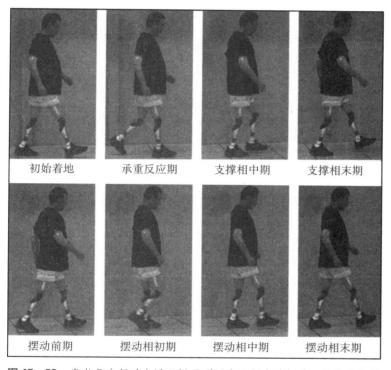

初始着地	承重反应期	支撑相中期	支撑相末期
摆动前期	摆动相初期	摆动相中期	摆动相末期

图 15 - 32　患者 S 步行时应用双侧 C 形腿和双侧上肢假肢。注意体重承载时膝关节屈曲受限。

　　每一次假肢改进以后,运动病理学实验室(pathokinesiology laboratory)都会将他的功能数据文件记录存档。最显著的变化是步行速度。应用 C 形腿时的速度几乎是Mauch SNS 机械液压系统的 2 倍(71.5 m/min 比 38 m/min),并且提供更长的步幅。穿戴 C 形腿以后步行距离也更远了(1 430 m 与仅 722 m)。然而应用 C 形腿步行时,骨盆过分前倾(约 15°)。在体重承载期髋关节和大腿伸展运动提前出现,但其余接近正常。膝关节在支撑相维持 5°~10°屈曲,然后在摆动相达到 45°屈曲。踝关节没有摆动前期的踝跖屈。力矩和动力显著减低。与正常人相比每一种类型的假肢氧代谢率均提高,佩戴 C 形腿时 20 分钟氧耗是最低的(120%正常人)。Stubbies 系统在氧耗量上显示中等程度增加

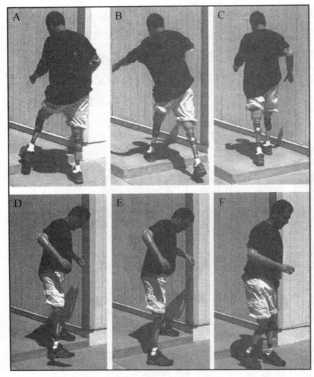

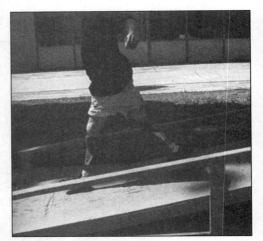

图 15-33 患者 S 应用双侧 C 形腿假肢和上肢假肢在上路边石（A～C）和下路边石（D～F）。注意要迈大步的意愿（A），以及利用右侧的位于后方的假肢帮助（B）。下路边石更有挑战性。

图 15-34 患者 S 佩戴双侧 C 形腿假肢和双侧上肢假肢在下斜坡。跨大步有较长的步长时患者表现有信心，以及下坡时弯曲的膝关节承载身体重量。

（225％正常人），并且患者能够完成许多日常活动，但他的身高是矮的。MauchSNS 系统产生了最大的氧耗量（304％正常人），意味着需要更多的肌肉活动控制假肢。

总结

当前的假肢元件只是部分地修复了步行能力。假肢关节在力量、感觉（足底压力和本体感觉）、关节活动度以及选择性肌肉控制丧失的情形下，完成稳定性、前行以及步行效率的挑战[34]。近年来设计上的进步，包括微处理器控制的关节，为更好地修复功能和独立步行提供了希望。

结　　论

目测步态分析结合全面细致的临床检查，为明确步态异常偏差以及引起的原因提供了坚实的基础。当损害复杂时，仪器步态分析提供宝贵的数据用来指导手术和非手术疗法干预。

- -

◇ **参** ◇ **考** ◇ **文** ◇ **献** ◇

1. Akeson W, LaViolette DF. The connective tissue response to immobility: total mucopolysaccharide changes in dog tendon. *Journal of Surgery Research*. 1964;4(11):523 - 528.

2. Akeson WH, Amiel D, Abel MF, Garfin SR, Woo SLY. Effects of immobilization on joints. *Clin Orthop Relat Res*. 1987;219:28 - 37.

3. Akeson WH, Amiel D, Woo SLY, Coutts RD, Daniel D. The connective tissue response to immobility: biochemical changes in periarticular connective tissue of the immobilized rabbit knee. *Clin Orthop Relat Res*. 1973; 93:356 - 362.

4. Akeson WH, Woo SLY, Amiel D, al e. Biomedical and biochemical changes in the periarticular connective tissue during contracture development in the immobilized rabbit knee. *Connect Tissue Res*. 1974;2:315 - 323.

5. Amaral D. The functional organization of perception and movement. In: Kandel E, Schwartz J, Jessel T, eds. *Principles of Neural Science*. 4th ed. St. Louis, MO: McGraw-Hill; 2000:338 - 348.

6. Andriacchi TP, Lang PL, Alexander EJ, Hurwitz DE. Methods for evaluating the progression of osteoarthritis. *J Rehabil Res Dev Clin Suppl*. 2000;37(2):163 - 170.

7. Andriacchi TP, Stanwyck TS, Galante JO. Knee biomechanics and total knee replacement. *J Arthroplasty*. 1986; 1(3):211 - 219.

8. Aronson J, Puskarich C. Deformity and disability from treated clubfoot. *J Pediatr Orthop B*. 1990;10(1): 109 - 119.

9. Au S, Herr H, Weber J, Martinez-Villalpando E. Powered ankle-foot prosthesis for the improvement of amputee ambulation. Proceedings of the 29th Annual International Conference of the IEEE EMBS. August 23 - 26, 2007: 3020 - 3026.

10. Berne RM, Levy MN. *Physiology, Third Edition*. St. Louis, MO: Mosby Year Book; 1993.

11. Berry D, Olson M, Larntz K. Perceived stability, function, and satisfaction among transfemoral amputees using microprocessor and nonmicroprocessor controlled prosthetic knees: a multicenter study. *J Prosthet Orthot*. 2009; 21(1):32 - 42.

12. Blake RL, Anderson K, Ferguson H. Posterior tibial tendinitis: a literature review with case reports. *J Am Podiatr Med Assoc*. 1994;84(3):141 - 149.

13. Blumentritt S, Scherer H, Michael J, Schmalz T. Transfemoral amputees walking on a rotary hydraulic prosthetic knee mechanism: a preliminary report. *J Prosthet Orthot*. 1998;10(3):61 - 72.

14. Blumentritt S, Schmalz T, Jarasch R. The safety of C-Leg: biomechanical tests. *J Prosthet Orthot*. 2009;21(1): 2 - 15.

15. Bodian D. Motorneuron disease and recovery in experimental poliomyelitis. In: Halstead L, Wiechers D, eds. *Late Effects of Poliomyelitis*. Miami, FL: Symposia Foundation; 1985:45 - 56.

16. Bojsen-Moller J, Hansen P, Aagaard P, Svantesson U, Kjaer M, Magnusson SP. Differential displacement of the human soleus and medial gastrocnemius aponeuroses during isometric plantar flexor contractions in vivo. *J Appl Physiol*. 2004;97(5):1908 - 1914.

17. Bost F, Schottstaedt E, Larsen L. Plantar dissection: an operation to release the soft tissues in recurrent or recalcitrant talipes equinovarus. *J Bone Joint Surg Am*. 1960;42 - A(1):151 - 176.

18. Brandstater ME, Basmajian JV, eds. *Stroke Rehabilitation*. Baltimore, MD: Williams & Wilkins; 1987.

19. Brown C, Li P, Boyd J, Delaney K, Murphy T. Extensive turnover of dendritic spines and vascular remodeling in cortical tissues recovering from stroke. *J Neurosci*. 2007;27(15):4101 - 4109.

20. Buckley JG, Spence WD, Solomonidis SE. Energy cost of walking: comparison of "Intelligent Prosthesis" with conventional mechanism. *Arch Phys Med Rehabil*. 1997;78:330 - 333.

21. Burgess EM, Hittenberger DA, Forsgren SM, Lindh DV. The Seattle prosthetic foot: a design for active sports: preliminary studies. *Orthotics and Prosthetics*. 1983;37(1):25 - 31.

22. Burke MJ, Roman V, Wright V. Bone and joint changes in lower limb amputees. *Ann Rheum Dis*. 1978;37: 252 - 254.

23. Burnfield JM, Few CD, Mohamed OS, Perry J. The influence of walking speed and footwear on plantar pressures in older adults. *Clin Biomech (Bristol, Avon)*. 2004;19(1):78-84.

24. Chao W, Wapner KL, Lee TH, Adams J, Hecht PJ. Nonoperative management of posterior tibial tendon dysfunction. *Foot Ankle Int*. 1996;17(12):736-741.

25. Charnley J. The long-term results of low-friction arthroplasty of the hip performed as a primary intervention. *J Bone Joint Surg*. 1972;54B(1):61-76.

26. Cochrane H, Orsi K, Reilly P. Lower limb amputation, Part 3:Prosthetics:a 10 year literature review. *Prosthet Orthot Int*. 2001;25:21-28.

27. Combe B. Progression in early rheumatoid arthritis. Best Practice & Research. *Clin Rheumatol*. 2009;23(1):56-69.

28. Czerniecki J, Gitter A. Prosthetic feet:a scientific and clinical review of current components. *Physical Medicine and Rehabilitation:State of the Art Reviews*. 1994;8(1):109-128.

29. Datta D. A comparative evaluation of oxygen consumption and gait pattern in amputees using Intelligent Prostheses and conventionally damped knee swing-phase control. *Clin Rehabil*. 2005;19:398-403.

30. deAndrade MS, Grant C, Dixon A. Joint distension and reflex muscle inhibition in the knee. *J Bone Joint Surg*. 1965;47A:313-322.

31. Del Greco L, Walop W. Questionnaire development:1. Formulation. *CMAJ*. 1987;136:583-585.

32. DeLuca P, Davis R, Ounpuu S, Rose S, Sirkin R. Alterations in surgical decision making in patients with cerebral palsy based on three-dimensional gait analysis. *J Pediatr Orthop*. 1997;17(5):608-614.

33. DeLuca PA. Gait analysis in the treatment of the ambulatory child with cerebral palsy. *Clin Orthop Relat Res*. 1991;264:65-75.

34. Devlin M, Sinclair L, Colman D, Parsons J, Nizio H, Campbell J. Patient preference and gait efficiency in a geriatric population with transfemoral amputation using a free-swinging versus a locked prosthetic knee joint. *Arch Phys Med Rehabil*. 2002;83:246-249.

35. Dimonte P, Light H. Pathomechanics, gait deviations, and treatment for the rheumatoid foot:a clinical report. *Phys Ther*. 1982;62(8):1148-1156.

36. El-Hawary R, Karol L, Jeans K, Richards B. Gait analysis of children treated for clubfoot with physical therapy or the Ponseti cast technique. *J Bone Joint Surg Am*. 2008;90-A(7):1508-1516.

37. Eyre J. Development and plasticity of the corticospinal system in man. *Neural Plast*. 2003;10(1-2):93-106.

38. Eyring EJ, Murray WR. The effect of joint position on the pressure of intra-articular effusion. *J Bone Joint Surg*. 1964;46A(6):1235-1241.

39. Eyzaguirre C, Fidone SJ. *Physiology of the Nervous System, 2nd Edition*. Chicago, IL:Year Book Medical Pub., Inc; 1975.

40. Flinchum D. Pathological anatomy in talipes equinovarus. *J Bone Joint Surg Am*. 1953;35-A(1):111-114.

41. Frey C, Shereff M, Greenidge N. Vascularity of the posterior tibial tendon. *J Bone Joint Surg*. 1990;72A(6):884-888.

42. Fukunaga T, Kubo K, Kawakami Y, Fukashiro S, Kanehisa H, Maganaris C. In vivo behavior of human muscle tendon during walking. *Proc R Soc Lond B Biol Sci*. 2001;268:229-233.

43. Gailey R, Allen K, Castles J, Kucharik J, Roeder M. Review of secondary physical conditions associated with lower-limb amputation and long-term prosthesis use. *J Rehabil Res Dev Clin Suppl*. 2008;45(1):15-30.

44. Gauthier L, Taub E, Perkins C, Ortmann M, Mark V, Uswatte G. Remodeling the brain:plastic structural brain changes produced by different motor therapies after stroke. *Stroke*. 2008;39:1520-1525.

45. Ghez C, Krakauer J. The organization of movement. In:Kandel E, Schwartz J, Jessel T, eds. *Principles of Neural Science. Fourth Edition*. St. Louis, MO:McGraw-Hill; 2000:653-673.

46. Gitter A, Czerniecki JM, DeGroot DM. Biomechanical analysis of the influence of prosthetic feet on below-knee amputee walking. *Am J Phys Med*. 1991;70:142-148.

47. Goh J, Bose K, Khoo B. Gait analysis study on patients with varus osteoarthrosis of the knee. *Clin Orthop Relat Res*. 1993;294:223-231.

48. Goh JCH, Solomonidis SE, Spence WD, Paul JP. Biomechanical evaluation of SACH and uniaxial feet. *Prosthetics and Orthotics International*. 1984;8:147-154.

49. Gordon E, Mueller CF. Clinical experiences with the SACH foot. *Orthopedic and Prosthetic Appliance Journal*. 1959;13(1):71-74.

50. Gottschalk F, Stills M. The biomechanics of trans-femoral amputation. *Prosthet Orthot Int*. 1994;18:12-17.

51. Grondal L, Tengstrand B, Nordmark B, Wretenberg P, Stark A. The foot:still the most important reason for

walking incapacity in rheumatoid arthritis:distribution of symptomatic joints in 1,000 RA patients. *Acta Orthop*. 2008;79(2):257 - 261.

52. Haasbeek J, Wright J. A comparison of the long-term results of posterior and comprehensive release in the treatment of clubfoot. *J Pediatr Orthop B*. 1997;17(1):29 - 35.

53. Halstead L, Rossi C. Post-polio syndrome:clinical experience with 132 consecutive outpatients. In:Halstead L, Wiechers D, eds. *Research and Clinical Aspects of the Late Effects of Poliomyelitis*. Vol 23(4). White Plains, NY:March of Dimes Birth Defects Foundation; 1987.

54. Halstead L, Wiechers D. Research and clinical aspects of the late effects of poliomyelitis. Vol 23. White Plains, NY:March of Dimes Birth Defects Foundation; 1987.

55. Halstead L, Wiechers D, Rossi C. Late effects of poliomyelitis:a national survey. In:Halstead L, Wiechers D, eds. *Late Effects of Poliomyelitis*. Miami, FL:Symposia Foundation; 1985:11 - 32.

56. Helfet D, Schmeling GJ. Bicondylar intraarticular fractures of the distal humerus in adults. *Clin Orthop Relat Res*. 1993;292:26 - 36.

57. Heywood A. The mechanics of the hind foot in club foot as demonstrated radiographically. *J Bone Joint Surg Am*. 1964;46 - B(1):102 - 107.

58. Hildebrand K, Zhang M, Germscheid N, Wang C, Hart D. Cellular, matrix, and growth factor components of the joint capsule are modified early in the process of posttraumatic contracture formation in a rabbit model. *Acta Orthop*. 2008;72(1):116 - 125.

59. Hittenberger DA. The Seattle foot. *Orthotics and Prosthetics*. 1986;40(3):17 - 23.

60. Hof AL. In vivo measurement of the series elasticity release curve of human triceps surae muscle. *J Biomech*. 1998;31(9):793 - 800.

61. Hungerford D, Cockin J. The fate of the retained lower limb joints in World War II amputees [abstract]. *J Bone Joint Surg*. 1975;57:111.

62. Hurwitz D, Ryals A, Block J, Sharma L, Schnitzer T, Andriacchi T. Knee pain and joint loading in subjects with osteoarthritis of the knee. *J Orthop Res*. 2000;18(4):572 - 579.

63. Irani R, Sherman M. The pathological anatomy of club foot. *J Bone Joint Surg Am*. 1963;45 - A(1):45 - 52.

64. Ishikawa M, Komi PV, Grey MJ, Lepola V, Bruggemann G-P. Muscle-tendon interaction and elastic energy usage in human walking. *J Appl Physiol*. 2005;99(2):603 - 608.

65. Jaegers SMHJ, Arendzen J, de Jongh H. An electromyographic study of the hip muscles of transfemoral amputees in walking. *Clin Orthop Relat Res*. 1996;328:119 - 128.

66. Johnson F, Leitl S, Waugh W. The distribution of load across the knee, a comparison of static and dynamic measurements. *J Bone Joint Surg*. 1980;62B(3):346 - 349.

67. Jubelt B, Cashman N. Neurological manifestations of the post-polio syndrome. *Crit Rev Biomed Eng*. 1987;3:199 - 220.

68. Kahle J, Highsmith M, Hubbard S. Comparison of nonmicroprocessor knee mechanisms versus C-Leg on Prosthesis Evaluation Questionnaire, stumbles, falls, walking tests, stair descent and knee preference. *J Rehabil Res Dev Clin Suppl*. 2008;45(1):1 - 14.

69. Kaufman K, Levine J, Brey R, et al. Gait and balance of transfemoral amputees using passive mechanical and microprocessor-controlled prosthetic knees. *Gait Posture*. 2007;26:489 - 493.

70. Kite J. The classic:principles involved in the treatment of congenital clubfoot. *Clin Orthop Relat Res*. 1972;84 (May):4 - 8.

71. Klingman J, Chui H, Corgiat M, Perry J. Functional recovery:a major risk factor for the development of postpoliomyelitis muscular atrophy. *Arch Neurol*. 1988;45:645 - 647.

72. Klute G, Kallfelz C, Czerniecki J. Mechanical properties of prosthetic limbs:adapting to the patient. *J Rehabil Res Dev Clin Suppl*. 2001;38(3):299 - 307.

73. Kohls-Gatzoulis J, Angel JC, Singh D, Haddad F, Livingstone J, Berry G. Tibialis posterior dysfunction:a common and treatable cause of adult acquired flatfoot. *BMJ*. 2004;329:1328 - 1333.

74. Kortbein P, Symons T, Ferrando A, et al. Functional impact of 10 days of bed rest in healthy older adults. *Journal of Gerontology:MEDICAL SCIENCES*. 2008;63A(10):1076 - 1081.

75. Kulig K, Burnfield JM, Reischl S, Requejo SM, Blanco CE, Thordarson DB. Effect of foot orthoses on tibialis posterior activation in persons with pes planus. *Med Sci Sports Exerc*. 2005;37(1):24 - 29.

76. Kulig K, Burnfield JM, Requejo SM, Sperry M, Terk M. Selective activation of tibialis posterior:evaluation by magnetic resonance imaging. *Med Sci Sports Exerc*. 2004;36:862 - 867.

77. Kulig K, Pomrantz AB, Burnfield JM, et al. Non-operative management of posterior tibialis tendon dysfunction: design of a randomized clinical trial [NCT00279630]. *BMC Musculoskelet Disord*. 2006;7(1):49.

78. Kulig K, Reischl S, Pomrantz A, et al. Nonsurgical management of posterior tibial tendon dysfunction with orthoses and resistive exercise: A randomized controlled trial. *Phys Ther*. 2008;89(1):26 – 37.

79. Lin K, Lim Y. Post-poliomyelitis syndrome: case report and review of the literature. *Ann Acad Med Singapore*. 2005;34(7):447 – 449.

80. Maganaris CN, Paul JP. Tensile properties of the in vivo human gastrocnemius tendon. *J Biomech*. 2002;35(12): 1639 – 1646.

81. Mankin H, Mow V, Buckwalter J. Articular cartilage repair and osteoarthritis. In: Buckwalter J, Einhorn T, Simon S, eds. *Orthopaedic Basic Science: Biology and Biomechanics of the Musculoskeletal System*. 2nd ed. American Academy of Orthopaedic Surgeons; 2000.

82. Mankin H, Mow V, Buckwalter J, Iannotti J, Ratcliffe A. Articular cartilage, structure, composition, and function. In: Buckwalter J, Einhorn T, Simon S, eds. *Orthopaedic Basic Science: Biology and Biomechanics of the Musculoskeletal System*. 2nd ed. American Academy of Orthopaedic Surgeons; 2000.

83. Marks LJ, Michael JW. Science, medicine, and the future. Artificial limbs. *Br Med J*. 2001;323:732 – 735.

84. McComas AJ, Quartly C, Griggs RC. Early and late losses of motor units after poliomyelitis. *Brain*. 1997;120: 1415 – 1421.

85. McMaster M. Disability of the hindfoot after fracture of the tibial shaft. *J Bone Joint Surg*. 1976;58 – B(1):90 – 93.

86. McNealy L, Gard S. Effect of prosthetic ankle units on the gait of persons with bilateral trans-femoral amputations. *Prosthet Orthot Int*. 2008;32(1):111 – 126.

87. Michael J. Prosthetic suspensions and components. In: Smith D, Michael J, Bowker J, eds. *Atlas of Amputations and Limb Deficiencies: Surgical, Prosthetic, and Rehabilitation Principles*. 3rd ed. American Academy of Orthopaedic Surgeons; 2004:409 – 427.

88. Michael JW. Modern prosthetic knee mechanisms. *Clin Orthop Relat Res*. 1999;361:39 – 47.

89. Mosier SM, Lucas DR, Pomeroy G, Manoli A. Pathology of the posterior tibial tendon in posterior tibial tendon insufficiency. *Foot and Ankle International*. 1998;19(8):520 – 524.

90. Mosier SM, Pomeroy G, Manoli A. Pathoanatomy and etiology of posterior tibial tendon dysfunction. *Clin Orthop*. 1999(365):12 – 22.

91. Mulroy S, Gronley J, Weiss W, Newsam C, Perry J. Use of cluster analysis for gait pattern classification of patients in the early and late recovery phases following stroke. *Gait Posture*. 2003;18(1):114 – 125.

92. Munin M, Espejo-De Guzman M, et al. Predictive factors for successful early prosthetic ambulation among lower-limb amputees. *J Rehabil Res Dev Clin Suppl*. 2001;38(4):379 – 384.

93. Neckel N, Pelliccio M, Nichols D, Hidler J. Quantification of functional weakness and abnormal synergy patterns in the lower limb of individuals with chronic stroke. *J Neuroeng Rehabil*. 2006;3(17).

94. Nielsen D, Shurr D, Golden J, Meier K. Comparison of energy cost and gait efficiency during ambulation in below-knee amputees using different prosthetic feet: a preliminary report. *J Prosthet Orthot*. 1988;1(1):24 – 31.

95. Nudo R. Postinfarct cortical plasticity and behavioral recovery. *Stroke*. 2007;38:840 – 845.

96. Nudo R, Plautz E, Milliken G. Adaptive plasticity in primate motor cortex as a consequence of behavior experience and neuronal injury. *Seminars in Neuroscience*. 1997;9:13 – 23.

97. Nudo R, Wise B, SiFuentes F, Milliken G. Neural substrates for the effects of rehabilitative training on motor recovery after ischemic infarct. *Science*. 1996;272(21):1791 – 1794.

98. Orendurff M, Segal A, Klute G, McDowell M, Pecoraro J, Czerniecki J. Gait efficiency using the C-Leg. *J Rehabil Res Dev Clin Suppl*. 2006;43(2):239 – 246.

99. Perry J. Amputee Gait. In: Smith D, Michael J, Bowker J, eds. *Atlas of Amputations and Limb Deficiencies: Surgical, Prosthetic, and Rehabilitation Principles*. 3rd ed. American Academy of Orthopaedic Surgeons; 2004:367 – 384.

100. Perry J, Antonelli D, Ford W. Analysis of knee-joint forces during flexed-knee stance. *J Bone Joint Surg*. 1975; 57A(7):961 – 967.

101. Perry J, Barnes G, Gronley J. The postpolio syndrome: An overuse phenomenon. *Clin Orthop Relat Res*. 1988; 233:145 – 162.

102. Perry J, Boyd LA, Rao SS, Mulroy SJ. Prosthetic weight acceptance mechanics in transtibial amputees wearing the Single Axis, Seattle Lite and Flex foot. *IEEE Trans Rehabil Eng*. 1997;5(4):283 – 289.

103. Perry J, Burnfield JM, Newsam C, Conley P. Energy expenditure and gait characteristics of a person with bilateral amputations walking with the "C-Leg" compared to stubby and conventional articulating prostheses. *Arch Phys Med Rehabil*. 2004;85(10):1711 – 1717.

104. Perry J, Clark D. Biomechanical abnormalities of post-polio patients and the implications for orthotic

management. *NeuroRehabilitation*. 1997;8:119 – 138.

105. Perry J, Giovan P, Harris LJ, Montgomery J, Azaria M. The determinants of muscle action in the hemiparetic lower extremity (and their effect on the examination procedure). *Clin Orthop Relat Res*. 1978;131:71 – 89.

106. Perry J, Mulroy SJ, Renwick SE. The relationship of lower extremity strength and gait parameters in patients with post-polio syndrome. *Arch Phys Med Rehabil*. 1993;74(2):165 – 169.

107. Perry J, O'Brien JP, Hodgson AR. Triple tenodesis of the knee. A soft-tissue operation for correction of paralytic genu recurvatum. *J Bone Joint Surg*. 1976;58A(7):978 – 985.

108. Perry J, Shanfield S. Efficiency of dynamic elastic response feet. *J Rehabil Res Dev*. 1993;1:137 – 143.

109. Perry J, Waters RL, Perrin T. Electromyographic analysis of equinovarus following stroke. *Clin Orthop Relat Res*. 1978;131:47 – 53.

110. Peurala S, Airaksinen O, Jäkälä P, Tarkka I, Sivenius J. Effects of intensive gait-oriented physiotherapy during early acute phase of stroke. *J Rehabil Res Dev Clin Suppl*. 2007;44(5):637 – 648.

111. Ponseti I. Current concepts review: Treatment of congenital club foot. *J Bone Joint Surg Am*. 1992;74 – A(3): 448 – 453.

112. Ponseti I, Campos J. Observations on pathogenesis and treatment of congenital clubfoot. *Clin Orthop Relat Res*. 1972;84(May):50 – 60.

113. Ponseti I, Smoley E. Congenital club foot: The results of treatment. *J Bone Joint Surg Am*. 1963;45 – A(2): 261 – 275,344.

114. Powers CM, Boyd LA, Fontaine C, Perry J. The influence of lower extremity muscle force on gait characteristics in individuals with below-knee amputations secondary to vascular disease. *Phys Ther*. 1996 1996;76(4): 369 – 377.

115. Powers CM, Torburn L, Perry J, Ayyappa E. Influence of prosthetic foot design on sound limb loading in adults with unilateral below-knee amputations. *Arch Phys Med Rehabil*. 1994 1994;75:825 – 829.

116. Radin E, Parker H, Pugh J, Steinberg R, Paul I, Rose R. Response of joints to impact loading-III. Relationship between trabecular microfractures and cartilage degeneration. *J Biomech*. 1973;6:51 – 57.

117. Radin E, Paul I. Response of joints to impact loading. *Arthritis Rheum*. 1971;14(3):357 – 362.

118. Radin EL, Yang KH, Riegger C, Kish VL, O'Connor JJ. Relationship between lower limb dynamics and knee joint pain. *J Orthop Res*. 1991;9(3):398 – 405.

119. Rang M. The Foot. *The Story of Orthopaedics*. Philadelphia, PA: W. B. Saunders Company; 2000:93 – 114.

120. Recklies A, Poole A, Banerjee S, et al. Pathophysiologic aspects of inflammation in diarthrodial joints. In: Buckwalter J, Einhorn T, Simon S, eds. *Orthopaedic Basic Science: Biology and Biomechanics of the Musculoskeletal System*. 2nd ed. American Academy of Orthopaedic Surgeons; 2000.

121. Salter R, Simmonds D, Malcom B, Rumble E, Machmichael D, Clements N. The biological effect of continuous passive motion on healing of full-thickness defects in articular cartilage. *J Bone Joint Surg Am*. 1980;62 – A(8): 1232 – 1251.

122. Schuch C. Transfemoral amputation: prosthetic management. In: Bowker H, Michael J, eds. *Atlas of Limb Prosthetics: Surgical, Prosthetic, and Rehabilitation Principles*. 2nd ed. American Academy of Orthopedic Surgeons; 2002.

123. Segal A, Orendurff M, Klute G, et al. Kinematic and kinetic comparisons of transfemoral amputee gait using C-Leg and Mauch SNS prosthetic knees. *J Rehabil Res Dev Clin Suppl*. 2006;43(7):857 – 870.

124. Sharma L, Hurwitz D, Thonar EJ-MA, et al. Knee adduction moment, serum hyaluronan level, and disease severity in medial tibiofemoral osteoarthritis. *Arthritis Rheum*. 1998;41(7):1233 – 1240.

125. Sharma L, Song J, Felson D, Cahue S, Shamiyeh E, Dunlop D. The role of knee alignment in disease progression and functional decline in knee osteoarthritis. *JAMA*. 2001;286(2):188 – 195.

126. Simon SR. Foot-floor calculated reaction vector. *Bull Prosthet Res*. 1981;18(1):309 – 312.

127. Simon SR, Paul IL, Mansour J, Munro M, Abernathy PJ, Radin EL. Peak dynamic force in human gait. *J Biomech*. 1981;14(12):817 – 822.

128. Stewart S. Club-foot: Its incidence, cause and treatment. *J Bone Joint Surg Am*. 1951;33 – A(3):577 – 590.

129. Strand V, Singh J. Improved health-related quality of life with effective disease-modifying antirheumatic drugs: evidence from randomized controlled trials. *Am J Manag Care*. 2007;13(Suppl 9):S237 – 251.

130. Tam S, Archibald V, Jassar B, Tyreman N, Gordon T. Increased neuromuscular activity reduces sprouting in partially denervated muscles. *J Neurosci*. 2001;21(2):654 – 667.

131. Taylor MB, Clark E, Offord EA, Baxter C. A comparison of energy expenditure by a high level trans-femoral amputee using the Intelligent Prosthesis and conventionally damped prosthetic limbs. *Prosthet Orthot Int*. 1996

1996;20:116 - 121.

132. Thometz J, Simon S, Rosenthal R. The effect on gait of lengthening of the medial hamstrings in cerebral palsy. *J Bone Joint Surg*. 1989;71 - A(3):345 - 353.

133. Thomson S. Modified Denis Browne splint for unilateral club-foot to protect the normal foot. *J Bone Joint Surg Am*. 1955;37 - A(6):1286 - 1287.

134. Travis AM. Neurological deficiencies after ablation of the precentral motor area in macaca mulatta. *Brain*. 1955; 78:155 - 173.

135. Travis AM, Woolsey CN. Motor performance of monkeys after bilateral partial and total cerebral decortications. *Brain* 1955;78:273.

136. Trojan D, Cashman N. Post-poliomyelitis syndrome. *Muscle Nerve*. 2005;31(1):6 - 19.

137. Trudel G, Zhou J, Uhthoff H, Laneuville O. Four weeks of mobility after 8 weeks of immobility fails to restore normal motion:a preliminary study. *Clin Orthop Relat Res*. 2008;466(5):1239 - 1244.

138. Twitchell TE. The restoration of motor function following hemiplegia in man. *Brain*. 1951;74:443 - 480.

139. van der Leeden M, Steultjens M, Dekker J, Prins A, Dekker J. Forefoot joint damage, pain and disability in rheumatoid arthritis patients with foot complaints:the role of plantar pressure and gait characteristics. *Rheumatology*. 2006;45(4):465 - 469.

140. Van Jaarsveld H, Grootenboer H, De Vries J, Koopman H. Stiffness and hysteresis of some prosthetic feet. *Prosthet Orthot Int*. 1990;14:117 - 124.

141. Viidik A. Structure and function of normal and healing tendons and ligaments. In:Mow V, Ratcliffe A, Woo SL-Y, eds. *Biomechanics of Diarthrodial Joints Volume I*. Vol 1. New York, NY:Springer-Verlag; 1990:3 - 38.

142. Volpicelli S, Chambers R, Wagner F. Ambulation levels of bilateral lower-extremity amputees. *J Bone Joint Surg Am*. 1983;65 - A(5):599 - 605.

143. Wang K, McCarter R, Wright J, Beverly J, Ramirez-Mitchell R. Visoelasticity of the sarcomere matrix of skeletal muscles:the titin-myosin composite filament is a dual-stage molecular spring. *Biophys J*. 1993;64(4): 1161 - 1177.

144. Wapner KL, Chao W. Nonoperative treatment of posterior tibial tendon dysfunction. *Clin Orthop*. 1999(365): 39 - 45.

145. Waters RL, Perry J, Antonelli D, Hislop H. Energy cost of walking of amputees:the influence of level of amputation. *J Bone Joint Surg*. 1976;58A:42 - 46.

146. Whittle MW. Generation and attenuation of transient impulsive forces beneath the foot:a review. *Gait Posture*. 1999;10:264 - 275.

147. Wilson A. History of amputation surgery and prosthetics. In:Bowker H, Michael J, eds. *Atlas of Limb Prosthetics: Surgical, Prosthetic and Rehabilitation Principles*. American Academy of Orthopaedic Surgeons; 2002.

148. Wilson M. Computerized prosthetics. *PT Magazine*. 2001;December:35 - 38.

149. Woo SL-Y, An K-N, Frank C, et al. Anatomy, Biology and Biomechanics of Tendon and Ligament. In: Buckwalter J, Einhorn T, Simon S, eds. *Orthopaedic Basic Science; Biology and Biomechanics of the Musculoskeletal System*. 2nd ed. American Academy of Orthopaedic Surgeons; 2000:581 - 616.

150. Woo SLY, Mattthews JV, Akeson WH, Amiel D, Convery FR. Connective tissue response to immobility: correlative study of biomechanical and biochemical measurements of normal and immobilized rabbit knees. *Arthritis Rheum*. 1975;18(3):257 - 264.

151. Zahedi MS, Spence WD, Solomonidis SE, Paul JP. Alignment of lower-limb prostheses. *J Rehabil Res Dev*. 1986;23:2 - 19.

第 **16** 章

儿童步态分析
Pediatric Gait Analysis

运动是一项复杂的任务,受到骨骼排列、关节运动范围、神经肌肉活动与物理定律相互作用的影响。在儿童,先天性畸形、发育性功能障碍、继发性问题如截肢或创伤,以及退变性改变等,都可以干扰相互作用因素间的平衡,导致步态效率的降低。为确保选择最优的干预措施和提升行走能力,在进行物理治疗或骨科手术干预前,进行系统性儿童行走模式的评估非常关键。观察性步态分析是一项用以记录关键步态偏差的工具,结合全面的临床检查,可用于确定行走问题的潜在病因。当步态异常的病因不清楚时,人体运动学分析可提供客观的术前、术后运动学、动力学以及肌电图数据,用以帮助指导临床决策,并对获得的干预效果进行评估。这些可使治疗专业团队理解步态异常本质、深入探索病因以及预测可能的治疗方法。非常明确的一点是,步态分析可以客观地评估经过改善步态的方法干预后,其获得的临床效果数据。

步态分析涵盖了从简略地观察患者的行走模式,到获取一份包括三维运动分析、肌电图以及能量测定在内的完整的计算机数据研究[10, 64, 67, 68, 72, 73]。这一章将会介绍这些方法的实际临床应用。

成熟步态的形成

Sutherland 等[62, 65, 66]做了一项关于儿童从早期行走到 10 周岁年龄的横断面研究。他们发现,当儿童刚刚开始行走的时候,他或她会使用一种"高度保护"姿势,即双肩外展、双肘屈曲(图 16-1)。在整个步态周期中,缺乏协调的前臂运动并且髋部通常是外旋状态。在支撑相,膝关节相对伸直,在初始着地时踝关节表现为跖屈角度增加的前足着地模式。通常情况下是支撑面较大的步态,利用明显的环形运动使外旋并伸展的下肢完成足廓清。

随着儿童年龄增大,其步态开始更加接近成人步态[62, 65, 66]。到 2 周岁时,前臂摆动变得协调。足跟着地开始出现,类似于成人足着地模式。摆动相踝关节背屈的存在允许下肢的廓清。此外,单下肢支撑相时间增加,反映出下肢支撑相的稳定性更大。

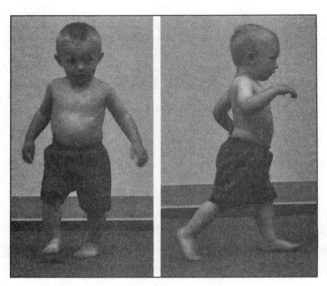

图 16-1 14 个月大的儿童行走时手臂呈现"高度保护"姿势。注意在承重反应期位于前方的下肢踝关节跖屈增加。

到 3 周岁时(图 16-2),大多数成人的运动学模式开始出现,然而,步态要到 7 周岁左右才趋于成熟,这时候成人步态模式已经完全出现(图 16-3)[62,65,66]。作为步态成熟的标志,5 个关键性参数显示出恒定的变化模式:

(1) 随着年龄增大及发育成熟,单下肢支撑相时间增加。

(2) 随着年龄增大及下肢长度增加,步速增快。

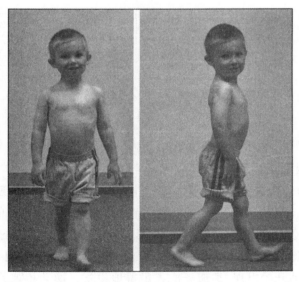

图 16-2 3 岁小孩步行。上臂下垂到身体一侧,且支撑面变窄。

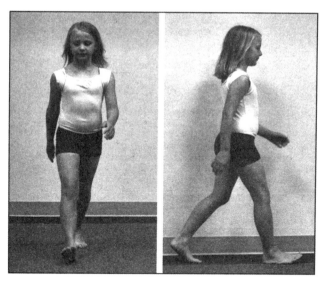

图 16-3　7 岁儿童类似于成人步行模式。

（3）随着年龄增大及下肢长度增加,步频降低。

（4）随着年龄增大及下肢长度增加,步幅增大。

（5）随着年龄增大及发育成熟,踝间距与骨盆宽度的比率下降。

Todd 等[71]依据对 324 例能行走儿童所做 2 416 次观察所得的步速、步频、步长和体重数据,设计了一个能代表正常步态的图表。该图表可以帮助临床医师判定步态改变是仅仅由于生长的缘故,还是一些临床干预引起的步态参数改善(即步速和步长;图 16-4)。

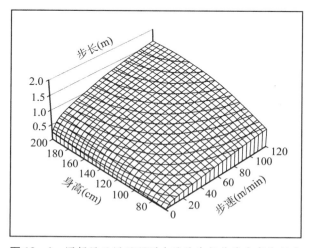

图 16-4　图解显示用以预测女孩的步长作为身高和行走速度的函数 [引自 Todd F, Lamoreux L, et al. Variations in the gait of normal children:a graph applicable to the documentation of abnormalities. J Bone Joint Surg. 1989; 71(2):196-204]。

步态分析实验室在儿科临床中的应用

在美国，临床步态分析室最常见的应用是用来评估发育性功能障碍，特别是脑瘫以及脊髓脊膜膨出儿童步态。这些儿童有非常复杂的步态问题，并合并潜在的神经损害。临床上全面地评估这些患者往往非常困难，而步态分析在制订治疗方案方面非常有帮助[20]。DeLuca 等[15]研究了 91 例根据有经验医生建议需要手术治疗的患儿，基于步态分析的结果对这些建议进行比较。他们发现，增加了步态分析数据参考后，约 52% 的患儿手术治疗方式需要改变。步态分析数据的加入使手术费用降低，同时也避免了不恰当手术方式带来的潜在的不良后果。另一项类似的纳入 97 例患儿的研究显示，在进行步态分析数据评估后，治疗方式改变比例甚至更高（89%）[31, 32]。总之，这些研究指出，将生物力学步态分析数据作为手术决策制订过程中的组成部分具有重要的价值。

新兴的外科手术技术[39]及矫形支具的日益发展，获益于步态分析的相关研究。临床通常遇到的问题是，是否需要佩戴矫形支具以及佩戴何种类型的支具。有研究报道在治疗脑性瘫痪、脊髓脊膜膨出等疾病儿童时，评估不同设计矫形支具的临床疗效（如，固定的还是带铰链的 AFO、减震装置，以及弹片式 AFO）[7, 11, 45, 54, 70]。这些研究表明，在选择的患者中佩戴合适的支具可带来行走模式的改善。但是，即便是在佩戴支具情况下，步态及功能缺陷通常持续存在。

脑 性 瘫 痪

脑性瘫痪（脑瘫）是在运动和姿势形成过程中出现的持续症候群，导致活动受限，其归因于发生在胎儿或婴儿脑发育过程中的非进展性异常。脑瘫的运动障碍往往合并有感觉、知觉、认知、交流和行为异常、癫痫，以及继发骨骼肌肉系统的问题。脑瘫的定义表明，脑瘫是作为症候的复合体，因为它不仅影响大脑皮质，也影响全部的脑功能，针对步态，则是对骨骼肌肉系统功能的影响。

脑瘫患儿遇到的问题

脑瘫患儿有很多继发于脑损害的问题。运动控制障碍是非常常见的问题，包括难以自主地移动下肢，即便患儿不存在很严重的痉挛及软瘫。例如，一位患有轻微偏瘫的儿童，即便是胫骨前肌的肌力相对比较强，也可能持续存在足下垂。由于在摆动相缺乏自主激活肌肉的能力，患儿足仍然处于极度跖屈并且下肢的廓清能力下降。

平衡对于大多数的脑瘫患儿来说是一个非常重要的问题,该异常的病因仍然不十分明确。然而,它可能继发于小脑和大脑其他部位更高级中枢的大部分之间的连接不良,以及下行到脊髓的神经元连接不良。共济失调特征性表现为支撑面较大的步态,在多个步幅中步宽时常改变。

在处理脑瘫患儿痉挛问题上的进步,揭示了脑瘫患儿存在明显的潜在性肌力减退。既往临床案例表明痉挛型脑瘫儿童实际上可以凭借痉挛的肌肉力量站立起来,甚至也许可以走几步。Damiano 及其同事的研究表明,很多痉挛型脑瘫的儿童有明显的肌力减低,采用强化的物理治疗方案可以帮助改善大运动功能[13, 14, 18]。

也许,对于脑瘫患儿最有意义的步态问题可能来自于运动障碍。痉挛,定义为肌肉对快速牵伸的过度反应。而痉挛的评估往往需要通过使用反射锤在肌腱上敲击。股四头肌的阳性反应为在髌韧带上敲击后,膝关节伸直。行走过程也会导致快速地牵伸各个肌腱。例如,股四头肌在双支撑相两个时相(承重反应期及摆动前期)快速延长。腘绳肌在摆动相的后半段也会延长,这时膝关节伸直,为接下来的足跟着地做好准备。

用一个简单的方式去理解痉挛的概念,就是要认识到几乎所有的行走动作都是反射驱使。大脑最主要的角色是对该反射弧执行负向抑制效应。大脑损伤后,抑制性调节就会减低,而肌肉水平上的兴奋反射弧活动机制表现过度[26]。对于痉挛,已有很多的治疗方式,包括选择性脊神经后根切断术[3]、肉毒素注射[23]以及口服药物治疗[49]。这些治疗方法联合物理治疗使痉挛状态降低,可显著改善严重痉挛患儿的步态。

肌张力障碍在严重受累的患儿是一个值得关注的问题[40]。目前认为其根源是大脑基底节问题,表现为明显的姿势障碍尤其是沿着旋转长轴的问题。肌张力障碍的儿童通常需要借助轮椅或助行器转移到床上。他们可能有严重的姿势问题,以及上肢或下肢的伸展问题(持续的新生反射弧形成)。对于肌张力障碍,治疗方式较少,尽管鞘内巴氯芬泵可能有帮助[2, 40]。然而,直到今天鞘内巴氯芬泵对患儿行走功能的影响仍然没有完全被阐明[2]。

其他的运动问题包括手足徐动症,这是一种扭转运动,主要累及手指、上肢以及躯干[12, 78]。这类症状通常发生在核黄疸以及高胆红素血症的儿童,通常影响大脑的基底神经节,进而导致这些异常的运动。此外,往往伴随共济失调,进而导致不稳定的步态并伴有大量多余的动作。

脑瘫和步态的分类

脑瘫最常用的分类是经典的按照受累肢体部位划分。四肢瘫,所有的肢体受累;双下肢瘫,下肢受累重于上肢;偏瘫,身体的一侧受累多于另一侧;还有其他亚分类如三瘫、单瘫以及双重偏瘫(双侧上肢受累重于双下肢)[12]。然而,这种分类系统有很多问题,并且观察者之间以及观察者内部的可靠性较差。Hoffer 等在描述步态时把患者分为社区活动者、家庭活动者和治疗活动者[30]。这个方法在把患者纳入不同的组别时在可靠性上亦有很多问题。

粗大运动功能分类量表（The Gross Motor Functional Classification Scale, GMFSC），具有良好的观察者之间以及观察者内部的评估可靠性，并提供了一系列描述儿童运动功能，包括从独立跑或行走到需要借助轮椅行动（图 16 - 5）[46]。粗大运动功能分类量表成为脑瘫患儿步态问题的标准描述，因为它为临床医师和研究者提供了共同的语言。然而，粗大运动功能分类量表仍有一些局限性，比如，患儿可以在短时间内行走良好，但当他或她行走距离稍长一点，他或她可能需要使用轮椅。

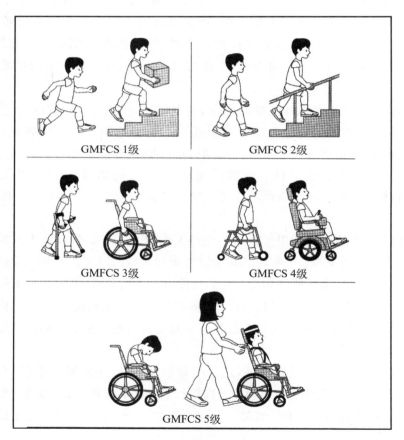

GMFCS 1级

GMFCS 2级

GMFCS 3级

GMFCS 4级

GMFCS 5级

图 16-5 粗大运动功能分类系统描述脑瘫患儿运动能力。level 1 代表最高功能水平（排在第一个），level 5 代表最低功能水平（排在最后）（感谢 Dr. Kerr Graham 提供）。

为了处理这些局限性，Graham 和他的同事[27]设计了功能运动量表（Functional Mobility Scale，FMS），借助于他或她们的行走能力进一步细化分类能够行走的患儿，如

5 m、50 m、500 m(图 16 - 6)。当合并使用粗大运动功能分类量表(GMFSC)和功能运动量表(FMS)时,就会提供有关脑瘫患儿行走能力的清楚画面。

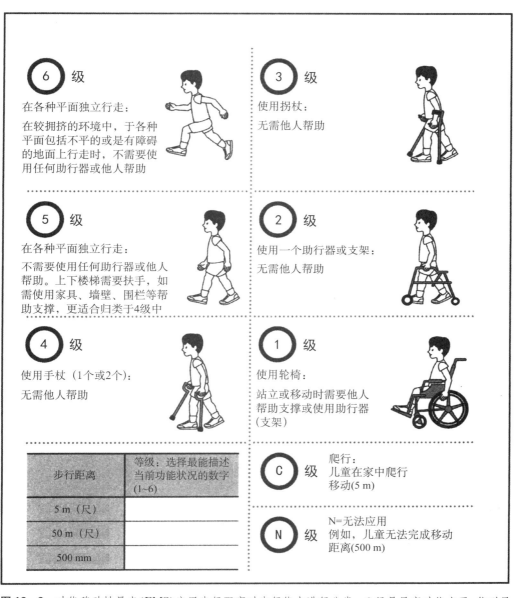

图 16 - 6 功能移动性量表(FMS)应用步行距离对步行能力进行分类。6 级是最高功能水平,位列最高;而 1 级代表最低功能水平,排在最后(引自 Dr. Kerr Graham.)。

另一个工具,功能评估调查问卷,询问儿童及监护人各种各样的问题,旨在判定儿童的短距离行走能力以及处理普通建筑障碍的能力(如限制物、不平坦的地面、楼梯;图 16 - 7)[43],也会评估更高级的活动能力,如在不平坦的地面跑和爬行。

选择下面一项最恰当描述您孩子典型行走能力的答案（可使用任何需要的辅助装置）。
1. 根本不能步行。
2. 在他人帮助的情况下可以独自走几步。不能把全身重量负载于足上，不能做日常基础性的行走。
3. 在治疗的情况下可以进行行走锻炼并且少于正常的家庭性步行距离。通常情况下需要他人的帮助。
4. 可以完成家庭性步行距离，但是行走缓慢。不能把家庭性步行行为作为首选的运动（主要的行走活动依靠治疗）。
5. 行走超过15～50步，但仅限于室内或学校（家庭步行距离）。
6. 行走超过15～50步，但仅限于家庭室外，通常需要使用轮椅或助行器达到社区性步行距离或拥挤的区域。
7. 可以在家庭室外行走到社区的距离，但仅限于平整的地面上（在没有他人帮助的情况下，不能在小障碍物、不平坦地面或楼梯上行走）。
8. 可以在家庭室外行走到社区的距离，除了在平整的地面上，能越过小障碍或在不平坦地面行走，通常需要很少的帮助或安全监督。
9. 可以在家庭室外行走到社区的距离，在平整地面、小障碍及不平坦的地面走动很容易，但有困难或需要少许的帮助来跑、爬以及上下楼梯。
10. 行走、跑、爬在平整以及不平整地面上没有困难或不需要帮助。

图 16-7 功能评估调查问卷通过多种任务评估运动功能。10级代表最高的运动能力（但是列在最后一项），1级最低（列在第一项）[引自 Novacheck T, Stout J, Tervo R. Reliability and validity of the Gillette Functional Assessment Questionnaire as an outcome measure in children with walking disabilities. J Ped Orthop. 2000;20(1):75-81]。

除了以功能为基础的分类工具，也可以利用量化的步态分析方法来判定是否为正常步态。Schwartz 等[58]基于三维步态分析技术利用正常行走模式偏倚法，设计了一套"正常"步态系统。这个初始的系统已经被延伸，并且通常被认为是 Gillette 步态指数。它可以用来作为干预前后的评估，判定特殊的治疗，如物理治疗、痉挛处理或者骨科手术，是否改善了脑瘫患儿的步态[57,76]。

脑瘫患儿特定的步态问题

在儿童，观察性步态分析和仪器三维运动分析常常用来确定行走过程中异常的运动模式。为了确定潜在偏差的原因，需要完整的临床评估。人体运动学肌电图用来确定潜在的肌肉偏差的原因。Desloovere 和他的同事[17]通过研究 200 例脑瘫患儿的临床测量（如强直状态、运动范围、选择性关节运动）和量化的步态分析的关系，发现强度变量和量化的步态测量之间的相关系数仅有 23% 达到一般（即，$r=0.21\sim0.40$）或中等（即，$r=0.41\sim0.60$）关联水平。而在步态分析数据和强直状态（19.4%）、选择性关节运动（17.7%）以及运动范围的测量（13%）关系上，报道的百分率更低。作者得出的结论是，在判定潜在偏差的原因时，临床测量数据和仪器步态分析数据都非常重要。总的来说，这些工具可以协助做出明确的临床决策，并指导确定最有效的临床干预[17]。

脑瘫患儿的步态异常,可以影响髋、膝、踝的运动[8, 9, 15—17, 36, 50—53, 75]。偏差常常跨越多个关节。

髋关节

通常情况下,有 3 个重要的髋关节偏差影响脑瘫患儿。它们可以单独存在或同时存在。

内收

当脑瘫患儿髋内收肌及屈肌痉挛并且伴有髋外展肌和伸肌力减低时,会带来肌肉的不平衡,将引起有少许行走能力或不能行走的患儿髋关节的脱位或半脱位。髋内收增加通常继发于髋内收肌的痉挛或挛缩。当受累肢体摆动越过对侧肢体时,步态出现异常(图 16 - 8)。

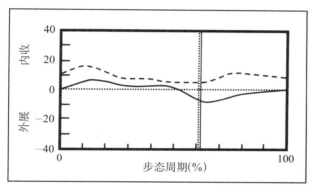

图 16 - 8 与正常肢体(实线)比较,受累侧肢体(虚线)髋内收增加,进而干扰支撑相时的稳定性以及摆动相时下肢的前进。

屈曲

继发于髂腰肌及其他髋屈肌(如缝匠肌甚至股直肌)的痉挛及挛缩引起的髋关节屈曲增加,可导致明显的步态异常。过度的髋关节屈曲(大腿相对于骨盆;图 16 - 9)可限制儿

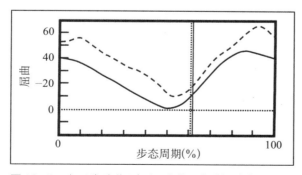

图 16 - 9 与正常肢体(实线)比较,受累侧肢体(虚线)髋过度屈曲,这是由于髋屈肌的过度活动或挛缩(如髂腰肌、缝匠肌)。该患儿在支撑相末期下肢并没有达到正常儿童肢体向后的姿势。摆动相末期髋关节有约10°向后回缩以便下肢更好地足跟着地。

童的下肢在支撑相末期达到后伸的能力，因而导致步长短缩。此外，增加的骨盆前倾亦增大腰椎的前凸。维持屈曲身体姿势的稳定，可能需要使用辅助装置或增加伸肌的活动。

股骨前倾

一些患儿发生在髋关节的一个明显问题，是继发于股骨前倾增加的旋转异常（图 6-10）。所谓的"杠杆臂综合征"的原因是持续的胎儿股骨前倾[22,42]。由于宫内的体位因素，大多数儿童出生后有明显的股骨前倾。然而，在一个不能良好行走的儿童，尤其是那

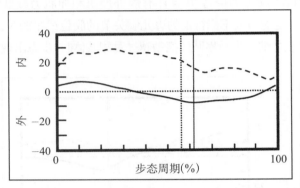

图 16-10 在整个步态周期中，受累侧下肢股骨的旋转增加（虚线）是由于持续的胎儿股骨前倾，引起杠杆臂综合征。

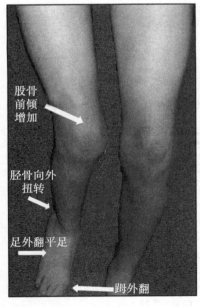

图 16-11 杠杆臂综合征。持续的过度的股骨前倾可导致胫骨向外扭转增加以及踝、足的外翻。

些可能存在轻微的髋关节屈曲挛缩的儿童[44]，股骨生理性的去旋转可能性较小[5]。这种去旋转作用被认为是发生在股骨头与髂股前韧带相互作用的结果。在脑瘫儿童，股骨前倾的增加通常合并有胫骨扭转增加及偶尔出现的距内翻的增加。

这样可以引起显著的"内八字"（足内偏角度增加）。在行走过程中旋转增加通常被误诊为内收肌紧张，因为髋部看起来像是内收并越过对侧肢体，也像是患儿增加了膝关节外翻。随着时间的推移，如果股骨的前倾未被矫正，胫骨表现为严重向外扭转的姿势。导致严重的力线排列异常，包括过度的股骨前倾、胫骨向外扭转以及踝、足的外翻位置（图 16-11），进而导致脑瘫患儿髌骨不稳。杠杆臂综合征的严重性在于，无力且痉挛的肌肉在生物力学不正常的平面上发挥作用，将不能产生正常的肌肉活动，行走能力将进一步减退。

膝

Sutherland 和 Davids 描述了脑瘫患儿影响膝关节的 4 种不同类型的问题[63]。在脑瘫患儿整个身体受累的情况下,单独划分出任何一个关节都是非常武断的。然而,把问题分成单独的几个部分理解脑瘫患儿复杂的步态是非常有帮助的。

跳跃步态

跳跃步态定义为增加支撑相髋、膝屈曲以及踝关节跖屈下垂,这是痉挛型双瘫儿童最常见的步态模式。通常伴有杠杆臂综合征问题以及膝关节僵硬步态(图 16 - 12)。

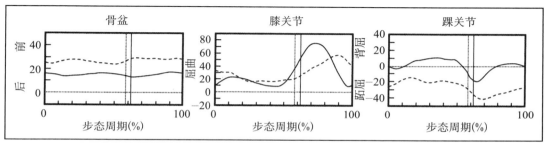

图 16 - 12　受累侧肢体(虚线)跳跃步态运动的偏差和正常运动(实线)比较。骨盆前倾增加是从姿势上适应髋屈曲增加。膝关节屈曲以及踝关节跖屈也增加。

蹲伏步态

与蹲伏步态相关的特征性姿势包括支撑相髋、膝过度屈曲以及踝关节背屈增加或称足跟步行足。这通常是由于跟腱延长后,没有处理髋膝屈曲挛缩所引起的医源性问题。它可以是部分脑瘫患儿自然病史的一部分,尤其是合并足外翻且肥胖的患儿。这些儿童步态也可以存在膝关节僵硬步态成分(图 16 - 13)。

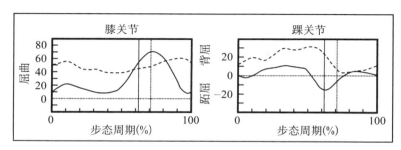

图 16 - 13　蹲伏步态。膝关节相对固定的姿势表现为支撑相过度屈曲以及在摆动相屈曲不充分。这提示僵硬的下肢步态模式。踝关节在整个支撑相也是极度踝背屈。

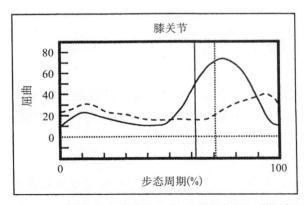

图 16 - 14 支撑相膝关节过度屈曲持续进入到摆动相，在摆动相膝关节屈曲延迟并减小。

膝关节僵直步态

膝关节僵直步态定义为在整个步态周期中膝关节活动范围减小。然而，大多数僵直膝步态带来的问题发生在步态周期的摆动相。在这个时相，表现为膝关节屈曲峰值减低并延迟，这样不仅阻止了正常侧下肢的廓清，而且妨碍足在下一次触地之前预先放到合适的位置（图 16 - 14）。潜在的原因包括股四头肌任何一个头的过度活动，进而限制了膝关节屈曲的能力（图 16 - 15）。偶尔，在摆动前期，腘绳肌的过度活动阻碍股骨随髋关节向前活动，因而剥夺了肢体在该时相膝关节正常被动屈曲 40°的活动[33]。有这种步态异常的患儿，在步态周期的摆动前期，通常运用代偿性运动来增强下肢的廓清能力。主要包括，同侧肢体的内收、整个下肢的外旋、对侧肢体的抬高，试图廓清足并把足放到合适的位置以便于初始着地。

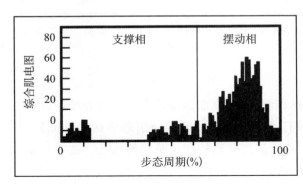

图 16 - 15 极细针肌电图记录脑瘫患儿僵硬膝关节步态时股直肌肌电情况。注意：在整个摆动相，股直肌肌电图显示延长、高振幅的肌电活动。

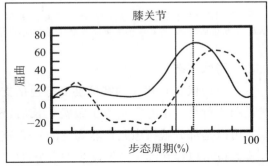

图 16 - 16 尽管在承重反应期膝关节最初为屈曲，但膝反屈主导单下肢支撑相（患侧＝虚线，正常＝实线）。

膝反屈

脑瘫患儿 4 个主要的膝关节问题中最不常见的是膝反屈，也是通常所说的膝关节过伸（图 16 - 16）。跖屈肌的痉挛[4]或挛缩[8,48]可通过阻碍支撑相胫骨前进（与股骨和身体的移动有相同的速率）导致膝关节反屈[61]。

当患侧下肢支撑时，膝关节进入反屈。膝反屈另一个不太常见的原因，是发生在膝关节腘绳肌过度延长术后的儿童[60]。在这些病例，支撑相的膝关节过伸是继发于腘绳肌功能的丢失,即原本腘绳肌可以提供静态或动态的限制性力量。Sharps 和他的同事[60]进行脑瘫患儿近端接受腘绳肌松解术后的随访研究发现,64 个治疗后的膝关节中只有很少的比例(6.25%)接下来发展成为膝过伸。膝过伸也是轻微的(5°~10°),平均的随访时间是9 年 5 个月。

足和踝

脑瘫患儿在足、踝方面主要存在 4 个显著的问题:马蹄(过度跖屈)、足跟步行足、内翻和外翻。他们可以单独存在,也可以同时存在。

马蹄(过度跖屈)

踝关节跖屈增加或马蹄是继发于小腿三头肌痉挛或挛缩[48],进而引起踝关节跖屈,患儿只能靠前足甚至足趾行走[35, 48, 77]。这是脑瘫患儿最常见的步态异常(图 16 - 17)[77]。

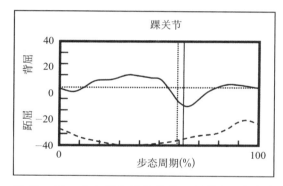

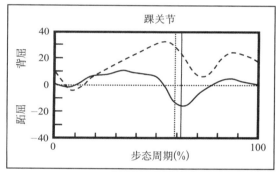

图 16 - 17　在支撑相踝关节的跖屈增加(马蹄畸形)影响足的前进,而摆动相过度的跖屈影响正常足的廓清(患侧=虚线,正常=实线)。

图 16 - 18　在整个单下肢支撑相进行性踝关节背屈增加伴随足跟步行足(患侧=虚线,正常=实线)。

足跟步行足

足跟步行足是踝关节过度背屈,尤其是在步态周期的支撑相(图 16 - 18),这经常出现在蹲伏步态以及继发于跟腱延长术后。这通常是对一次治疗进行多水平手术(使用一次性手术处理所有的畸形)的概念缺乏相关知识导致的医源性问题。比如:一个跳跃步态并伴有马蹄畸形的患儿,同时也应该手术处理腘绳肌挛缩及髋关节屈曲挛缩。

仅行小腿肌肉延长术后出现的足跟步行足踝关节发生率的差异,主要取决于患儿性别以及手术时的年龄。在一项包含有 134 例脑瘫患儿的研究中,Borton 和他的同事[6]报道,在经过年龄因素调整后,女性患儿较男性患儿在小腿肌肉延长术后出现足跟步行足的概率更高(49% *vs.* 27%,$P=0.002$)。此外,患儿在 8 岁前进行该手术较 8 岁后更容易发生足跟步行足(46% *vs.* 17%,$P=0.046$)。

内翻

踝、足内翻畸形通常发生在痉挛型偏瘫的儿童。存在胫骨后肌或胫骨前肌过度活动，通常情况下两块肌肉同时存在过度活动[37]。在摆动相早期，内翻通常是由于胫骨前肌原因；而在支撑相，内翻不稳定通常是由于胫骨后肌及小腿三头肌。对于特定的内翻畸形，进行肌电图检查确定哪块肌肉导致畸形，以及处于步态周期的哪个时相是非常重要的[37]。例如，胫骨前肌分离转移术的指征是当运动学参数证明存在摆动相的内翻和相对不足的马蹄跖屈，肌电图检查证实存在支撑相胫骨前肌活跃以及摆动相胫骨后肌处于静息状态（图16-19）。胫骨后肌分离转移术的指征，是运动学参数证实在步态周期支撑相及摆动相存在相对持续的足内翻及马蹄跖屈（图16-20）。肌电图指标包括在支撑相及摆动相胫骨后肌活动延长。当快速牵伸胫骨后肌时，一些患者甚至表现为阳性牵伸反应。

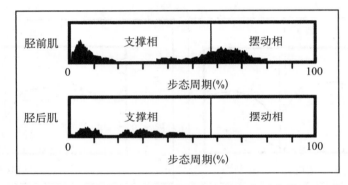

图16-19 胫骨前肌和胫骨后肌的极细针肌电图结果显示，踝关节内翻的患儿在步态周期支撑相后半段有过早的胫骨前肌活动。提示该患儿应施行胫骨前肌分离转移术。

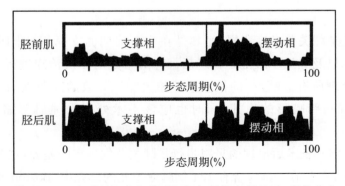

图16-20 胫骨前肌和胫骨后肌极细针肌电图显示，踝关节内翻的患儿持续的胫骨后肌活动。提示该患儿应施行胫骨后肌分离转移术。

足底压力测绘系统提供一种有用的工具,来判定脑瘫患儿内翻足畸形对支撑相足底压力模式以及压力前进中心的影响[47]。

内翻足在手术干预前可记录到足外侧缘的压力时间积分脉冲增加[47]。矫正手术后足底压力模式的改变表明,足底压力测绘系统可作为记录治疗结果评估的一种有用工具。

外翻

与偏瘫最常见的马蹄内翻足相反,双瘫的患儿最常见的足部问题为外翻。通常与马蹄跖屈、后足外翻,然后最终导致中足塌陷有关。这些儿童表现为支撑相的不稳定、足的内侧部分塌陷(特别是在距舟关节上以及足踇趾外翻上),也可以表现为穿鞋问题。随着年龄增长,最终会引起行走时疼痛。如前所述,这类畸形通常发生在股骨前倾增加合并胫骨向外扭转增大的儿童。肌电图结果可能提示腓骨长短肌活动增加以及小腿三头肌的活动增加。足底压力测量在判定患儿足外翻的程度以及记录手术干预后改变程度方面也有帮助[1, 47]。

临床病例:脑瘫患儿步态影响

肌力减弱、张力、痉挛和关节挛缩的复杂性相互作用导致患儿出现明显的步态改变。下面的案例在定义异常步态表现、确定潜在病因以及阐明合适的治疗方案方面,都很好地说明了量化步态分析的作用。

脑瘫

4 岁 5 个月的男孩,因双侧足尖步行及双下肢内旋就诊[10]。患儿穿戴双侧 AFO 支具,但每天摔倒达 20 次。患儿可以骑三轮车、爬楼梯、有步行约 0.8 km(0.5 mile)距离的耐力。由有经验的骨科医师转诊而来,认为应该进行双侧的跟腱延长术。

体格检查发现轻度的髋关节屈曲挛缩以及双侧股骨内旋增加(70°)。腘角 60°,踝关节跖屈 15°挛缩。反射亢进、Ely-Duncan 试验阳性提示股直肌痉挛。

步态分析,包括三维运动分析和动态表面肌电图,用来确定、量化步态偏差,明确潜在的病因。矢状面上的运动学数据表明在整个的步态周期,骨盆前倾增加,髋关节屈曲轻微增加,摆动相膝关节屈曲峰值减少及延迟,以及踝关节的跖屈明显增加(图 16 - 21)。

冠状面畸形包括在支撑相骨盆倾斜增加以及整个步态周期中内收增加(图 16 - 21)。横截面畸形包括股骨内旋增加,继发于股骨内旋的胫骨向内扭转,以及向内偏的足前进角(图 16 - 21)。

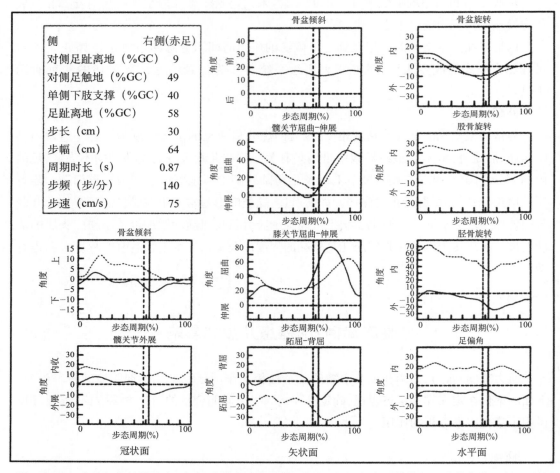

图 16-21 术前 4 岁男性脑瘫（虚线）患儿与 4 岁健康（实线）儿童的时空参数和运动学参数比较。垂线代表足趾离地。左侧一栏（冠状面）：支撑侧肢体骨盆倾斜抬高，且髋关节过度内收。中间一栏（矢状面）：在整个支撑相骨盆前倾以及髋关节屈曲增加；在初始足跟触地时膝关节明显屈曲，承重反应期下降约 50%，在摆动相膝关节屈曲峰值延迟且减低；在整个步态周期，踝关节极度跖屈。右侧一栏（水平面）：髋、膝、足过度内旋［2002 American Academy of orthopaedic Surgeons. 经许可引自 American Academy of orthopaedic Surgeons，Volume 10(3)，pp. 222-231］。

　　肌电图数据显示整个步态周期的股直肌活跃，但最重要的是摆动相活动增加，整个步态周期股外侧肌活跃，很小但活动时序异常的内收肌活跃，大部分支撑相小腿三头肌活跃，以及整个步态周期胫骨前肌活跃（图 16-22）。

　　基于体格检查、评估步态录像以及综合步态分析数据，该患儿可能需要如下处理：双侧股骨内翻的去旋转截骨，在骨盆缘处腰大肌延长，长收肌松解，远端内侧腘绳肌延长，股直肌到半腱肌的转移以及腓肠肌松解。尽管通过仔细的患儿体格检查可能预判这些手术的一部分，但是一些手术如股直肌的转移手术则需要引进运动学及肌电图数据来决定。

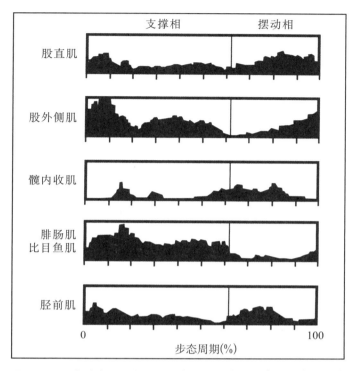

图 16 - 22　术前表面肌电图。股直肌及股外侧肌在整个步态周期持续放电,股直肌的肌电相对强度与股外侧肌持平。这是"串扰"的特征。在摆动相早期,股直肌的肌电图相对于股外侧肌凸起,这表明是真正的股直肌活跃。在摆动相末期,腓肠肌的活动相对过早开始。腓肠肌肌电在摆动相早、中期水平较低,这是与胫骨前肌群"串扰"的特征〔2002 American Academy of orthopaedic Surgeons. 经许可引自 American Academy of orthopaedic Surgeons,Volume 10(3),pp. 222 - 231〕。

　　术后 1 年,该患儿不再跌倒,而且可以踢足球和学习轮滑。运动学数据表明所有的参数已经基本恢复正常(图 16 - 23)[10]。

脊髓脊膜膨出

　　脊髓脊膜膨出或脊柱裂,是由于髓弓闭合不全引起的残疾[41, 59]。受累程度可以从轻微的放射影像学异常(隐形脊柱裂)到整个脊髓未获覆盖(脊柱裂,致命的)。能够存活的患儿可能需要神经外科的手术闭合神经囊覆盖脊髓,所有的这些患儿将会有运动及感觉缺陷。神经缺陷的程度将由高位水平存在的功能决定。皮区及肌区的解剖知识以及功能评估可帮助检查者将患儿分类。通常的分类方法是根据最后运动强度水平的完整程度,并且已有很多发表的文章使用这种方法。然而,这个分类通常非对称性,且存在显著的观察者之间以及观察者内部的可

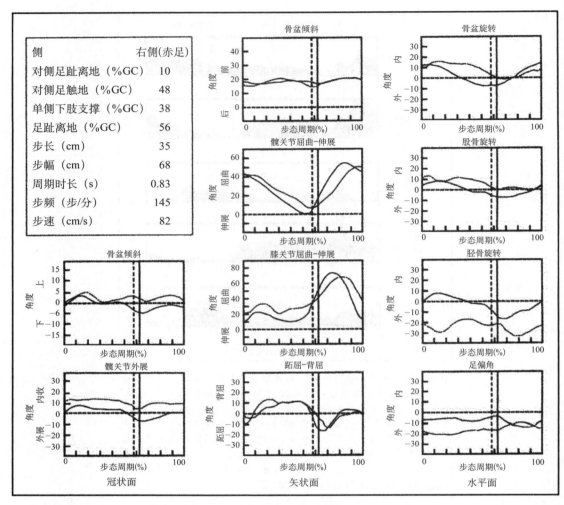

图 16-23 同一儿童术后时空参数、运动学参数（在 6 岁时检查）。骨盆倾斜显著改善（冠状面和矢状面）。在摆动相，无论在时相上还是在幅度上，膝关节屈曲峰值更加接近正常。在初始着地时过度跖屈之后，随着身体重量负载到下肢，踝关节快速回转到踝背屈。在横截面，髋、膝、踝的旋转情况亦有改善[2002 American Academy of orthopaedic Surgeons. 经许可引自 American Academy of orthopaedic Surgeons，Volume 10(3)，pp. 222-231]。

靠性问题。在过去的 20 年中，更实用的分类方法出现，主要分为胸型、高位腰椎型、低位腰椎型以及骶型[34]。使用这种分类系统，可以洞察到脊髓脊膜膨出患儿面临的步态问题[56, 73, 74]。

　　胸型及高位腰椎型患儿缺乏臀肌、股四头肌、跖屈肌以及背屈肌的肌肉活动。虽然这些患儿在使用支具或助行器的情况下能够行走，但是大多数患儿年龄到 10～12 岁时即停止行走，因为继续行走的能量消耗太大[25, 69, 73]。

　　低位腰椎水平的患儿存在部分股四头肌、内侧腘绳肌肌力，但臀肌、踝关节跖屈肌以及踝关节背屈肌没有功能[28, 29, 73]。大多数的患儿可以终身行走，尽管存在明显的步态异常以及行走效率减低[21, 24, 38]。Duffy 等[19]评估 28 例低腰椎（L4 和 L5）水平和骶椎（S1）

水平的脊髓脊膜膨出患儿,并从每一个水平对其鉴定,发现他们步态异常的模式与预测的相关肌肉(如髋外展肌、小腿三头肌、胫骨前肌)的肌肉无力步态相一致。通常的偏差包括:在支撑相髋关节外展时骨盆倾斜和旋转增加,以及持续整个支撑相的膝关节屈曲。

Gabrieli 等[21]应用步态分析评估 20 例具有社区性步行水平的患儿的行走能力,这些患儿均为低位腰椎水平脊髓脊膜膨出。所有的受试者存在单侧髋关节脱位或半脱位。一半的病例存在单侧髋关节屈曲或内收挛缩,而另一半病例或存在完全的髋关节运动范围,或存在髋关节对称性挛缩。单侧髋关节屈曲挛缩的患儿较髋关节没有挛缩或对称性挛缩的患儿更有可能存在非对称性步态模式,表明单侧挛缩对步态对称性影响超过脱位或半脱位。因此,维持完全的或对称性的髋关节运动范围,尽力保证步态的对称性是非常必要的。

虽然下位腰椎型脊髓脊膜膨出患儿可以行走,但行走模式非常慢且效率低下[38]。比较有辅助装置的步态(摆过步或交替模式)与正常步态参数的能量消耗,结果发现,与正常儿童相关参数值比较,低位腰椎型脊髓脊膜膨出患儿步速慢并且能量消耗增加。此外,与摆过步的步态比较,交替步态模式导致更慢、更低效率的运动,表明教导患儿使用交替步态模式的努力,可能最终会导致减低患儿的行走能力。

脊髓脊膜膨出通常导致可预见到的肌肉无力及步态偏差。行走速度减慢以及减小的步行效率是常见的不良后果。有些低位水平受累的患儿(即骶型和下腰椎型)通常在整个一生中可以行走,而高位水平受累的患儿(即上腰椎型及胸型)通常是在年龄小、体重较轻的时候可以行走,但随着患儿体重增加和肌肉力量减弱的相互影响,限制了有意义的步态,往往会过渡到使用轮椅。

结　　论

运动分析是一项诊断和结果研究的工具,可以被认为类似于肌肉骨骼系统的现代放射影像学技术。虽然很多或大多数的儿童步态问题可以通过系统的视觉观察评估和完善的临床检查评估,但是有些问题需要借助于一些或所有的现代运动分析实验室数据。儿童步态涉及神经控制、肌肉反应以及骨与关节的运动,即便是最好的临床医师,仅仅依靠单纯的观察也不能轻易理解其中错综复杂的关系。尽管用这种方式对步态可获得大概的了解,但是步态的微妙、细微差别却难以获得。步态分析提供了一个客观的方法,记录治疗干预前后儿童步态,理应被认为是帮助临床医师做出决策的一个重要部分。

◇ 参 ◇ 考 ◇ 文 ◇ 献 ◇

1. Abu-Faraj Z, Harris G, Smith P. Surgical rehabilitation of the planovalgus foot in cerebral palsy. *IEEE Trans*

Neural Syst Rehabil Eng. 2001;9(2):202 – 214.

2. Albright A. Intrathecal baclofen in cerebral palsy movement disorders. *J Child Neurol*. 1996;11(Supplement 1): S29 – S35.

3. Armstrong R. The first meta-analysis of randomized controlled surgical trials in cerebral palsy (2002). *Dev Med Child Neurol*. 2008;50(4):244.

4. Bang M, Chung S, Kim S, Kim S. Change of dynamic gastrocnemius and soleus muscle length after block of spastic calf muscle in cerebral palsy. *Am J Phys Med Rehabil*. 2002;81(10):760 – 764.

5. Bobroff E, Chambers H, Sartoris D, Wyatt M, Sutherland D. Femoral anteversion and neck-shaft angle in children with cerebral palsy. *Clin Orthop*. 1999;364(July):194 – 204.

6. Borton D, Walker K, Pirpiris M, Nattrass G, Graham H. Isolated calf lengthening in cerebral palsy: outcome analysis of risk factors. *J Bone Joint Surg Br*. 2001;83(3):364 – 370.

7. Carlson WE, Vaughn CL, Damiano DL, Abel MF. Orthotic management of gait in spastic diplegia. *Am J Phys Med Rehabil*. 1997;76:219 – 225.

8. Chambers H. Treatment of functional limitations at the knee in ambulatory children with cerebral palsy. *Eur J Neurol*. 2001;8(Supplement 5):59 – 74.

9. Chambers H, Lauer A, Kaufman K, Cardelia J, Sutherland D. Prediction of outcome after rectus femoris surgery in cerebral palsy: the role of cocontraction of the rectus femoris and vastus lateralis. *J Pediatr Orthop*. 1998; 18(6):703 – 711.

10. Chambers H, Sutherland D. A practical guide to gait analysis. *J Am Acad Orthop Surg*. 2002;10(3):222 – 231.

11. Crenshaw S, Herzog R, Castagno P, et al. The efficacy of tone-reducing features in orthotics on the gait of children with spastic diplegic cerebral palsy. *J Pediatr Orthop*. 2000;20(2):210 – 216.

12. Dabney K, Lipton G, Miller F. Cerebral palsy. *Curr Opin Pediatr*. 1997;9(1):81 – 88.

13. Damiano D. Loaded sit-to-stand resistance exercise improves motor function in children with cerebral palsy. *Aust J Physiother*. 2007;53(3):201.

14. Damiano DL. Activity, activity, activity: retHinking our physical therapy approach to cerebral palsy. *Phys Ther*. 2006;86(11):1534 – 1540.

15. DeLuca P, Davis R, Ounpuu S, Rose S, Sirkin R. Alterations in surgical decision making in patients with cerebral palsy based on tHree-dimensional gait analysis. *J Pediatr Orthop*. 1997;17(5):608 – 614.

16. DeLuca PA. Gait analysis in the treatment of the ambulatory child with cerebral palsy. *Clin Orthop*. 1991;264: 65 – 75.

17. Desloovere K, Molenaers G, Feys H, Huenaerts C, Callewaert B, Van de Walle P. Do dynamic and static clinical measurements correlate with gait analysis parameters in children with cerebral palsy? *Gait Posture*. 2006;24(3): 302 – 313.

18. Dodd K, Taylor N, Damiano D. A systematic review of the effectiveness of strength-training programs for people with cerebral palsy. *Arch Phys Med Rehabil*. 2002;83(8):1157 – 1164.

19. Duffy C, Hill A, Cosgrove A, Corry I, Mollan R, Graham H. Three-dimensional gait analysis in spina bifida. *J Pediatr Orthop*. 1996;16(6):786 – 791.

20. Fabry G, Liu X, Molenaers G. Gait pattern in patients with spastic diplegic cerebral palsy who underwent staged operations. *J Pediatr Orthop B*. 1999;8(1):33 – 38.

21. Gabrieli A, Vankoski S, Dias L, Milani C, Lourenco A, Filho J, Novak R. Gait analysis in low lumbar myelomeningocele patients with unilateral hip dislocation or subluxation. *J Pediatr Orthop*. 2003; 23 (3): 330 – 334.

22. Gage J, Schwartz M. Dynamic deformities and lever-arm considerations. In: Paley D, ed. *Principles of Deformity Correction*. Berlin: Springer; 2002:761 – 775.

23. Galli M, Cimolin V, Valente E, Crivellini M, Ialongo T, Albertini G. Computerized gait analysis of botulinum toxin treatment in children with cerebral palsy. *Disabil Rehabil*. 2007;29(8):659 – 664.

24. Galli M, Crivellini M, Fazzi E, Motta F. Energy consumption and gait analysis in children with myelomeningocele. *Funct Neurol*. 2000;15(3):171 – 175.

25. Gerritsma-Bleeker C, Heeg M, Vos-Niël H. Ambulation with the reciprocating-gait orthosis. Experience in 15 children with myelomeningocele or paraplegia. *Acta Orthop Scand*. 1997;68(5):470 – 473.

26. Ghez C, Krakauer J. The organization of movement. In: Kandel E, Schwartz J, Jessel T, eds. *Principles of Neural Science*. 4th ed. St. Louis, MO: McGraw-Hill; 2000:653 – 673.

27. Graham H, Harvey A, Rodda J, Nattrass G, Pirpiris M. The Functional Mobility Scale (FMS). *J Pediatr Orthop*. 2004;24(5):514 – 520.

28. Gutierrez E, Bartonek A, Haglund-Akerlind Y, Saraste H. Characteristic gait kinematics in persons with lumbosacral myelomeningocele. *Gait Posture*. 2003;18(3):170-177.

29. Gutierrez E, Bartonek A, Haglund-Akerlind Y, Saraste H. Kinetics of compensatory gait in persons with myelomeningocele. *Gait Posture*. 2005;21(1):12-23.

30. Hoffer M, Barakat G, Koffman M. 10-year follow-up of split anterior tibial tendon transfer in cerebral palsy patients with spastic equinovarus deformity. *J Pediatr Orthop*. 1985;5(4):432-434.

31. Kay R, Dennis S, Rethlefsen S, Reynolds R, Skaggs D, Tolo V. The effect of preoperative gait analysis on orthopaedic decision making. *Clin Orthop*. 2000;372(March):217-222.

32. Kay R, Dennis S, Rethlefsen S, Skaggs D, Tolo V. Impact of postoperative gait analysis on orthopaedic care. *Clin Orthop*. 2000;374(May):259-264.

33. Kerrigan DC, Gronley J, Perry J. Stiff-legged gait in spastic paresis: a study of quadriceps and hamstrings muscle activity. *Am J Phys Med Rehabil*. 1991;70(6):294-300.

34. Kollias S, Goldstein R, Cogen P, Filly R. Prenatally detected myelomeningoceles: sonographic accuracy in estimation of the spinal level. *Radiology*. 1992;185:109-112.

35. Massaad F, van den Hecke A, Renders A, Detrembleur C. Influence of equinus treatments on the vertical displacement of the body's centre of mass in children with cerebral palsy. *Dev Med Child Neurol*. 2006;48(10):813-818.

36. McMulkin M, Gulliford J, Williamson R, Ferguson R. Correlation of static to dynamic measures of lower extremity range of motion in cerebral palsy and control populations. *J Pediatr Orthop*. 2000;20(3):366-369.

37. Michlitsch M, Rethlefsen S, Kay R. The contributions of anterior and posterior tibialis dysfunction to varus foot deformity in patients with cerebral palsy. *J Bone Joint Surg Am*. 2006;88(8):1764-1768.

38. Moore C, Nejad B, Novak R, Dias L. Energy cost of walking in low lumbar myelomeningocele. *J Pediatr Orthop*. 2001;21(3):388-391.

39. Morton R. New surgical interventions for cerebral palsy and the place of gait analysis. *Dev Med Child Neurol*. 1999;41(6):424-428.

40. Motta F, Stignani C, Antonello C. Effect of intrathecal baclofen on dystonia in children with cerebral palsy and the use of functional scales. *J Pediatr Orthop*. 2008;28(2):213-217.

41. Northrup H, Volcik K. Spina bifida and other neural tube defects. *Current Problems in Pediatrics*. 2000;30(10):313-332.

42. Novacheck T, Gage J. Orthopedic management of spasticity in cerebral palsy. *Childs Nerv Syst*. 2007;23(9):1015-1031.

43. Novacheck T, Stout J, Tervo R. Reliability and validity of the Gillette Functional Assessment Questionnaire as an outcome measure in children with walking disabilities. *J Pediatr Orthop*. 2000;20(1):75-81.

44. O'Sullivan R, Walsh M, Hewart P, Jenkinson A, Ross L, O'Brien T. Factors associated with internal hip rotation gait in patients with cerebral palsy. *J Pediatr Orthop*. 2006;26(4):537-541.

45. Ounpuu S, Bell K, Davis R, DeLuca P. An evaluation of the posterior leaf spring orthosis using joint kinematics and kinetics. *J Pediatr Orthop*. 1996;16(3):378-384.

46. Palisano R, Rosenbaum P, Walter S, Russell D, Wood E, Galuppi B. Development and reliability of a system to classify gross motor function in children with cerebral palsy. *Dev Med Child Neurol*. 1997;39(4):214-223.

47. Park E, Kim H, Park C, Rha D, Park C. Dynamic foot pressure measurements for assessing foot deformity in persons with spastic cerebral palsy. *Arch Phys Med Rehabil*. 2006;87(5):703-709.

48. Parks C, Parks E, Kim H, Rha D. Soft tissue surgery for equinus deformity in spastic hemiplegic cerebral palsy: effects on kinematic and kinetic parameters. *Yonsei Med J*. 2006;47(5):657-666.

49. Patel D, Soyode O. Pharmacologic interventions for reducing spasticity in cerebral palsy. *Indian Journal of Pediatrics*. 2005;72(10):869-872.

50. Perry J. Distal rectus femoris transfer. *Dev Med Child Neurol*. 1987;29(2):153-158.

51. Perry J, Hoffer MM. Pre-operative and post-operative dynamic electromyography as an aid in planning tendon transfers in children with cerebral palsy. *J Bone Joint Surg*. 1977;59A(4):531-537.

52. Perry J, Hoffer MM, Antonelli D, Plut J, Lewis G, Greenberg R. Electromyography before and after surgery for hip deformity in children with cerebral palsy: a comparison of clinical and electromyographic findings. *J Bone Joint Surg*. 1976;58A(2):201-208.

53. Perry J, Hoffer MM, Giovan P, Antonelli D, Greenberg R. Gait analysis of the triceps surae in cerebral palsy: a preoperative and postoperative clinical and electromyographic study. *J Bone Joint Surg*. 1974;56(3):511-520.

54. Rethlefsen S, Kay R, Dennis S, Forstein M, Tolo V. The effects of fixed and articulated ankle-foot orthoses on

gait patterns in subjects with cerebral palsy. *J Pediatr Orthop*. 1999;19(4):470 – 474.

55. Rosenbaum P, Paneth N, Leviton A, et al. A report: the definition and classification of cerebral palsy April 2006. *Dev Med Child Neurol (Supplement)*. 2007;109(Feb):8 – 14.

56. Schoenmakers M, Gulmans V, Gooskens R, Helders P. Spina bifida at the sacral level: more than minor gait disturbances. *Clin Rehabil*. 2004;18(2):178 – 185.

57. Schutte L, Narayanan U, Stout J, Selber P, Gage J, Schwartz M. An index for quantifying deviations from normal gait. *Gait Posture*. 2000;11(1):25 – 31.

58. Schwartz M, Novacheck T, Trost J. A tool for quantifying hip flexor function during gait. *Gait Posture*. 2000; 12(2):122 – 127.

59. Shaer C, Chescheir N, Schulkin J. Myelomeningocele: a review of the epidemiology, genetics, risk factors for conception, prenatal diagnosis, and prognosis for affected individuals. *Obstet Gynecol Surg*. 2007; 62（7）: 471 – 479.

60. Sharps CH, Clancy M, Steele HH. A long term retrospective study of proximal release for hamstring contracture in cerebral palsy. *J Pediatr Orthop*. 1984;4(4):443 – 447.

61. Simon SR, Deutsch SD, Nuzzo RM, et al. Genu recurvatum in spastic cerebral palsy: report on findings by gait analysis. *J Bone Joint Surg*. 1978;60A(7):882 – 894.

62. Sutherland D. The development of mature gait. *Gait Posture*. 1997;6:163 – 170.

63. Sutherland D, Davids J. Common gait abnormalities of the knee in cerebral palsy. *Clin Orthop*. 1993; 288 (March):139 – 147.

64. Sutherland DH. Gait analysis in cerebral palsy. *Dev Med Child Neurol*. 1978;20(6):807 – 813.

65. Sutherland DH, Olshen RA, Biden EN, Wyatt MP. *The development of mature walking*. London: MacKeith Press; 1988.

66. Sutherland DH, Olshen RA, Cooper L, Woo S. The development of mature gait. *J Bone Joint Surg*. 1980;62 – A:336 – 353.

67. Sutherland DH, Santi M, Abel MF. Treatment of stiff knee gait in cerebral palsy: a comparison by gait analysis of distal rectus femoris transfer versus proximal rectus release. *J Pediatr Orthop*. 1990;10:433 – 441.

68. Sutherland DH, Schottsteadt ER, Larsen LJ, Ashley RK, Callander JN, James P. Clinical and electromyographic study of seven spastic children with internal rotation gait. *J Bone Joint Surg*. 1969;51 – A(6):1070 – 1082.

69. Thomas S, Buckon C, Melchionni J, Magnusson M, Aiona M. Longitudinal assessment of oxygen cost and velocity in children with myelomeningocele: comparison of the hip-knee-ankle-foot orthosis and the reciprocating gait orthosis. *J Pediatr Orthop*. 2001;21(6):798 – 803.

70. Thomson JD, Ounpuu S, Davis RB, DeLuca PA. The effects of ankle-foot orthoses on the ankle and knee in persons with myelomeningocele: An evaluation using three-dimensional gait analysis. *J Pediatr Orthop*. 1999; 19(1):27 – 33.

71. Todd F, Lamoreux L, Skinner S, Johanson M, St. Helen R, Moran S, Ashley R. Variations in the gait of normal children. a graph applicable to the documentation of abnormalities. *J Bone Joint Surg*. 1989;71（2）:196 – 204.

72. Waters RL, Hislop HJ, Thomas L, Campbell J. Energy cost of walking in normal children and teenagers. *Dev Med Child Neurol*. 1983;25:184.

73. Waters RL, Mulroy SJ. The energy expenditure of normal and pathological gait. *Gait Posture*. 1999;9:207 – 231.

74. Williams LO, Anderson AD, Campbell J, Thomas L, Feiwell E, Walker JM. Energy cost of walking and of wheelchair propulsion by children with myelodysplasia: comparison with normal children. *Dev Med Child Neurol*. 1983;25:617 – 624.

75. Wills CA, Hoffer MM, Perry J. A comparison of foot-switch and EMG analysis of varus deformities of the feet of children with cerebral palsy. *Dev Med Child Neurol*. 1988;30(2):227 – 231.

76. Wren T, Do K, Hara R, Dorey F, Kay R, Otsuka N. Gillette Gait Index as a gait analysis summary measure: comparison with qualitative visual assessments of overall gait. *J Pediatr Orthop*. 2007;27(7):765 – 768.

77. Wren T, Do K, Kay R. Gastrocnemius and soleus lengths in cerebral palsy equinus gait: differences between children with and without static contracture and effects of gastrocnemius recession. *Journal of Biomechanics*. 2004;37(9):1321 – 1327.

78. Yokochi K. Clinical profiles of children with cerebral palsy having lesions of the thalamus, putamen and/or peri-Rolandic area. *Brain and Development*. 2004;26(4):227 – 232.

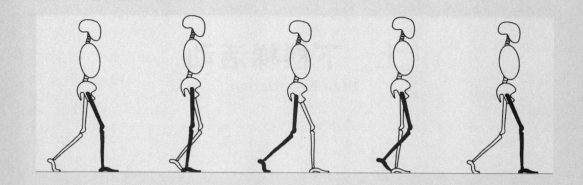

第5篇

高级运动功能

Advanced Locomotor Function

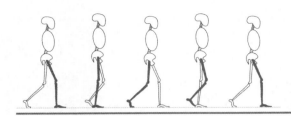

第17章

上、下楼梯活动
Stair Negotiation

用于步态测试的楼梯由一系列平台（台阶）组成，相邻台阶有侧方扶手，便于测试者在坡面或者斜面上、下行走。关节活动的范围、肌肉收缩的强度，以及上、下楼梯的力量取决于楼梯的构型和使用者的生理特性。本章为便于阐述楼梯的结构和受试者的动作，分别用"楼梯"表示楼梯的结构，而用"步"代表受试者的动作。

楼 梯 的 规 格

楼梯的规格指楼梯的垂直高度（竖板）和水平台阶（踏板）的深度。上楼梯时，支撑相肢体支持和抬高身体，而摆动相肢体经过 3 个步骤：①竖版；②支撑相肢体正在占据的踏板；③更高一个台阶的竖版，至此，摆动足开始着地，启动下一步。1672 年，Francois Blondel 发表了第一个楼梯规格的标准。他的公式明确提出 2 个竖板的高度和一个踏板的宽度等于 24 in(1 in＝2. 54 cm)[5, 9]。他的标准仍是目前楼梯制作的指导标准。比如，加利福尼亚唐尼市关于楼梯的建筑标准依然是竖板不超过 7 in,踏板深度不小于11 in。这个规格按照 Blondel 的公式,2 个竖版的高度和 1 个踏板的深度加起来总共25 in。现代的标准只比 Blondel 公式多 1 in。本章研究中的竖版高度规格在 5～9 in,踏板深度在 8～16.5 in。楼梯差异部分地反映出某些研究试图探讨楼梯规格对运动、力矩和所需肌力的影响（表 17 - 1)[9, 15, 17]。

表 17 - 1　研究楼梯斜度对步态特征影响的文献对比*

研究	斜度(°)	竖板(cm)	踏板(cm)	Blondel 公式（踏板＋2 个竖板）
Livingston et al[9]				
高	45	20. 3	21. 0	61. 6
中	34	20. 3	30. 5	71. 1

（续表）

研究	斜度(°)	竖板(cm)	踏板(cm)	Blondel 公式 （踏板＋2 个竖板）
低	17	12.7	41.9	67.3
Riener et al [15]				
高	42	22.5	25.0	70.0
中	30	17.0	29.0	63.0
低	24	13.8	31.0	58.6
Stacoff et al[17]				
高	41	20.0	23.0	63.0
中	30	17.1	29.0	63.2
低	20	13.3	37.0	63.6
建造标准 （加利福尼亚唐尼）	33	17.8	27.9	63.5

注：* Francois Blondel 公式：踏板和 2 个竖板高度的和为 24 in(约 61 cm)。

踏板的深度最小为 11 in,可能是基于某些建筑标准,并不是最理想的深度。此深度刚刚大于人赤脚的长度(10.7 in)[18],这样很难容纳鞋子、保护足趾。显然,解决的办法就是加深踏板。当认识到加深踏板还可以使行走加快时,进一步支持了加深踏板的应用[9]。加深踏板的不利之处是增加楼梯放置所需要的面积。

上、下楼梯的关节活动和肌肉作用模式完全不同。上、下楼梯的功能要求可以由平均坡度(大约 30°)标准楼梯上(又称为最佳状态)的肢体动作确定。

上 楼 梯

从平地走上一段楼梯需要增加关节活动度和肌肉力量。支撑相肢体需要承受体重,同时保持负重时的身体稳定,摆动侧肢体必须很快地屈曲关节,从支撑侧肢体下面的踏板迈向上一个踏板[15]。

楼梯步态的测试从测试者面对楼梯,站立于平地(楼梯 0)开始。每个肢体从平地迈向台阶的第一步不是本章讨论的核心,因为这时的步态周期不完善,易产生误导。由平地迈向第一个台阶(0～1)只是简短的摆动,而对侧肢体从平地迈向第二个台阶(0～2)是从一个较稳定的部位启动,摆动期相对较长。肢体接触第三个台阶时,才形成完整步态的力学机制。此时肢体开始表现出正常的步态周期,接下来向上的步态,肢体都是迈向另一侧肢体刚刚接触的台阶,交替进行。

活动方式

肢体开始上楼梯时，首先屈曲髋关节（50°～60°）和膝关节（50°～70°）（图 17 - 1、图 17 - 2）[12—15, 19]。随后迅速伸展髋、膝关节，并持续到负重期和支撑相中期。支撑相末期，髋（10°～15°）、膝（5°～15°）轻度屈曲，维持到足趾离地前[12—15]。

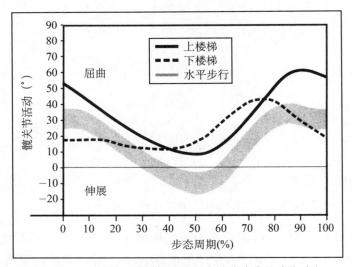

图 17 - 1 上楼梯、下楼梯、平地行走时髋关节活动的对比。

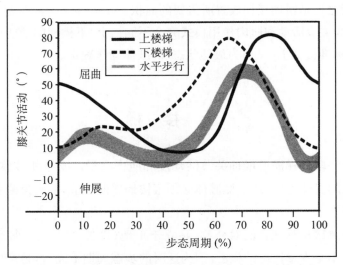

图 17 - 2 上楼梯、下楼梯、平地行走时膝关节活动的对比。

初始着地发生在前足。踝关节背屈（5°～10°），如果髋、膝关节极度屈曲（图 17 - 3），也可能有跖屈存在[12—15]。身体经过台阶时，随着承受体重，踝关节背屈增加 5°。由于身体重量转向一侧肢体，双侧肢体支撑相末期迅速反转至跖屈（10°～20°）[12—15]。

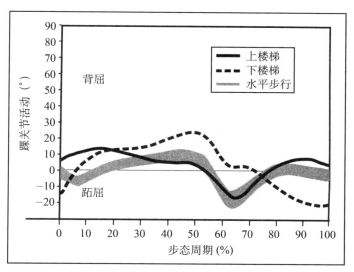

图 17-3　上楼梯、下楼梯、平地行走时踝关节活动的对比。

摆动相开始时,所有 3 个关节都屈曲。为使足顺利地离开台阶边缘,摆动相中期,髋、膝关节屈曲达到峰值,至少比支撑相所需要的多 10°左右。然后,髋、膝关节减小屈曲度,准备踏上第二个台阶并完成初始着地,踝关节同时获得 5°～10°的背屈[13—15]。

肌肉控制

上楼梯时,优势肌肉在每一个支撑相抬起身体。在 7 个针对上下楼梯肌肉功能的肌电图研究中,2 位研究者应用肌肉插入电极,分别在步态和徒手测试肌力时,收集髋和膝部肌肉的电活动信息,从而定量获取相关肌肉收缩强度占最大强度和相对作用大小的百分比数据。

为接下来的支撑稳定做准备,在摆动相末期髋、膝关节肌肉变得活跃。臀大肌下部(30% 最大自主收缩强度 MVC)和大收肌(40% MVC)在初始着地时产生中等强度的髋关节伸展[10、13]。同时,臀大肌上部(40% MVC)和臀中肌(60% MVC)强有力地维持髋关节外侧的稳定[10]。而两个主要的腘绳肌的活动不明显,半膜肌为 0～15% MVC,股二头肌长头 0～10% MVC[10、13]。股四头肌的股外侧肌表现中等活跃(30% MMT),随着负荷增加,强度迅速增加至峰值(60% MMT)[13]。表面肌电图显示股内侧肌活跃时段与股外侧肌类似。支撑相中期,随着身体移向逐渐伸直的膝部,股四头肌活动消失。支撑相后半段,股二头肌长头(30%～40% MMT)和半膜肌(高达 50% MMT)活动加强,控制髋、膝关节[10—13]。足趾离地前,股二头肌短头迅速增加活动强度,达到 45% MMT,协助膝关节屈曲,开始下一步[13]。近半数检测者股直肌在足趾离地前出现低强度活动(<20% MMT),并持续到摆动相中期。摆动相末期,股二头肌短头和股外侧肌几乎同时停止收缩[13]。

上台阶时踝关节肌肉控制的研究都采用表面肌电图[1、6、7、11]。测试的肌肉包括比目鱼肌、腓肠肌内侧头、胫骨前肌。负重时,比目鱼肌活动迅速增强,在对侧足趾离地前达到高峰。比目鱼肌和腓肠肌内侧头活动在支撑相中期减低后，又逐渐增强，摆动前期达到高峰（50% 步态周期）[6, 11]。随着肢体摆动，胫骨前肌开始收缩，并逐渐加强，摆动相中期达到高峰[6, 11]。摆动相末期，胫骨前肌活动逐渐减弱，随着身体负重，收缩活动停止[6, 11]。

作用力

地面反作用力

上楼梯时，垂直于地面的瞬时力呈现 2 个峰值[8, 11, 14, 15, 17]。第一个峰值出现在单下肢支撑开始，相当于 1.12 个体重单位[17]。摆动前期的第二个峰值略大些（1.23 个体重单位）[17]。这比较接近平地行走时的第一个峰值（1.19 个体重单位）和第二个峰值（1.17 个体重单位）的特征[17]。

上楼梯时前后地面反作用力与平地行走时的模式类似，但幅度较小[15]。支撑相的前半段，地面反作用力的合力方向偏后[15]，协助阻止足在楼梯上向前滑动[2, 3]。在支撑相后半段，地面反作用力合力偏向前方，阻止足部向后滑动[2, 3, 15]。

力矩

上台阶时，髋、膝、踝关节以伸展力矩为主。文献通常报道髋关节在整个支撑相都表现为伸展力矩[1, 4, 14]。3 个研究团队观察到支撑相后 1/3 时段，髋关节转向短暂、相对较小的屈曲力矩[11, 12, 15]。也有报道发现支撑相开始时出现短暂的屈曲力矩，随后很快转为伸展力矩。然而，这些表现并不常见[16]。研究普遍认为躯干的姿势是影响髋关节力矩变化的因素[14]。

膝关节在初始着地后紧接着会出现短暂的、低强度的屈曲力矩[4, 11, 12, 14, 15]，随后在负重期至支撑相中期，迅速转为高强度的伸展力矩[1, 4, 11, 12, 14, 15]。膝关节伸展力矩的峰值，文献报道差异较大，为 $0.5\sim1.5\ \mathrm{N\cdot m/kg}$[4, 11, 12, 14, 15]。躯干姿势未能控制将影响力矩的测量。

在支撑相末期，膝关节伸展力矩转为屈曲力矩。摆动前期的特征为膝内侧的屈曲力矩[1, 4, 11, 12, 14, 15]。

踝关节在支撑相跖屈力矩表现为两个峰值[1, 11, 12, 14, 15]。支撑相末期的第二个峰值（$1.2\sim1.5\ \mathrm{N\cdot m/kg}$）通常大于支撑相早期出现的最高值（15～20 步态周期）[11, 12, 14, 15]。

动力

在整个支撑相，一系列动力爆发抬高并将身体向前推动[11, 12, 15]。髋关节在负重时产生爆发力（7% 步态周期时 1.01 W/kg），膝关节在支撑相中期（18% 步态周期时 1.79 W/kg）协助向前抬高身体[12]。支撑相末期，踝关节产生很强的爆发力（53% 步态周期时 2.53 W/kg），因而有助于将身体重心转向另一侧肢体[12]。只有踝关节的力量强度与平地行走时接近[12]。

上楼梯功能的重要性

能否轻松地走上一段楼梯取决于一个人下肢的肌力和关节活动度。从功能上可以将上楼梯的周期分为 3 个时期：承重（WA）、单下肢支撑（SLS）、肢体摆动前进（SLA）。

承重

承重时(图 17 - 4),主要支撑侧下肢必须承受由后侧肢体传送的体重,并且开始在新的支撑面依次抬起头、手臂与躯干。必须同时维持向前和向上迈进时身体的稳定。

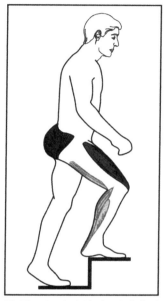

图 17 - 4　上台阶时,承受体重所需要的肌肉。臀大肌、长收肌、臀中肌强有力的收缩稳定髋关节。作用于膝关节上的股四头肌活动达到峰值,腘绳肌较低水平的收缩加强髋关节伸展,对抗胫骨前移。踝部,比目鱼肌控制承受体重时肢体的前移。

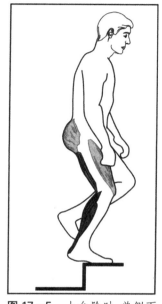

图 17 - 5　上台阶时,单侧下肢支撑时所需要的肌肉。单侧下肢支撑时,由于关节位于较伸展的位置,髋、膝关节伸展力量减小。半膜肌和股二头肌外侧头作用增加,控制髋、膝关节。跖屈肌(比目鱼肌、腓肠肌内侧头)肌力增加。

前足着地就开始了承重期。髋、膝关节屈曲约 60°,踝关节背屈 5°。髋关节伸肌(臀大肌下部和大收肌)和膝关节伸肌(股外侧肌和股内侧肌)同时强有力地收缩,伸展髋、膝关节[10, 13]。到负重中期,臀大肌下部(30% MVC)和股四头肌(60% MMT)达到峰值[10, 13],在增加体重负荷时,提供足够的力伸直关节[15]。这个时期,髋、膝关节产生的力量迅速增加[15]。较强作用的腘绳肌(半膜肌和股二头肌外侧头)协助伸展关节,同时对抗股四头肌牵拉胫骨的作用,稳定关节[10, 13]。在冠状面上,髋外展肌(臀中肌和臀大肌上部)维持稳定,并承受踏上新的支撑面转移的体重[7, 10, 11]。踝关节承受体重的特点是增加背屈,从开始的 5°到承重反应末期的 12°。比目鱼肌迅速增加的收缩遏制了胫骨前移,这个作用在对侧足离地前达到最高峰[11]。

单侧肢体支撑

上楼梯单侧肢体支撑时,身体平稳地向前移动至支撑侧肢体是关键环节(图 17 - 5)。

其次是身体的持续抬升。

单侧下肢支撑开始于对侧足趾离地,垂直方向的地面反作用力很快达到峰值(1.12 BW)。由于双侧下肢关节均呈屈曲位,单侧下肢支撑时期的前半段主要是伸展力矩。髋、膝关节伸展肌持续收缩,伸展关节,抬升头、手臂与躯干。单侧肢体支撑开始时作用于髋、膝关节的爆发力使关节快速伸直[15]。由于身体重量移向逐渐伸直的髋、膝关节,相对于这些关节的头、手臂与躯干的对线所产生的部分被动稳定取代了对动力肌稳定的需求,屈曲力矩取代伸直力矩[15]。支撑相末期,髋、膝关节伸展达到峰值(即,关节10°屈曲)[13, 15],髋伸展肌(臀大肌、长收肌)[10, 13]、髋外展肌(臀中肌、阔筋膜张肌)、膝关节伸肌(股外侧肌、股内侧肌)[6, 7, 13]等保持静止状态。这时,逐渐增强的半膜肌和股二头肌外侧头提供主要的髋、膝关节稳定[10, 13]。踝关节在单侧肢体支撑时段协助抬高身体。此时,踝关节背屈角度减小,从支撑相中期峰值的12°,减小至支撑相末期的接近中立位[13, 15]。单侧下肢支撑时段跖屈力矩的迅速增加[15]说明需要比目鱼肌和腓肠肌内侧头肌力来伸展踝关节[6, 11]。

肢体摆动前进

对侧肢体接触参照侧肢体之上的台阶即开始肢体的摆动向前。摆动前期肢体准备就绪进入摆动期。这是快速跖屈的时段,从开始踝关节背屈5°最后达到20°跖屈[13, 15]。随后腓肠肌内侧头和比目鱼肌强力收缩,并达到跖屈力矩的峰值[6, 11]。这个时期可以记录到跖屈肌同时收缩产生的踝关节强有力的爆发力(2.2~2.5 W/kg)[12, 15]。后方肢体跖屈增加有助于抬高身体,将体重转移至引导侧肢体上部。髋、膝关节开始继续维持单下肢支撑时段的微屈(10°)的姿势,摆动前期结束时屈曲角度略增加。摆动前期股二头肌短头的快速收缩协助屈曲关节[13]。

当体重转移到对侧肢体时,参考侧肢体自由摆动。下肢3个关节迅速屈曲,确保足离开地面踏上台阶(图17-6)[13, 15];摆动相中期,髋(60°~70°屈曲)、膝(80°~95°屈曲)达到屈曲峰值;摆动相末期,踝关节达到峰值(10°背屈)[13, 15]。在摆动相早期,股二头肌短头强力屈曲关节达到峰值,使膝关节出现短时间爆发力[13]。在摆动相中期前段,髋关节也出现短暂爆发力,随后迅速屈曲。有研究表明这个期间股直肌

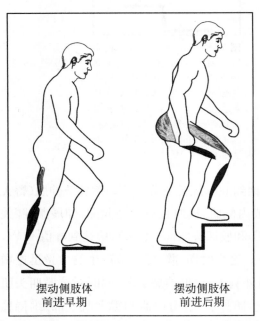

摆动侧肢体   摆动侧肢体
前进早期   前进后期

图17-6 上楼梯摆动相时所需肌肉。摆动相早期,后方肢体跖屈活动加强,将体重转移至前方肢体。股二头肌短头活动加强,促使膝关节屈曲。当足从台阶抬起时,股二头肌短头和胫骨前肌活动迅速增加,确保膝关节和踝关节适度屈曲,便于迈向高一级台阶。摆动相末期,髋关节伸肌群活动增加,准备承受体重。

达到继发性收缩峰值[6, 11]，其他髋屈肌(比如髂腰肌)的作用尚未检测。摆动相中期，胫骨前肌活动也达到峰值来协助踝背屈[6, 11]。

摆动相中期的后半部分，由于肢体达到接触下一个台阶的最后体位，膝关节开始伸直。摆动相末期，股外侧肌低水平的收缩确保初始着地前适度的膝关节伸直，同时增加稳定性，准备承受体重[11, 13]。摆动相末期，髋关节轻度收缩(5°～10°范围)以确定肢体在下一个台阶踏板的位置[13, 15]。在此期间，腘绳肌(即股二头肌长头、半膜肌、半腱肌)控制髋、膝关节的前向活动[11, 13]。

总之，上楼梯的特征是在一系列的关节活动和肌肉作用下，使身体向前、向上的运动。在支撑相，主要由伸展肌群提供关节稳定。在摆动相，屈曲肌群活动，促使关节迅速屈曲，确保足部抬起向前迈进。髋、膝关节在摆动相末期伸展，使肢体准备踏入上一个台阶。

下 楼 梯 运 动

下楼梯功能上的主要任务是控制身体向下的速率。膝关节承受最大的负荷，踝关节只是下楼梯时肢体力线变化的支点，髋关节协助肢体摆动。

活动方式

身体下台阶的动作主要由膝关节屈曲增加(图 17-2)和踝关节轻度背屈(图 17-3)来完成[13]。髋关节的作用是在支撑相末期协助身体向下和在摆动相肢体向前的活动(图 17-1)[13]。

下台阶开始时下肢各关节相对伸直。当前足开始接触台阶时，踝关节跖屈约 20°，膝关节屈曲 10°～15°，髋关节屈曲 20°[1, 13—15]。承重反应期，踝关节很快转为背屈 10°，到支撑相末期结束踝背屈达 20°[13, 14]。在支撑期间膝关节逐渐增加屈曲度。承重反应期膝关节屈曲增加的速率缓慢，仅 10°左右。支撑相末期和摆动前期，膝关节屈曲增加加快，达到 80°～90°[13, 15]。尽管膝、踝关节在支撑相有较大幅度的屈曲，髋关节在单侧肢体摆动期间仅屈曲 15°～20°以维持稳定。随后，在摆动前期，随着身体重量转移至对侧肢体，髋关节屈曲增加 15°[13—15]。

当足离开台阶准备摆动时，踝关节逐渐跖屈，摆动相末期结束达到 20°峰值[13—15]。膝关节在摆动相开始时迅速终止屈曲，摆动相期间迅速伸直[13—15]。髋关节类似，摆动相开始时停止屈曲(峰值为 40°)，然后开始逐渐伸直，在下一个初始着地前达到 10°～15°屈曲度[13—15]。

肌肉控制

下楼梯支撑相期间，肌肉协调控制身体向下、向前。摆动相期间，下肢关节同步活动，确保足沿着下方台阶交替向下迈步。

踝关节拮抗肌同步收缩提供支撑相的稳定。摆动相后半段，内侧腓肠肌随后胫骨前肌收缩，准备在承受体重时起到稳定作用[6, 7, 11]。初始着地后，内侧腓肠肌收缩达到峰值，随即迅速减弱，单下肢支撑早期停止收缩[6, 11]。此时，胫骨前肌联合比目鱼肌的活动成为平衡身体重量在肢体间转移的主要力量[6, 11]。支撑相末期，胫骨前肌和比目鱼肌活动显著下降，几乎停止收缩。由于摆动前期，足准备从台阶抬起，胫骨前肌的活动又迅速增加。启动摆动相是胫骨前肌作用最强的一个时期[6, 11]。

膝关节肌力显著增加，提供承受体重需要的稳定和缓冲撞击作用。当对侧足从台阶抬起时，股直肌（25％ MMT）[6, 11, 13]、股外侧肌（25％ MMT）[11, 13]和股内侧肌[6, 11, 13]的活动几乎同时达到峰值[6, 11]，在单侧肢体支撑期间继续保持中等活动水平（10％～20％ MMT）[13]。支撑相前 1/3 时间，多数情况下腘绳肌（股二头肌长头、半腱肌、半膜肌）同时收缩，但在支撑相中期，腘绳肌的收缩迅速下降[11, 13]。摆动前期开始不久，股二头肌短头开始收缩，并迅速加强（摆动前期达到 55％ MMT 峰值），然后下降到 20％ MMT 的水平，并维持到摆动相中期结束[13]。从摆动相开始，持续到下一个步态周期，腘绳肌（股二头肌长头、半膜肌、半腱肌）协助肢体从台阶抬起并确定肢体在下一级台阶的位置[11, 13]。

髋关节的单关节伸肌（臀大肌下部纤维）和外展肌（臀中肌、臀大肌上部、阔筋膜张肌）在由摆动相转为支撑相中起到主要作用[10, 13]。这些肌肉活动在初始着地前、后明显增强。

作用力

地面反作用力

总体看，下楼梯时垂直方向地面反作用力主要形成一个峰值[8, 11, 14, 15, 17]。高峰（1.56 个体重单位）出现在承重反应期，同样上楼梯（1.12 个体重单位）和平地行走（1.19 个体重单位）的这个时期也出现高峰[17]。支撑相中期，垂直方向地面反作用力低于体重，在余下的支撑期间一直低于这一数值[11, 14, 15, 17]。

下楼梯前、后向的地面反作用力显示一个类似平地行走反向的模式，但幅度较小[15]。因而，在承受体重时地面反作用力朝向后方[15]，有助于阻止足在楼梯上向前滑动[2, 3]。支撑相末期和摆动前期，地面反作用力朝向前方，阻止足向后滑动[2, 3, 15]。

力矩

下楼梯的力矩与上楼梯计算的模式完全不同。支撑相髋关节无伸展力矩，但有 2 个小的屈曲峰值力矩。一个在承重反应期（0.5 N·m/kg），另一个在支撑相末期向摆动前期转换时（0.6 N·m/kg）[11, 15]。摆动相早期特征是小的屈曲力矩，而摆动相末期包括一个短暂的小的伸展力矩[11]。支撑相膝、踝关节的特点是有两个伸展峰值力矩。踝关节的第一个峰值在承重反应末期（1.2 N·m/kg），远大于支撑相末期的幅度（0.8 N·m/kg）[11, 15]。膝关节的模式相反，第一个伸展峰值出现在支撑相中期的开始（1.1 N·m/kg），幅度较支撑相末期小(1.4 N・m/kg)[11,15]。

力量

下楼梯时,膝、踝关节在支撑相力量吸收的特点与上楼梯的模式完全不同[11,15]。膝关节力量吸收峰值出现在摆动前期(4.0 W/kg)[15],而踝关节最大力量吸收峰值出现在承重反应期(2.5 W/kg,几乎 10%步态周期)[15]。

此外,在摆动前期,踝关节出现短暂爆发力(55%步态周期时 1.3 W/kg,)。髋关节在支撑相前半段的特点是低水平的力量吸收(在 18%步态周期时 0.3 W/kg)。然而,髋关节在支撑相剩余的时间和摆动前期产生能量(45% 步态周期时 0.4 W/kg)[15]。

下楼梯功能的重要意义

由于下楼梯时肌力主要是控制身体向下的速率,因此,活动性比强度重要。成功地将身体重量"下降"到低一级的台阶,导致垂直方向地面反作用力增高,为了确保冲击力被有效吸收,必须消散反作用力。此外,需要限制前向范围,使足准确地踏入下一级台阶上。

承重

前足接触下一级台阶时肢体开始快速负重(图 17-7)。快速着地导致垂直方向地面反作用力的峰值提前,并超过上楼梯和平地行走时相同时期的数值[15,17]。

承重反应期踝关节快速背屈,经过 30°活动范围(从跖屈 20°到背屈 10°),可以缓冲部分冲击力,身体以可控的姿势下行[13,15]。跖屈力矩和腓肠肌内侧头肌力达峰值以确保踝关节的稳定[6,11,15]。踝关节快速活动和峰值跖屈力矩共同作用,缓冲这个时期对关节产生的作用力(10%步态周期时 2.5 W/kg)[15]。

膝关节也控制头、手臂与躯干的下降,在这个阶段,膝关节增加 10°屈曲[13,15]吸收冲击力。膝伸展肌力增加(股直肌和股外侧肌,25% MMT)[6,11,13],防止膝关节失去稳定。此时是两个支撑相之间第一个较小的膝关节吸收冲击力的时段(1.0 W/kg)[15]。

身体承重期,与膝、踝关节明显的运动弧相反,髋关节的位置(20°屈曲)并不出现显著的变化[13,15]。臀大肌、臀中肌、阔筋膜张肌在接近初始着地时达到活动峰值,给头、手臂与躯干提供了矢状面和冠状面的稳定基础[10,13]。腘绳肌(股二头肌长头、半膜肌、半腱肌)的活动加强了髋关节的稳定[11,13]。

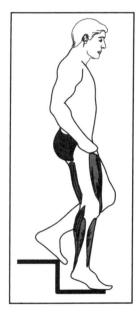

图 17-7 下楼梯承受体重时所需要的肌肉。内侧腓肠肌和胫骨前肌同时收缩,稳定跖屈的踝关节。中等程度的膝伸展肌(股外侧肌、股内侧肌、股直肌)和腘绳肌协同收缩,以稳定关节和吸收冲击力。臀大肌、臀中肌、阔筋膜张肌稳定髋关节。

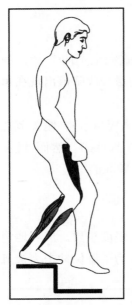

图 17-8 单侧肢体支撑期肌肉的作用。单侧肢体支撑期前半段，胫骨前肌、比目鱼肌的收缩提供身体前向稳定的基础。中等强度收缩的股外侧肌、股内侧肌、股直肌提供膝关节的稳定。

单侧肢体支撑

对侧肢体从上方台阶抬起的一刻到接触下一级台阶，支撑侧肢体的主要作用是控制身体下行时的稳定（图 17-8）。踝关节持续背屈，降低头、手臂与躯干的高度，但仅在很有限的范围内（整个单侧肢体支撑期仅增加 10°）[13, 15]。这个期间跖屈力矩的减小反映比目鱼肌和起协调作用的胫骨前肌在单侧肢体支撑早期的活动降低[6, 11]。

随着支撑相中期膝关节平稳活动，单侧肢体支撑时段的剩余时间，膝关节开始屈曲，头、手臂、躯干和对侧肢体下到下一级台阶[3, 15]。膝关节屈曲受到股内、外侧肌和股直肌的制约[6, 7, 11, 13]。该肌肉在单侧肢体支撑期间开始（1.1 N·m/kg）和结束（1.4 N·m/kg）时使伸膝力矩达到峰值[11, 15]。支撑相末期和摆动相初期，膝关节力量吸收达到最大（94.0 W/kg）[15]。

同样，在单侧下肢支撑时段的早期，对侧肢体从台阶向前摆动时，髋关节活动平稳，此后，关节屈曲增加，协助头、手臂与躯干下降，对侧肢体迈向下一级台阶。单下肢支撑时段结束时屈曲力矩峰值（0.6 N·m/kg）[11, 15]部分地反映了同期股直肌活动的增加。髋关节其他屈肌（髂腰肌）在下楼梯时的活动情况尚无文献记载，因此不清楚对屈髋力矩的作用。髋关节在单侧肢体支撑时段的末期产生的作用力最大[15]。

摆动相肢体向前

摆动侧下肢关节的同步活动确保足廓清，继而准确踏入下一级台阶（图 17-9），体重转向另一侧小腿便于后方肢体的踝关节迅速跖屈。由于这个阶段踝关节跖屈活动最小[6, 11, 15]，跖屈肌肌腱剩余张力的弹性回冲，可能是摆动前期跖屈 15°（从背屈 20°到背屈 5°）和较低振幅爆发力（在 55% 步态周期时大约 1.3 W/kg）产生的关键因素[15]。随后，由于足准备从台阶上抬起，胫骨前肌活动迅速增加，协助控制踝关节的位置。在摆动相初期，踝关节在中立位（0°跖屈）的活动保持稳定以确保完成足廓清。摆动相的剩余时间，踝关节继续跖屈[6, 11]。摆动相末期结束，踝关节跖屈 20°，前足置于下一级台阶[13-15]。跖屈肌和背屈肌协调收缩起到承重期稳定踝关节的作用[6, 7, 11]。

摆动前期，体重转向对侧下肢便于膝关节快速屈曲[13-15]。摆动相早期，为保持关节的平衡和稳定，股外侧肌收缩控制膝关节屈曲的速度[13]。这个阶段膝关节力量吸收达到峰值（4.0 W/kg）[15]。摆动前期结束，股外侧肌停止收缩的同时，股二头肌短头开始活动并迅速增加至 55% MMT[13]。摆动相早期，股二头肌短头提供膝关节屈曲的动力（峰值 80°~90°），便于足廓清。摆动相剩余时间膝关节逐渐伸直[15]。腘绳肌（股二头肌长头、半膜肌、半腱肌)的活动开始于摆动相早期,继续到下一个支撑相,控制膝关节伸直的速度,使下肢合理地放置到下一个台阶的位置[11, 13]。

与膝关节一样,髋关节在摆动前期,体重向对侧肢体转移时,也经历一个屈曲角度增加的过程[13, 15]。在摆动相早期,髋关节可达到40°屈曲的峰值,到下一个初始着地前,逐渐回到屈曲 15°~20°[13, 15]。在摆动相,腘绳肌(股二头肌长头、半膜肌、半腱肌)限制大腿向前,协助肢体放置到下一级台阶的合理位置[11, 13]。在摆动相末期,髋部单关节伸展肌(臀大肌下部纤维)和外展肌(臀中肌、臀大肌上部、阔筋膜张肌)激活,保证肢体在初始着地后体重向该侧肢体快速转移时保持稳定[10, 13]。

总之,下楼梯需要控制体重移向低处。承载体重时期,踝关节背屈和膝关节屈曲,吸收冲击力,身体重心下降,髋关节保持稳定。单下肢支撑期间,膝关节屈曲弧度加大,髋关节小范围屈曲,踝关节背屈,控制头-上肢-躯干结构下行运动。肢体摆动向前期间(摆动相),

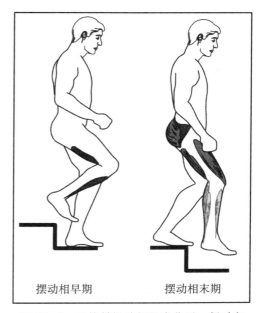

摆动相早期　　　　摆动相末期

图 17-9　下楼梯摆动相肌肉作用。摆动相较早时段(摆动前期和摆动相早期)胫骨前肌和股二头肌短头强烈收缩以确保足抬起。在摆动相末期,腘绳肌(半膜肌、股二头肌长头)收缩,帮助控制肢体下一步位置。腓肠肌内侧头、胫骨前肌、股内侧肌、股外侧肌、股直肌、臀大肌、臀中肌、阔筋膜张肌等增加活动,以利于准备肢体承受体重。

当体重下降到对侧肢体时,膝、髋关节继续屈曲,足从台阶抬起。一旦处于摆动期间,髋、膝、踝关节几乎同时伸展,肢体准备接触目标台阶。

环境与人为因素对楼梯需要的影响

楼梯是公共设施和家庭常见的物品。上、下楼梯的生物力学要求受环境因素(楼梯的高度、深度)和人类自身条件(身高、年龄)的影响。

环境因素(Environmental Factors)

一些城市已建立了斜坡大于或者小于"楼梯标准规范"的楼梯标准[9]。本章引用 3 位研究者应用的,便于评估上、下楼梯功能的楼梯类型,按照楼梯陡峭程度分为 20°、30°、40° 3 个坡度水平(图 17 - 1)[9, 15, 17]。陡峭的楼梯台阶竖版高,踏板宽度浅,浅楼梯尺寸规格相反;台阶竖版低,踏板深。然而,这个楼梯规格大小的差异依然与 Blondel 公式一致

（踏板＋2×竖版≈60 cm）[5, 9]。有些步态参数受楼梯坡度的影响。

楼梯坡度增加，关节活动度和下肢关节最大屈曲角度增加[15]。尽管最陡峭楼梯和最浅楼梯坡度差别为 75%，但髋关节屈曲（范围和角度）上楼梯时增加 12.4%，下楼梯时增加 15.7%[15]。膝关节上最陡峭楼梯时的屈曲度增加 12.1%，下楼梯时增加 14.3%[15]。踝关节上最陡峭楼梯时跖屈增加 25.0%，下楼梯时增加 17.3%。这些数据提示，为适应楼梯坡度变化，下肢 3 个关节分担了需要调整的活动度。

只有垂直方向的地面反作用力受到楼梯坡度的影响[15]。在支撑相早期，最陡峭楼梯的垂直方向地面反作用力的峰值比最浅楼梯大 14.8%。上、下楼梯时，压力中心路径依然位于跖骨区域，其长度变化随楼梯坡度变化不明显（约 10 cm）[15]。

除髋关节外，下楼梯时其他关节在楼梯陡峭时，矢状面活动力矩明显增加[15]。上楼梯时最大髋关节伸直力矩在最陡峭楼梯大于最浅楼梯 37.9%。相反，下楼梯髋关节屈曲力矩在坡度大的楼梯降低 27.1%。膝关节存在类似的微小差别也有文件记载，上（支撑相早期，10.6%）、下（支撑相末期，18.4%）陡峭楼梯，伸直力矩增加。楼梯陡峭时同样导致支撑相早期踝关节上（12.8%）下（18.7%）楼梯时跖屈力矩增加。

与活动度和力矩相比较，关节动力对楼梯坡度的变化更敏感。上最陡峭的楼梯时力量的产生与最浅的楼梯比较，最大力量产生依次为：髋关节（支撑相早期：51.7%）、膝关节（支撑相早期：25.1%）和踝关节（支撑相末期：45.4%）。下陡峭的楼梯，髋关节力量产生增加（支撑相末期：24.3%），但是在膝（支撑相末期：26.3%）、踝关节（支撑早期：67.3%）是力量吸收增加。

由于楼梯结构限制上、下楼梯步长的长度，从而影响步幅的长度，楼梯坡度还影响步幅的特征[9, 15]。楼梯坡度越陡，步幅越小（陡峭：0.58 m，标准：0.73 m，浅：0.88 m）[9]。陡峭楼梯步速快，浅楼梯步速慢[9]。下楼梯，楼梯坡度增加，支撑相时间百分比减少[9, 15]；上楼梯，支撑相时间影响不明显[9, 15]。

人为因素

一项将女子身高分为低、中、高 3 组（每组 5 名）的研究证实，人体身高影响关节活动和步幅特征[9]。身高较矮的测试者上楼梯时膝关节屈曲（92°～105°）大于身高较高者（83°～96°），但下楼梯的差别不具有统计学意义。尽管肢体长度并不完全与身体高度成比例，在下楼梯时身高依然影响步速。身高较矮女性（1.56 cm）步态节奏（126～140 步/分）比身高较高女性（1.72 cm，107～115 步/分）快。

年老者上、下楼梯需要的肌肉力量比年轻者大[8]。健康的社区居住的老年女性（平均 72 岁）和年轻女性（平均 26 岁）按预先约定的 35 步/分的速度上、下一个 9 级台阶（高度 16 cm，深度 23 cm，无扶手），记录表面肌电图，以自主收缩百分比表示。结果显示：不论上、下楼梯，老年组股外侧肌、股内侧肌、股直肌、股二头肌、半腱肌和胫骨前肌等活动强度是年轻组的 2 倍。下楼梯时老年组腓肠肌、比目鱼肌的活动性也比年轻者大。

结　论

重要的是,不论上、下楼梯还是平地行走,每个步态周期,身体的稳定性、向前推进、冲击力的吸收、肢体的抬离地面是必须具备的条件。步态任务不同,在完成必需的协调、不间断运动时关节活动范围、肌肉活动模式以及强度也不同。与平地行走比较,上、下楼梯时需要每个关节活动弧度增加,这对关节运动范围不足的患者仍具有挑战性。仅有的例外是髋关节在下楼梯时只需要轻度屈曲。上楼梯对伸展肌的要求明显大于下楼梯,因此对下肢力量弱者存在一定的困难。

◇ 参 ◇ 考 ◇ 文 ◇ 献 ◇

1. Andriacchi TP, Andersson GBJ, Fermier RW, Stern D, Galante JO. A study of lower-limb mechanics during stair-climbing. *J Bone Joint Surg*. 1980;62 - A(5):749 - 757.
2. Burnfield JM, Flanagan S, Flynn JE, Brault JR, Powers CM. Utilized coefficient of friction during ascending and descending stairs. XVIIIth Congress of the International Society of Biomechanics Book of Abstracts. 2001:44 - 45.
3. Burnfield JM, Tsai Y-J, Powers CM. Comparison of utilized coefficient of friction during different walking tasks in persons with and without a disability. *Gait Posture*. 2005;22(1):82 - 88.
4. Costigan PA, Deluzio KJ, Wyss UP. Knee and hip kinetics during normal stair climbing. *Gait Posture*. 2002;16:31 - 37.
5. Fitch J, Templer J, Corcoran P. The dimensions of stairs. *Sci Am*. 1974;231(October):82 - 90.
6. James B, Parker, AW. Electromyography of stair locomotion in elderly men and women. *Electromyogr Clin Neurophysiol*. 1989;29:161 - 168.
7. Joseph J, Watson R. Telemetering electromyography of muscles used in walking up and down stairs. *J Bone Joint Surg*. 1967;49B(4):774 - 780.
8. Larsen AH, Puggaard L, Hämäläinen U, Aagaard P. Comparison of ground reaction forces and antagonist muscle coactivation during stair walking with ageing. *J Electromyogr Kinesiol*. In press.
9. Livingston LA, Stevenson JM, Olney SJ. Stairclimbing kinematics on stairs of differing dimensions. *Arch Phys Med Rehabil*. 1991;72(5):398 - 402.
10. Lyons K, Perry J, Gronley JK, Barnes L, Antonelli D. Timing and relative intensity of hip extensor and abductor muscle action during level and stair ambulation:an EMG study. *Phys Ther*. 1983;63(10):1597 - 1605.
11. McFadyen BJ, Winter DA. An integrated biomechanical analysis of normal stair ascent and descent. *J Biomech*. 1988;21(9):733 - 744.
12. Nadeau S, McFadyen BJ, Malouin F. Frontal and sagittal plane analyses of the stair climbing task in healthy adults aged over 40 years:what are the challenges compared to level walking? *Clin Biomech*. 2003;18:950 - 959.
13. Powers CM, Boyd LA, Torburn L, Perry J. Stair ambulation in persons with transtibial amputation:an analysis of the Seattle LitefootTM. *J Rehabil Res Dev*. 1997;34(1):9 - 18.
14. Protopapadaki A, Drechsler WI, Cramp MA, Coutts FJ, Scott OM. Hip, knee, ankle kinematics and kinetics during stair ascent and descent in healthy young individuals. *Clin Biomech*. 2007;22:203 - 210.
15. Riener R, Rabuffetti M, Frigo C. Stair ascent and descent at different inclinations. *Gait Posture*. 2002;15:32 - 44.
16. Salsich GB, Brechter JH, Powers CM. Lower extremity kinetics during stair ambulation in patients with and without patellofemoral pain. *Clin Biomech*. 2001;16:906 - 912.
17. Stacoff A, Diezi C, Luder G, Stussi E, Kramers-de Quervain lA. Ground reaction forces on stairs:effects of stair inclina-tion and age. *Gait Posture*. 2005;21:24 - 38.
18. Williams M, Lissner HR. *Biomechanics of Human Motion*. Philadelphia, PA: WB Saunders Company; 1962.
19. Wu W-L, Huang P-J, Lin C-J, Chen W-Y, Huang K-F, Cheng Y-M. Lower extremity kinematics and kinetics during level walking and stair climbing in subjects with triple arthrodesis or subtalar fusion. *Gait Posture*. 2005;21:263 - 270.

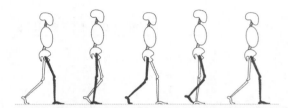

第 18 章

跑　步

Running

现在你已经彻底地了解了步行,但这是否表示你也了解了跑步呢? 嗯……不完全是。虽然跑步是步行的自然延伸,但两者之间存在许多不同之处,要求我们分别去研究。因此,本章的目的首先是描述跑步不同阶段的术语及时序,然后描述跑步时下肢关节活动范围与肌肉活动模式,以及足部承受压力的情况。这些讨论将聚焦于业余跑步者的"训练速度"(约 6.5 min/mile),以期对临床医生解决相应问题提供更大的适用性。既然提到了训练速度的力学特征概念,我们应该介绍一下快速与慢速两者的区别。

跑步的术语与时序

跑步周期包括 4 个功能性时段:支撑相、漂浮早期、摆动相中期、漂浮末期。跑步中的两个"漂浮"期与步行是不同的。在漂浮期,双足都不接触地面。漂浮期紧随支撑相,因为后方肢体足趾已离开地面而前方的引导肢体还没有着地。跑步过程的支撑相间隔就是单下肢支撑期间;摆动中期是空中时期,此时另一侧肢体处于支撑相。在跑步的过程中,没有任何一个时段是两侧下肢同时接触地面的(也就是说双侧肢体支撑相)。

由于跑步缩短了支撑相(同时延长了摆动期)的时间,其支撑相与摆动期的时长之比为 35:65,而步行时这一比例为 60:40。在跑步周期中,有大约 35% 的时间为单下肢支撑期,而摆动期(空中)包括 3 个阶段,分别是:漂浮早期(双足不接触地面,占周期的 15%)、摆动相中期(对侧肢体处于单下肢支撑状态,占周期的 35%)、漂浮末期(双足不接触地面,占周期的 15%)。每个周期所占时间的具体百分比取决于跑步的速度,因此这里只提供一个近似值。步行与跑步在时间上的不同必然会影响关节活动度与肌肉的需求。

一次跑步周期中右下肢的典型顺序如下(图 18-1)。

* 支撑相:占循环周期的 35%。

　　单下肢支撑相。

　　右足跟着地到右足趾离地。

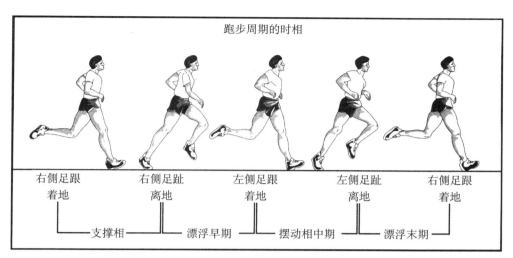

图 18-1　跑步周期［引自 Reber L，Perry J，Pink M. Muscular control of the ankle in running. American Journal of Sport Medicine. 1993，21(6)：805-810］。

* 漂浮早期：占循环周期的 15%。

　右足趾离地到左足跟着地。

* 摆动相中期：占循环周期的 35%。

　对侧肢体处于单下肢支撑相。

　左足跟着地到左足趾离地。

* 漂浮末期：占循环周期的 15%。

　左足趾离地到右足跟着地。

支　撑　相

　　下肢在跑步支撑相时段的两个重要功能，是体重承载时的稳定与冲击力的吸收。75%～90% 的跑步者在初始着地时足跟先着地[5, 8, 28]。其他一些人是足跟与前足或者仅前足先着地。跑步中的这些事件与步行基本相似，但跑步时身体重量快速转移到足跟将支撑相压缩成了 3 个阶段。承重反应包含的事件与步行时一样，只是幅度不同。支撑相中期是一个短暂的过渡期。支撑相末期是承受躯体重量的最后时期，因为不存在双侧肢体同时着地（即摆动前期）。

运动

　　支撑相开始时，初始着地的部位为足跟时只对踝关节的活动造成直接影响（图 18-2A）。膝关节与髋关节仅对肢体的总承重做出反应（分别为图 18-2B 和图 18-2C）。在支

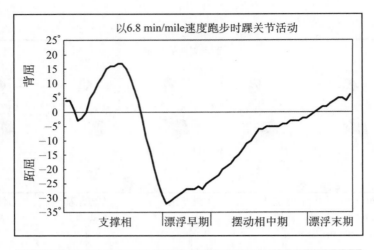

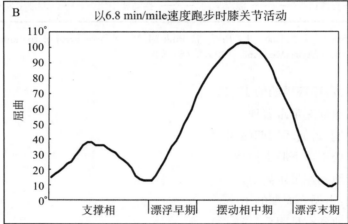

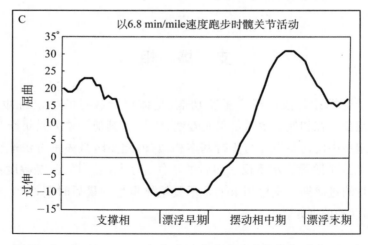

图18-2 A. 以 6.8 min/mile 的速度跑步时踝关节的活动。B. 以 6.8 min/mile 的速度跑步时膝关节的活动。C. 以 6.8 min/mile 的速度跑步时髋关节的活动〔引自 Pink M，Perry J，Houglum P，Devine D. Lower extremity range of motion in the recreational sport. American Journal of Sports Medicine. 1994，22(4)：541－549〕。

撑相的前 15%时间内,踝关节从初始的踝背屈位迅速运动 8°的弧度转变为踝跖屈,以响应足跟为支撑轴的连续活动。然后,前足着地,踝关节又突然转变为踝背屈。膝关节从开始的 15°屈曲位逐渐增加屈曲角度。髋关节保持屈曲位,角度的变化较小(15°~25°)[20]。

踝关节背屈(20°)、膝关节屈曲(40°)以及髋关节屈曲(25°)在支撑相中期达到峰值。此时,重心处于垂直方向的最低点,身体重量直接作用于足部。经过幅度与时程不同的平台期后,这三个关节几乎同时迅速地伸展。踝关节活动至跖屈 30°,膝关节屈曲角度减小至 15°,髋关节过伸 10°。

肌肉控制

当足部承重时,小腿后侧的肌肉协调地发挥作用(图 18-3)。在控制胫骨前移方面,跑步时腓肠肌和比目鱼肌的活动所达到的程度与步行时类似。这两块肌肉的具体活动如下所述,比目鱼肌达到活动峰值的时间要比腓肠肌稍微早些。起始于膝关节之上的腓肠肌在支撑相后半期稍长的活动时相,恰好反映了腓肠肌作为膝关节屈肌阻止膝关节过伸的特性。膝关节的屈曲力量通过股二头肌短头的活动来增强。

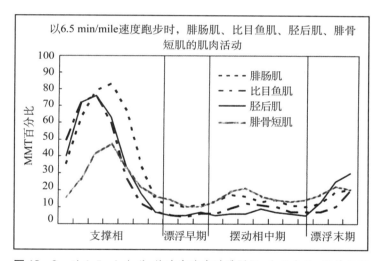

图 18-3　以 6.5 min/mile 的速度跑步时腓肠肌、比目鱼肌、胫骨后肌与腓骨短肌的活动[引自 Reber L, Perry J, Pink M. Muscular control of the ankle in running. American Journal of Sport Medicine. 1993, 21(6):805-810]。

与此同时,胫骨后肌与腓骨短肌的活动幅度比步行时超出 150%~400%[18, 21]。胫骨后肌先达到活动顶峰,接着是腓骨短肌。在支撑相早期,胫骨后肌通过稳定距下关节的活动来控制正常的内旋力量。

重心在不断向前转移的过程中,仍一直处于距下关节轴线的内侧。因此,位于外侧的腓骨短肌能通过增加自身的活动来控制距下关节的运动。虽然胫骨后肌和腓骨短肌的基本功能是控制距下关节的活动,但踝关节周围这些肌腱的突然转换所产生的压缩力,有助于腓肠肌和比目鱼肌对胫骨前移的控制。

总的来说,当身体前倾与后倾时,小腿后侧肌肉控制着胫骨的前移。此外,胫骨后肌支撑足部纵弓,腓骨短肌支撑踝关节的外侧面,两者联合起来控制距下关节的活动。

值得注意的是,所有的小腿后侧肌群的肌电图活动都在支撑相中期达到峰值,之后迅速消失。这一肌电图特征说明了一个事实,肌肉收缩在支撑相末期不产生"推动"的力量。然而,最新的超声研究证实,肌腱与肌肉腱膜(例如系列弹力成分)会产生爆发性的反弹能量并增强推动作用[6]。这一反弹能量发生在支撑相的前半段,此时,腓肠肌与比目鱼肌强烈离心收缩以稳定踝关节,以对抗身体的质量中心向前倾倒所产生的力矩。当肌肉通过等长收缩很好地稳定了踝关节时,肌腱与腱膜处于拉伸状态。在支撑相的后半段,对侧正在摆动的肢体迅速向上、向前的运动减轻了支撑侧下肢小腿的负荷。所储存的反弹能量足以使足迅速地跖屈。因此,肌腱与腱膜的弹性张力在支撑相末期提供了一种非收缩性的推力(无肌电图表现)[6]。

与步行相比,在跑步支撑相时,胫骨前肌的活动强度较弱,然而,它仍在不断地活动[21](图18-4)。两种因素减弱了对胫骨前肌更大活力的需要。踝关节已经背屈。躯体重量快速越过足部,减弱了足跟轴的效应。

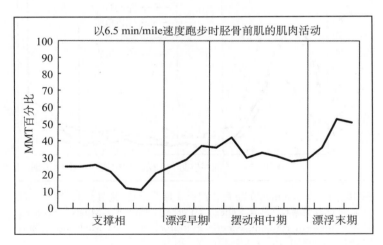

图18-4 以6.5 min/mile的速度跑步时胫骨前肌的活动[引自 Reber L,Perry J,Pink M. Muscular control of the ankle in running. American Journal of Sport Medicine. 1993,21(6):805-810]。

跑步时股四头肌的活动状态与步行时相似[13, 18](图18-5),这些肌肉在承重时达到活动顶峰。此时出现了伸肌力矩,股四头肌通过离心收缩来控制膝关节屈曲并吸收冲击带来的震荡。股四头肌活动的峰值幅度超过了步行时的3倍。在步行的承重反应期,膝

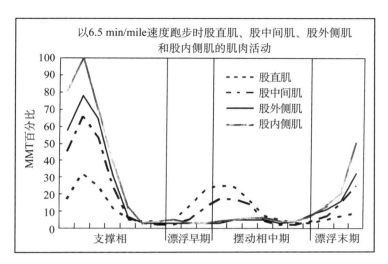

图 18-5 以 6.5 min/mile 的速度跑步时股直肌、股中间肌、股外侧肌与股内侧肌的活动 [引自 Montgomery WH, Pink M, Perry J. Electromyographic analysis of hip and knee musculature during running. American Journal of Sports Medicine. 1994，22(2)：272-278.]。

关节屈曲角度为 18°,而在跑步时达到 38°。在股四头肌的四个头中,内侧头与外侧头比中间肌要活跃。股四头肌内、外侧头的斜线拉力在稳定髌骨在滑车沟内的作用方面,要明显大于股中间肌所产生的直线拉力。

即使在步行承重反应期中不产生活动的股直肌,在跑步时也会有 30% 的徒手肌力(MMT)的活动峰值[12](见图 18-5)。这表明与步行相比,其在跑步时的总力量有所增加(是步行时力量的 2~3.6 倍)[22,28]。如果没有股四头肌的收缩,膝关节在承受身体重量时会毫无疑问地屈曲坍塌。

承重期过后,股四头肌的活动开始减弱[13],直到膝关节达到最大屈曲角度[8]。这是因为身体前移的矢量需要伸膝,因此有必要减弱股四头肌的活动。

髋关节所有的伸肌群在足部承重时都是活跃的。臀大肌的下部在初始着地时相达到峰值(41% MMT;图 18-6),大收肌也是如此(58% MMT)(图 18-6)。大收肌的体积大以及双重神经支配的特性使得它既是髋关节的伸肌又是髋与骨盆稳定的内收肌。股二头肌长头在初始着地时相开始活动(35% MMT)(图 18-6),一直持续到支撑相中期(52% MMT),与股二头肌短头一起控制着伸膝的速率。在承重反应期,半膜肌的活动要弱于股二头肌长头(25%~30% MMT)(图 18-6),然后继续减弱[13]。此时,对侧处于摆动期的肢体正在向前,非负重的骨盆也被动旋转向前。支撑侧下肢的半膜肌帮助旋转的活动需求就降低了。此外,摆动活动会增加膝关节的内收应力,因此增加膝关节的外侧稳定就需要股二头肌来完成。

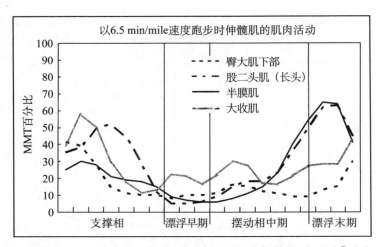

图 18-6 以 6.5 min/mile 的速度跑步时髋部伸肌的活动［引自 Montgomery WH，Pink M，Perry J. Electromyographic analysis of hip and knee musculature during running. American Journal of Sports Medicine. 1994，22(2)：272-278］。

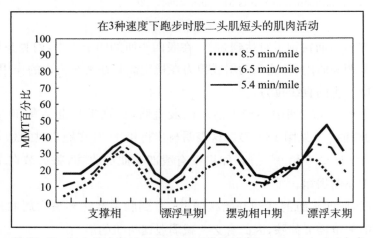

图 18-7 以 3 种速度：8.5 min/mile(慢跑速度)、6.5 min/mile(火车速度)、5.4 min/mile(竞赛速度)跑步时股二头肌短头的活动［引自 Montgomery WH，Pink M，Perry J. Electromyographic analysis of hip and knee musculature during running. American Journal of Sports Medicine. 1994，22(2)：272-278］。

阔筋膜张肌在跑步时比步行时体重承载期间的功能提高了 30%～100%（图 18-8)[13]。阔筋膜张肌与大收肌一起提供了髋关节与骨盆在内、外侧方向上的稳定性。由于体重支撑期间的稳定性是必须要保证的，因此在支撑相时，没有一块肌肉是不活跃的。

髂肌在支撑相期间相对不是很活跃[13]（图 18-9）。它在支撑相末期开始增加活动，为摆动相期间的屈髋做准备。

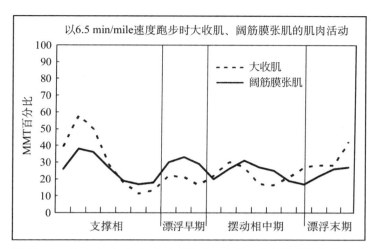

图18-8 以 6.5 min/mile 的速度跑步时大收肌与阔筋膜张肌的活动〔引自 Montgomery WH，Pink M，Perry J. Electromyographic analysis of hip and knee musculature during running. American Journal of Sports Medicine. 1994，22(2)：272-278〕。

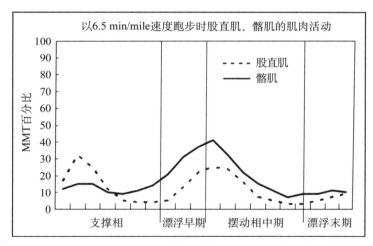

图18-9 以 6.5 min/mile 的速度跑步时股直肌与髂肌的活动〔引自 Montgomery WH，Pink M，Perry J. Electromyographic analysis of hip and knee musculature during running. American Journal of Sports Medicine. 1994，22(2)：272-278〕。

压力

如前文所述，大多数跑步者是足跟与地面接触的，但这不是最大的压力点。第 2 跖骨头承受了足部最大的压力，然后是第 1、第 3 跖骨头并延伸至踇趾（表 8-10）[19]。这些区域不仅承受了最大的瞬时压力，其承受压力的时间也长于足部的其他部位，足跟受力只持

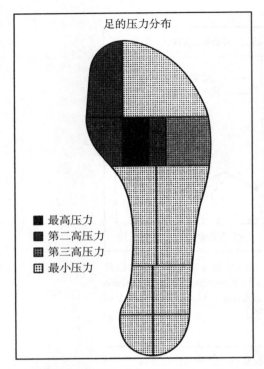

足的压力分布

■ 最高压力
■ 第二高压力
▦ 第三高压力
▤ 最小压力

图 18 - 10 跑步时的足底压力分布（经 Elsevier 允许，引自 Running Injuries, Guten GN, 20 - 29, © 1997）。

续一小段时间。即使足跟是足部接触地面的第一个部位，跑步时其承受的压力相比之下还是较小的。

跑鞋鞋底的后外侧通常容易出现磨损的事实，似乎与压力分布的研究结果相矛盾。后-外侧鞋底的磨损方式是足接触地面时前、后剪切力（与压力相反）的结果。

跑步时在垂直方向上力的峰值出现在支撑相中期[3, 4, 14]。此时，足跟通常是离开地面的，这一发现支持了足部所受的最大压力发生在前足而不是足跟这一理论。

跟骨比跖骨头压力分布的面积区域更大，其下的脂肪垫也相对较厚。白种人跟骨脂肪垫的厚度大约为 17.8 mm，而非裔美国人则大约为 20.1 mm[25]。这些脂肪垫能将力的最大值降低 20%～28%。虽然跖骨头部的脂肪垫至今没有相关测量数据，但肯定比足跟部的要少。因为跖骨头的表面积较小，生物学缓冲功能较弱，在鞋的设计上很少会考虑它的因素。

因此，在支撑相大多数肌肉为了承受身体重量和吸收震荡，在前半段时期都处于最活跃的状态。在身体重心移到膝关节前方后，表现出峰值活动的肌肉（16 块被测试的肌肉中）就只有股二头肌短头（在支撑相中期之后控制伸膝）以及髂肌（准备在即将到来的摆动相让肢体前进及足廓清）[13, 21]。垂直方向上力的峰值大约出现在支撑相中期，压力峰值在第 1～3 跖骨头上。

摆 动 相

运动

在漂浮早期开始时，踝关节就立刻开始逐步将支撑相期间位于 30°跖屈的峰值位置转至踝背屈，在漂浮末期结束之前达到踝背屈 5°[20]（图 18 - 2A）。此时，胫骨前肌的活动逐渐增加而小腿后群肌肉则处于相对静止的状态。但腓肠肌是个例外，因为它要协助膝关节屈曲，因而会有一个短暂的收缩活动[21]（图 18 - 3）。

在摆动相时，膝关节经过了屈膝和伸膝两个过程。膝关节在漂浮早期开始时的屈曲

13°到摆动相中期屈曲达到 103°的峰值,然后以同样的速率向伸直位转变直至达到最后的屈曲 10°的位置[20](图 18-2B)。

在支撑相结束时髋关节仍然保持在 10°伸直位,在整个漂浮早期都保持在这个位置。然后随着摆动相中期开始髋关节迅速转变到屈曲,并在该期的后 1/3 时段达到屈髋 30°的位置[20](图 18-2C)。

肌肉控制

在摆动相替代支撑相时,踝关节与膝关节的屈肌群将下肢抬起以确保足廓清。在踝关节,胫骨前肌将处于跖屈状态的踝关节迅速提起,在整个摆动相中,其活动超过了 25%的 MMT(图 18-4)。事实上,胫骨前肌在整个跑步周期的 85%以上的时间内都处于收缩超过 20% MMT 的状态[21]。

在漂浮早期,股二头肌短头的活动使得膝关节的屈曲加速,减小了肢体前移的阻力(见图 18-7)。股中间肌、股直肌与股二头肌同步活动以调节膝关节屈曲的速率(图 18-5),这 3 块肌肉在对侧下肢触地(漂浮早期结束时)及屈髋开始时达到活动的顶峰[13]。此时,膝关节的屈曲范围仍在增加,这是继发于屈髋的被动功能。这些肌肉的活动在屈髋达到最大时(也就是摆动相中期)相应地减弱。

髂肌与股直肌共同作用来屈曲大腿(图 18-9),一旦对侧足触地时就立即停止该作用[13]。在摆动相中期的后半段,屈髋达到最大角度,所有的屈髋肌停止活动。

股二头肌短头在摆动相中期结束前重新开始增强活动,以弥补髋关节带来的被动屈膝减弱,并在漂浮末期调节股四头肌。随着膝关节准备为初始着地伸直,股二头肌短头的活动再次减弱,而此时股四头肌的活动逐渐增强[13]。应该注意的是,与胫骨前肌的活动强度不同,股二头肌短头在整个跑步周期一半时间内的活动都在 20% MMT 以上甚至更多。

在漂浮早期,半膜肌与股二头肌长头相对而言较不活跃(在 10% MMT),同样的还有臀大肌下部(图 18-6)[13]。在漂浮早期,维持伸髋姿势只需要少量的伸肌活动。随着对侧肢体着地,阔肌膜张肌、股二头肌长头及大收肌的活动有少量增加,用于冠状面上的控制。在摆动相中期结束时,腘绳肌腱增强活动以调节髋关节屈曲,为进入支撑相做准备。一旦屈髋角度减小,这两块肌肉的活动也随之减弱。在漂浮末期,臀大肌的下部、大收肌及阔筋膜张肌增强活动来稳定髋关节,为初始着地做准备。

阔筋膜张肌在跑步各个阶段的 EMG 峰值都较平缓,在跑步周期 75%的时间里活动在 20% MMT 以上(图 18-8)[13]。如果阔筋膜张肌不充分伸展的话,在这一活动范围很容易看到它处于紧张状态。

总的来说,在摆动相内,我们可以观察到可控的向前的动量。跑步时向前的推进力是由在漂浮早期及摆动相中期的屈髋与漂浮末期的伸膝提供的。当下肢向前移动时,通过屈、伸肌群的离心与向心协调收缩来控制肢体的加速与减速。

速度的影响

跑步速度已被证实对足部压力分布有影响。Hoshikawa 等[7]发现，随着跑步速度的增加，支撑相的时间缩短。Pink 等[20]的研究进一步证实，快速跑步者当中（8.7 mile/h），漂浮期的时间要长 1/3，单下肢支撑的时间相应地有所减少。

较快跑步速度时支撑相时间较短，这一事实使我们得到以下共识：一般的（速度较慢）跑步者通常都是后足着地，而专业的［每小时 12 mile（速度更快）］跑步者初始着地通常都发生在鞋的更前部[17, 29]。与这一理论相反，现在我们知道跑步者们倾向于选择一种初始着地模式，其至在训练跑步速度（7.8 mile/h）与竞赛跑步速度（9.6 mile/h）之间进行转换时也都维持这种着地模式[19]。

然而，在不同速度跑步时，足内部压力分布也有着细微的不同。女性跑步者在较快速度时，中足内侧受力较小，外侧的 4 个足趾受力较大[19]。这也许说明在较快跑步速度时足部的旋前减小或者旋后增加。男性跑步者没有这种现象，原因很可能是男性足部较坚硬，在快跑时没有这么大幅度的旋前。对于女性跑步者而言，随着支撑相时间的缩短（较快的速度时），也许没有时间去做过多的旋前。

9.1 min/mile 与 6.8 min/mile 的跑步者，踝关节的活动无差异。然而控制着距下关节的两块肌肉：即腓骨短肌和胫骨后肌，会受到跑步速度的影响。两者都在支撑相达到活动峰值，但只有腓骨短肌会受跑步速度的影响。当速度由慢跑（8.5 min/mile）提升至快跑（5.4 min/mile）时，该肌肉在整个跑步周期中的活动增加到 2 倍（表 8－11）[21]。在摆动相中期，随着跑步速度的增加，为了平衡胫骨前肌的作用，腓骨短肌与胫骨后肌的活动会增强（表 8－12）[21]。

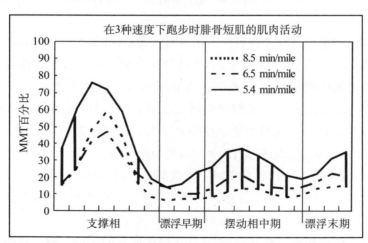

图 18－11 3 种不同跑步速度时腓骨短肌的活动。垂线代表有统计学差异的时期［引自 Reber L，Perry J，Pink M. Muscular control of the ankle in running. American Journal of Sport Medicine. 1993，21(6)：805－810］。

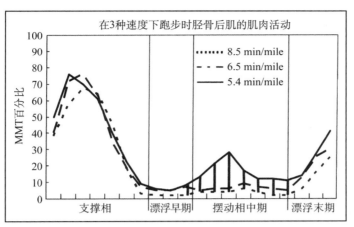

图 18-12　3 种不同跑步速度（8.5 min/mile 的慢跑速度，6.5 min/mile 的训练速度，5.4 min/mile 的竞赛速度）时胫骨后肌的活动。垂线代表有统计学差异的时期[引自 Reber L, Perry J, Pink M. Muscular control of the ankle in running. American Journal of Sport Medicine. 1993，21(6)：805-810]。

　　快速跑步需要膝关节和髋关节在摆动相能有更大的活动范围。髋关节在漂浮早期开始时有个很明显的伸直活动，膝关节受到髋关节力矩的影响会反应性地增加屈膝角度。在摆动相中期结束与漂浮末期开始时下肢要向前迈步，如果此时跑步速度较快的话，髋关节要做更加明显的屈曲动作。因此，在较快速度跑步时，髋关节与膝关节在摆动相活动范围的增加反映了一个周期循环的特点，开始与结束均取决于髋关节以及膝关节对髋关节的活动做出的反应。

　　较快的跑步速度使得髋、膝关节活动度相应增加，髋、膝关节每块肌肉的活动都有增强的趋势，然而这种活动增强的模式却很相似[13]。关于股二头肌短头与股中间肌的活动见图 18-7 和图 18-13。随着跑步速度的增快，主动肌-拮抗肌肌群的收缩与放松必须快

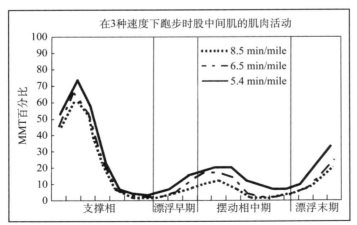

图 18-13　3 种不同跑步速度时股中间肌的活动[引自 Montgomery WH, Pink M, Perry J. Electromyographic analysis of hip and knee musculature during running. American Journal of Sports Medicine. 1994，22(2)：272-278]。

速而精确地进行。如果肌肉不能精确地收缩与放松，就会导致损伤。

临 床 意 义

跑步者们面临的最主要的临床问题包括肌肉过度使用、接触地面的压力，以及肌肉离心收缩的力学。每一种情况都有其特定的病理学及功能病因学特点。

Taunton 及其同事们的一项流行病学研究显示[26]，跑步者膝关节以下的损伤直接或间接地与肌肉功能失调或疲劳有关。胫骨后肌因其经常发生肌腱炎，因此是一块值得关注的肌肉。此外，足的过度旋前也是跑步者们相对常见的一个问题。部分原因是初始着地时，足跟后外侧部承受的巨大冲击力导致胫骨前肌过度的外翻。为矫正足过度旋前，人们在跑鞋及矫形器设计上花费了数百万美元。临床医生认为，对于一个有过度旋前的患者来说，跑步承重期对胫骨后肌的需求是步行的 4 倍。训练方案中的一个部分应当加强胫骨后肌的锻炼[9, 10]。

我们的身体似乎天生设计好用来适应足跟的压力以使自身在步行时能表现良好。而在跑步时，足跟也似乎没有处于风险中。相比之下，第 1~3 跖骨头与踇趾的风险更大。内侧跖骨头的应力性骨折就是在跑步者中发现的一种损伤。临床医生们希望探索出一种新的跑鞋设计，以确保这一区域能得到较好的缓冲。

Monod[12]的一项研究显示，当肌肉保持在超过其最大收缩的 20% 水平的收缩状态时，很容易出现超载疲劳。过度疲劳与超载会造成细胞损伤，导致水肿及间室压力增高。因此在过长时间跑步时，胫骨前肌比小腿后侧肌肉更容易出现与疲劳相关的问题。胫骨前肌在整个跑步周期 85% 以上时间内以超过 20% MMT 的强度活动着[21]。以前有作者认为，肌肉疲劳是胫骨应力性骨折的原因[11, 26]。这些问题在开始一个跑步计划或增加英里数之后更常被注意到。如果胫骨前肌的力量与耐力能够通过训练提高，那么这块肌肉在跑步时就能在不超过其疲劳水平的范围内保持在一个高强度活动水平上。其他容易过度使用的肌肉有股二头肌短头、阔筋膜张肌和大收肌。这些肌肉可以通过有针对性的力量与灵活性训练来得到增强。

离心收缩会经常导致肌肉拉伤与延迟性肌肉酸痛[1, 2, 15, 23, 24, 26, 27]，离心收缩的肌肉有股直肌、股四头肌、半膜肌以及股二头肌长、短头。最近的超声研究显示，等长离心收缩时，拉伤发生在肌腱与腱膜部[6]。对跑步时肌肉的进一步研究将阐述这一观点。需要特别关注的是股二头肌短头由于过度使用和离心收缩导致双重损伤的风险。

随着跑步速度的加快，不但肌肉的离心活动增强，它们的肌腱与腱膜也要承受更快、更大幅度的延伸（拉伸）。因此，对于业余跑步者而言，遵从一个循序渐进的训练安排是很重要的，这能让肌肉适应逐渐增加的离心载荷。业余跑步者力量训练的重点应该放在增强髋、膝关节的伸肌与屈肌的肌腱力量上。此外，为保证下列肌群在跑步中的持续活动：

包括在任何跑步速度下股二头肌短头、阔筋膜张肌、大收肌与胫骨前肌,在更快跑步速度下的腓骨短肌,需要专门加强这些肌肉的灵活性与耐力方面的训练。

结　　论

本章介绍了在不同速度跑步时,下肢的关节活动度、肌电图、力量与压力的数据。希望这些背景材料能够更好地帮助临床医生理解、评估、治疗与预防业余跑步者发生的损伤。

◇参◇考◇文◇献◇

1. Abraham WM. Factors in delayed muscle soreness. *Medicine and Science in Sports*. 1977;9:11-20.
2. Armstrong RB, Ogilvie RW, Schwane JA. Eccentric exercise induced injury to rat skeletal muscle. *J Appl Physiol*. 1983;54:80-93.
3. Cavanagh PR, LaFortune MA. Ground reaction forces in distance running. *J Biomech*. 1980;13:397-406.
4. Clarke TE, Frederick DC, Cooper LB. Effects of shoe cushioning upon ground reaction forces in running. *Int J Sports Med*. 1983;1:247-251.
5. Frederick EC, Clarke TE, Hamill CL. The effect of running shoe design on shock attenuation. In:Frederick EC, ed. *Sport Shoes and Playing Surfaces*. Champaign, IL:Human Kinetics Publishers; 1984:190-198.
6. Fukunaga T, Kawakmi Y, Fukashiro H, Kanchisa H. In vivo behavior of human muscle tendon during walking. *Proceedings Biological Sciences*. 2001;268(464):229-233.
7. Hoshikawa T, Matsui H, Miyashita M. Analysis of running pattern in relation to speed. *Biomechanics III*. 1973;8:342-348.
8. Kerr BA, Beauchamp I, Fisher V, et al. Foostrike patterns in distance running. In:Nigg BM, Kerr BA, eds. *Biomechanical Aspects of Sport Shoes and Playing Surfaces*. Calgary, Alberta, Canada:University Press; 1983:153-142.
9. Kulig K, Burnfield JM, Reischl S, Requejo SM, Blanco CE, Thordarson DB. Effect of foot orthoses on tibialis posterior activation in persons with pes planus. *Med Sci Sports Exerc*. 2005;37(1):24-29.
10. Kulig K, Burnfield JM, Requejo SM, Sperry M, Terk M. Selective activation of tibialis posterior:evaluation by magnetic resonance imaging. *Med Sci Sports Exerc*. 2004;36:862-867.
11. Landry M, Zebas CJ, Biomechanical principals in common running injuries. *J Am Podiatr Assoc*. 1985;75:48-52.
12. Monod H. Contractility of muscle during prolonged static and repetitive dynamic activity. *Ergonomics*. 1985;28:81-89.
13. Montgomery WH, Pink M, Perry J. Electromyographic analysis of hip and knee musculature during running. *Am J Sports Med*. 1994;22(2):272-278.
14. Munro CE, Miller DI, Fuglevand AJ. Ground reaction forces in running:a re-examination. *J Biomech*. 1987;20:147-155.
15. Nicholas JA, Hershman EB. *The Lower Extremity anct Spine in Sports Medicine*. Vol I. St. Louis, MO:CV Mosby Co; 1986:43-57.
16. Paul IL, Munro MB. Musculo-skeletal shock absorption:relative contribution of bone and soft tissues at various frequen-cies. *J Biomech*. 1978;11:237-239.
17. Payne AH. Foot to ground contact forces of elite runners. In:Matsui H, Kobayashi K, eds. *Biomechanics lll-B*. Champaign, IL:Human Kinetics Publishers; 1983:746-753.
18. Perry J. Cait Analysis:*Normal and Pathological Function*. Thorofare, NJ:SLACK Incorporated; 1992.

19. Pink MM, Jobe FW. The foot/shoe interface. In: Guten GN, ed. *Running Injuries*. Philadelphia, PA: WB Saunders; 1997:20 - 29.
20. Pink M, Perry J, Houglum P, Devine D. Lower extremity range of motion in the recreational sport runner. *Am J Sports Med*. 1994;22(4):541 - 549.
21. Reber L, Perry J, Pink M. Muscular control of the ankle in running. *Am J Sports Med*. 1993;21(6):805 - 810.
22. Rodgers MM. Dynamic foot biomecHanics. *J Orthop Sports Phys Ther*. 1985;21:306 - 316.
23. Schwane JA, Johnson SR, Vandenakker CB, et al. Delayed-onset muscular soreness and plasma CPK and LDH activities after downhill running. *Med Sci Sports Exerc*. 1983;15:51 - 56.
24. Stauber WT. Extracellular matrix disruption and pain after eccentric muscle action. *J Appl Physiol*. 1990;69: 868 - 874.
25. Steinback HI, Russell W. Measurement of the heeling-pad as an aid to diagnosis of acromegaly. *Radiology*. 1964; 82:418 - 423.
26. Taunton JE, McKenzie DC, Clement DB. The role of biomechanics in the epidemiology of injury. *Sports Med*. 1988;6:107 - 120.
27. Tidus PM, lanuzzo CD. Effects of intensity and duration of muscular exercise on delayed soreness and serum enzymes activities. *Med Sci Sports Exerc*. 1983;15:461 - 465.
28. Voloshin AS. Shock absorption during running and walking. *J Am Podiatr Assoc*. 1988;78:295 - 299.
29. Williams KR, Cavanagh PR, Ziff JL. Biomechanical studies of elite female distance runners. *Int J Sports Med*. 1987;8:107 - 118.

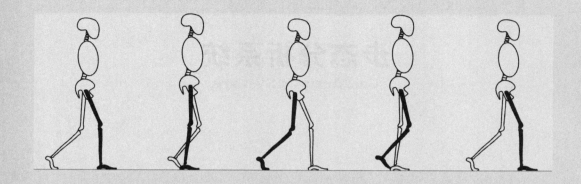

第 6 篇
定量化步态分析

Quantified Gait Analysis

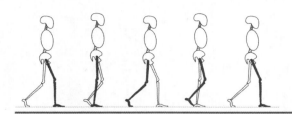

第 **19** 章

步态分析系统
Gait Analysis Systems

当我们着手对一个病例有目的地进行分析，或者准备建立自己的步态实验室时，就会看到行走问题的复杂性。这时，我们必须决定采用哪些技术手段来进行步态分析。

基本的步态测试系统有 5 种，其中 3 种关注的是构成行走动作的某些特定环节。运动分析系统测量单个关节运动的幅度和时间周期。动态表面肌电图系统确定肌肉功能的周期和相对强度。测力台系统则展示了支撑相的各项功能需求。以上 3 个系统分别从不同侧面提供了一种步态的诊断技术。通常，综合这 3 种技术同步采集的数据，可以更全面地确定影响步态的因素及其成因。

另外两种步态分析技术则是对步态的力学效果的综合评价。测试患者的步态特征可确定行走的整体能力，而测试能量消耗则揭示了行走的效率。

这 5 种基本的测试系统都可通过多个技术途径实现，区别在于成本、便捷性和所提供数据的完整性。不存在哪一种系统是最优的，各诊疗或研究机构应根据自身的需求、人员和资金来进行选择。其中某些选择还需要由病理分析的类型来确定。观察性测步态分析可以根据特定的数据（系统）需要，阐明步态的病理、成因及其如何影响功能，为决策提供指导。

观察性步态分析

专业人士在处理下肢问题时，都会用到一定形式的步态分析。其中最简单的方法就是通过一般的筛查来确定行走模式的大致异常之处。但是，如果希望得到更准确的结论，这种分析应当以一种系统的方式进行。这样可以避免只关注显而易见的现象，因为一些细微的异常之处可能起着更关键的作用。为此，绝大多数步态分析课程的组织者都会为他们的学生提供一份课程大纲作为指南。

系统的步态分析包含 3 个步骤。第一步，信息的组织；第二步，观察资料的建立（数据采集）；第三步，数据的解释。

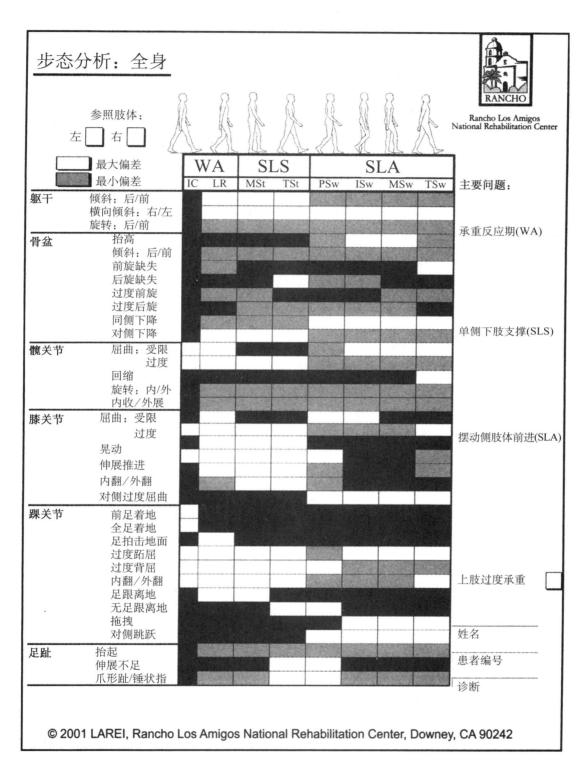

图 19-1　全身观察步态分析表格（Rancho 系统）。行＝步态偏差；列＝步态相位。在格子里打钩表示相关行走功能障碍。白格子＝主要步态异常；灰格子＝次要步态异常；黑格子＝不适用。

观察分析中的步态关键动作及其分类，已体现在本书的各个章节安排中。正常功能按照解剖区域和步态动作的相位顺序编排，临床经验发现的由不同病理原因导致的各种异常步态，也按照同样的顺序编排。分析表格有助于指导临床医师完成这些观察步骤。分析表格除了可以确定步态异常之外，还能帮助观察者注意到异常步态中的各个相位，进而从一些细微之处来区分异常步态（图 19-1）[1]。记录表格的纵向顺序通常为从近端（躯干）到远端（足趾），这与分析的顺序正好相反，但却是对患者的痛楚在解剖学上正确的总结。

观察分析（数据采集）最好分两步进行。首先总体审视整个流程，然后再按照不同关节动作的先后次序进行分析。临床经验表明，观察分析应从足部开始，然后自下而上，按照地面接触、踝（足）、膝、臀、骨盆和躯干的顺序依次进行。应该先熟悉正常功能状态下的步态特征，对每个关节在不同步态相位的运动方向和幅度都应熟记在心。有了对正常功能的全面了解，就可以作为异常步态病理诊断的依据。当对患者进行观察时，将其各部位的表现与已知的正常和异常情况进行比较。无论患者步态的总体情况如何，都应依次对各部位在每个步态相位中的表现进行分析，确定其是否正常。也就是说，应该把步态分析表格的每行检查完毕，才能继续进行下一行所在部位的观察。

对观察数据的解释分为两个层次。首先，总结每个步态相位出现的异常，确定肢体总的功能情况，从而将影响前进或平衡能力的动作识别出来。然后，针对每个相位的基本任务，找出影响其承重或前进能力的症结。引起这些症结的原因，可从身体上的一些表现，诸如无力、挛缩、强直、感觉缺失和疼痛等，进行分析推断。如果找不到原因，则推荐利用仪器进行步态分析。

◇ 参 ◇ 考 ◇ 文 ◇ 献 ◇

Pathokinesiology Service and Physical Therapy Department. *Observational Gait Analysis*. 4th ed. Downey，CA：Los Amigos Research and Education Institute，Inc，Rancho Los Amigos National Rehabilitation Center；2001.

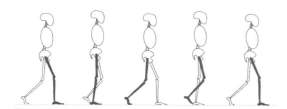

第 20 章

运 动 分 析
Motion Analysis

因为行走是一种运动模式,所以对患者问题的诊断有赖于对每个关节运动的准确描述。传统的方法是通过仔细观察患者的步态来得出恰当的结论。尽管采用系统观察方法得到的结果大都比较一致,但仍然存在细节上的不一致。在运动时,两侧肢体各个关节一系列的改变是非同步的,数据往往令人迷惑,难以全部理解。这个局限性有可能导致不成熟的结论。改进的方法就是用可靠的仪器来进行量化的记录,避免主观观察的不确定性。这样,快速和精细的运动都能捕捉到。将患者的运动模式记录打印出来,以此作为解释诸如 EMG、步幅和力等其他信息的参考基础。与此同时,还能提供计算关节力矩和力的必要数据。

当然,运动的测量要比观察困难得多。当关节运动时,不仅在矢状面形成主要的弧线,在冠状面和水平面也存在精细的动作。对行走障碍而言,矢状面的异常往往是最明显的,在临床上考虑得最多。这带来两个问题:第一,进行必要测量的技术挑战;第二,矢状面之外的运动对矢状面运动的影响效果。例如,如果肢体已经显著旋转的话,从一侧观察就会因为透视造成的缩小而低估屈曲的程度。这个现象可以很容易从图20-1所示的两幅图看出来,其中一幅是当肢体平行于矢状面时屈曲的膝关节,另一幅则是同一个肢体内旋后屈曲的膝关节。当肢体平行于观察者时(即平行于矢状面),膝关节屈曲角度看上去为 60°。当肢体内旋后,膝关节的屈曲角度看上

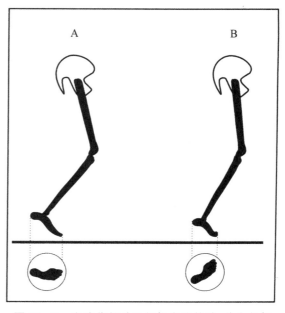

图 20-1 当肢体相对于相机有旋转时,单个相机的运动分析无法准确地判断关节角度。当下肢垂直于相机时,摆动的膝关节的屈曲角度为 60°(A),但是当肢体内旋后,屈曲角度看上去只有 40°(B)。

去减少了。如果这是一个侧视相机记录的儿童行走状态，那么检查者就会觉得在摆动相中膝关节屈曲不足。

有两种方法来避免这种错误：将运动测量装置直接绑在肢体上（如电子量角器），或者采用多个相机结合精心设计的软件，来确定三维空间的运动[18]。可采用的技术手段在复杂程度、功能和成本上相差很大[8]，还可以采用其他技术手段（例如，电磁技术[10, 13, 24]、手持数字化[31]或者频闪拍照[26—28]），这些技术当前都广泛应用于临床研究，因此本章不再介绍。

电 子 量 角 器

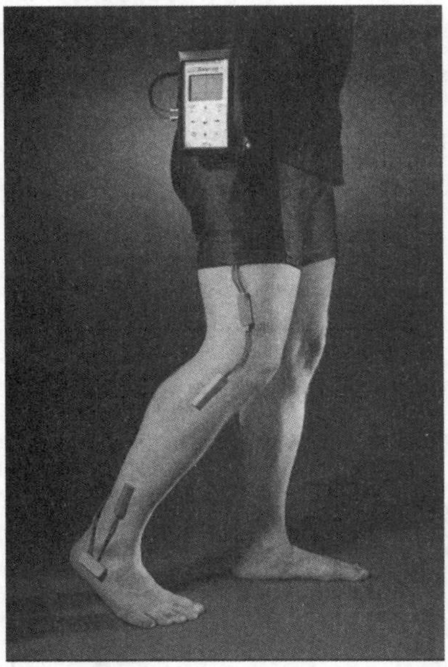

图 20-2 应变电子量角器，置于膝关节侧面，可测量各种动作的角度位置信息（根据 Biometrics 公司提供的照片改编）。

最早用于测量行走时膝关节运动的量角器是一个带电子装置的铰链，连着两根金属条，一根绑在大腿上，另一根绑在小腿上[11, 17]。尽管原理上没问题，但是由于测角器的转轴（单个支点）和膝关节（一系列沿着曲线运动的瞬时转动中心）之间的偏差，整个装置的位置会随着膝关节屈曲程度的增加而偏移。在这个过程中，膝关节股骨表面的弯曲程度也从平的前段（稳定但不断变化的站姿的转轴）变成越来越尖锐的曲线（快速屈曲的滚轴）。当曲线越来越尖锐，它们的半径也越来越小，并且越来越偏离旋转中心。

目前使用的电子量角器有很多种，但输出的通常都是电压信号，来表示装置所在两个面的夹角变化，如图 20-2 所示[8]。假定这两个面的运动就对应着关节实际角度的变化。对较瘦的患者而言，这个假定是适当的。但是，对于有大量软组织覆盖的患者，电子量角器就无法准确跟踪关节的运动。电子量角器的优势在于比复杂的多相机系统便宜，而且也便于研究日常生活中的各种动作。

基于相机的运动分析系统

当需要同时研究多个下肢关节或者整个身体时，相机提供了一种非接触式的记录和检查运动的方法。相机的数量对记录运动的准确性有很大影响,也关系到对采集的数据进行处理时是否省事。要想比较准确地跟踪身体和四肢在空间里的运动,最少需要两台相机。否则,当关节运动平面与相机不垂直的话,矢状面的运动可能被低估。为了精确地研究步态中的各种运动状态,拍摄的频率不能低于每秒 60 帧(赫兹,Hz),以免漏掉快速运动变化过程的峰值。对于爆发性的动作(例如扔一只球)或其他要求更高的体育运动,通常需要更高的采样频率(如 100~1 000 Hz),以保证有足够的信息来描述运动状态。接下来介绍基于两相机的步态运动描述方法:用于定性评估的单摄像机拍摄和用于定量分析的自动三维多相机方法。

单摄像机拍摄

记录患者步态最简便、成本最低的方法就是采用单个摄像机,可提供患者步态的连续影像。如果从 4 个角度(前、后、左、右)拍摄,就能获得用于临床系统性观察的信息,尽管数据是主观的。为满足临床检查的需要,录像回放系统应包含暂停、慢进和倒放功能。在可视化视频的基础上再额外加上 EMG 和脚踏开关,就为研究者提供了一套低成本的步态分析系统,可以开始新项目的研究,直到买得起更复杂的系统。

根据笔者的实践经验,在采用仪器甚至自动运动分析系统测量之前,最好用单摄像机记录下每位患者行走的状态。可视化的记录已经可以说明很多问题。当碰到问题时,也可以作为交叉检验的手段。而且,患者偶尔会在测试过程中改变行走的模式或者产生意想不到的反应。

自动三维系统

三维运动捕捉系统采用复杂的硬件和软件来采集和转换行走的图像,用量化的数据来描述各个关节的运动。数字信息直接传送至电脑,而不仅仅是提供可视化的视频播放。通过放置在四肢和躯干已知位置的标记点,相机就能通过记录标记点的瞬时二维坐标来跟踪各部位的运动。选择标记点的位置时,要兼顾解剖上的精确性和标记点本身的稳定性。计算机将两台或多台相机记录下来的标记点数据进行综合处理,得到它们的三维位置(图 20-3)。位置信息存储在计算机里,经后续处理,可得到感兴趣关节的运动轨迹图。

三维运动捕捉技术的成本取决于相机的数量和类型、自动跟踪位置和移动的算法的复杂程度、后处理软件的功能,价格范围相差很大[8]。购买相机的最佳数量很大程度上由经费预算和研究需求决定。通常单侧采集需要 5 台相机。当需要双侧采集数据时,如果标记点很容易看到,6~8 台相机已足够捕捉典型步速下的运动过程。如果需要跟踪较大区域范围(例如,单次的多步幅地面行走测试)的移动,或者标记点很容易被遮挡(例如,使用了双侧辅助装置),则需要 10~12 台相机。

相机理想的摆放方式取决于研究需求和实验室的空间环境。相机可固定在天花板或

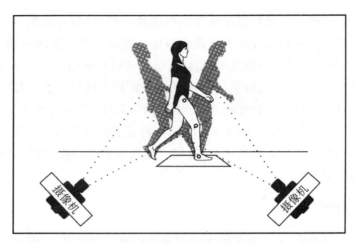

图 20-3 两相机运动分析系统，提供肢体运动的三维信息。旋转不会影响关节角度的测量。

墙壁上，以留出地面空间。也可使用三脚架来安放相机，这种方式在开展多个研究需要调整相机位置的情况下（例如，成人步态、儿童步态、研究手部功能）特别有用。但是，三脚架支撑的相机很容易被碰到，这时就需要重新标定。

增加相机的分辨率或帧率会增加成本。前面已经指出，60 Hz 的帧率通常已经足够用于分析一般的行走问题。对更快的、暴发性的动作，则需要更高的帧率来准确地描述运动。

自动三维系统一般分为被动式（基于视频）和主动式（光电式）两种。目前有些系统可同时采用这两种技术。下面简单介绍这两种系统的概况。

被动式（基于视频）系统

这类系统采用包裹高反光材料的轻质标记点来跟踪运动（图 20-4）。每个相机镜头周围布有红外发光二极管（LED），发射脉冲光线。红外光被标记点反射，进入到相机镜头中。相机里的滤波器可区分光斑的来源是标记点还是视野范围内的其他明亮区域。相机通过记录肢体上标记点的瞬时二维坐标来跟踪运动部位。标记点的位置则由系统根据光斑的中心自动确定，边缘检测算法可进一步得到标记点的中心位置。描述标记点轨迹点坐标数据，经数字化后，传送给计算机，这样系统能提供的功能就不仅仅是普通的可视化视频了[12, 15]。

被动式标记点系统的好处在于运动分析的受试者身上无需携带电池或连着导线。但是，被动式系统也存在一些问题。反光标记点上没有标签，无法向计算机提供其所在的解剖位置信息。因此，就需要手工指定每个光斑对应的解剖位置。好在已经有一些软件技术可以自动地辅助完成这项工作，对每个标记点都无需重复进行手工指定。其中一种方法是这样的：首先进行静态测试，即让受试者静止站立，相机记录此时各个标记点的位置；然后手工输入每个标记点的标签。在接下来的正式测试中，计算机就能根据标记点的相对位置自动识别它们对应的标签。被动式系统的另一个问题在于相机的分辨率，这一点在测量动态动作时尤为突出。因此，标记点与标记点之间的间隔要足够大，以免它们对应的光

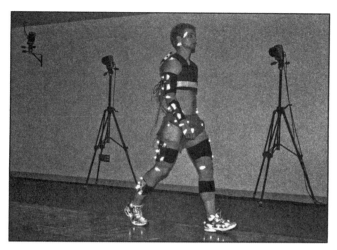

图 20-4 红外发光相机,跟踪粘贴在预先设定的解剖位置的反光标记点的移动。通过这些数据可计算出关节角度的变化。

斑相互重叠。此外,其他反光材料(例如,鞋子、汗衫和短裤上的纹饰)有可能被误认为标记点。最后,粘贴标记点时,应使其晃动幅度尽量小,否则影响标记点位置测量的准确性。

主动式(光电式)系统

第二种自动运动分析方法采用主动式标记点来指定解剖位置。每个标记点都是一个 LED,由一个多路复用电源激活(图 20-5)[3,19,20]。电力既可以从一个中央电源通过导线传输过来,也可以由系在受试者腰部的电池提供。此外,一根细导线将腰间的供电装置和每个二极管连接起来。

主动式系统的优势在于通过多路复用使得区分标记点变容易了。每个标记点都按照指定的次序激活,所以计算机自动知道(通过脉冲时序)正在采集的是哪个位置的数据。标记点的有序激活使得它们即使靠得很近也没有问题。因此,可以使用更多数量的标记点,而且也能采用更高的采样频率。但是,数据处理上的这种优势受制于两个条件。第

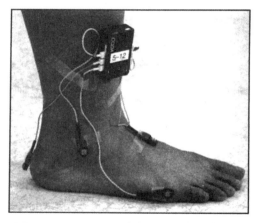

图 20-5 CODA 主动式标记点布放在受试者足部预先设定的解剖位置。标记点依次闪光,计算机软件自动确定相应的解剖位置。为了给 LED 供电,需要用导线将其和一个小电池包连接起来。

一,地板的反光会影响足部数据的准确性,据说最近一些设计上的改进已经克服了这个困难。第二,与同步进行的 EMG 之间存在电子干扰,可以将数据分开采集来避免这个问题。需要依赖电源和传输导线也是个限制。除此之外,标记点的布置和数据处理的基本方法与被动式系统是类似的。

运动标记点的定位

所有运动定量测量系统都需要给出关节在运动过程中的位置和划出的弧线。采用的基本方法就是在能准确代表关节运动的部位的皮肤表面放置标记点。这些标记点的位置通过相机采集，并通过复杂的计算机程序转换成运动数据。

标记点的布放要达到两个目的。起初，仅需准确描述肢体部位的运动即可。现在，还需要能得到关节转动的中心，以进行关节受力的计算。第二个目标极大地影响着标记点的布放。

通常，每个身体部位放 3 个标记点，即可识别其三维运动。标记点的基本布放方式有两种。最常用的一种是将标记点放置在相关解剖标志的皮肤上。这些标记点要么位于关节的主轴上，要么作为线外的第三标记来确定肢体阶段的纵轴。在相邻的肢体部位，通过共享"关节中心"可减少标记点的数量。另一种方式则是将 3～5 个反光点的组合绑在骨段的质心上。受限于装置的尺寸，该方式无法用于很小的儿童。目前，无论哪一种方式都还没有统一的指南。

很多运动捕捉系统软件都自带一些预定义的基于解剖的标记点组合（例如，Helen Hayes 和 Plug-in-Gait 标记点系统）。这些组合通常由定义他们的研究者或实验室根据解剖学解释的需要来确定。当然，用户也可以自定义自己的标记点系统，但务必要保证模型的正确性。

矢状面的定位标志

骨盆矢状（前后）轴的临床标志是髂后上棘和髂前上棘[25]。在步态分析中，后一个标志一般通过在 2 个髂后上棘之间的骶骨中点上贴一个小棍或标记点来识别；前一个标记则由左右髂前上棘之间连线的中点确定。当静止站立时，后背正常伸直，大腿垂直（膝关节完全伸展），骨盆矢状轴向前下方倾斜，与水平轴夹角约 10°（图 20 - 6）[25]。这使测得的骨盆和大腿的夹角（髋屈曲）大了 10°。超过正常幅度的髋屈曲和腰椎前凸都会使得骨盆轴的倾斜成比例增大。对腹部下垂的受测者，放置髂前上棘标记点的准确性可能会受到堆叠脂肪组织的影响。

髋关节中心是最难确定的解剖参考点之一。作为一个球-窝关节，股骨头部的中心即为髋关节中心。但是，股骨头部位于髋臼内，而髋臼的位置

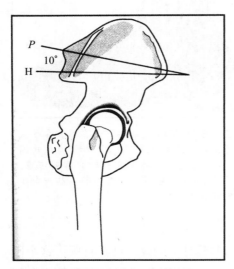

图 20 - 6　骨盆标志是 PSIS 和 ASIS。P＝对齐 PSIS 和 ASIS 的骨盆轴。H＝水平轴。

又在不规整倾斜的骨盆外侧。股骨近端唯一显著的标志就是大转子。在一个未公开发表的研究中,曾经将髋、膝和踝关节处的标记点的布放位置与 X 线照片进行了比较。结果发现只有大转子的前上角是正对髋关节中心(股骨头部)的,但是,大转子过于偏向外侧(图 20-4),而且具体偏多少目前还不清楚。替代的方法是采用骨盆上的标志作为解剖定位的参考。目前最全面的研究已经用 X 线测量了骨盆,并保留了尸体标本以备标定所需。性别和发育程度(成人和儿童)带来的相对偏差也已确定。3 名研究者(Bell,Andriacchi,Tylkowski)计算出了骨盆标志和髋关节中心之间的距离,对这些数据的比较研究[5] 提供了非常有用的信息。该研究采用了如下两条参考直线:一条连接 2 个髂前上棘,另一条连接 1 个髂前上棘和同侧的耻骨结节。基于这 4 个主体,就确定了髋关节的相对位置(从下方、后方和中间到某一条或另外两条参考直线的距离),并将其表示为参考直线长度的百分比。这些条件已经集成在定位患者髋关节的计算机程序中。通过综合 3 个研究小组(Andriacchi,Bell/Brand 和 Tylkowski)采用的技术,与 X 线定位相比,平均误差仅有 1 cm。

相比之下,确定膝关节的解剖位置就直接得多。膝关节的水平轴从股骨远端的内、外上髁之间穿过。股骨的长轴由位于前表面的第三个标记点确定。因为外上髁通常不是很明显,经研究发现可用腓骨的头部作为标记点。放射线成像表明,股骨外上髁正好位于股骨头部后缘上方 1.5 cm 处[29]。

在踝关节处,侧面标记点(即外踝)的最稳定位置和关节轴的中心存在轻微的偏差。踝关节的轴线远端距内、外踝尖约 5 mm,轴线前端距外踝尖约 8 mm(图 20-7)[14]。由于该部位皮肤的移动较为显著,所以标记点被放置在踝尖上。这样一来,标示的轴略微偏近端,但仍基本平行于真实轴。胫骨的长轴通过放置在紧靠胫骨结节下方的第三个标记点来确定。

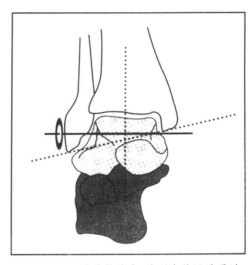

图 20-7 踝关节轴从内、外踝尖的远端通过。

冠状面的定位标志

肢体的外展与内收通常由前端定位标志来确定。2 个髂前上棘标示了骨盆的对齐,髌骨的中点是膝关节的前端定位标志。类似的,胫骨远端的中点是踝关节的标记点。这些点也可通过三维系统采用的内、外侧标记点的位置计算出来。

足内部的运动一般可以忽略,因为通常只有距下关节的运动幅度超过 5°。但是,足跟和前足的运动异常仍具有临床意义。足跟的运动可通过踝关节轴中点下后方的标记点的位移来确定,前足则由距骨头部内、外侧的标记点以及前足背上的第三个标记点来标示。

成年人足内部的其他运动最多引起轻微的位移,可在第 1 跖列(内侧)或第 4 和第 5 跖列(外侧)的基底部观察到。中足水平关节的运动可能表明距下外翻。但是,先天畸形的婴儿足可以表现出显著的中足排列不齐或其他过度的运动。

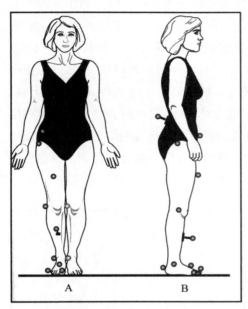

图 20 - 8 对髋、膝、踝功能进行运动分析的三维表面标记点系统。深灰色的小球是静态标记点,用以更好地标示肢体部位的平面和旋转轴。髌骨、大腿前表面中点、胫骨前表面中点的小棒放大了运动的轨迹,以帮助测量旋转运动。

水平面的定位标志

由于转动的轨迹——哪怕是在病理情况下——也过于微小,无法被相机系统捕捉到,所以仅靠解剖标志定位是不够的。为此,需要采用中段(mid-segment)标记点。有些情况下标记点被放在一根小棒子上,以突显旋转的轨迹。标记点可放置在肢体的前面或侧面(图 20 - 8)。

影响标记点数据准确性的因素

一些因素会降低利用表面标记点进行运动分析的准确性。肥胖掩盖了骨盆的骨性隆起,特别是髂前上棘。触诊定位标志时的人为失误将导致标记点定位的不准确。皮肤也有独立于关节中心的运动[6, 21]。各实验室建立零参考位置的方式也不尽相同。

人体测量学

个体间解剖和人体测量学上的差异会改变表面标记点的布置和实际骨标志以及相关关节中心之间的对应关系。对肥胖的对象,脂肪组织可能使得标记点偏离最佳位置。这会给计算关节中心位置带来不可忽略的误差,特别是当因腹部突出而无法将标记点直接置于髋关节的髂前上棘之上时。

皮肤的独立运动

肌腱的隆起和肌肉收缩时的凸起牵拉着有弹性的皮肤,使得标记点偏离其下的解剖结构。一个关于膝和大腿中段标记点的放射学研究显示,随着弯曲程度的增大,标记点的偏移也越大[29]。当膝关节弯曲 15°时,大腿中段的标记点向后偏移 0.9 cm,而当膝关节弯曲 90°时,偏移达到 2.8 cm。同样,膝关节皮肤上的标记点,向外上髁后侧的偏移,从弯曲 15°时的 0.6 cm 增加到弯曲 90°时的 4 cm。但是,腓骨头部紧绷的皮肤在弯曲 90°时,偏移只有 1.7 cm。由于这种偏移,测得的膝关节角度会相应偏小;当膝关节弯曲 90°时,这个误差达 8°,和利用前置电子量角器得到的结果很接近。

除了肌腱的隆起之外,粘贴标记点的皮肤也可能受肢体运动加速度的影响而产生移动。皮肤的这种颤动给运动信号带来了噪声,特别是当标记点装在小棒上时,这种颤动会被放大。大腿近端组织的刚度小于远端组织,这里标记点的基础不稳[16]。对肥胖的对象而言,皮肤产生了额外的移动。软组织移动是步态分析数据的主要误差来源[32]。

为了避免皮肤标记点各种偏移导致的问题,引入了中段标记点簇。其目的在于用3~5个标记点定义每个部位的平面,并利用基础参考面跟踪该平面的运动(图 20-9)[4, 22, 23]。每个标记点簇粘贴在轻质的、薄的、半刚性的、有弹性的固定装置上,然后绑在肢体部位上。跟踪标记点簇有助于减少运动学数据的噪声,提高其准确性。

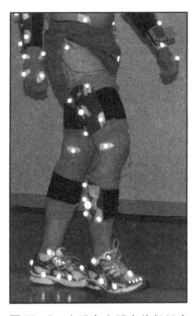

图 20-9 大腿和小腿上的标记点簇定义了各个节段的运动,并减少了皮肤运动对运动学数据的影响。

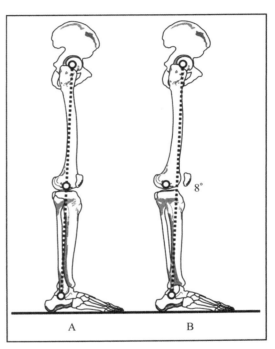

图 20-10 A. 肢体的正常垂直体位("零"位置)从髋关节中心,经膝上髁,到外踝是一条直线。B. 偏离中立位线的关节体位应被认为是非正常的。在这幅图中,"零"体位里有8°的踝跖屈和8°的膝过伸展。

零(中立)位置

迄今为止,尚未建立确定每个关节中立(零)位置的标准技术。建立零参考位置最简单的方法是采用受试者的静止站立体位,但这会带来显著的不确定性,导致常见的却又不易察觉的误差。通常假定静止站立时踝关节角度为90°,但为了平衡起见,身体向量要落在支撑足的中间,就存在5°的背屈。膝关节可能屈曲或过度伸展,也不在中立位置。例如,Murray等人的数据就表明在行走过程中膝关节从未完全伸展[26]。这与静止站立体位存在4°的过度伸展有关,以往认为这应该是零位置(MP Murray,书面交流,1964)。

记录实际的站姿有助于避免当前关于中立位置的不一致。为此,取正常解剖(中立状态)为参考体位(图 20-10A)。当受试者的肢体无法处于正常状态,其偏差就确定为体位误差，并记为非正常"零"位置（图 20 - 10B）。运动标记点定位的重要性已被三个不同实验室针对同一批受试者的比较研究所证明。参与这项合作研究的三个实验室之间有人员的相互交流。分析结果表明，不同实验室测得的每名受试者的运动模式是一致的，但具体数据差别很大[7]。

Rancho 三维定位标志系统

为同时采集髋、膝和踝在矢状面、冠状面和水平面的运动，需要使用多个表面标记点。Rancho 中采用的系统包含如下标记点（参见图 20 - 8）。

骨盆由后骶标记点和两个髂前上棘（右和左）之间的平面所确定，需仔细调整骶骨标记点对齐髂后上棘。大腿平面由两个系统指定。在记录步态时，标记点设置在大转子、大腿前表面中点，以及股骨外上髁。内上髁处有一临时标记点，用于静止站立时的测量，以便将标记点定义的平面和肢体的矢状面关联起来。小腿（小腿或胫骨）上的标记点系统与大腿是类似的，位于股骨外上髁、胫骨前表面中点（需要一根小棒支撑），以及外踝尖。同样，内踝尖处有一临时标记点。标示足平面的标记点位于后足跟（跟骨后中线上）、第 5 跖骨头部外侧，以及足背上。一般地，临时标记点设置在第 1 跖骨边缘。身体内侧的标记点可能会因另一侧肢体的接触而移动。为解决这个问题，可令内侧标记点都是"虚拟的"或临时的。在测试开始时，内上髁、内踝和第 1 跖骨内侧的标记点都正常布放，并记录下它们的位置，用于计算膝和踝关节的中心以及足的中线。然后，在正式进行步态测试时，移除这三个内侧标记点，仅用剩下的标记点来捕捉运动模式。

在其他实验室，各种在 Rancho 标记点系统基础上修正过的方法被广为采用。通过对身体部位（骨盆和下肢）平面的定义，既能确定用于力计算的关节中心，也能测量关节的运动。

描述步态运动的基准标度

各实验室和期刊采用的、描述各关节运动曲线的数值衡量基准并不一致。确定中立位置就是一个待解决的基本问题。它是 0°还是 180°？临床上"零"的标准是美国矫形外科学会很多年以前建立的，许多国家正在使用其提供的参考指南[1, 2]。偶尔地，中立位置也被称为 180°，以方便将髋、膝、踝的整个运动范围都表示为正值。尽管这样简化了计算机对数据的管理，但也带来了解释上的困难，因为读者不得不面对一个不熟悉的基准标度。为了最有效地传递信息，应当用临床医师熟悉的语言来表达数据，毕竟运动分析的基本目的就是为了明确如何治疗患者。

每个下肢关节都能在它们自己的平面内从中立(0°)位置向两个方向运动。因此从曲线上看,正常运动范围里既有正值,也有负值。依惯例,髋屈曲、外展和内旋都对应正值(大于 0),而伸展、内收和外旋都对应负值(小于 0)(图 20 - 11)。膝关节的运动表示方法也是一样的。对踝关节,则稍显困惑,因为功能性中立位置天生就是胫骨和足之间的直角。临床医师们将中立体位(尽管这是一个 90°角)指定为零,并将背屈和跖屈角度都记录下来(即,背屈在 0°~30°,跖屈在 0°~50°)。从曲线上看,越过此解剖中立位置的背屈为正值,而跖屈为负值。

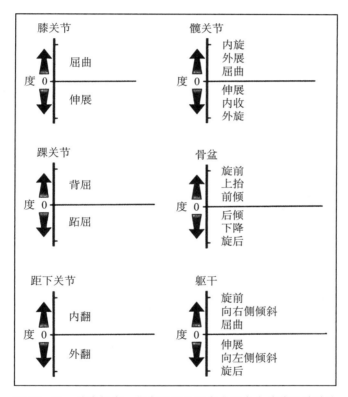

图 20 - 11 基准标度。指定了以曲线来表示各个关节运动时的方向。"0"代替了运动的中立位置。纵轴表示运动的幅度。箭头表示沿各个方向的数值增大。横轴表示步态周期的时间。

骨盆的三维运动也存在两个方向的动作。相对于参考位置的前倾、抬起和前旋,记为正值。相反,后倾、下落和后旋则记为负值(即,位于零轴下方)。对于躯干,曲线中的正值对应前旋、右倾以及屈曲。伸展、左倾和后旋被指定为负值。但是,一定要注意在临床讨论时,不要采用负值或者正值这样的术语,以免引起混淆。例如,踝关节的负角度仍应称之为跖屈角度。

运动数据解读

运动数据中至少提供了所研究的关节的角度峰值(最高和最低)。

因为摆动相和支撑相的功能需求不同,所以应分别分析这两种步态周期内的运动模式。仅靠关节运动的幅度,可能尚不足以确定患者的步态异常,因为完成每个动作所需的时间也可能是一个关键因素。从技术上看,通过步态周期里所占的百分位点很容易得到峰值动作的时间,但是,这无法说明功能的重要性。确定各个步态相位内的运动才是对关节功能更好的解读。目前,每种步态异常都已被确定。例如,在卒中患者的膝功能数据中,可能发现20°的支撑相屈曲,伸展到0°、50°的摆动相屈曲,又伸展到20°(图20-12)。这表明正常的支撑相运动和摆动相疑似轻微异常(50°屈曲,而不是60°),以及无法达到最后完全的伸展。实际上,仅从该患者的相位状态上,就可以确定其严重的步态异常。支撑相屈曲(20°)出现在初始着地时(因为在摆动相时无法完全伸展膝关节),而非出现在承重反应期。反而在肢体承重时有一个伸肌推力,导致屈曲迅速减小。并且,这个完全伸展状态持续到了足趾离地。因此,摆动前期的膝关节屈曲消失了。在摆动相,预期的膝屈曲的良好弧度(50°)推迟出现(即在摆动相中期,而非摆动相早期)。这个延迟导致足趾拖曳,尽管该患者实际上在向前摆动下肢。

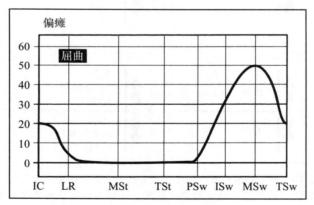

图20-12 一卒中患者的膝关节运动曲线。

分析的第三个层次是将邻近关节的运动模式综合起来,通常,这样即可揭示导致异常的原因。在刚刚引用的例子(图20-12)中,从摆动相末期直到足趾离地,有15°的跖屈马蹄足,伴随着前足的初始着地。这表明膝关节运动的异常是过度的踝跖屈马蹄足引起的,因其阻碍了胫骨在支撑相时的前移,但在摆动相时没有影响,因为肢体通过屈肌模式前进了。

结 论

运动分析定义了一个人的步态。虽然无法给出异常的原因,但运动分析描述了异常的幅度、时间以及相位关系。通过进一步的推理,将患者的表现和正常相位功能进行比较,可找出存在问题的那些动作。支持观察分析的单相机运动评估是成本最低的步态分析方法之一,但很难将运动模式量化,而且存在运动方向上的因非共面而引起的误差。尽管电子量角器更贵,但却是一种相对简单的方法,可快速记录单个关节在步态中的运动。自动视频和光电系统可同步跟踪整个身体在步态中的数据。但是,后者在数据处理上投入的设备(15 万~30 万美元)和时间都是昂贵的。

◇ 参 ◇ 考 ◇ 文 ◇ 献 ◇

1. American Academy of Orthopaedic Surgeons. *Joint Motion—Method of Measuring and Recording*. Rosemont, IL:Author;1965.
2. American Academy of Orthopaedic Surgeons. *The Clinical Measurement of Joint Motion*. Rosemont, IL:Author; 1994.
3. Andriacchi TP. An optoelectrical system for human motion analysis. *Bulletin of Prosthetics Research*. 1981; 18(1):291.
4. Antonsson EK, Mann RW. Automatic 3 - D gait analysis using a Selspot centered system. *Advances in Bioengineering*. 1979;ASME;51 - 52.
5. Bell A, Pedersen D, Brand R. A comparison of the accuracy of several hip center location prediction models. *J Biomech*. 1990;23(6):617 - 621.
6. Benoit DL, Ramsey DK, Lamontagne M, Xu L, Wretenberg P, Renstrom P. Effect of skin movement artifact on knee kinematics during gait and cutting motions measured in vivo. *Gait Posture*. 2006;24(2):152 - 164.
7. Biden E, Olshen R, Simon S, Sutherland D, Gage J, Kadaba M. Comparison of gait data from multiple labs. 33rd Annual Meeting, Orthopaedic Research Society. 1987;504.
8. Bontrager EL. Section Two:instrumented gait analysis systems. In:DeLisa JA, ed. *Gait Analysis in the Science of Rehabilitation*. Washington, DC:Department of Veterans Affairs; 1998;11 - 32.
9. Cappozzo A, Della Croce U, Leardini A, Chiari L. Human movement analysis using stereophotogrammetry:part 1:theoretical background. *Gait Posture*. 2005;21(2):186 - 196.
10. Day J, Dumas G, Murdoch D. Evaluation of a long-range transmitter for use with a magnetic tracking device in motion analysis. *J Biomech*. 1998;31(10):957 - 961.
11. Finley FR, Karpovich PV. Electrogoniometric analysis of normal and pathological gaits. *Research Quarterly* (*Suppl*). 1964;5;379 - 384.
12. Gage J. Gait analysis for decision-making in cerebral palsy. *Bulletin of the Hospital for Joint Diseases Orthopaedic Institute*. 1983;43(2);147 - 163.
13. Hassan E, Jenkyn T, Dunning C. Direct comparison of kinematic data collected using an electromagnetic tracking system versus a digital optical system. *J Biomech*. 2007;40(4):930 - 935.
14. Inman VT. *The Joints of the Ankle*. Baltimore, MD: Wilkins & Wilkins Company; 1976.
15. Kadaba MP, Ramakrishnan H K, Wootten ME. Measurement of lower extremity kinematics during level walking. *J Orthop Res*. 1990;8:383 - 392.
16. Karlsson D, Tranberg R. On skin movement artifact-resonant frequencies of skin markers attached to the leg. *Hum Mov Sci*. 1999;18(5):627 - 635.

17. Karpovich PV, Herden EL, Asa MM. Electrogoniometric study of joints. *US Armed Forces Medical Journal*. 1960;11:424 – 450.

18. Krag MH. Quantitative techniques for analysis of gait. *Automedica*. 1985;6:85 – 97.

19. Larsson L, Sandlund B, Oberg PA. Selspot recording of gait in normals and in patients. *Scand J Rehabil Med*. 1983;23:643 – 649.

20. Larsson LE, Sandlund B, Oberg PA. Selspot recording of gait in normals and in patients with spasticity. *Scand J Rehabil Med*. 1978;5(6):21 – 27.

21. Leardini A, Chiari L, Croce UD, Cappozzo A. Human movement analysis using stereophotogrammetry: Part 3. Soft tissue artifact assessment and compensation. *Gait Posture*. 2005;21 (2):212 – 225.

22. Mann RW, Antonsson EK. Gait analysis: precise, rapid, automatic 3 – D position and orientation kinematics and dynamics. *Bulletin of the Hospital for Joint Diseases Orthopaedic Institute*. 1983;43:137 – 146.

23. Mann RW, Rowell D, Dalrymple G, et al. Precise, rapid, automatic 3 – D position and orientation tracking of multiple moving bodies. In: Matsui H, Kobayashi K, eds. *Biomechanics Vlll – B*. Chicago, IL: Human Kinetics Publishers; 1983:1104 – 1112.

24. Milne A, Chess D, Johnson J, King G. Accuracy of an electromagnetic tracking device: a study of the, optimal range and metal interference. *J Biomech*. 1996;29(6):791 – 793.

25. Mundale MO, Hislop HJ, Rabideau RJ, Kottke FS. Evaluation of extension of the hip. *Arch Phys Med Rehabil*. 1956;37(2):75 – 80.

26. Murray MP, Drought AB, Kory RC. Walking patterns of normal men. *J Bone Joint Surg*. 1964;46A:335 – 360.

27. Murray MP, Kory RC, Sepic SB. Walking patterns of normal women. *Arch Phys Med Rehabil*. 1970;51:637 – 650.

28. Nelson AJ. Analysis of movement through utilisation of clinical instrumentation. *Physiotherapy London*. 1976;62(4):123 – 124.

29. Perry J, Enwemeka CS, Gronley JK. The stability of surface markers during knee flexion. *Orthopedic Transactions*. 1988;12(2):453 – 454.

30. Rowe P, Myles C, Walker C, Nutton R. Knee joint kinematics in gait and other functional activities measured using flex-ible electrogoniometry: how much knee motion is sufficient for normal daily life? *Cait Posture*. 2000;12(2):143 – 155.

31. SutHerland DH, Hagy JL. Measurement of gait movements from motion picture film. *J Bone Joint Surg*. 1972;54A:787 – 797.

32. Vaughan C, Davis B, O'Connor J. *Dynamirs of Human Gait*. 2nd ed. Cape Town, South Africa: Kiboho Publishers; 1999.

第 21 章

肌肉控制与动态肌电图

Muscle Control and Dynamic Electromyography

　　肌肉提供关节活动所需要的动力,但是对于肌力的直接测量被多种因素所限制。表面的皮肤和皮下软组织使我们无法直观地观测肌肉的活动。肌肉不是独自活动,它往往是关节 3D 协同运动的一部分,并且发挥主要作用。肌力的传递和发挥的作用也随着关节的位置、肌肉收缩的速度以及运动的模式不同而产生变化。肌电图为我们提供了一个非直接的方法来分析肌肉的运动模式。同时,影像学技术的进展也使我们直接观测行走中肌肉肌腱复合体的作用成为可能。

骨骼肌的解剖

　　肌肉产生肌力的微观结构基础是最佳长度在 2～3 μm 的肌小节(图 21 - 1)[46]。我们

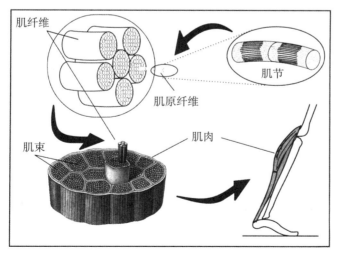

图 21 - 1　骨骼肌的结构,肌小节串在一起组成了肌原纤维,肌内膜内平行排列的肌原纤维组成了肌纤维。一簇簇的肌纤维为肌束膜所包裹形成肌纤维束。肌纤维束集成在一起组成了骨骼肌(引自 Lieber R. Skeletal Muscle Structure, Function, & Plasticity: The Physiological Basis of Rehabilitation. 2nd ed. New York, NY: Lippincott Williams & Wilkins; 2002)。

在光学显微镜下可以观测到成串的肌小节构成了横纹肌中重复出现的横纹。一连串有序排列的肌小节构成了肌原纤维。同样在光镜下我们可以看到一簇簇肌原纤维为薄的软组织鞘（肌内膜）所包裹。肌原纤维线性排列构成了肌纤维的结构基础。不同部位的肌肉其肌纤维的长度不同，如在比目鱼肌肌纤维的长度为 2 cm，而在缝匠肌肌纤维的长度超过 45 cm[78]。而一簇簇肌纤维被软组织鞘膜微微地包裹成的肌束则仅仅由肉眼就可以观察了。

以下的部分对骨骼肌重要的解剖结构进行了简要概述，包括肌小节、运动单位和肌腱。

肌小节

每个肌小节通过 2 种蛋白纤维丝的动态活动产生肌力：粗的肌球蛋白纤维丝和周边细的肌动蛋白纤维丝（图 21-2）。这些肌丝在肌小节相互交错成六角形的框架，当肌肉收缩时，肌球蛋白纤维丝的头部和球形投射部呈现一种滑行的运动，反复的与肌动蛋白纤维丝的接收部位产生接触。当足够的力量产生后，滑行运动牵引着肌动蛋白纤维向肌小节的中间靠拢并缩短肌小节的长度。当所有的肌球蛋白纤维的中部横桥开始收缩的时候，肌肉产生最大的肌力。肌肉运动时肌动蛋白沿着肌球蛋白滑动，使两者接触的数量呈现减少趋势。

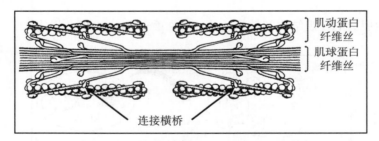

图 21-2　肌小节：肌球蛋白纤维丝和肌动蛋白纤维丝相互交错形成六角形的框架。肌肉收缩时，两种纤维丝间横桥的形变产生了肌力（引自 Lieber R. Skeletal Muscle Structure，Function，& Plasticity：The Physiological Basis of Rehabilitation. 2nd ed. New York，NY：Lippincott Williams & Wilkins；2002）。

肌小节的缩短引起其两端投射的肌动蛋白纤维丝的重叠，阻止了肌球蛋白的相互接触。相反，肌小节延长时两种纤维丝出现分离，一些肌球蛋白纤维丝不再和肌动蛋白纤维丝相接触。因此，两种纤维丝接触区域的减少导致了相应力量的下降，而这与肌丝重叠的位置和两种纤维丝的形变有关。

其中还有第三种巨型蛋白肌联蛋白来抑制肌丝的过度分离，一般位于肌原纤维内肌小节的纵轴上。肌联蛋白的刚度实际上是肌肉在拉伸情况下肌张力产生的原因，其在成串肌小节因延长而未处于最合适长度时发挥作用。

关节的活动使肌肉的长度发生变化,这也是在理论上产生肌肉主动和被动肌力的原因。当肌肉内肌小节的长度短于最适长度,邻近的肌动蛋白丝会出现重叠导致主动肌张力的下降。除此之外,非收缩性因素(如肌联蛋白)在肌肉没有伸展的时候不会产生被动的肌张力。当肌小节处于最适长度时,其产生主动肌张力的能力是弱的,同样在这种情况下,肌联蛋白也不会产生被动的肌张力。相反的,当肌小节长度超过最适长度,主动张力会迅速地下降,伴随着被动张力的升高[31]。

运动单位

对大量肌小节链(肌肉纤维)的运动控制产生了活动关节所需要的肌力,简单地说就是一个单运动神经元可以兴奋一组肌肉。在这里成簇的肌纤维,控制它们的神经元以及脊髓前角的运动神经元的组合被称为一个运动单位(图 21-3)。尽管肌束中一个运动单位控制的肌纤维广泛分布,但其具有共同收缩性。

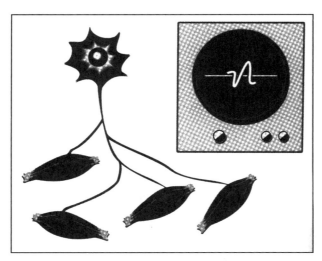

图 21-3　一个运动单位。左图:基本元素包括脊髓前角运动神经元、轴突和支配肌肉的分支(图中显示了 4 个)。右图:示波器上一个典型的运动单位的肌电图。

一个运动单位控制的肌纤维收缩可能产生肌束扭曲,但是无法产生足够的力量引起关节活动。为了增加肌肉内肌力的产生,神经系统采用了以下两种策略:①可以增加运动单位的发放频率来帮助一个单位内最大肌力的产生(时间募集);②可以激活更大的额外的运动单位来增加肌力的产生(空间募集)[28]。

肌腱

肌腱是肌肉与骨连接的重要结构,由致密的纤维连接组织(主要是胶原蛋白)构成。

从解剖上看肌腱是肌肉的延续，由肌外膜（肌筋膜）包裹的相对密度低的纤维组织构成。生物力学研究证实肌腱是坚韧的。在有负荷的情况下，肌腱会延长大概 3％～5％的原始长度[84]。以往我们一般认为肌腱的可伸缩性是为了应对剧烈活动时突然产生的张力增加，而最近通过动态超声影像研究证实，肌腱的可伸缩性是为了减轻肌肉活动时肌小节的伸展[8, 16, 25, 29, 30, 33, 34, 43, 44, 50]。这个观点的具体内容会在肌肉离心收缩的章节进一步详细讨论。

肌肉的潜能

本章节讨论的是肌肉的潜能，深入地综述肌肉的形态和结构的内容已经超出了本章节的范围，但是有两个与行走功能密切相关的关键方面需要重点关注。这些方面包括肌肉的大小（比如生理横截面积）对于肌力产生的影响，纤维长度对肌肉滑动的影响等。

肌肉的大小

肌肉的大小范围决定了它的功能潜力。其横截面是指垂直于肌纤维牵引线的面积，它代表了平行的肌小节链（肌原纤维）的数量。这也被称为生理横截面积，其数值的大小决定了肌肉的最大张力。肌小节，乃至肌纤维可以应对刺激产生一个最大力量的收缩（全或无），这个特性也使我们通过测量横截面积来估算肌肉可以产生的最大肌力成为可能。

纤维长度

肌肉最大的收缩速度是由肌纤维的长度（一个序列中肌小节的数量）所决定的。更长的肌纤维拥有更多数量的肌小节，这也使其在恒定速率下收缩时每个肌小节缩短的幅度减少，力量损失也最小。

下肢肌肉中的肌纤维长度相差较大，有的甚至差 20 倍之多：短的如比目鱼肌为 20 mm，长的如缝匠肌为 455 mm[78]。肌纤维较长的肌肉，如半腱肌、股薄肌和缝匠肌，得益于每个串形整齐排列的肌小节的长度改变，这些肌肉可以执行较为快速的关节滑动[47, 48]。相对的，肌纤维比较短的肌肉，如比目鱼肌、胫骨后肌和姆长屈肌，其运动的速度就会缩减。

肌肉大小和肌纤维的长度对肌肉功能潜力的影响

笔者详细分析了两种代表性的下肢肌肉，其拥有不同的运动单位大小、生理横截面积和肌纤维长度[22]。腓肠肌内侧头的横截面积是 28 cm[2]。这个区域内包含了 579 个运动单位，每个运动单位内有 1 784 根纤维（表 21 - 1）。较小的胫骨前肌的横截面积是 13.5 cm[2]，包含了 445 个运动单位，每个运动单位内有 609 根纤维。因此我们可以推算，腓肠肌内侧头含有大约 100 万的肌小节链，胫骨前肌则含有 270 000 的肌小节链。故由此可以推算腓肠肌的潜在肌力是胫骨前肌的 6 倍。胫骨前肌的肌纤维长度是 77 mm，大约是腓肠肌内侧头肌纤维长度(35 mm)的 2 倍,故腓肠肌内的肌小节数量也是胫骨前肌的 2 倍。当两者牵引关节做同样的弧形运动时,胫骨前肌的收缩速度是腓肠肌的 2 倍。行走时对这两块肌肉的功能需求和它们的肌小节排布是密切相关的。腓肠肌内侧头是提供支撑相末期的承重稳定性的主要来源,而胫骨前肌的主要作用,是在摆动相时快速踝背屈完成足廓清。

表 21 - 1　运动单位容量

肌肉	肌肉纤维的大小 (μm)	肌肉内的 运动单位	每个运动单位内平均 的肌纤维数量	总纤维计数
胫骨前肌	57	445	609	271 450
腓肠肌	54	579	1 784	1 030 620

这些肌肉的大小确保个体可以正常的 84 m/min 的习惯步速进行行走且不容易疲劳。这种情况下徒手肌力检测为 3 级,代表着跖屈肌和背屈肌 15% 的肌力。

肌肉运动的模式

术语 Contraction 的意思就是缩短。一块肌肉收缩时会产生明显的肌电信号。拮抗肌力的大小决定了肌肉的运动模式。我们定义了 3 种潜在的模式:向心收缩、等长收缩和离心收缩(图 21 - 4)。这 3 种肌肉运动的模式在行走的每一个步幅中都被充分运用。

向 心 收 缩

当肌肉的肌力大于拮抗的力量时,肌肉纤维开始收缩并激发关节运动。运动的幅度开始增大,同时肌肉产生肌力的能力在减少(图 21 - 4A)[24, 46]。动物实验验证了当运动开始后肌肉产生的肌力逐渐下降。肌肉收缩在最大速率的 1% 时,肌力下降 5%。当运动的速率在最大速率的 17% 时,肌力下降约 50%[46]。

向心收缩时肌肉产生的肌力和收缩速率呈现一个双曲线(图 21 - 4A),这一生理学基础与肌肉无力者的步态相一致,肌肉的肌力下降时其速率也会变慢。

等长收缩

肌肉收缩的速率为 0(图 21 - 4B)。当肌肉的肌力和拮抗力相等或者拮抗的结构无法移动时,肌肉会发生等长收缩,不产生运动。因此,等长收缩的肌肉是向心收缩的一个特殊的阶段。

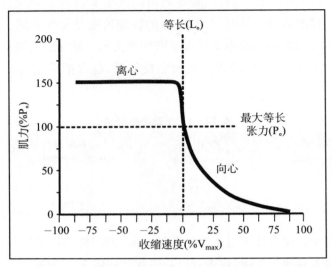

图 21-4 3 种不同肌肉收缩模式的收缩速度和肌力的关系图。A. 向心收缩：肌肉快速收缩（更快的收缩速率），同时产生较弱的肌力。B. 等长收缩：收缩速率为 0。C. 离心收缩：肌力快速的增加和肌肉的延长（负的收缩速率）（引自 Lieber R. Skeletal Muscle Structure，Function，& Plasticity：The Physiological Basis of Rehabilitation. 2nd ed. New York，NY：Lippincott Williams & Wilkins；2002）。

离心收缩

当拮抗力量超过肌力的时候，肌肉会被牵拉而延长，这种运动被定义为离心收缩，因为肌肉的起点和终点开始相互远离。一个常用的同义词是"拉长收缩"，这看起来有点自相矛盾，收缩意味着缩短，但是肌肉在拉长。

从图上来看，肌力突然增高到一个平台期，平台期的肌力要明显高于肌肉等长收缩时的肌力（图 21-4C）。一旦肌力达到了平台期，肌肉收缩速度的改变就无法引起肌力大小的变化了。

最近通过便携式超声仪器对承重过程中肌肉和肌腱活动分别进行研究，证实了额外肌张力的来源[33]。当关节动态运动时，超声探头在内侧腓肠肌上面滑动。研究者测量了支撑相末期肌束的长度变化，发现肌肉活动时肌束的长度没有变化。然而整体肌肉-腱复合体经测算后长度增加了。因此，两种组织中长度的变化是不同的。肌肉收缩（伴随着强烈的肌电信号）是等长的。相反，肌腱和腱膜被拉伸了，张力也增加了。在摆动前期开始时，身体重量突然转移到对侧下肢，使被紧张拉伸的小腿结构放松，踝关节迅速跖屈。突然的短缩反应被确认是弹性反冲，因为运动的速率超过肌肉收缩的极限，并且没有肌电信号。这是强烈的推进功率爆发的机制，而该话题已经争论了若干年。当支撑相末期身体越过前足向前落下时，作为回应，踝关节背屈 5° 引起跟腱一系列弹性成分的张力累积,成为弹性反冲的根源。在正常步行中,"离心"肌肉活动还在胫骨前肌和股外侧肌上得到确认[16]。胫骨前肌对初始足跟着地时的反应,是强烈的收缩和高强度的肌电来保持踝关节处于中立位,然而在步态周期中第一个 6‰的时段内有一个 6°的踝跖屈运动弧度[29]。在承重反应期,同样的悖论也非常明显地发生在股四头肌[16]。在初始着地后、膝关节屈曲时,尽管股外侧肌电图显示强烈的活动,但同一块肌肉的肌束长度却并没有变化[16]。

因此,超声分析显示,"肌肉离心收缩"实际上是肌肉等长运动和肌腱拉伸的联合效应。而且,在摆动前期肌腱和肌肉突然短缩的继发性反应,其根源是支撑相末期强烈拉伸引起特征性的弹性反冲。该运动比肌肉能够收缩的速率要快且没有肌电活动。因此,肌腱和肌肉各自独立活动。只有肌腱被拉长,而肌肉维持等长收缩。

因此,向心性肌肉活动是肌肉收缩的主要模式。肌肉等长收缩的运动速率为 0,因此,代表了向心肌肉功能的一个特定阶段。超声研究已经显示,之前许多被认为是离心收缩的运动实际上是等长运动,整体长度的变化是肌腱被拉伸变长的结果[8, 16, 25, 29, 30, 33, 34, 43, 44, 50]。

肌 电 图

肌电图(EMG)是一种通过记录肌肉活动信号来间接判断肌肉功能的时程和相对强度的方法。肌肉神经运动终板受到神经刺激后,产生肌肉内电信号,从而输出力量和产生肌节收缩(图 21-5)。由于肌电信号会向肌肉以及邻近的软组织扩布,我们可以采用合适的设备进行信号采集。

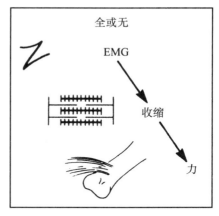

图 21-5 肌肉"全或无"的激活顺序。肌电信号、肌节收缩和力的输出。

肌肉的激活

在肌肉出现可见的收缩之前,动作电位会从运动神经元向下传送至神经肌肉接头(即神经和肌肉之间的交界处)。这时从运动神经元释放出来乙酰胆碱(一种神经递质)会穿过神经肌肉接头,与突触后肌纤维膜上的特殊受体结合,从而诱发肌纤维膜(或肌节)的快速去极化。肌节上向内返折发出的分支称作横管系统,能使动作电位在肌纤维中快速传递(2～5 m/s)[46, 49]。这种动作电位的快速传递伴随着横管系统发放信号,使得肌浆网释放钙离子信息包。钙离子是肌动蛋白微丝游离,并反复与肌浆球蛋白形成横桥,最终产生肌肉收缩[46]。肌肉纤维中的所有的肌节发生同步收缩[49],这种现象通常被称为"全或无"反应[54]。肌电图记录到的就是肌肉收缩肌纤维产生的电信号。当神经冲动停止时,钙离子被重新摄取并储存到肌浆网中,肌动蛋白和肌球蛋白停止相互作用,从而使肌肉放松。

信号的管理

EMG 信号是肌纤维启动或停止运动产生力的证据(图 21-5)。一个运动单位(MU)的 EMG 信号呈现出一种复杂的波形,因为纤维在肌肉中分布广泛,它们的激活时间存在微小的差异。正常成年人肌纤维激活时间差异大约为 20 μs[21]。然而在功能正常时不会出现单个的运动单位信号,因一个运动单位所产生的力量太小而无法引发效应(小于中等肌肉功能的 0.2%)。临床上至少需要 1% 肌肉的功能活动才能检测到肌肉收缩。通过学习才有可能获得单个主动的运动单位。

典型的运动学上的(动态的)EMG 是由一系列不同波幅和波长的、非同步的电子波(动作电位)组成的,它反映了多个运动单位的激活情况(图 21-6)。最后得到的 EMG 信号被称为干涉图样,它复合了两种机制用来增加肌肉力量——被激活的运动单位的数量增加或者是比例提高[28]。肌肉收缩的时程以及相对强度均是量化评估步态数据的要素。

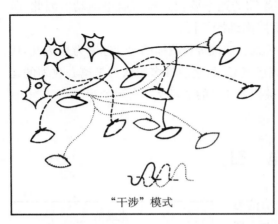

"干涉"模式

图 21-6 正常肌电图"干涉"模式图。图中有 3 个运动单位,每个运动单位控制 4 个肌纤维。下方是肌电信号互相重叠后的干涉图像。

时程

肌肉活动的周期由开始和结束收缩的时间决定。这些数据可由原始的 EMG 数据来直接进行判断。根据肉眼观察原始的 EMG 记录或由计算机分析得到的结果均可以进行判断。

确定肌肉活动开始和结束的时间点仍然依靠主观的判断。大多肌电记录有一些单个棘波或极小的短脉冲信号,从功能角度来说这些信号并没有显著意义,有经验的检查者可通过肉眼观察将它们去除。

为了进行计算机分析,笔者建立了最小强度和持续时间的标准。将徒手肌力测试最大 EMG 强度的 5% 定义为最小信号强度,这一数值大约相当于临床上 2 度的肌力(分级为差)。肌肉活动的最小持续时间标准设置为步态周期的 5% 及以上。

为了检测 EMG 时间端点判定的主观误差,笔者将有经验的评估者的评估结果与计算机分析结果进行比较。其中计算机分析的可重复性为 100%,而同样的评估者在间隔 1 周时间后选择起始点时间与 1 周前一致的比例为 51%(个体内差异),3 个有经验的评估者判断肌电活动起始点一致的比例为 23%（个体间差异）。

时间校正的量化分析

在每一次步态周期中，虽然肌肉活动的强度特征相似，但是时程存在细微的个体差异（图 21-7）。在我们将个体肌电图组合成精确的平均强度中时，需要考虑到这种时程上的差异（图 21-7）[7]。否则平均时程会比每个步态周期的时程都要长，因为它从最早的起始点开始而在最后一个停止时才结束。我们通过计算这一系列波的开始和结束时间的平均值来避免这一错误。通过校正个体的起止时间的量化值来得到相匹配平均时程，然后再计算平均值。结果即是时间校正后的平均特征（TAMP）（图 21-7，最后一行）。

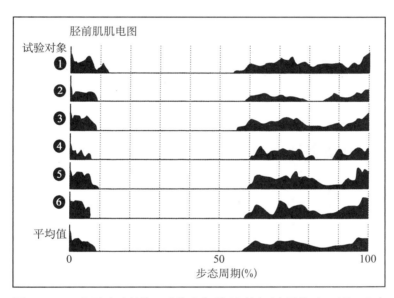

图 21-7 一组测试时间校正后的平均 EMG 特征（上图最后一行）。6 名受试者 EMG 平均值存在开始、结束时间差异及波幅特征差异。将个体时程校正到平均时程后再计算这组测试的平均波幅值。

标准化

原始肌电信号的大小代表两个变量：相应肌肉的运动单位的记录电极位置和肌肉收缩的强度。即使非常仔细，也不可能记录到两次完全相同的量化数据[15]。导致这种现象的解剖因素包括：肌纤维的体积非常小（$50~\mu m$）、肌纤维是由不同的快和慢纤维混合而成、运动单位分布广泛、纤维组织平面分隔肌纤维束和单个肌肉形状的变异等。因此，要想比较两块肌肉的强度，只有通过标准化来排除由于电极采样时个体运动单位的数量和类型差异所导致的 EMG 差异。

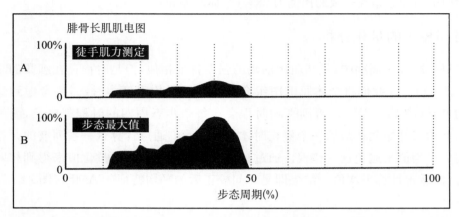

图 21-8 EMG 标准化的标准。A. 100%＝最大徒手肌力测试值(% MMT)。B. 步态周期中最大 EMG。

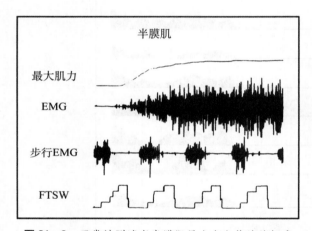

图 21-9 正常被测试者半膜肌最大自主收缩的标准化。最大肌力＝等长力矩记录；EMG＝扭矩测试时的肌肉活动；步行 EMG＝4 个步态周期的肌肉活动；FTSW＝足开关记录显示支撑相(阶梯)和摆动相(基线)。

标准化技术包括处理每个电极的功能数据,结果以实测数据与相同电极记录的参考数据相比的百分比(%)来表示。对于神经控制正常的被测试者,标准化过程最便于作为参考值的是最大的徒手肌肉测试结果的 EMG。结果用参考值百分比(即% MMT)(图 21-8A)来表示;当最强肌肉收缩是通过测力计测量的,则结果以% MVC 来表示(图 21-9)。后者更加精确,但是需花更多时间对肢体和仪器进行技术校准。这两种功能参考都可以用于鉴别不同肌肉强度的差异,因为峰值与最大肌力相关。重复"自发放电"最大值的变异大约为 10%[57]。

因为每个被测试者最大用力的差异很大,通常操作的时候使用 4 秒或 5 秒的等长收缩测试。在记录时,将 1 秒最大值的平均值作为参考值。这个时间间隔很短,可以避免肌肉疲劳,其长度又足够计算波动的平均数。一些研究者发现,次最大值(50% 最大值)作为观测目标的一致性更好,而非自发收缩的最大值($r = 0.83$,100% 最大值时 $r = 0.68$)[75, 81, 82]。这可能与一致性的目标相关。

在快速用力收缩时,短 EMG 可能比 100% 参考值还大。一份在不同条件下对波形的内部分析提示,最大电位的波幅是相同的,但在快速用力时这种峰电位的数量比持续最大力量测试时要多。这明显反映了保持持久力量所需的运动单位与瞬间爆发时激活的运动单位交替发生。

如果一个单次的不准确的收缩是相似的,该电极所有检测的 EMG 总和可以作为基线的参考值。低水平用力时得到的信号有较大变异,可能因为有更多的运动单位发生交换。这使得标准化基线的一致性不如最强收缩的一致性好。

第三种方法通常在步态分析中使用,我们所关注的 EMG 峰值与在步行中相同电极所记录的峰值(100%)进行比较。这种方法的优势可应用于所有测试条件并且非常方便[56,81,82]。缺点在于不论弱还是强,肌肉活动的峰值均定义为 100%(图 21 - 8B)。这种方法的应用受限于神经损伤后主动控制功能损害的患者,比如脑瘫、卒中或脑损伤后的痉挛性功能障碍(即无法可靠地完成最大肌肉收缩来制定标准化参考值者)[39,67]。

或者,在力量评估中无法充分的自主控制产生显著肌电信号时,标准化值的最小阈值可以用来代表肌肉最大自主收缩[58]。这个值可被用于随后行走时的标准化。在运动病理实验室,当最大主动肌肉收缩无法在 0.01 秒的间隔内产生 25 个数字单位(61 mV)信号时,我们将 25 个数字单位作为标准化值[58]。这种最小的标准化值反映了大约全部干涉图样的 20%[58]。当标准化应用于较少的数量时会出现步态过程中肌肉效应的人为夸张,使用这种方法能够预防这个现象。

笔者得出结论:标准化是进行肌肉活动比较前的一个必要步骤。进行基线数据检测时,如果被试能够配合,计算与最大力量测试相关的功能肌电图获得的数据信息量是最大的。

量化

量化的第一个步骤是数字化,即将模拟肌电信号转化为数值。Nyquist 频率规则提示,要捕获完整的数据,肌电图仪器的采样能力需要达到目标信号峰值频率的 2 倍才能避免信号损失。这就需要采样率为 2 500 Hz,如今的计算机配置很容易满足这种需求。

我们通过产生信号模式的能力来确定采样率是否合适——即获得的信号与原始的模拟信号没有差别。采样率不足的一个表现是无法再现痉挛患者原始的阵挛信号。

数字化后,我们得到的信号是将所有负向波从以基线为中心翻转为正向波后得到的校正后的全波形(图 21 - 10),从而避免在随后的处理中正向波和负向波互相抵消。

信号整合是经过数字化和校正的、适用于临床功能检测的、一个时段内肌电信号的综合。间隔时间是根据活动过程中的预期变化率来确定的。在静止状态如等长测试时,间隔时间可以长至 0.25 秒。步态分析需要更短的时间间隔来匹配关节活动速度和肌肉功能。间隔时间小于 0.01 秒(大约为正常自由步态时的 1%步态周期)时,与原始肌电图呈

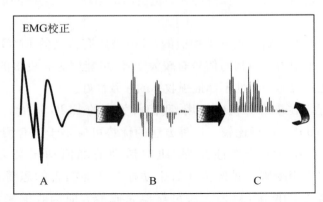

图 21 - 10 EMG 校正。A. 原始 EMG。B. 出现负向波。C. 将负向波转换为等波幅的正向波,并加入到原来的正向波中(全波校正)。

现的起止时间相关性最好。然而重复性研究表明当间隔小于 3‰时变异较小,但不能与正常步态的快速关节活动相匹配。

　　肌电图量化结果的呈现方法可以为绝对值(mV)或标准值的百分比。绝对值的测量(mV)是最方便的,但无法判别有临床意义的信息—肌肉收缩的程度(也就是相互效应)。

肌电图的解读

　　对肌力的时程和(或)强度的恰当解读可以有效判别肌肉活动在功能上的效力。肌电图检查解决临床上的许多问题。如肌肉从什么时候开始收缩? 肌肉收缩的强度怎么样? 不同肌肉活动之间如何比较? 神经控制的特征是什么? 其中,需要注意动态肌电图并不是肌力检测的直接指标。

　　在步态中,肌肉活动的时程可以用 3 个不同的参考尺度来表示。步态周期百分比是其中最简单的方法,但是指定的百分比结果不具有功能性的意义。与功能显著性的相关性最小的是支撑相和摆动相启动或停止的时间。这种技术的优点是简便,只要获得初始着地和足离地时的信号就可以。以 8 个步态周期作为 EMG 时间间期的参考基础,获得的肌肉活动数据最具有功能性意义。

　　单块肌肉的 EMG 波幅的差异代表收缩程度不同,出现额外的运动单位是因为需要更多的肌肉力量。在收缩时,我们可以看到 EMG 变得更密集、更高。在量化评估中则被转换为更大的数值(图 21 - 11)。

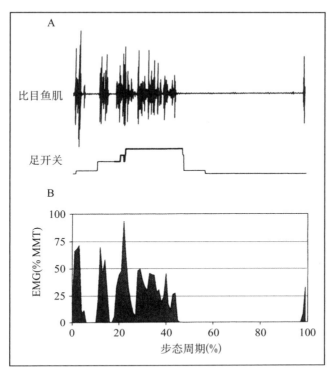

图 21-11 在步行时比目鱼肌的 EMG。A. 原始 EMG。B. 量化的 EMG。

肌肉力量

肌肉为行走和其他身体活动时保持关节稳定和进行运动提供动力。动态 EMG 可以确认在这些活动期间的肌肉活动,但不代表实际产生的力量,因为肌肉收缩还受到其他多种因素的影响。收缩的类型和速度以及由关节位置决定的肌纤维长度直接决定了肌肉纤维可以产生多大的力。此外,用于特定扭矩的肌力随着关节在各个位置时杠杆臂的不同而改变。目标肌肉参与活动的强度也受到协同肌肉活动影响。

肌肉活动的类型

肌力随着肌球蛋白-肌动蛋白偶联在肌节中的稳定性以及纤维结缔组织(FCT)张力的变化而改变。等长收缩虽然不产生动作,但是具有稳定的肌节长度和固定的纤维结缔组织张力。这种形式的肌肉活动长期以来一直是测试肌力的基本手段。偏心或加长收缩时,肌节稳定性相类似,而纤维结缔组织张力可能更大。总肌力强度为肌节和纤维组织张力的总和。有报道表明,最大偏心力的相对强度与等长收缩相等[70]或者超过 $10\% \sim 20\%$[42,74]。同心肌肉运动使肌肉缩短。肌动蛋白-肌球蛋白偶联的反复变化导致其比同样等长收缩产生的力减少约 20%[61,62,70]。肌力损失的程度随收缩速度的变化而呈非线性变化[62]。因此,

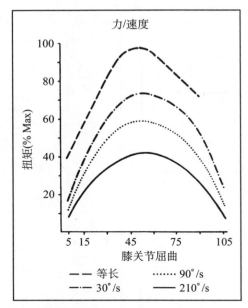

图 21-12 等长或等速伸膝时股四头肌的最大力量（等长扭矩）肌肉活动的类型。

相同的 EMG 结果代表的肌力的强度比例分别为 1∶1（等长或偏心）、1.2∶1（偏心）和 0.8∶1（同心）。

在肌肉活动时，增加运动单位参与的模式也可能发生改变。例如，第 1 背侧骨间肌开始募集时产生 15％的力，然后再继续募集增加发放频率[52, 54]。

肌肉收缩速度

肌肉收缩速度越快，同样用力时产生的力越小（图 21-12）。例如，股四头肌在等速收缩（150°/s）时的最大肌力比等长收缩（速度为 0）时下降 38％。即使力量不同，在任意速度时最大肌力的 EMG 也是相对恒定的（图 21-13）。因此，随着速度的变化，EMG 所代表的肌力也不同。

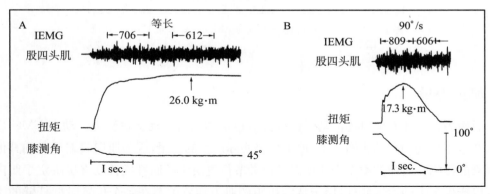

图 21-13 最大用力伸膝时的 EMG 和等长扭矩。A. 等长屈膝 45°（膝测角）。B. 等速收缩（90°～0°/s）。IEMG＝2 个间期内的整合 EMG 和 1 秒平均强度；股四头肌＝测试期间原始 EMG；扭矩＝Cybex 法检测（kg·m）。

关节位置

关节活动时肌纤维长度和骨骼杠杆位置都会发生变化。任一因素的变化都会改变肌肉扭矩。从最佳肌节长度开始缩短或延长肌肉，都会导致力的相应减小。例如，关节位置发生变化时股四头肌的力量也会发生显著改变（图 21-12）[45, 47, 49]。虽然 EMG 的强度保持不变，但在屈曲 50°和 10°时肌力下降了 50％[26]。

小结

在不同情况下,EMG 和肌力之间的比例关系会发生变化。结果是即使激活的运动单位数量不变,产生肌力的能力也会发生变化(也就是在最大肌肉收缩时的 EMG 在不同情况下实质上保持不变,F_{EMG})。以下公式表示修正后的最佳等长收缩程度:

$$F_{EMG} = F_{IM} - (K_1 C + K_2 L_M + K_3 L_T + K_4 V + K_5 H)$$

其中 F_{EMG} = 从 EMG 推断的力;F_{IM} = 等长收缩力;C、L_M、L_T、V 和 H 分别表示收缩类型、肌纤维长度、肌腱长度、收缩速度和最近的肌肉收缩历史情况。K_{1-5} 为比例常数。

这些变量的意义在于找到等长收缩过程中强度增加时的线性关系[32, 35],但是数据的斜率随着检测时关节位置变化而不同[5, 11, 51]。动态研究显示 EMG 与肌力之间的比例随着收缩速度的变化而改变[23]。当速度或肌力其中一个保持不变时,另一个变量的变化是线性关系[55, 57],也有其他报道为曲线关系[12, 77, 86]。

力电延迟是判定 EMG 和肌力之间关系的另外一个变量,也就是说,电反应是先于机械反应的。这个延迟被认为是由于动作电位跨肌肉扩布、兴奋-收缩偶联以及肌内的一系列弹性结构受到牵拉引起的[85]。Inman 等人最早发现存在 80 ms 的力电延迟[32]。近期的研究发现 EMG 和肌力输出之间的时间间隔不大于约 40 毫秒[17, 48, 68, 76, 85]。事实上,EMG 信号中一个运动单位只持续 1~3 毫秒的现象,再次明确了肌肉的力学因素是造成延迟的原因。

最后让我们来看一下协同作用。肌肉往往是成组地(协同地)而不是孤立地产生肌力(图 21 - 14),从而产生关节(扭矩或力矩)的旋转。跨关节排列的细微差异也使大多数肌肉具有不同功能,肌肉在特定活动中的参与度随着功能需求的变化而改变。因此,肌肉的协同作用使我们不可能像一些研究者所主张的那样准确地测量特定肌肉的扭矩[10]。虽然指定的代表性肌肉进行计算的方法简化了计算过程,但是没有考虑到总的肌力来源。

如今性能强大的计算机使得我们在进行肌肉效能计算时可以包括所有的校正因素[60]。当协同运动中的每块肌肉的力学值与量化的 EMG(定义相对收缩强度)相关时,我们就可以再现扭矩模式(图 21 - 15)[59]。因此,EMG 可以通过间接方式表现肌力。

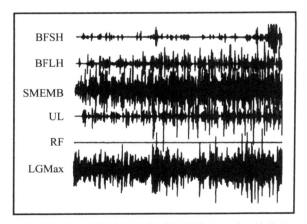

图 21 - 14 标准徒手肌力测试的协同运动。被检肌肉为臀大肌下部(LGMax)。其余的髋伸肌、股二头肌长头(BFLH)和半膜肌(SMEMB)有同步活动。股四头肌(VL)提示有大量伸肌协同运动。股二头肌短头提示其与二头肌其他头有较低的协同作用。未发现股直肌(RF)活动提示其是屈肌,未参与伸肌协同运动。

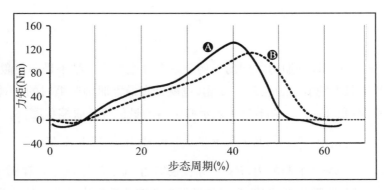

图 21－15 步态中踝关节肌肉活动和扭矩在强度与时间上的关系。A. 用量化 EMG 与力学性质(如横截面积、被动弹性等)确定踝跖屈运动。B. 扭矩(力臂×垂直方向地反力)。

病理性步态的肌电分析

步态中神经控制出现差错、肌力减退、疼痛造成的强迫体位和自主替代或畸形都会导致异常的 EMG。在某个特定的时相或整个步态周期中 EMG 的时程和强度都可能发生改变。

时程异常

在病理性步态中肌肉收缩的相对时程比正常步态显著升高[4]。EMG 时程异常可分为以下 7 类:提前、延长、连续、延迟、缩短、消失和异相(表 21－2,图 21－16)。EMG 时程的提前和延长模式提示存在额外的肌肉活动,如果它还涉及另外一个步态周期,其结果是具有功能性意义的。该现象表示目标功能受到动态性的障碍,或者对异常关节姿势的支撑。相反,EMG 的缩短、延迟或消失提示未获得预期的活动(图 21－16)。有时异常的肢体姿势会产生不必要的动作。贯穿步态周期的持续性的肌肉活动通常不是我们想要的。然而,异相 EMG 可能代表有用的代偿出现。可以通过分析 EMG 与伴随肢体运动的相关性,来区分该肌肉活动是一种阻碍还是一种适应。在分析中,除了该肌肉控制的关节,人们常常还需要考虑到相邻关节的影响。

表 21－2 肌电图时程异常

偏差	定义
提前	肌电活动开始时间较正常提前
延长	肌电活动的终止时间较正常延后
连续	90%或更长的步态周期中 EMG 不间断
延迟	肌电活动的开始时间较正常延后

（续表）

偏差	定义
缩短	EMG 提前结束
消失	没有产生足够的 EMG 波幅或持续时间
异相	摆动相或支撑相之间的时相颠倒

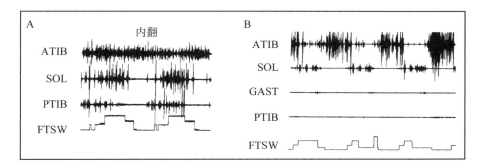

图 21 - 16　临床检测中异常 EMG 模式（时程）。A. 胫骨前肌（ATIB）持续性放电；比目鱼肌（SOL）提前放电，起始点在摆动相末期而非承重反应期；胫骨后肌（PTIB）放电时间缩短，支撑相末期活动消失；足开关（FTSW）区分每一步态周期支撑相（阶梯）和摆动相（基线）的表现。B. 胫骨前肌（ATIB）放电时间延长；比目鱼肌（SOL）放电时间提前；腓肠肌（GAST）和胫骨后肌（PTIB）未见明显活动；FTSW＝参考肢体的足开关。

　　Rancho 将正常功能时程的范围定义为与平均值相差一个标准差。虽然该标准排除了 32％的"正常"人群，但与步态运动的相关性表明，不恰当的 EMG 代表无效的肌肉活动，不应属于标准的正常功能范畴。

强度异常

　　病理性的功能状态主要表现为过强、减弱或消失。正常范围是平均值加减一个标准差（表 21 - 3，图 21 - 17），过度活动难以通过肉眼来识别。评估者必须将得到的 EMG 波幅与肌肉测试值结合起来详细分析。EMG 减弱的表现则要更明显一点。在痉挛患者中的肌阵挛和下运动神经元疾病中的运动单位的放大，功能异常也可能使 EMG 的形态发生改变。

表 21 - 3　相对强度异常

类型	定义
过强	EMG 强度较正常大
减弱	EMG 强度较正常小
消失	未发现有功能性意义的 EMG 波段

　　从技术上来说，最简单的检测方法是在整个肌肉活动期间的平均强度。然而，这可能会忽略在肌肉活动周期中某一部分重要的功能变化。由于在步态周期中功能需求也在发

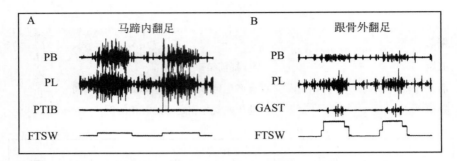

图 21-17 异常 EMG 形态（强度）。A. 腓骨短肌（PB）和腓骨长肌（PL）反应过度，运动单位活动波幅、密度大于正常需要；胫骨后肌（PTIB）活动消失。腓骨长肌（PL）持续性活动提示低水平肌肉收缩，支撑相 EMG 肌肉收缩虽过强但在适当范围；摆动相出现异相波，强度虽更小但具有功能性意义。足开关（FTSW）示第 5 跖骨起主要支撑作用。B. 腓肠肌（GAST）EMG 信号强度减弱和开始延迟。除支撑相中期的一个提早发放波，EMG 波幅不足以提供踝关节有效的动态支撑。腓骨短肌（PB）和腓骨长肌（PL）表现为支撑相提前出现阶段性支撑相活动和摆动相阵挛波。足开关（FTSW）示全足着地（H-5-1）为主。

生持续变化，因此按照周期中各个相位分别进行肌力强度的评估具有更显著的临床意义。相关的 EMG 可以判断该时刻肌肉活动的时机和强度是否适当。我们还需要比较相位内波幅的快速变化或者峰值的差异。即使在很小的肌肉活动中，我们也可以通过连续的 EMG 来辨别其中显著的强度变化。对细节的进一步研究有助于我们了解患者的稳定性和灵活性。EMG 强度是否有意义，取决于出现的运动是否与时程异常的原因一致。

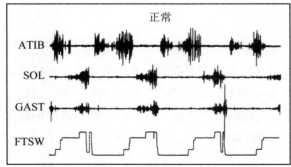

图 21-18 选择性控制。强度和时程均与功能需求相匹配。胫骨前肌（ATIB）较强活动之间有两个间歇期：摆动相早期抬足，摆动相末期或承重反应期控制足跟轴。比目鱼肌（SOL）和腓肠肌（GAST）收缩控制胫骨。支撑相中期的低幅 EMG 提示此时踝关节轴控制对肌力的需求较低。支撑相末期波幅显著增加与足跟抬起的支撑有关（前足轴的控制需求高）。足开关（FTSW）显示正常的顺序：一个长的支撑相中期（第三阶梯，H-5-1）间隔后足跟抬起（最高的阶梯，5-1）。

运动控制的变异

选择性控制表现为与时间和强度需求相应的 EMG 反应。EMG 的相对强度随着扭矩需求变大而增加，也随着需求减少而减弱（图 21-18）。这在 EMG 中可以表现为斜坡样上升或不同波幅之间的阶梯状变化。正常支撑相肌肉收缩的停止常常是突然的，而摆动相活动停止时往往是斜坡样下降的。这种对功能需求的特异性变化导致每块肌肉都具有其特定的时程和强度。

在较大肌群的原始控制模式中，支撑相主要的伸肌群表现为同时启动和终止,而在摆动相时,屈肌群表现出类似的协同性(图 21 - 19)。由于对局部需求的敏感性降低,每块肌肉的 EMG 在活动期间的强度变化相对统一,但是每块肌肉的 EMG 波幅基本是不同的。

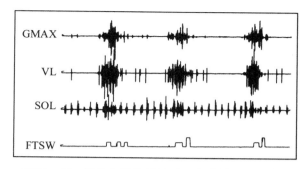

图 21 - 19　原始伸肌协同运动。密集的 EMG 波段提示同步控制 3 块肌肉:臀大肌(GMAS)伸髋,四头肌(VL)伸膝,比目鱼肌(SOL)踝跖屈。摆动相中比目鱼肌(SOL)出现痉挛(阵挛节律)。足开关(FTSW)提示第 5 跖骨不稳的支撑相。

高牵张反射反应的肌肉(有时称为痉挛)受到快速牵拉时,原来保持不变的肌肉强度突然发生变化。体重、拮抗肌的作用或相位转换可能是刺激因素。结果导致在支撑相时起作用的肌肉在进入摆动相时出现痉挛,反之亦然(图 21 - 19)。EMG 形态会随着牵拉速度的变化而改变。慢牵拉会诱发持续性的、波幅一致的 EMG 信号,快速牵拉则会诱发一连串节律性波(阵挛)。阵挛波的波幅会随着痉挛反应的减轻而减小。虽然严格来说慢速的持续性反应应该称之为僵直,而快速反应才是真正意义上的痉挛,但是我们常常将这两种反应都称为痉挛。当痉挛和主动的肌肉活动信号同时发生时,EMG 形态可能会非常不规则。

肌 电 图 仪

EMG 记录主要受两个因素影响:①肌肉活动的强度。②肌电图设备的质量。影响 EMG 结果的技术因素主要包括电极的类型以及 EMG 的处理(信号放大、过滤以及传递)。此外,采用恰当的数据处理和呈现方法才能使结果更易于解读。目前的计算机已经能够帮助我们很好地记录和处理 EMG。

电极

有 3 种类型的电极能够记录肌肉局部和周围软组织的肌电信号:针电极、表面电极和细丝电极。在步态分析研究中,针电极在安全性和舒适性上较差,常用的是表面电极和细丝电极。这两种电极的区别在于对操作者的技能水平要求不同,以及判别肌肉活动模式的特异性不同。

表面电极

表面电极的主要优点是方便、舒适。它对操作的要求不高,任何感兴趣的研究者都可以使用。只要找到目标肌肉的位置，将一对表面电极贴于肌肉表面的皮肤即可（图 21 - 20）[9, 18, 63]。

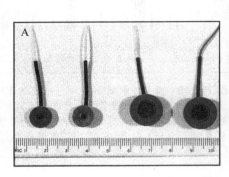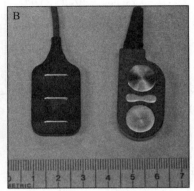

图 21 - 20　表面电极。A. 被动式电极。B. 主动式电极。

但表面电极有两个明显的缺点：第一，无法将邻近肌肉的肌电信号分离出来。这在记录深部肌肉的肌电活动时常常出现困难，浅表肌肉会对深部肌肉肌电的记录产生影响。例如：表面电极无法记录到胫骨后肌的肌电活动，因为它的浅面有比目鱼肌覆盖。第二，皮下脂肪组织的厚度会影响肌电信号传递到肌肉表面，因此影响到肌电信号记录的准确性。

目前临床中常用的有两种表面电极：主动式以及被动式（图 21 - 20A）。被动式表面电极是成对略凹陷纽扣样感受器，材料一般为银电极或氯化银电极，大小从 7～20 mm 不等。氯化银电极通过减小极性使电极与皮肤接触较稳定[27]，中央的帽形设计含有盐水凝胶，可以更好地传递肌电信号[19]。通过远距离的大型接地板实现接地。

每一个被动式表面电极都是独立的传感器，因此可以根据特定肌肉的结构以及所需要传导的体量来设计电极之间的距离。将一对小电极紧靠放置能够最好地定位目标肌肉的信号。检查者可以自己设定电极之间的距离[9]。相距较远的一对大电极能够采集更多的信号，但是同时也会放大噪声。

主动式表面电极内置有信号放大器和集成电路，能够提供最佳阻抗（图 21 - 20B）。主动式表面电极可以在电极片的位置提供前置放大的信号，这样和 EMG 信号比可以显著减少噪声的相对量。由于电极所有组件包括接地都是一体化设计，因此使用十分方便[9]。检查时不需要使用凝胶或备皮[1]。部分患者需要去除局部毛发以便于电极片的传感器与皮肤紧密相贴。

细丝电极

细丝电极最大的优点是特异性较强。可以直接记录靶肌肉的电信号，并将靶肌肉的信号与邻近肌肉分离（图 21 - 21）。细丝电极的缺点是需要通过皮下穿刺针引导刺入皮肤,才能将电极放置于靶肌肉中。只有培训合格的临床医生才能进行操作。

常用的细丝电极是一对由尼龙(或聚四氟乙烯)包裹的镍铬合金线丝(直径为50 μm)。直径25 μm的电极柔韧性更好、产生的张力更小。每个细丝电极的末端都弯曲为钩状,需将头端裸露的2 mm部分错开以避免短路[38]。为了便于消毒,这些组件都被封装在一起,避免电极丝在取出时互相缠绕。

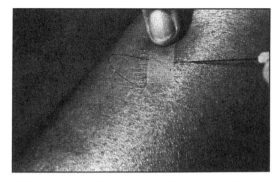

图21-21 细丝电极。皮肤进针部位和减张环的图示。

被认为较好的方法是Basmajian等报道的将两根电极丝用一枚25号皮下针头进行埋置[2]。固定皮肤后快速将细丝插入靶肌肉中。在移除针头后对靶肌肉进行电刺激,观察、触诊相应肌肉或者肌腱张力来判断电极位置是否准确。

肢体的运动可能使电极移位,大多数移位发生在插入电极的时候,可以通过摄片来判断[35]。通过被动活动肢体或者让患者用力收缩肌肉能够早期确保电极丝的固定。为了避免牵拉电极,在电极出皮肤后将它绕成一个3 cm的环。现在电极移位已经不再经常发生了。如果没有得到预期的肌电信号,在测试间期进行检测确认肌肉信号丢失后,需要放置第二套电极。如果放置电极的位置出现疼痛,可以轻微拖拽电极将它重新调整到一个更舒适的位置。如果仍然不能缓解疼痛,则需要重新放置电极,因为疼痛会阻碍正常功能。穿刺部位轻微出血是局部不适的主要原因[36]。在步态测试后,需快速松开和拔除电极。在拔除过程中患者需要充分放松肌肉,以避免肌肉收缩对电极丝取出的影响。

采用运动单位葡萄糖消耗的方法研究单独的肌纤维,结果提示肌肉中运动单位广泛弥散,邻近的肌纤维来自不同的运动单位[14]。在猫的腓肠肌中,运动单位分布范围覆盖了1/3肌肉的容量(图21-22)[14]。胫骨前肌中运动单位占据12%的肌肉横断面[13]。肱二头肌中同一运动单位的肌纤维之间距离为0.5~6 mm[71]。一个运动单位可能与50个或更多的运动单位接触。这些数据证实了我们的临床经验:尽管细丝电极与肌肉的接触面积较小,但不会丢失肌电信号。

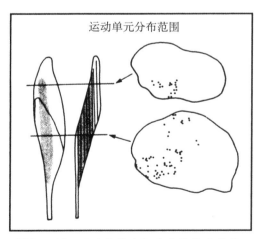

运动单元分布范围

图21-22 运动单位在肌肉中的散布情况。灰色区域代表运动单位的分布。横截面提示运动单位的肌纤维分布(引自Burke RE, Levine DN, Saloman M, Tsairis P, MUs in cat soleus muscle:physiological, histochemical and morphological characteristics. J Physiol. 1974; 238:503-514)。

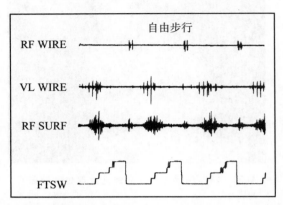

图 21 - 23 步态记录中 EMG 串扰。股直肌表面电极(RF SURF)和股直肌细丝电极(RF WIRE)以及股外侧肌细丝电极(VL WIRE)相应的 2 个活动间隔。足开关(FTSW)显示正常的足部支撑顺序。

电极的灵敏度

肌电信号通过组织扩散是一种正常现象[18, 19, 40, 41, 66]，信号可以进入邻近的肌肉和皮肤表面。在通过软组织的过程中肌电信号的频率逐步降低，因为这些软组织起了低通滤波器的作用，能够减少高频信号。因为肌肉是协同运动的，所以来源于不同肌肉的肌电信号虽然强度不同，但能够到达相同的皮肤表面。因此表面电极记录的肌电信号不只是来源于指定肌肉的(图 21 - 23)。这就是肌电信号的"串扰"[15, 19, 73]。

"串扰现象"

EMG 的频谱可用于区分邻近肌肉的肌电信号(图 21 - 24)。这意味着细丝电极和表面电极记录到的 EMG 频谱是不同的。

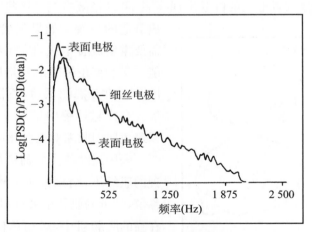

图 21 - 24 细丝电极和表面电极记录肌电信号的功率谱。垂直方向的对数刻度表示肌电信号强度，水平方向表示信号频率。

细丝电极采集信号的频率范围是 10~1 000 Hz(平均 350 Hz)，而表面电极采集信号的范围是 10~350 Hz(平均 50 Hz)。这两种电极方式，采集信号峰值约为 100 Hz。细丝电极可以通过高通滤波器将邻近肌肉的低频信号进行过滤。

有研究同时采用细丝电极和表面电极记录邻近肌肉的信号，提示表面电极记录到的肌电信号受到邻近肌肉信号的干扰[19, 40, 41, 66, 73]。通过对踝跖屈肌群电信号(腓肠肌、比目鱼肌和胫骨后肌)分析对比不同电极片的灵敏度,发现不同电极片记录到的肌电信号有显著差别[66]。图21-25为将表面电极以及线圈电极记录到的每块肌肉的肌电信号强度与3块肌肉标准测试结果进行对比。单足站立、足跟抬起、膝关节屈曲用于测试比目鱼肌,单足站立、足跟抬起、膝关节伸直用于测试腓肠肌,胫骨后肌测试的方法是检查者用手抵抗足和踝关节的内翻、跖屈。

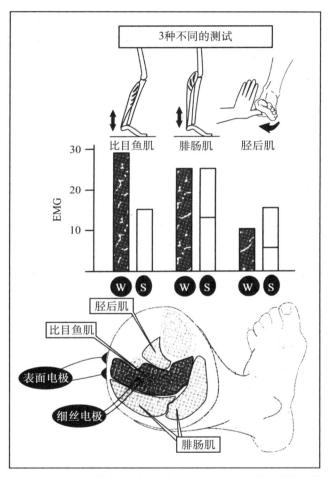

图 21-25　对3块肌肉测试时记录比目鱼肌表面电极"串扰现象"。第一排:3块肌肉测试分别为比目鱼肌＝屈膝抬足跟,腓肠肌＝伸膝抬足根,胫骨后肌＝抗阻力内翻。第二排:量化肌电图数据。W＝细丝电极,S＝表面电极。比目鱼肌测试中,细丝电极记录的EMG最大,表面电极记录的EMG是其1/2。评估腓肠肌时,细丝电极EMG和表面电极EMG记录的信号相等(灰条表示表面电极记录的超过表面-细丝电极正常比例部分的EMG)。胫骨后肌测试中,表面EMG记录结果高于细丝EMG(灰条＝串扰)。最底排:解剖示意图示所检肌肉在横断面上的关系及电极位置(细丝电极和表面电极)。

实验数据显示所有 3 块肌肉参与了全部测试(图 21－25)[66]。测试过程中比目鱼肌产生的肌电信号是 3 块肌肉中最高的。细丝电极记录的肌电信号幅度是表面电极的 2 倍。腓肠肌测试过程中细丝电极和表面电极记录到同样幅度的肌电信号,胫骨后肌测试时表面电极比细丝电极记录到更多的肌电信号。

这些发现确认了一些重要的结果[66]。比目鱼肌是踝跖屈的主要肌肉。在 2 种抬起足跟的测试中(屈膝或伸膝),比目鱼肌都有强收缩,但屈膝时腓肠肌收缩明显下降。甚至在胫骨后肌测试过中,比目鱼肌也起了重要作用。得出结论是细丝电极能够反映 3 块肌肉的相对活动强度,而表面电极存在较多的干扰。

另外有 2 个关于"串扰"的研究,采用电刺激来记录 EMG 扩布的情况。刺激胫骨前肌时,在腓骨短肌和比目鱼肌可以用表面电极记录到从胫骨前肌发出的 EMG 电位,其强度可以达到原收缩强度的 16%[19]。

刺激由股神经支配的股四头肌时,也在大腿记录到"串扰现象"[40]。我们在外侧和内侧腘绳肌记录到由股四头肌发出的信号。单向强度的差异分别是最大收缩强度的 17% 和 11%,双向强度的差异下降到 7% 和 4%。

表面电极和细丝电极选择的不同使两者的应用也不相同。表面电极主要用于记录肌群的电信号,记录的部位没有大量的皮下脂肪。同样,使用表面电极时需要识别出拮抗肌的活动带来的"串扰",这时的 EMG 一般会伴有中等或较低的拮抗肌 EMG(10%～15%)。这种"串扰"使肌肉收缩开始和停止的时间点不容易辨认。同样,表面电极系统未出现"串扰现象"时可能意味着存在共同收缩。

当我们在临床或科研中需要知道单一肌肉的准确肌电信号时,要采用细丝电极记录[18, 19, 66]。当需要排除邻近肌肉的影响,对功能异常进行精确判断时,应该选择细丝电极。

放大器和信号滤波

肌电图信号很小(300～5 mV),不经放大难以进行直接解读。当信号放大 1 000 倍时,细丝电极数据仍然清晰且稳定。通常来说,表面电极数据需要再放大 2～3 倍。放大过程需要使用高共模抑制比(80 db 或更高)的差分放大器。这一类型的放大器可以减少来自电线等常见来源的信号干扰。输入阻抗要高——至少 1 MΩ 以充分检出低水平放电信号。

选择放大器时必须考虑信号的频率范围。肌电信号的基本频谱范围为 10～1 000 Hz。目前已经识别出更高频率的信号,但这些频率在频谱中只占不到 0.01%[64]。为了保留信号的质量和数量,选择的放大器具有的频率带宽必须覆盖使用的电极系统中获得的肌电信号的频率范围。对细丝电极来说,1 000 的频响高值已经足够(因为 90% 的能力低于700 Hz)。对表面肌电图来说,放大器的带宽最高值应为 350 Hz。对两个电极系统来说,放大器的频响的低值可以是 10 Hz,但是肌肉收缩导致的组织移位和地板影响可能产生

10～15 Hz 甚至 25 Hz 的信号。可通过将频响的最低值限制为 40 Hz 排除这些伪差[1]。陷波滤波器可排除来自环境的 60 Hz 的噪声（如光、马达声等）。

对于细丝电极，Rancho 系统使用 150～1 000 Hz 带宽来排除邻近肌肉的"串扰"信号。这个系统的设计可去除表面 EMG 信号，因为它比较弥散，这样使得细丝电极记录靶肌肉信号有较高的特异性。Rancho 系统使用的表面电极带宽为 40～1 000 Hz。

基线不平整可能提示 EMG 系统需要检修。通过肉眼观察，不平整的基线可通过有意识地排除错误信号进行部分纠正。采用自动分析仍然可能包含噪声，这些噪声是低水平肌肉活动所带来的，在处理之前进行滤波才可以去除这些噪声。如果所有通道爆发同步信号，通常意味着是电子噪声，它是遥测系统的信号在传递中丢失所造成的。在数据量化或分析前，需要排除这些电子噪声。噪声的另一来源包括连接或插头发生松动。可轻轻摆动连接线和晃动记录器组件，如果再次出现异常信号即可确认这些是噪声。此外，表面电极必须牢固地固定在肌肉表面[69]。如果没有牢固固定，肌肉收缩过程中，表面电极会出现振动。这种情况会导致皮肤与电极的一部分之间的接触断开，导致信号噪声。使用压力性绑带再加上胶带可将传感器有效地固定在下肢肌肉上。

肌电信号通过电缆或遥测从受试者传输到记录器。小电缆线是最简单的，但是已有研究证明拖着线行走会减慢患者的行走速度[83]。研究认为，遥测是最理想的系统，因为让受试者完全自由活动，但是维护要求提高，从而限制了遥测系统的推广。遥测传输使用的频率需要与该区域使用的广播频率不同。由于建筑内使用的一些通信设备使用相似的频率范围，当在相同通道传输时，存在噪声干扰的可能。

分析系统

目前有许多可以买到的计算机软件包能够在数据收集期间实时监测 EMG 数据。收集好数据后，步行过程中记录到的数据，根据软件要求可以标准化为最大自主收缩或最大 EMG。此外，一些软件包允许操作者根据足开关或动态数据定义步态周期事件，将 EMG 活动与步态周期进行关联。许多实验室也自行开发了应用软件自动对 EMG 数据进行处理。

由于动态 EMG 记录过程中不可避免会产生噪声（邻近的灯光和马达等环境影响以及组织移动产生的噪声），因此自动处理 EMG 时需要十分仔细。尽管可以使用自动化方法来过滤噪声（如带通滤波器、陷波），将信号上传到自动处理程序之前，仍然需要经过培训的人员检查 EMG 信号的完整性。

结　　论

动态肌电图为我们提供了一种判别运动异常步态原因的方法。肌肉活动时程和运动强度的变化可以是异常的原因（如踝跖屈肌和内翻肌的过强活动导致的马蹄内翻足）。除此之外，这些异常反应可能是为了适应其他损害的一种补偿机制（如由于存在膝关节屈曲挛缩，膝关节无法完全伸直，站立时下肢肌群通过延长活动时间来稳定膝关节）。EMG 记录可用于指导临床治疗（如增强肌力、拉伸等）和手术干预（如肌肉转移和松解手术等）。细丝电极肌电图和表面肌电图的选择取决于所需要解决的临床或科研问题，以及技术人员是否具备相应的技能。

- -

◇ 参 ◇ 考 ◇ 文 ◇ 献 ◇

1. Basmajian JV, Deluca CJ. *Muscles Alive: Their Functions Revealed by Electromyography.* 5th ed. Baltimore, MD: Williams &. Wilkins; 1985.
2. Basmajian JV, Stecko GA. A new bipolar indwelling electrode for electromyography. *J Appl Physiol.* 1962; 17:849.
3. Beasley WC. Quantitative muscle testing: principles and applications to research and clinical services. *Arch Phys Med Rehabil.* 1961;42:398 – 425.
4. Bekey GA, Chang C, Perry J, Hoffer MM. Pattern recognition of multiple EMG signals applied to the description of human gait. *Proceedings of IEEE.* 1977;65(5):674 – 681.
5. Bigland B, Lippold OCJ. Motor unit activity in the voluntary contraction of human muscle. *J Physiol.* 1954; 125(2):322 – 335.
6. Bogey RA, Barnes LA, Perry J. Computer algorithms to characterize individual subject EMG profiles during gait. *Arch Phys Med Rehabil.* 1992;73:835 – 841.
7. Bogey RA, Barnes LA, Perry J. A computer algorithm for defining the group electromyographic profile from individual gait profiles. *Arch Phys Med Rehabil.* 1993;74(3):286 – 291.
8. Bojsen-Moller J, Hansen P, Aagaard P, Svantesson U, Kjaer M, Magnusson SP. Differential displacement of the human soleus and medial gastrocnemius aponeuroses during isometric plantar flexor contractions in vivo. *J Appl Physiol.* 2004;97(5):1908 – 1914.
9. Bontrager EL. Section two: instrumented gait analysis systems. In: DeLisa JA, ed. *Gait Analysis in the Science of Rehabilitation.* Washington, DC: Department of Veterans Affairs; 1998:11 – 32.
10. Bouisset S. EMG and muscle force in normal motor activities. *New Developments in Electromyography and Clinical Neurophysiology.* 1973;1:547 – 583.
11. Bouisset S, Goubel F. Integrated electromyographical activity and muscle work. *J Appl Physiol.* 1973;35(5): 695 – 702.
12. Bouisset S, Matson MS. Quantitative relationship between surface EMG and intramuscular electromyographic activity in voluntary movement. *Am J Phys Med.* 1972;51:285 – 295.
13. Brandstater MF, Lambert EH. Motor unit anatomy: type and spatial arrangement of muscle fibres. In: Desmedt JE, ed. *New Developments in Electromyography and Clinical Neurophysiology.* Karger, Basel: 1973:14 – 22.
14. Burke RE, Tsairis P. Anatomy and innervation ratios in motor units of cat gastrocnemius. *J Physiol.* 1973;234: 749 – 765.
15. Campanini I, Merlo A, Degola P, Merletti R, Vezzosi G, Farina D. Effect of electrode location on EMG signal envelope in leg muscles during gait. *J Electromyogr Kinesiol.* 2007;17(4):515 – 526.
16. Chleboun G, Busic A, Graham K, Stuckey H. Fascicle length change of the human tibialis anterior and vastus lateralis during walking. *J Orthop Sports Phys Ther.* 2007;37(7):372 – 379.
17. Corcos DM, Gottlieb GL, Latash ML, Almeida GL, Agarwal GC. Electromechanical delay: an experimental artifact. *J Electromyogr Kinesiol.* 1992;2:59 – 68.
18. De Luca C. The use of surface electromyography in biomechanics. *J Appl Biomech.* 1997;13:135 – 163.
19. De Luca C, Merletti R. Surface myoelectric signal cross-talk among muscles of the leg. *Electroencephalography Clin Neurophysiol.* 1988;69:568 – 575.
20. DiFabio RP. Reliability of computerized surface electromyography for determining the onset of muscle activity.

Phys Ther. 1987;67(1):43 - 48.

21. Ekstedt J. Human single muscle fiber action potentials. *Acta Physiol Scand*. 1964;61(Supplement 226):1 - 96.

22. Feinstein B, Linderad B, Nyman E, Wholfart G. Morphological studies of motor units in normal human muscles. *Acta Anatomica*. 1955;23:127 - 142.

23. Fenn WO, Marsh BS. Muscular force at different speeds of shortening. *J Physiol*. 1935;85:277 - 297.

24. Fridén J, Lieber R. Structural and mechanical basis of exercise-induced muscle injury. *Med Sci Sports Exerc*. 1992;24:521 - 530.

25. Fukunaga T, Kubo K, Kawakami Y, Fukashiro S, Kanehisa H, Maganaris C. In vivo behavior of human muscle tendon during walking. *Proc R Soc Lond B*. 2001;268:229 - 233.

26. Haffajee D, Moritz U, Svantesson G. Isometric knee extension strength as a function of joint angle, muscle length and motor unit activity. *Acta Orthop Scand*. 1972;43:138 - 147.

27. Hary D, Bekey GA, Antonelli DJ. Circuit models and simulation analysis of electromyographic signal sources—I: the impedance of EMG electrodes. *IEEE Transaction on Biomedical Engineering*. 1987;BME-34:91 - 97.

28. Henneman E, Somjen G, Carpenter DO. Functional significance of cell size in spinal motoneurons. *J Neurophysiol*. 1965;28:560 - 580.

29. Hiblar T, Bolson E, Hubka M, Sheehan F, Kushmerick M. Three dimensional ultrasound analysis of fascicle orientation in human tibialis anterior muscle enables analysis of macroscopic torque at the cellular level. *Adv Exp Med Biol*. 2003;538:635 - 644.

30. Hof AL. In vivo measurement of the series elasticity release curve of human triceps surae muscle. *J Biomech*. 1998;31(9):793 - 800.

31. Hoy MG, Zajac FE, Gordon ME. A musculoskeletal model of the human lower extremity: the effect of muscle, tendon, and moment arm on the moment-angle relationship of musculotendon actuators at the hip, knee, and ankle. *J Biomech*. 1990;23 (2):157 - 169.

32. Inman VT, Ralston HJ, Saunders JBdCM, Feinstein B, Wright EW, Jr. Relation of human electromyogram to muscular tension. *Electromyogr Clin Neurol*. 1952;4:187 - 194.

33. Ishikawa M, Komi PV, Grey MJ, Lepola V, Bruggemann G-P. Muscle-tendon interaction and elastic energy usage in human walking. *J Appl Physiol*. 2005;99(2):603 - 608.

34. Ishikawa M, Niemela E, Komi P. Interaction between fascicles and short-contact stretch-shortening cycle exercise with varying eccentric intensities. *J Appl Physiol*. 2005;99(1):217 - 223.

35. Jonsson B, Komi V. Reproducibility problems when using wire electrodes in electromyographic kinesiology. In: Desmedt JE, ed. *New Developments in Electromyography and Clinical Neurophysiology*. Jyvaskyla: Karger Basel. ; 1973:540 - 546.

36. Jonsson B, Omfeldt M, Rundgren A. Discomfort from the use of wire electrodes for electromyography. *Electromyography*. 1968;VIII:5 - 17.

37. Kadaba MP, Wootten ME, Gainey J, Cochran GV. Repeatability of phasic muscle activity: performance of surface and intramuscular wire electrodes in gait analysis. *J Orthop Res*. 1985;3(3):350 - 359.

38. Kerrigan DC, Meister M, Ribaudo TA. A modified technique for preparing disposable fine-wire electrodes. *Am J Phys Med Rehabil*. 1997;76:107 - 108.

39. Knutsson E, Richards C. Different types of disturbed motor control in gait of hemiparetic patients. *Brain Inj*. 1979;102(2):405 - 430.

40. Koh TJ, Grabiner MD. Cross-talk in surface electromyograms of human hamstring muscles. *J Orthop Res*. 1992; 10(5):701 - 709.

41. Koh TJ, Grabiner MD. Evaluation of methods to minimize cross-talk in surface electromyography. *J Biomech*. 1993;26(Suppl 1):151 - 157.

42. Komi PV. Measurement of the force-velocity relationship in human muscle under concentric and eccentric contractions. In:Cerquiglini S, ed. *Biomechanics III*. Basel, Switzerland:Karger; 1973:224 - 229.

43. Kurokawa S, Fukunaga T, Nagano A, Fukashiro S. Interaction between fascicles and tendinous structures during counter movement jumping investigated in vivo. *J Appl Physiol*. 2003;95(6):2306 - 2314.

44. Lichtwark G, Bougoulias K, Wilson A. Muscle fascicle and series elastic element length changes along the length of the human gastrocnemius during walking and running. *J Biomech*. 2007;40(1):157 - 164.

45. Lieb FJ, Perry J. Quadriceps function, an electromyographic study under isometric conditions. *J Bone Joint Surg*. 1971;53A:749 - 758.

46. Lieber R. *Skeletal Muscle Structure, Function, & Plasticity:The Physiological Basis of Rehabilitation*. 2nd ed. New York, NY:Lippincott Williams & Wilkins; 2002.

47. Lindahl O, Movin A, Ringqvist I. Knee extension; measurement of the isometric force in different positions of the knee joint. *Acta Orthop Scand*. 1969;40;79 – 85.

48. Long C. *Normal and Abnormal Motor Control in the Upper Extremities*. Cleveland, OH; Case Western Reserve University; 1970.

49. Ludin HP. *Electromyography in Practice*. New York, NY; Thieme-Stratton, Inc; 1980.

50. Maganaris CN, Paul JP. Tensile properties of the in vivo human gastrocnemius tendon. *J Biomech*. 2002;35(12); 1639 – 1646.

51. Metral S, Lemaire C, Monod H. Force-length-integrated EMG relationships for sub-maximal isometric contractions. In; Herberts P, Kadefors R, Magnusson R, Peterson I, eds. *The Control of Upper-Extremity Prostheses and Orthoses*. Springfield, IL; Charles C. Thomas; 1974;13 – 22.

52. Milner-Brown HS, Stein RB. Changes in firing rate of human motor units during linearly changing voluntary contractions. *J Physiol*. 1973;230;371 – 390.

53. Milner-Brown HS, Stein RB. The relation between the surface electromyogram and muscular force. *J Physiol*. 1975;246;549 – 569.

54. Milner-Brown HS, Stein RB, Yemm R. The contractile properties of human motor units during voluntary isometric contractions. *J Physiol*. 1973;228;285 – 306.

55. Milner-Brown HS, Stein RB, Yemm R. The orderly recruitment of human motor units during voluntary isometric contractions. *J Physiol*. 1973;230;359 – 370.

56. Milner M, Basmajian V, Quanbury AO. Multifactorial analysis of walking by electromyography and computer. *Am J Phys Med*. 1971;50(5);235 – 258.

57. Mohamed OS. Relation Between Myoelectric Activity, Muscle Length, and Torque of the Hamstring Muscles. Los Angeles; Doctoral Dissertation, University of Southern California; 1989.

58. Mulroy S, Gronley J, Weiss W, Newsam C, Perry J. Use of cluster analysis for gait pattern classification of patients in the early and late recovery phases following stroke. *Gait Posture*. 2003;18(1);114 – 125.

59. Mulroy SJ, Perry J, Gronley JK. A comparison of clinical tests for ankle plantar flexion strength. *Trans Orthop Res Soc*. 1991;16;667.

60. Neptune RR, Burnfield JM, Mulroy SJ. The neuromuscular demands of toe walking; a forward dynamics simulation analysis. *J Biomech*. 2007;40(6);1293 – 1300.

61. Osternig LR. Optimal isokinetic loads and velocities producing muscular power in human subjects. *Arch Phys Med Rehabil*. 1975;56;152 – 155.

62. Osternig LR, Hamill J, Corcos DM, Lander J. Electromyographic patterns accompanying isokinetic exercise under varying speed and sequencing conditions. *Am J Phys Med*. 1984;63(6);289 – 297.

63. Perry J. The contribution of dynamic electromyography to gait analysis. In; DeLisa JA, ed. *Gait Analysis in the Science of Rehabilitation*. Washington, DC; Department of Veterans Affairs; 1998;33 – 48.

64. Perry J, Antonelli D, Bekey GA, Hary D, Zeman B. *Development and Evaluation of a Reference EMG Signal Acquisition System; Final Project Report (NIH Grant RO1 GM 26395)*. Downey, CA; Pathokinesiology Laboratory, Rancho Los Amigos Hospital; 1982.

65. Perry J, Bontrager EL, Bogey RA, Gronley JK, Barnes LA. The Rancho EMG Analyzer; a computerized system for gait analysis. *Journal of Biomedical Engineering*. 1993;15;487 – 496.

66. Perry J, Easterday CS, Antonelli DJ. Surface versus intramuscular electrodes for electromyography of superficial and deep muscles. *Phys Ther*. 1981;61;7 – 15.

67. Perry J, Hoffer MM, Giovan P, Antonelli D, Greenberg R. Gait analysis of the triceps surae in cerebral palsy. *J Bone Joint Surg*. 1974;56A;511 – 520.

68. Ralston HJ, Todd FN, Inman VT. Comparison of electrical activity and duration of tension in the human rectus femoris muscle. *Electromyogr Clin Neurol*. 1976;16;277 – 286.

69. Roy S, De Luca G, Cheng M, Johansson A, Gilmore L, De Luca CJ. Electro-mechanical stability of surface EMG sensors. *Med Biol Eng Comput*. 2007;45(5);447 – 457.

70. Smidt GL. Biomechanical analysis of knee flexion and extension. *J Biomech*. 1973;6(1);79 – 92.

71. Stalberg E, Schwartz MS, Thiele B, Schiller HH. The normal motor unit in man. *Journal of Neurological Sciences*. 1976;27;291 – 301.

72. Sutherland DH. The evolution of clinical gait analysis part 1; kinesiological EMG. *Gait Posture*. 2001;14;61 – 70.

73. van Vugt J, van Dijk J. A convenient method to reduce cross-talk in surface EMG. Cobb award-winning article, 2001. *Clin Neurophysiol*. 2001;112(4);583 – 592.

74. Vandervoort AA, Kramer JF, Wharram ER. Eccentric knee strength of elderly females. *Journal of Gerontology*.

1990;45(4):B125 - B128.

75. Viitasalo JT, Komi PV. Signal characteristics of EMG with special reference to reproducibility of measurements. *Acta Physiol Scand*. 1975;93:531 - 539.

76. Viitasalo JT, Komi PV. Interrelationships between electromyographic, mechanical, muscle structure and reflex time measurements in man. *Acta Physiol Scand*. 1981;111:97 - 103.

77. Vredenbregt J, Rau G. Surface electromyography in relation to force, muscle length and endurance. In: Desmedt JE, ed. *Electromyography and Clinical Neurophysiology*. Basal, Switzerland: Karger; 1973:607 - 622.

78. Wickiewicz TL, Roy RR, Powell PL, Edgerton VR. Muscle architecture of the human lower limb. *Clin Orthop*. 1983;179:275 - 283.

79. Winter DA. Pathologic gait diagnosis with computer-averaged electromyographic profiles. *Arch Phys Med Rehabil*. 1984;65:393 - 398.

80. Winter DA, Yack HJ. EMG profiles during normal human walking: stride-to-stride and inter-subject variability. *Electroencephalography Clin Neurophysiol*. 1987;67:401 - 411.

81. Yang JF, Winter DA. Electromyography reliability in maximal and submaximal isometric contractions. *Arch Phys Med Rehabil*. 1983;64(9):417 - 420.

82. Yang JF, Winter DA. Electromyographic amplitude normalization methods: improving their sensitivity as diagnostic tools in gait analysis. *Arch Phys Med Rehabil*. 1984;65(9):517 - 521.

83. Young CC, Rose SE, Biden EN, Wyatt MP, Sutherland DH. The effect of surface and internal electrodes on the gait of children with cerebral palsy, spastic diplegic type. *J Orthop Res*. 1989;7:732 - 737.

84. Zajac FE. Muscle and tendon: properties, models, scaling, and application to biomechanics and motor control. *Crit Rev Biomed Eng*. 1989;17(4):359 - 411.

85. Zhou S, Lawson GA, Morrison WE. Electromechanical delay in isometric muscle contractions evoked by voluntary, reflex and electrical stimulation. *European Journal of Applied Physiology and Occupational Physiology*. 1995;70:138 - 145.

86. Zuniga EN, Simons DG. Nonlinear relationship between averaged electromyogram potential and muscle tension in normal subjects. *Arch Phys Med Rehabil*. 1969;50(2):613 - 619.

第 **22** 章

步 态 动 力 学
——地反力、向量、力矩、功率和压力
Kinetics of Gait
Ground Reaction Forces, Vectors, Moments, Power, and Pressure

　　肢体运动和肌肉控制模式描绘了步行时的特征,也包含着一系列的力,通过抓、举等作用,推动身体沿着预期的路线前进。常用于描述步态动力学(或者说力)的三种评估方式是线性力、动态力和快速动态力。这三种评估方式对应的参数依次是地反力、力矩和功率。

地　反　力

　　无法直接测量行走过程中肌肉产生的力。尽管肌肉活动的时间和相对紧张程度可以通过 EMG 测定,但其产生的力的绝对大小却无法进行无创测量。肌肉上面覆盖着外层组织,并且它们的功能也很复杂。关节位置的每一点变化都改变着肌肉的杠杆、肌纤维的角度和肌腱的力线对准。肌力还受收缩方式的影响。向心(缩短)收缩产生的力小于包含系列弹性成分的等长或离心收缩产生的力,其差别可达 20%。

　　牛顿第三定律提供了一种间接估计肌力大小的方法。当身体的重量落到支撑足上,并通过其向前移动时,会产生垂直和剪切(前后、内外)力。静止的地面则产生一个大小相等、方向相反的力。在地板上安装测力台可定量测定地反力作为向量的幅值和方向。将反作用力和步态周期不同阶段的关节位置和运动联系起来,就可推测出肌肉的活动和需求。但是,需要采用 EMG 来确定具体的肌肉活动模式。

测量技术

　　地反力的测量是通过设置在行走路线中心的测力台来完成的[14]。测力台包含一个悬挂在压电或应变传感器之上的刚性平台。对于压电式的测力台系统,每个支撑角处均有 3 个互为直角(正交)的传感器,可直接测量垂直载荷,以及前后和内外两个方向的水平

剪切力(图22-1)。对应变式的测力台,顶板和底板之间有4个载荷传感器,作用在顶板上的力通过载荷传感器传递到底板上,即可被测得。

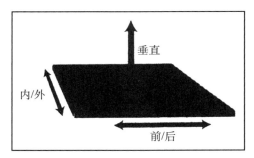

让受试者走过测力台,就可以采集到力的数据。但是,为保证数据的准确性,需要注意几个技术细节。受试者沿着通道前进时,一定要自然地将力施加于测力台。特意去踩测力台(称之为瞄准目标)会降低步速并带来额外的肢体运动。将测力台伪装起来,安装得与地面平齐,并覆盖与周围地面相同的材料,可避免瞄准目标的问题。另外,应使受试者的注意力集中在前方远的墙壁上,将其对测力台的注意降到最低。

图22-1 测力台和力的方向。Vertical＝垂直方向;Fore/Aft＝前/后水平剪切力(前进的平面);Med/Lat＝内/外水平剪切力。

为获得准确的数据,很关键的一点是被测的足要完整地接触测力台,而另一足则不能碰到测力台(图22-2)。这通常意味着需要多做几次测试,直至接触测力台的方式是适当的。尽管目前各种尺寸的测力台很多,但标准的商用测力台(大约40 cm×60 cm)已将行走测试时的误差降至最低。同时采用2～4块测力台提供了更大的行走自由度,还可同时捕捉双侧的运动。这是目前的主流方式,但测力台加上电子设备的成本也相应地倍增了。

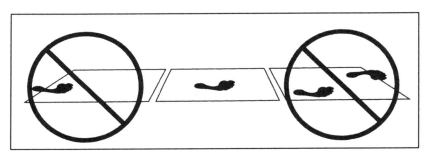

图22-2 正确和错误的测力台接触方式。左:部分接触(错误);中:一只脚完整接触(正确);右:另一只脚也碰到台面(错误)。

当身体的质量通过支撑足前进时,采集步态周期各个阶段的地反力,就为确定控制肌肉的力和施加于关节的线性应变提供了基本信息。在步行时与临床有关的地反力特征包括垂直载荷、水平剪切力、矢量方向以及压力中心。

垂直载荷

在步行过程中,垂直力的大小随肢体位置的变化而变化。在矢状面,支撑相时产生的正常地反力形成两个峰值,其间有一个谷值(图22-3A)。在常规步速(82 m/min)下,每个峰值大约是体重的110％,而谷值约为体重的80％。通常,将这三个垂直力的极值记为

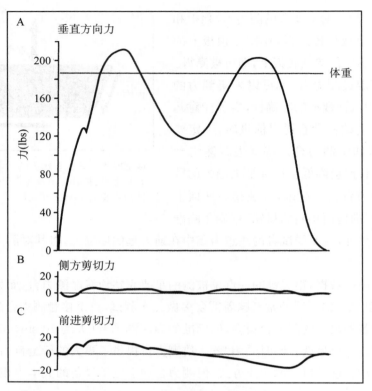

图 22-3 支撑相时正常的地反力模式。A. 垂直方向。B. 侧方剪切力（内-外侧）。C. 前行剪切力（前-后或 AP）。

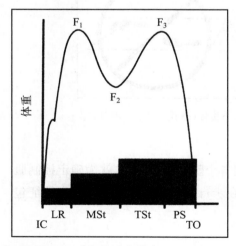

图 22-4 垂直地反力模式。F_1＝承重反应峰值；F_2＝支撑相中期谷值；F_3＝支撑相末期峰值。阴影部分通过步幅高度表示足着地模式（足跟，H-5-1，5-1）。LR＝承重反应；MSt＝支撑相中期；TSt＝支撑相末期；PS＝摆动前期。

F_1、F_2 和 F_3（图 22-4）。第一个峰值（F_1）出现在承重反应向支撑相中期过渡的时点上（12% 步态周期），对应单下肢支撑承受体重。之所以大于体重，是因为身体质量的快速下落带来了额外的加速度，以及稳定关节所需的肌力。支撑相中期的谷值（F_2），源自身体经由支撑足前进时重心的上升。第二个峰值（F_3）出现在支撑相末期，由于踝跖屈肌群发力蹬离地面，再加上身体重量经由前足轴下落向前，导致重心有个向下的加速度。

正常步态在初始着地时还会产生一个陡峭的冲击力（称之为足跟瞬态力，F_0 或 F_i）。冲击强度在体重的 50%～125%，持续时间很短（1%～2% 步态周期）[24, 27]。根据采样频率的不同，这个冲击力可能表现为一个独立的尖峰，或者是叠加在第一峰值（F_1）的上升沿上。

当步速改变时,垂直力的大小也随之变化[12, 18]。慢速行走时,垂直加速度减小,峰值的高度和谷值的深度也相应减小。常规的低速缓慢步行(60 m/min)产生一个和体重相等的平台期(图22-5)[22]。病理情况下,肢体负载速度受限,也会减小垂直地反力的峰值[4]。相反,很快的步速导致更高的峰值和更低的谷值。跑步(图22-5)时的峰值可达体重的2.5倍[17, 18]。因此,肢体负载速度是峰值载荷的决定因素,而这个速度受步速的影响[21, 25]。

病理情况也影响着垂直地反力的形态[1, 11]。相比于对照组,在相同的步速下,髋关节骨性关节炎患者的垂直地反力的峰值会减小,垂直负载的速度也降低了(图22-6)。疼痛,骨性关节炎人群最常见的症状,可能是引起这种地反力形态的原因之一。另外,诸如快速抬手等保护机制可能导致最高峰值不超过体重。因此,当病症严重时,垂直载荷不是一个可信的临床评价指标[10]。步速和单下肢支撑时间是更好的功能评价指标。

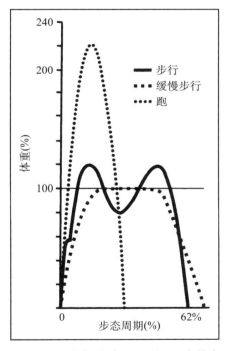

图22-5 跑步、行走(80 m/min)和慢步走(60 m/min)情况下,垂直力随步速而不同。

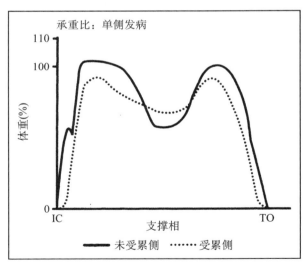

图22-6 单侧髋关节病理改变的非对称的垂直地反力模式。

水平剪切力

平行于行走平面的力称为剪切力。偏离绝对垂直方向的地反力矢量显示了前后与内外方向水平力的存在。如果足和地面之间摩擦力不够大,这两个剪切力就会导致脚底打滑,可能失去平衡[6—8]。

与地反力的垂直分量相比,剪切力要小一些(参见图 22-3A 和图 22-3B)。剪切力的峰值出现在支撑相早期和末期的前后方向上[6—8]。支撑相早期,足底在承重反应结束时在地面上施加了一个向前的力(峰值约为体重的 13%)。支撑相中期,矢状面的剪切力维持在最低的水平。当足跟即将离地时,足底开始产生一个向后的剪切力,并逐渐增大,直至支撑相末期,最终的峰值达到体重的 23%。在冠状面,向内的剪切力峰值(体重的 5%)出现在承重反应的中期。向外的剪切力在支撑相结束时达到峰值,为体重的 7%。

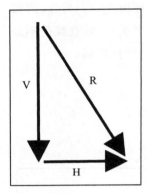

图 22-7 力矢量(R)。同步的垂直力(V)和水平力(H)在某一平面内(矢状面或冠状面)的作用效果之和。

矢量

测力台同步地记录地反力的垂直分量、前后分量和内外分量,可组合成一个单矢量。这个矢量兼具方向和大小(图 22-7)。矢量的大小等于垂直和水平力组成的直角三角形的斜边长度(图 22-7),矢量的斜率等于垂直力和水平力之比。矢量与测力台的交点即为瞬时压力中心。地反力矢量代表了每个时刻作用在身体上的所有净肌力、重力和惯性力之和。

支撑足将体重传递到地面上。在步态周期里的任一瞬时,不论是矢状面还是冠状面,身体的质心位置和足底的接触区域之间都存在一定的体位关系。矢状面矢量表示地反力的垂直和前后分量的合力。冠状面矢量则表示地反力的垂直和内外分量的合力。

矢状面矢量

在足跟刚接触地面到足趾离开地面这段时间里,压力中心沿着足长的方向前进,从足跟到跖骨头部。与此同时,身体的质心也在前进,从足跟后 20°到前足前约 20°。当以支撑相的 1% 间隔进行采样时,前进过程中的一系列矢量组成类似于扇面的图像。这些矢量可分为 4 种形态(图 22-8)。初始着地产生了短暂的、无剪切分量的垂直力,矢量没有任何倾斜,可视作代表了近端身体质量的惯性[26]。对此的另一种解释是,当体重刚落到地面时,正常的高速足跟触地产生了一个没有剪切力的力矩。后一种解释与高频共振测力台记录下来的独立高频垂直冲击的结果是一致的[24, 27]。

承重反应阶段的矢量反映了足底-地面之间向前的剪切力的演变过程,这个剪切力使得向量向后倾斜。当肢体负载增大时,向量变得越来越垂直。扇面的端点是承重的足跟(图 22-8)。

在支撑相中期,矢量都近乎垂直。踝背屈使得矢量的端点(压力中心)沿足底前进,与身体的质心平行向前。在这一阶段,因为不断增加的体重被传递到前足,向前的小剪切力消失。在支撑相末期,前足成为承重的主要区域。前足轴的可动性使足跟可以抬起前进,

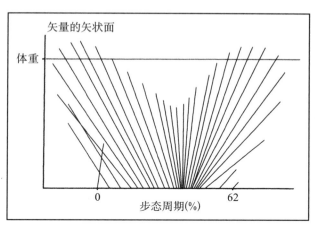

图 22-8　正常步幅（5% 步态周期间隔）下，矢状面矢量的正常形态。矢量有 4 种形态：冲击、承重反应、支撑相中期、支撑相末期。

向后的剪切力不断增大，矢量出现越来越明显的前倾。矢量的形态类似扇面的边缘，每条矢量有着越来越大的正斜率。

冠状面矢量

内外剪切力很小（一般不超过体重的 10%），因此，冠状面矢量形态以垂直力为主。2 个接近垂直的峰值出现的时间与矢状面矢量很接近。

力　矩

支撑相期间，"乘客单元"（头、臂、躯干）的质心位置随承重下肢关节变化，并影响关节的稳定性。身体矢量线和关节中心之间的垂直距离就像一个杠杆，使得头、臂和躯干转动关节。这个动态力的大小约等于地反力（减去关节远端肢体的质量）乘以杠杆长度（力矩＝力×力臂）。行走还带来另外两个影响因素：重力和惯性。重力作用在关节的近端部位上，惯性则阻碍改变。这三个因素之和构成了一个动态力，可视作运动的外部能量来源（威胁姿势稳定性），或肌肉控制的内部能量来源（保护关节的承重稳定性）。

重力和惯性效应是否对计算出来的关节力矩产生影响，要视关节而定。踝关节处毫无影响，而在髋和膝关节处则存在差异，单用矢量算得的结果要高一些[3, 19, 26]。Bressler 和 Frankel 注意到在承重反应刚发生时，髋和膝关节处的数值都有小幅的增加（约 20%），支撑相末期仅在髋关节处有类似的结果[3]。Mikosz 及其同事发现矢状面膝和髋关节的扭矩（单位是体重×身高的百分比）增大约 1%[19]。这两个研究小组都认为在大多数情况下,采用未经修正的矢量数据就足够了[3, 19]。与此相反,Wells认为忽略重力和惯性分量会带来严重的误差。他对髋关节进行的多因素计算与其他研究者的结果相差很大[26]。

描述动态力的技术参数有两个:力矩和扭矩。它们具有同样的含义,但分别被两个不同方向的专业人士所采用:工程师和人体运动学专家。工程师专注于从外部测量结果中得到内力。力矩是他们中意的术语(图22-9)。人体运动学专家首先关注运动,然后将运动和关节控制的测量结果综合起来。他们喜欢的术语是扭矩。力矩和扭矩都是可接受的词汇,随便用哪一个都行。工程师和临床专业人士(内科医师、物理治疗师、矫形师和假肢/矫形师)之间的合作日益紧密,使得大家对这两个术语都很熟悉,在文献中也都很常见。

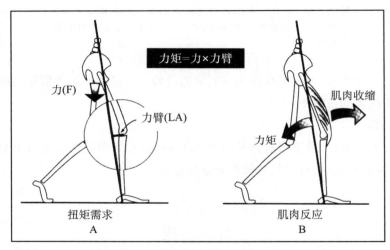

图22-9 膝关节处的矢状面矢量。A. 扭矩需求:矢量位于膝关节之后产生了一个屈曲扭矩。B. 力矩响应:股肌维持了膝关节的稳定性,产生大小相等的伸肌力矩。

病理改变使问题更复杂。肌肉动作可能出现过度、不足或时间序列异常。软组织致密可能会带来被动力。要辨识出控制力是哪一种,使得数据解读更复杂。通过清楚地区分两个阶段:体位需求和肌肉响应,可以厘清功能状态,简化治疗方案。例如,在承重反应阶段,身体质量处于屈曲状态的膝关节之后(图22-9A)。这使得矢量也位于膝关节之后,就产生了屈曲需求。伸肌响应提供了稳定性(即股四头肌动作或其他等价动作)。当存在屈曲挛缩时,这可能就需要一种矫正方法或者让躯干前倾,以便身体矢量前移。

力矩的单位是牛·米(N·m)。不同受试者的结果可用其体重和身高来归一化[即,N·m/(kg·m)]。

功　　率

　　动态力的快速爆发称为功率,其大小等于关节力矩乘以关节的角速度。功率的爆发多数发生在肌肉收缩模式从离心转为向心时。例如,股四头肌的离心力矩在承重反应阶段负责维持肢体的负载,当要进入单下肢支撑状态时,该力矩变成向心功率的爆发。这种转变的原因目前尚未确定。它可能代表了在临界时刻伸肌功率的爆发。另一种解释是为了弥补向心肌肉运动的力的不足。第一种解释与摆动前期踝跖屈产生的功率大爆发相吻合。功率的单位是 W。正功率表示能量产生,通常对应于向心收缩;负功率表示能量吸收,经常对应于离心收缩。

力矩和功率的功能意义

　　尽管行走中的力矩和功率通常意味着肌肉收缩,但并非总是如此。当韧带和筋膜被动紧绷来代替肌肉动作时,可节省能量。指定肌肉没有肌电信号证明了肌肉运动的缺如。

　　这种情况通常出现在髋关节和膝关节,致密的韧带限制了这两个关节的伸展。在支撑相末期,髋关节处的屈肌力矩逐渐增大,但髋屈肌并未参与。当质心在摆动过程中落到另一侧下肢时,外展力矩出现。这个动作仅限于被动的阔筋膜肌紧绷,而非外展肌肉的活动。膝关节在摆动前期屈曲 40°,以响应踝跖屈功率的爆发。在这个过程中,髋和膝的屈肌都没有记录到任何肌电信号。

　　力矩和功率的计算结果只能确定显著的力,尽管这些力一般都根据相关的肌群命名。大量参考数据也证实了肌肉活动和力矩的关系。当功能正常时,极少出现两个严重对抗的力。但是,在病理条件下,则会出现这种情况。为了确定这种冲突,就需要采用 EMG 或其他临床诊断技术。远程运动也可能跟随相邻肢体部位的运动而出现。例如,摆动前期的膝屈肌力矩是对踝背屈的被动反应,膝屈肌没有任何肌电活动。另一个例子是支撑相末期的髋屈肌力矩。致密的前方韧带的被动紧绷就是一个相反的力。

压　力　中　心

　　地反力矢量的端点位于足底,因为这是身体与地面接触的部位,这一点称之为压力中心。通过跟踪支撑相中瞬时压力中心的轨迹,就可确定患者前进的模式。尽管“压力”这个词经常被采用,但在这里是不准确的,因为计算时并未考虑接触面积。更准确的称呼应

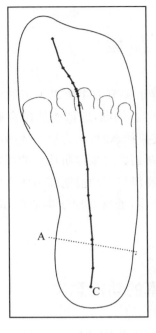

图 22 - 10 正常步幅过程的压力中心形态。纵向的线（C）＝计算得到的平均压力轨迹；◆＝平均压力对应的步态周期时间节点；足轮廓＝受试者的脚。水平线 A 给出了踝关节轴（数据源于 Rancho 运动功能病理学实验室）。

该是支撑中心。

每个压力中心点代表了测力台 4 个立柱测得的垂直力的平均值。压力中心还定义了足底和测力台的接触点，也具有解剖上的意义（图 22 - 10）。压力中心与足底的外形有关，但它的位置并不一定是足底压力最大的地方。例如，在支撑相中期，压力中心的位置就会引起误解。此时，足跟和前足分担了体重支撑，受力的均值一般落在中足区域，但这个区域可能不接触地面。

为了定量化足-鞋界面或赤脚行走时的足底压力，许多技术被开发出来。鞋内压力测量系统可帮助保护感觉能力下降的人，发现潜在的、引起组织损伤的压力环境（例如，患糖尿病性感觉神经病变的患者）。

足 底 压 力

当体重落在支撑足上时，产生的压力作用在足底组织上。将力除以接触面积就得到了压力（力每单位面积）。这在临床上非常有用。

为确定足各结构所受的压力，必须找到一种方法来采集离散解剖区域的压力[2]。目前采用的方法有两种：分段测力台和带传感器阵列的鞋垫。

最简单的分段"测力台"是一种 Harris 垫，表面有许多小突起，当涂上油墨时，可印在覆于其上的纸上。油墨的深浅和面积就能表示相对压力大小，可用于静态测试[15, 23]。尽管数据是定性的，仍提供了一种低成本的临床检测手段来根据足底压力形态判断身体负载和足解剖结构的关系。

测压鞋垫是最近才发明出来的，鞋垫里集成了一组传感器[9, 16]，每个传感器记录一个独立的垂直力，就得到足底的压力分布（传感器测得的力除以其面积）。将这些传感器和计算机技术相结合，可分别用于明显的足部区域，如足跟、足弓内侧和足弓外侧、每个跖骨头、足趾。不同的鞋垫配不同长和宽的鞋，才能确保全足压力分布的准确性。将采集的结果生成为数值和色彩图（图 22 - 11），可用于研究与临床。这套系统一般成本很高，硬件和软件加起来超过 10 万美元。

足底各处的峰值压力不尽相同，与所穿的鞋和步速有关[5]。在较为舒适的步速

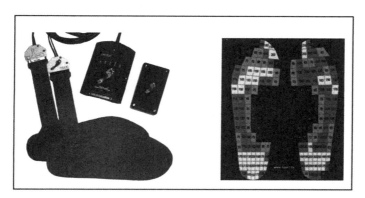

图 22-11　足底压力传感器可将足底压力数据局部化,给出每个解剖区域的压力数值,满足研究和临床需求。

80 m/min 条件下,针对一群健康的老年人(平均年龄 70 岁)进行测试,穿鞋时的峰值压力在踇趾(270 kPa)、中央跖骨(250 kPa)、足跟(230 kPa)、内侧跖骨(220 kPa)和小趾(210 kPa)等处均超过 200 kPa。最低的压力出现在外跖骨(150 kPa)、足弓外侧(110 kPa)和足弓内侧(100 kPa)。当走得更慢一点时(57 m/min),足跟、踇趾、小趾和内、中跖骨等处的峰值压力都显著下降。而当走得更快一点时(97 m/min),足跟和踇趾处的压力显著增加[5]。与穿鞋相比,赤脚走路导致足跟和中央跖骨处的压力显著升高[5]。

　　地形也会影响足底压力[20]。针对一群健康青年人的测试表明,赤脚走过水泥地和走过草地或地毯相比,踇趾和小趾处的压力高得多。当穿上鞋之后,不同地形对应的峰值压力的差别消失了。

结　　论

　　在支撑相,肢体承载会在地面上的 3 个方向(垂直、前后、内外)产生显著的力。当身体通过支撑侧下肢改变体位时,这些力的大小和方向都随之改变。对这些力进行分析非常有助于理解步态的机制。关节扭矩能引起关节部位姿势稳定性的潜在威胁,但当肌肉需求最小化后,又可增强稳定性。如果不能将垂直地反力充分分散到足底各处,会在一些造成损害的区域产生过高的压力。

◇ 参 ◇ 考 ◇ 文 ◇ 献 ◇

1. Andriacchi TP, Ogle JA, Galante JO. Walking speed as a basis for normal and abnormal gait measurements. *J Biomech*. 1977;10(4):261-268.

2. Brand PW, Ebner JD. Pressure sensitive devices for denervated hands and feet. *J Bone Joint Surg*. 1969;51A: 109 - 116.

3. Bresler B, Frankel JP. The forces and moments in the leg during level walking. *Transactions of the American Society of Mechanical Engineers*. 1950;72:27 - 36.

4. Brown M, Batten C, Porell D. Efficiency of walking after total hip replacement. *OrthopClin North Am*. 1978; 9(2):364 - 367.

5. Burnfield JM, Few CD, Mohamed OS, Perry J. The influence of walking speed and footwear on plantar pressures in older adults. *Clin Biomech*. 2004;19(1):79 - 84.

6. Burnfield JM, Powers CM. Influence of age and gender of utilized coefficient of friction during walking at different speeds. In:Marpet MI, Sapienza MA, eds. *Metrology of Pedestrian Locomotion and Slip Resistance*, *ASTM STP 1424*. West Conshohocken, PA:ASTM International; 2003;3 - 16.

7. Burnfield JM, Powers CM. Prediction of slips:an evaluation of utilized coefficient of friction and available slip resistance. *Ergonomics*. 2006;49(10):982 - 995.

8. Burnfield JM, Tsai Y-J, Powers CM. Comparison of utilized coefficient of friction during different walking tasks in persons with and without a disability. *Gait Posture*. 2005;22(1):82 - 88.

9. Cavanagh PR, Michiyoshi AE. A technique for the display of pressure distributions beneath the foot. *J Biomech*. 1980;13:69 - 75.

10. Charnley J. The recording and the analysis of gait in relation to the surgery of the hip joint. *Clin Orthop*. 1968; 58:153 - 164.

11. Chen C, Chen M, Pei Y, Lew H, Wong P, Tang S. Sagittal plane loading response during gait in different age groups and in people with knee osteoarthritis. *Am J Phys Med Rehabil*. 2003;82(4):307 - 312.

12. Crowinshield RD, Brand RA, Johnston RC. The effects of walking velocity and age on hip kinematics and kinetics. *Clin Orthop*. 1978;132:140 - 144.

13. Davis R, Kaufman K. Kinetics of normal walking. In: Rose J, Gamble J, eds. *Human Walking*. 3rd ed. Philadelphia, PA: Lippincott Williams & Wilkins; 2006:53 - 76.

14. Elftman H. Force plate studies. In: Klopsteg PE, Wilson PD, eds. *Human Limbs anct Their Substitutes*. New York, NY: Hafner; 1968;451 - 454.

15. Harris Rl, Beath T. *Canadian Army Foot Survey*. Toronto: National Research Council; 1947.

16. Hutton WC, Dhanendran M. A study of the distribution of load under the normal foot during walking. *Int Orthop*. 1979;3:153 - 157.

17. Mann R. Biomechanics. In: Jahss MH, ed. *Disorders of the Foot*. Philadelphia, PA: WB Saunders Company; 1982;37 - 67.

18. Mann RA, Hagy J. Biomechanics of walking, running, and sprinting. *Am J Sports Med*. 1980;8(5):345 - 350.

19. Mikosz RP, Andriacchi TP, Hampton SJ, Galante JO. The importance of limb segment inertia on joint loads during gait. *Advances in Bioengineering*. 1978;ASME:63 - 65.

20. Mohamed OS, Cerny K, Jones W, Burnfield JM. Effect of terrain on foot pressure during walking. *Foot Ankle Int*. 2005;26(10):859 - 869.

21. Nilsson J, Thorstensson A. Ground reaction forces at different speeds of human walking and running. *Acta Physio! Scand*. 1989;136(2):217 - 227.

22. Rydell NW. Forces acting on the femoral head-prosthesis. Acta *Orthop Scanct Suppl*. 1966;37(Supplement 88): 1 - 132.

23. Shipley DE. Clinical evaluation and care of the insensitive foot. *Phys Ther*. 1979;59(1):13 - 18.

24. Simon SR, Paul IL, Mansour J, Munro M, Abernathy Pj, Radin EL. Peak dynamic force in human gait. *J Biomech*. 1981;14(12):817 - 822.

25. Skinner SR, Barnes LA, Perry J, Parker J. The relationship of gait velocity to the rate of lower extremity loading and unloading. *Transactions of the Orthopaedic Research Society*. 1980;5:273.

26. Wells RP. The projection of the ground reaction force as a predictor of internal joint moments. *Bulletin of Prosthetics Research*. 1981;18:15 - 19.

27. Whittle MW. Generation and attenuation of transient impulsive forces beneath tHe foot: a review. *Cait Posture*. 1999;10:264 - 275.

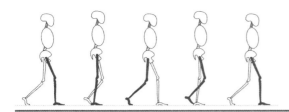

第 **23** 章

步 幅 分 析
Stride Analysis

关节运动、肌肉发力、神经控制和能量一起综合作用,形成了常规的步速、步长和步频。这些时间和距离上的参数,与摆动和支撑时间一起,构成了一个人的步幅特征。它们反映了个体的基本行走能力。

速度(或步速)是基本的步态参数。步速由行进一定距离所需的时间确定,定义了一个人步行的速率。从学术上看,速度这个术语包含了前进的方向,是更完整的参数。速度这个物理量具有方向和大小,因此是一个矢量。通常这并不重要,因为步态功能测试时一般总是向前行进,尽管让儿童始终走一条直线有些困难。速率这个术语是一个与方向无关的数值量(标量)。

依照严格的科学规范,在国际标准单位制下,步速的单位是 m/s。但是,许多临床医师喜欢用 m/min 这个单位,方便兼容更易理解的说法(步每分钟),也兼容能量消耗的习惯表达方式(走过一定米数消耗的能量)。正常人群能根据需要自如地调整步速,因此还有一个术语叫自发速率或自由、习惯步速(CWS, customary walking speed)。这个自由速率反映了个人身体素质条件下的最优化的功能平衡状态。

在平坦地面上,成人常规自由步速均值为 82 m/min。男性均值(86 m/min)比其快 5%(图 23 - 1A),而女性均值(77 m/min)则慢 6%(图 23 - 1B)。这些在实验室里测到的数值与 Murray[20, 22] 及另外 2 个针对路上行人的隐蔽观测研究[8, 10]得到的结果非常接近。在他们的研究中,男性步速为 80~91 m/min,女性步速为 73~81 m/min。在室外进行的 5 分钟能量消耗测定的步幅分析表明,60 m 的足迹也有近似的结果(总体平均 80 m/min,男性 82 m/min,女性78 m/min)[30]。

决定步速的基本因素是步长和步幅的重复率[1, 5, 15, 20, 28, 29]。这是一个线性关系,也和个体的情况相对吻合。在实践中,针对步长(step)进行计数,而非步幅(stride)。迈步频率常被称为步频(cadence)。计算步速的公式如下。

$$速度 = 步幅 \times 0.5 步频$$
$$(V = SL \times 0.5C)$$

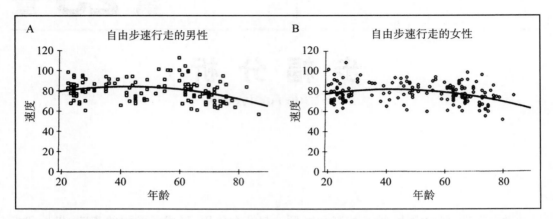

图 23-1 自由步速行走常规速度。A. 男性($N=135$)。B. 女性($N=158$)。纵轴单位＝m/min；横轴单位＝年龄（20～85 岁）。

正常人群的平均步幅长度为 1.41 m，男性比女性步幅大 14%。男性均值为 1.46 m，而女性均值为 1.28 m（图 23-2）。儿童在 11 岁之前，步幅逐年显著增长，11 岁之后步幅变化趋缓[2]。

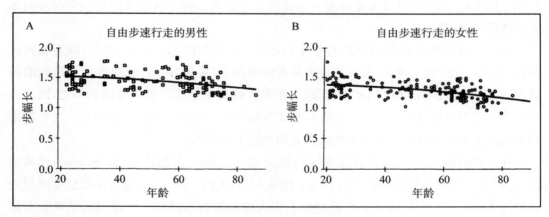

图 23-2 自由步速行走的常规步长。A. 男性($N=135$)。B. 女性($N=158$)。纵轴单位＝m；横轴单位＝年龄（20～85 岁）。

女性的步频（迈步频率）（117 steps/min）比男性（111 steps/min）快（图 23-3），这基本上弥补了她们较短的步长。成人（男性和女性）的平均步频是 113 steps/min。儿童的步频随年龄递减[2]。

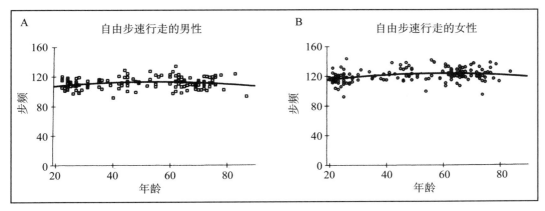

图 23-3 自由步速行走的正常步频。A. 男性（$N=135$）。B. 女性（$N=158$）。纵轴单位＝step/min；横轴单位＝年龄（20～85 岁）。

正常波动性

正常成年人的自由步速有一定的波动性。一个包含 60 名年龄在 20～65 岁受试者的研究表明，经过预先保持常规步频训练的室内测试中，步速的标准差为 7%[20]。另一项包含 111 名年龄在 20～80 岁受试者的室外研究得到的标准差为 4%[30]。波动性的主要来源是年龄和身高（或腿长）。

年龄

研究表明，当把关节炎和其他功能障碍视作自然事件，老年人的步速存在显著的差异（14%）。对健康的成年人，在 70 岁之前，步速和步长等步态特征基本维持不变[14]。根据一些文献[4, 14, 16]，60 岁之后，速度开始下降，并随着年龄增长而变得明显。在 60～65 岁的人群中，平均速度仅下降 3%[32]。当研究的人群扩展到 60～80 岁，平均速度的下降达到 9%；对 60～87 岁的人群，下降幅度为 11%[5]。Rancho 针对年龄在 20～84 岁的 247 人的研究表明，行走能力的显著下降始于 70 岁之后。步速降幅增大的很大一部分原因是步长下降了 7%～20%[13, 16, 20, 21, 23, 31]。

老年人步幅特征的变化在某种程度上也是因为肌肉的萎缩。针对一个久坐的老年人群（平均年龄 75 岁）的研究发现，髋关节伸肌的最大等速运动力量是影响步速、步长和步频的关键因素，对这些参数的总方差的影响分别为 37%（$r=0.61$）、35%（$r=0.59$）和 12%（$r=0.34$）[4]。

随着年龄的增长，每步之间的步态特征也开始出现差异。例如，相比于年轻人，老年人的步幅之间宽度的波动更为显著[11]。有趣的是，一项关于老年人的前瞻性研究[19]发现，当步幅之间的宽度波动变小时，在活动时更容易发生摔倒。

下肢长度

发育中儿童下肢长度的增加是很明显的。在 1～7 岁，平均下肢长度增加了 194%（31.6～61.5 cm，$r=0.95$）[29]。下肢长度的波动幅度也翻了 1 倍（标准差从平均值的 2% 增加到 4%）。步长和步速也有相应的增长。步长和下肢长度的比值在 1～4 岁逐渐增大（从 1.36 到 1.48），然后稳定下来（7 岁时为 1.57）。在这个年龄段里，下肢长度和步长有很强的相关性（$r=0.95$）。

假定成年人的身高和步幅之间也有类似的关系[7, 12]，但缺乏数据支持。Grieve 和 Gear 发现，身高和步幅的平均比值较为分散（$r=0.53$），身高对步幅的影响度只有 28%（r^2）[12]。男性、女性、少儿、青少年显示相似的相关性（$r=0.51～0.59$）。Murray 发现，高、中等和矮的男性群体之间在均值上有 4% 的差异（$r=0.46$）。快速行走时，身高和步幅的相关性增大，这与在跑步机上持续奔跑时的高相关性（$r=0.71$）是一致的。当步幅改变时（步长＝下肢长度＋0.6 和－0.80），奔跑的耐力会下降 7%。这些研究表明下肢长度对步幅有影响，但两者的相关性在行走时是微弱的（$r^2=0.21～0.28$），在持续奔跑时是中等的（$r^2=0.49$）。因此，将步幅定义为身高比值的假设是缺乏实际依据的[12, 32]。Das 等也反对这种假设，因为相对的数值无法准确给出走过的距离[6]。所以，进行标准化的测量才能作为基础数据，如果相关的解剖数据有助于研究主题时，可将其加入。

自主性差异

对普通人而言，安全和相对舒适的步速范围很大。一项关于男性的研究表明，当步幅和步频具有同样贡献度（各 18%）时，步速可增加 45%[21]。关于女性的类似测试记录所得步速有 35% 的增长，但自主放缓时速度下降 41%。同样，步幅和步频的变化也几乎相同[22]。Rancho 曾测试过最慢的常规步速，步速的减少达 50%。若更慢，则会破坏行走的节奏。

正常自由步速的标准差大约是均值的 10%[20, 30]，前面的数据已指出其中有 4% 与下肢长度有关。60 岁以前，年龄没有显著影响。因此，最大的影响因素就是自主性差异。

常规行走的范围和时间

功能性行走是指行走一定的距离，完成特定的活动。在美国加利福尼亚的洛杉矶的不同区域曾进行过一项抽样调查，统计日常生活中各种活动的平均行走距离。大多数活动，诸如去邮局、去看病、去超市或者去百货商店，从停车场到目的地的步行距离不超过

300 m(图 23-4)[18]。假定可以乘车出行,并且平均步速为 80 m/min,那么在正常速度下,大多数日常活动的行走时间不超过 4 分钟。对于行走不便的人,许多日常活动则需要更多的行走时间。例如,对一个只能以正常速度 25％行走的人(约 20 m/min),从停车场走到药店大约需要 16 分钟(图 23-4)。

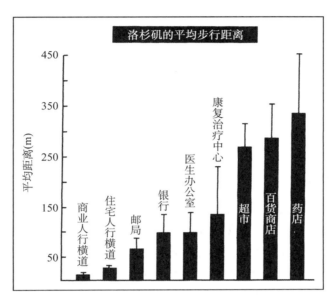

图 23-4　洛杉矶某停车场到不同目的地的平均行走距离。

当最大步速降低时,在一些社区环境安全通过就可能变得困难。Langlois 及其同事[25]对康迪涅克州纽黑文市的居住于社区的老年人进行了一项研究,发现超过 72 岁老人在行人中的占比不到 1％,他们只有以常规速度行走,才能在允许的时间(需要的步速为 73 m/min)内穿越街道。在一些城市的路口,即使将信号灯变化的时间延长,以适应更多比例老年人存在时的平缓步速(即 55 m/min),速度需求也超过了老年人舒适步速约93％[25]。因此,对这个群体的绝大多数人而言,要想在有限时间内穿过街道,就必须增加步速,远超其常规速度。尽管许多人可以做到这一点,但仍有约 11％的老年人存在困难[25]。

步幅测量系统

目前有几种技术可测量步幅特性,既有直接测量,也有间接测量。间接测量技术从运动数据中得到步幅特性,在足或踝上设置专门的标记点,跟踪其运动形态。

直接测量技术则采用足底与地面的接触形态。时间和距离都是直接测量的关键参数。透明的测力台可根据皮肤在承重时颜色和形态的改变来显示足底不同区域的相对接触时间。这些数据的分析则依赖主观观测。足底压力系统可自动提供时间数据，以计算步幅特征。足开关系统成本较低，可用在实验室或临床，能测量步幅特征和与地面的接触形态。

秒表

测量行走能力最简单的方法是用一个秒表，即可确定步幅或速度。测量速度需要知道走过的距离和时间。为将测试者反应时间的影响减到最低，行走的距离至少需要 31 m（50 in）。为排除启动与停止时的不确定性，测试区域的前后应各有 3 m（10 in）的额外距离。统计在计时时段里的迈步数，就得到了步频。有了步频和速度，就能算出步幅。也可利用步道上留下的脚印来直接测量步幅或步长。

自动步幅分析仪器提供了更精确的测量手段。已经有几种类型的步幅分析系统被设计出来，包括足开关和仪器化步道。

足开关系统

商用足开关由一套独立传感器或仪表式鞋垫组成。许多实验室也自行开发他们自己的足开关。室内系统通常只包含 1（足跟）个或 2（足跟加足趾）个传感器，只能实现区分支撑相与摆动相或仅仅测量步态周期等有限功能。

独立传感器系统

一组小圆片状（$1.5\ \mathrm{cm}^{[2]}$）的压力传感器可作为足开关使用，能识别出足跟、每个跖骨头部和蹬趾与地面接触的时间（图 23-5）。这些传感器很薄（约 0.5 mm 厚），贴在足跟、跖骨头部，有时候还包含蹬趾等足底的骨性突出处。各个系统计算出来的参数不尽相同。基本上，都会提供接触时长和步幅特征。便携性则由记录仪和分析仪的类型决定。采用独立传感器的优势在于无需像鞋底那样要有多种尺寸来适应患者的鞋码。但是，其缺点在于准备时间较长，需要了解基本的解剖知识找到正确的骨标志。

鞋垫式足开关系统

每个鞋垫一般在足跟（4 cm×6 cm）、第 5 和第 1 跖骨头部（3 cm×4 cm）、蹬趾（2 cm×2 cm）处有较大的压敏传感器。当每次迈步时，力（体重）沿鞋垫表面前进时，各传感器就被激活，产生

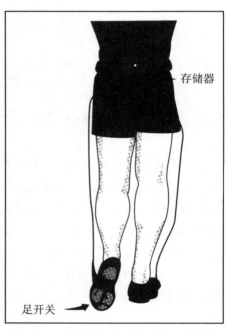

存储器

足开关

图 23-5　鞋垫式足开关系统。左侧足底显示了安装在鞋垫内的触压开关的示意图。足开关既可穿鞋使用，也可单独使用。鞋垫式足开关有线缆连接到存储单元。存储单元存储足开关信号和相应的时间（引自 Perry J. Integrated function of the lower extremity including gait analysis. In: Cruess RL, Rennie WRJ, eds. Adult Orthopaedics. New York: Churchill Livingstone; 1984）。

电信号,可确定接触地面的足底部位(图 23-5)。鞋垫式足开关既可以垫在鞋内使用,也可以粘贴在赤脚上使用。成人和儿童具有各种标准尺寸的鞋垫。鞋垫的足跟和前足区域是分开的,以便在适应鞋子时,无需太多长度调整。

为避免传感器被鞋意外激活,足开关的灵敏度大约为 8 psi(儿童为 4 psi)。这与测力台同步记录的数据相比,支撑相的起点和终点分别平均延迟步态周期的 2%(图 23-6)。为得到真实的支撑相和摆动相周期,计算机程序里对开关的关/停延时有 2% 的修正因子。对足开关的应用评价表明,其进行步态测量的偏差并不比简单重复测试的结果更大(未公开发表的数据)。

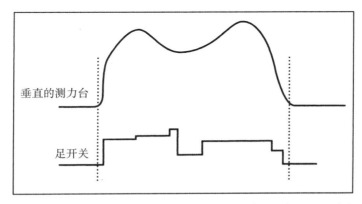

图 23-6 同步测量的足开关和测力台的计时结果比较。足开关在起、止时各有 2% 步态周期的延时。横轴单位=步态周期。纵轴单位不重要。

每个传感器的信号都有一个特定电压,以判断其是否真正接触地面。这些信号经计算机处理后,可提供两类临床信息:①足底支撑的顺序。②足底各区域触地的时长。足底支撑的顺序可通过图示法展示支撑相时足底各部位的触地顺序。正常的顺序可用 4 级台阶来说明,便于识别。逐级增加(增量相等)的 4 档电压水平分别对应 4 个支撑区域,依次为:仅足跟(H)、前足(两级台阶:H-5、H-5-1)、仅前足(5-1)或称为"足跟离地"(图 23-7)。仅有第 5 跖骨(5)、仅有第 1 跖骨(1),或仅足跟和第 1 跖骨(H-1)异常的支撑形

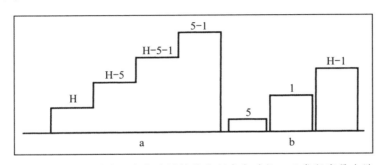

图 23-7 图示法表示各传感器触地的顺序和时长。正常顺序是台阶形,半台阶高度表明足底接触异常,台阶的长度表示时长。H=足跟;5=第 5 跖骨;1=第 1 跖骨;T=踇趾。

态，其对应的电压值减半。这些可作为 EMG 采集系统的一部分，这些信息也可通过步态分析仪的打印机以文本形式提供，或作为 EMG 分析仪的时间条。计算机程序还可将各传感器（例如足跟、第 5 跖骨）与地面接触的时长表示为毫秒或步态周期间隔。

仪器化步道

有了包含开（关）传感器的步道，就不必在受试者身上安装各种仪器。早期的基本设计方案采用一系列安装了电子设备的板条来记录地面接触时间（图 23-8）。速度、步幅长度、步频、步长、摆动相和支撑相时长，以及足支撑形态都由双足接触板条的顺序得到。这种类型系统的优势在于受试者无需穿戴任何传感器，身后也不必拖着线缆。其缺点在于步道通常要占用很大的地面空间。

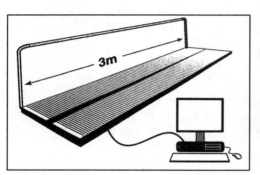

图 23-8　仪器化步道。3 m 长的垫子由许多带电子仪器的窄条组成，分为左右两半。

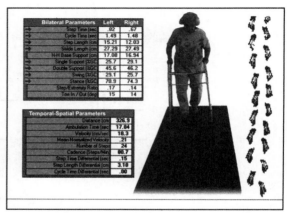

图 23-9　受试者走过 GaitRite 步道，无需穿戴任何额外的装备。

目前，测量空间（距离）和时间（时长）参数的商用仪器化步道系统有 2 种：GaitMat II（位于宾夕法尼亚州 Chalfont 的 E. Q. 公司制造）和 GaitRite（位于宾夕法尼亚州 Havertown 的 CIR System 公司制造）。这两种步道都有从 12～25 in 的各种长度规格可选，而且都很方便携带。基本型的 GaitMat II 系统包含 4 个部件，可拆卸，便于存储和运输。如果有需求，可购买更多部件来扩展步道长度。GaitRite（图 23-9）可按长度购买，并能卷起来装入一个塑料高尔夫球箱子中，便于运输。

测 试 步 骤

各实验室的测试距离都不一样，取决于空间的大小，只需确保能采集到数个步幅即可。受试者根据自己习惯的速度放松行走。为消除启动和停止的不规则性，分析数据的前后都应留出一定的间隔。Rancho 发现，对 10 m 长的步道，取中间 6 m 进行数据分析是最方便的办法，能同时满足空间、患者承受能力和数据分析的需求(图 23-10)。在数据段两端，各设一个光电管，产生开始和结束采集的指令信号。内部研究表明，更长的距离(6～12 m)对数据没有影响。3 m 长的数据采集区则太短了，因为与其他实验室在更长的步道上得到的结果相比，走过这段距离的正常速度值明显偏慢[3, 17, 27]。

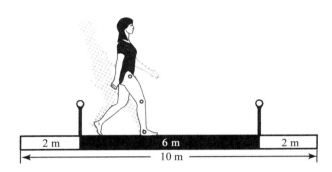

图 23-10 步态采集步道。总长 10 m，中间 6 m 用于数据采集(黑色部分长度)。光电传感器指定了数据段的两端。

大多数受试者(即步态正常或异常的人)都不熟悉步态分析。这一点可从第一和第二轮测试数据之间存在较大的波动(误差 7%)得到证实。第一轮测试之后，重新测试的不一致性平均只有 3%。通常，第一轮行走都显著慢一些。因此，在正式采集数据之前，应先试走一遍。

足开关产生的信号可通过遥测或电缆传送到纸带记录仪打印出来，也可传送到计算机进行即时处理。便携式系统是另一种选择。通过系在腰带上的微处理存储单元采集足开关和时间信号。测试结束后，用电缆将数据传送到接收器，再进行步态特征分析，提供打印记录[24]。输出都是基于 6 m 长的测试距离。后一种方法允许在任何具有 10 m 行走距离的环境下进行测试。

◇ 参 ◇ 考 ◇ 文 ◇ 献 ◇

1. Andriacchi TP, Ogle JA, Galante JO. Walking speed as a basis for normal and abnormal gait measurements. *J Biomech*. 1977;10(4):261-268.

2. Beck RJ, Andriacchi TP, Kuo KN, Fermier RW, Galante JO. Changes in the gait patterns of growing children. *J Bone Joint Surg*. 1981;63(A):1452-1456.

3. Berman AT, Zarro VJ, Bosacco SJ, Israelite C. Quantitative gait analysis after unilateral or bilateral total knee replacement. *J Bone Joint Surg*. 1987;69(9):1340-1345.

4. Burnfield JM, Josephson KR, Powers CM, Rubenstein LZ. The influence of lower extremity joint torque on gait characteristics in elderly men. *Arch Phys Med Rehabil*. 2000;81(9):1153-1157.

5. Crowinshield RD, Brand RA, Johnston RC. The effects of walking velocity and age on hip kinematics and kinetics. *Clin Orthop*. 1978;132:140-144.

6. Das RN, Ganguli S. Preliminary observations on parameters of human locomotion. *Ergonomics*. 1979;22(11): 1231 – 1242.

7. Dean CA. An analysis of the energy expenditure in level and grade walking. *Ergonomics*. 1965;8:31 – 48.

8. Drillis R. Objective recording and biomechanics of pathological gait. *Ann N Y Acad Sci*. 1958;74:86 – 109.

9. Finley F, Cody K, Finizie R. Locomotion patterns in elderly women. *Arch Phys Med Rehabil*. 1969; 50: 140 – 146.

10. Finley FR, Cody KA. Locomotive characteristics of urban pedestrians. *Arch Phys Med Rehabil*. 1970; 51: 423 – 426.

11. Grabiner PC, Biswas ST, Grabiner MD. Age-related changes in spatial and temporal gait variables. *Arch Phys Med Rehabil*. 2001;82(1):31 – 35.

12. Grieve DW, Gear RJ. The relationship between length of stride, step frequency, time of swing and speed of walking for children and adults. *Ergonomics*. 1966;5(9):379 – 399.

13. Hageman P, Blanke D. Comparison of gait of young women and elderly women. *Phys Ther*. 1986;66:1382 – 1386.

14. Himann JE, Cunningham DA, Rechnitzer PA, Paterson DH. Age-related changes in speed of walking. *Med Sci Sports Exerc*. 1988;20(2):161 – 166.

15. Inman VT, Ralston HJ, Todd F. *Human Walking*. Baltimore, MD: Williams and Wilkins Company; 1981.

16. Kressig R, Gregor R, Oliver A, et al. Temporal and spatial features of gait in older adults transitioning to frailty. *Gait Posture*. 2004;20:30 – 35.

17. Kroll MA, Otis JC, Sculco TP, Lee AC, Paget SA, Bruckenstein R, Jensen DA. The relationship of stride characteristics to pain before and after total knee arthroplasty. *Clin Orthop*. 1989;239:191 – 195.

18. Lerner-Frankiel MB, Vargas S, Brown M, Krusell L, Schoneberger W. Functional community ambulation: what are your criteria? *Clinical Management in Physica! Therapy*. 1986;6(2):12 – 15.

19. Maki BE. Gait changes in older adults: predictors of falls or indicators of fearl *J Am Ceriatr Soc*. 1997;45(3): 313 – 320.

20. Murray MP, Drought AB, Kory RC. Walking patterns of normal men. *J Bone Joint Surg*. 1964;46A:335 – 360.

21. Murray MP, Kory RC, Clarkson BH. Walking patterns in healthy old men. *Journal of Cerontology*. 1969;24: 169 – 178.

22. Murray MP, Kory RC, Sepic SB. Walking patterns of normal women. *Arch Phys Med Rehabil*. 1970; 51: 637 – 650.

23. Ostrosky KM, VanSwearingen JM, Burdett RG, Gee Z. A comparison of gait characteristics in young and older subjects. *Phys Ther*. 1994;74(7):637 – 646.

24. Perry J. Clinical gait analyzer. *Bulletin of Prosthetics Research*. 1974;Fall:188 – 192.

25. Rantanen T, Guralnik JM, Izmirlian G, et al Association of muscle strength with maximum walking speed in disabled older women. *Am J Phys Med Rehabil*. 1998;77(4):299 – 305.

26. Shields SL. The effect of varying lengths of stride on performance during submaximal treadmill stress testing. *J Sports Med Phys Fitness*. 1982;22:66 – 72.

27. Steiner ME, Simon SR, Pisciotta JC. Early changes in gait and maximum knee torque following knee arthroplasty. *Clin Orthop*. 1989;238:174 – 182.

28. Sutherland DH, Olshen RA, Biden EN, Wyatt MP. *The Development of Mature Walking*. London: Mac Keith Press; 1988.

29. Sutherland DH, Olshen RA, Cooper L, Woo S. The development of mature gait. *J Bone Joint Surg*. 1980;62A: 336 – 353.

30. Waters RL, Lunsford BR, Perry J, Byrd R. Energy-speed relationship of walking: standard tables. *J Orthop Res*. 1988;6(2):215 – 222.

31. Winter DA, Patla AE, Frank JS, Walt SE. Biomechanical walking pattern changes in the fit and healthy elderly. *Phys Ther*. 1990;70(6):340 – 347.

32. Winter DA, Quanbury AO, Hobson DA, et al. Kinematics of normal locomotion: a statistical study based on T. V. data. *J Biomech*. 1974;7(6):479 – 486.

第 **24** 章

能 量 消 耗
Energy Expenditure

前　言

　　走路是最为常见的锻炼方式,对许多伏案工作的人来说也是唯一提供体育锻炼的方式。肢体运动需要为肌肉收缩提供能量,代谢能量消耗的测量为步态行走提供全面信息,同时也是量化因病理步态导致总体生理损害的方法。

　　已有很多学者采用不同方法和测试设备,对正常人群和有步态障碍的患者进行生理能量测量工作。然而,比较二者之间的结果差异通常是一件非常困难的工作。基于这些原因,本章提供的主要数据是由在美国 Rancho Los Amigos 国家康复中心(Rancho)运动病理学实验室的作者采用相同的试验规程获得的。

功、能量与功率

　　物理学上功的定义是力与力作用距离的乘积,然而这样的定义在生物学范畴会引起混淆。比如,若一肌肉在等长状态下产生肌肉力,由于肌肉长度保持不变,因此没有机械功产生,然而却消耗了能量,人体历经了生理反应。

　　能量是做功的能力,做功产生的能量叫做动能,存储的能量叫做势能。能量有 6 种形式:化学能、动能、热能、光能、电能和核能。能量从一种形式向另一种形式的转化遵守能量守恒定律。守恒定律即是在能量转换中,能量不能凭空产生,也不能凭空消失。食物中的能量是生物化学能,可在运动中通过肌肉收缩转化为机械功和热量。

　　功率是单位时间的做功,是一个时间的单位。若一个人在给定的距离内比另外一个人快 2 倍,则意味着他的功率是另一个人的 2 倍。

　　生理运动中的效率定义为总能量中转化为有用功的比例。在研究做功最优化问题中,比如在倾斜的跑步机或跑道上行走的效率研究显示:人体效率为 $20\% \sim 30\%$[24]。根据能量守恒定律中的能量不可凭空消失条件,人体中未被转化为机械功的能量以热能表现出来,导致人体体温升高。

　　人体在最大活动量下产生的热量大约为静止状态下的 50 倍。因此,在生理体温控制机制下，从肌肉向皮肤传导的热能就特别重要，以防止出现体温过高。

热量测定法

热能的基本单位是 cal 或 kcal（或 J）。1 cal 是将 1 g 水温升高 1 ℃ 所需的热量。

由能量守恒定律可知，食物完全代谢降解产生的热量与食物在弹式量热计中和氧气混合燃烧产生的热量相同，一餐饭的碳水化合物、脂肪与蛋白质在 1 L 氧气中燃烧产生大约 4.82 kcal 的热量。

人体在静止或运动状态产生的生理能量消耗可用身体的热能与做功度量，这种方法称为直接热量测量。然而，直接法测量身体热能的方法太复杂，对实验室测量大多数的运动不适用。

间接测量法测量能量消耗与直接测量法等效而且方法更简单。这种方法依赖于有氧代谢途径，以长时间运动中产生三磷酸腺苷（ATP）作为主要方法为前提。通过测量氧气消耗量可直接测量能量消耗量，因为在有氧代谢情况下无氧对能量产生的贡献很小。

能量单位

大部分近期的文献中用毫升（ml）描述氧气的体积而未转化为卡路里。因为体型会影响氧气消耗量，体重除以氧气的体积就可用来进行个体之间的比较。

测量运动中氧气消耗量一般在标准条件下进行，即：温度 0 ℃，标准大气压（76 mmHg），干燥（无水蒸气）。

氧气消耗率（O_2 rate）定义为每分钟氧气消耗量[ml/(kg·min)，O_2 cost]，它决定了持续运动的强度，与运动的时间相关，下面即将讨论该问题。

氧气消耗量指在走路中消耗的能量。该定义给出了在走过一个标准单位距离（1 m）时所需的能量。氧气消耗量等于行走速度除以氧气消耗率。

比较两个个体之间的氧气消耗以决定其相关的生理效率是非常有用的。谁的氧气消耗量低就说明谁的效率高。基于此，病理步态下的步态效率定义如下：

$$步态效率 = \frac{100 \times 氧气消耗量（正常人）}{氧气消耗量（患者）}$$

由于患者的氧气消耗量一般都大于正常人，因此其步态效率低于 100%，与其障碍的程度相关。

明确区分氧气消耗率与氧气消耗量是极其重要的。氧气消耗率是运动时生理发力的强度，是一个依赖时间的参数，而氧气消耗量非时间依赖。一个人可能有高氧气消耗量，但由于步态缺陷，处于低氧气消耗率。在这样的情况下，走路可持续很长时间，而低氧气消耗率说明运动的强度低。另一方面，一个人的病理步态可能只在短时间走路即可产生高氧气消耗率，即出现疲劳，而不考虑氧气消耗量的数值。

能量代谢

食物代谢的能量是沿着不同代谢途径链,通过化学键合作用的生化反应传递的,最终产生的生物化学能量的单位是 ATP。当 ATP 转化为二磷酸腺苷(ADP)时,释放出可转换为其他分子的自由能量[24]。

$$ATP \longrightarrow ADP + P + Energy$$

此能量可缩短肌肉中的收缩单元。

储存在细胞中的 ATP 量很小,只能维持细胞收缩数秒。在肌肉中,合成 ATP 的有限能量可由厌氧的磷酸肌酸(CP)提供。

$$ADP + CP \longrightarrow ATP + C$$

尽管肌肉中磷酸肌酸(CP)的量是 ATP 的 $3 \sim 5$ 倍,但在保持肌肉活性中产生 ATP 的大部分能量实际上是从其他来源产生的。

有氧氧化

在长时间运动中,食物中的碳水化合物和脂肪的有氧氧化是产生 ATP 的主要途径。这些物质通过一系列酶催化氧化反应生成 ATP,葡萄糖的有氧代谢方程式如下:

$$C_6H_{12}O_6 + 36ADP + 36P + 6O_2 \longrightarrow 6CO_2 \uparrow + 36ATP + 42H_2O$$

脂肪的有氧代谢有类似的方程。

无氧氧化

第二种无需氧气的氧化反应称为糖酵解周期。采用此种反应的碳水化合物或脂肪转化为丙酮酸和乳酸,糖酵解代谢的葡萄糖反应式如下:

$$葡萄糖 + 2P + 2ADP \longrightarrow 2 乳酸 + 2ATP$$

碳酸氢钠(NaHCO_3)缓冲血液中的乳酸,形成排放大气中的二氧化碳CO_2,反应式如下:

$$乳酸 + NaHCO_3 \longrightarrow NaLactate + H_2O + CO_2 \uparrow$$

在有氧和无氧氧化反应中采用碳水化合物或脂肪取决于肌肉做功的方式(如连续、间歇、短时或持续,包含相关肌群在内的工作强度)、受试者的训练水平、饮食习惯及健康状况。

有氧与无氧代谢

在连续运动中,根据做功加载不同,有氧和无氧代谢模式之间有相互作用。在轻度到中等程度的运动中,供给细胞的氧气和有氧能量产生机制的能力一般可满足 ATP 需求,而剧烈运动中,有氧和无氧氧化过程同时发生,血清乳酸水平升高,反映了额外的无氧活动。

可由无氧产生的能量极其有限。如前所说,碳水化合物由有氧氧化产生的能量大约是无氧氧化产生能量的 18 倍[24]。而无氧氧化也受限于个体对由于乳酸累积产生的酸毒症的耐受程度。从实用角度看,无氧氧化以瞬时及短时剧烈运动的方式为肌肉提供能量。

若运动以定常速率进行,此时有氧过程可提供必要的 ATP,那么正常人长时间运动而不会轻易感受到疲累[2]。因为无氧代谢量最小,血清乳酸水平不会上升。

当运动较激烈时,血清乳酸增高,反应产生的无氧能量满足了多余 ATP 的要求。血清乳酸水平上升,血液 pH 降低,呼出二氧化碳与氧气比值增大预示着无氧代谢的开始[24]。由于无氧代谢的贡献,同时个体对酸毒症的容忍极限,随着做功载荷强度增加,则持续时间逐步缩短,疲劳会较早出现。

呼吸商与呼吸交换率

在能量消耗分析中,呼吸商(RQ)是静止时二氧化碳产生量与氧气消耗量之间的比率,与代谢的食物类型有关。基于在肺中交换的空气等于细胞中气体交换的假设,呼吸商反映了特定食物来源的氧化反应。一份纯碳水化合物食物的呼吸商为 1.00,纯脂肪的为 0.70,包含 60％脂肪与 40％碳水化合物代谢的混合饮食产生的呼吸商为 0.82,等效的卡路里为 4.8 卡每毫升氧气[24]。

呼吸交换率(RER)与呼吸商算法相同,用于运动条件。持续性剧烈运动可产生的呼吸交换率高达 0.90,提示为无氧活动。大于 1.00 的比例即说明为剧烈运动。从实用观点来看,呼吸交换率提供了方便、无侵入式方法检测无氧代谢是否发生。

最大有氧能力

最大有氧能力(VO_{2max})是个体在运动中可吸入的最大氧气量。该参数为时间依赖,与氧气消耗率(O_2 rate)[ml/(kg·min)]单位相同,代表个体最大有氧能量产生的能力,是衡量工作能力与身体素质最好的单一指标[40]。一般来讲,个人可在 2～3 分钟的力竭运动中达到其最大有氧能力。

年龄影响最大有氧能力。20 岁之前最大氧气吸入增加,之后,最大氧气吸入由于最大心跳速率、心搏出量及更多静坐的生活方式的减少而显著降低。

不同性别之间由于身体构成与血红蛋白不同导致不同的最大有氧能力。男性与女性间最大有氧能力与去脂体重之间的比例无显著性差异。然而由于男性身形更大,血红蛋白含量多,而女性的脂肪组织相对更多,男性的最大有氧能力比女性高 15%～20%。

上肢与下肢运动

最大有氧能力也依赖于运动的类型。需求的氧气量取决于运动时肌肉量,上肢运动比下肢运动的最大有氧能力低。然而对给定的工作载荷,上肢运动比下肢运动产生的心率与血压高。对专业运动员而言,最大有氧能力在跑步或骑自行车是一样的[3]。

停止训练

久坐的生活方式会降低最大有氧能力[32]。作为静止的结果,不仅骨肌结构的外围会萎缩,同时心搏出量与心排血量会显著降低,静止与运动时的心率也会增加。任何与呼吸、心血管、肌肉或代谢系统相关的疾病都会限制给细胞供给氧气,同时也会导致最大有氧能力的降低。卧床 3 周会导致正常人最大有氧能力降低 27%,表现为心排血量、心搏出量及其他因素的降低。

训练

体育锻炼可有如下几种途径增加有氧能力:提高心排血量,增加细胞从血液中获取氧气的能力,增加血红蛋白的水平和肌肉量(肌肉膨胀)。以上都可促进作为能量之源——脂肪的使用量增加[24]。因此锻炼中产生乳酸较少而耐力增加。其他的有氧训练效果包含静止和次极量运动心率及血压的降低,增加心搏出量与心排血量。

耐力

若受试者处于有氧过程能够提供必需 ATP 的运动状态,则其可保持较长时间的运动而不会轻易力竭[2]。若运动比较剧烈,则无氧代谢辅以有氧代谢,以满足持续剧烈运动对能量大量需求的要求。一般来说,当健康的、非专业受试者运动达到 55%～65% 的最大有氧能力,专业受训人员可在高达 80% 的最大有氧能力时开始启动无氧代谢[9, 24],无氧代谢的特征是血清乳酸和呼吸交换率的增加。

最大有氧能力和无氧代谢开始点由不同的因素决定。训练与否、肌纤维类型、毛细管密度与肌肉氧化能力的变化决定最大有氧能力的百分比,最大有氧能力是可维持耐力运动,无需无氧代谢的参与。有经验的耐力运动员会在血液乳酸堆积前就完成训练。由于无氧代谢的贡献有限,随着做功载荷强度增加,每个人对系统性酸毒症的耐受限制,以及肌肉逐步缩短等原因,导致疲劳提前发生。

氧脉搏

测量最大有氧能力需要受试者有意识地工作到精疲力竭,这可能对某些受试者特别是老年人来说不安全，或其无意愿完成。若无法直接测量最大有氧能力，可考虑通过计算氧脉搏获得体育训练时的大量信息。

氧脉搏为氧气消耗率与心率的比值。在无心脏疾病的前提下，尽管不同个体间就体育锻炼、肌肉使用以及完成训练的是上肢还是下肢等方面差异明显，但氧气消耗率和心率之间有线性关系。有必要比较个体在大致相同心率下锻炼的氧脉搏。随着最大有氧能力增加，腿部训练所测的氧脉搏比上臂训练的高[3]。由于训练能够提高心搏出量及肌肉从血液中摄取氧气的效率，氧脉搏随训练增加；相反，氧脉搏随训练停止而降低。

能量代谢测量

稳定状态

在稳定亚极量劳动负荷下运动 2～3 分钟，氧气消耗量达到组织所需的能量水平。心排血、心率、呼吸率以及其他组织劳动负荷达到平台期，此即稳定状态。此时的氧气消耗率测量反映了运动期间的能量消耗。

呼吸量测定法

可采用封闭或开放式呼吸量测定仪的方法测量氧气吸入量。在闭式系统，受试者复吸入经石灰吸收二氧化碳后的空气，此方法要求受试者位于大型测定仪旁边。大部分封闭式系统在导入大体积的空气时有很大的气道阻力，因此运动研究中一般不用此方法，尽管在医院此法用来研究肺部功能。

开放式测定仪是大部分运动研究采用的方法。受试者无需吸入测定中的空气，只需正常吸入周围空气（O_2 20.93%，CO_2 0.03%，N_2 79.04%）。测量吸入空气中氧气的体积和百分比用来计算氧气消耗量。

测试规程

正常人氧气消耗量测量可在氧气测量仪器旁边的跑步机上进行。此法要求最小的实验室空间和可实现连续每口气法分析的条件。

正常人体易于适应在跑步机或跑道上行走。当按要求沿圆形跑道以其感到舒适的速度步行时，正常人群和病情最轻的患者常自行选择保持相对稳定的速度行进[37, 38, 47]，在功能性行走速度下空气阻力最小，相同速度下在跑步机或跑道上测得的氧气消耗率无差异[29]。

与正常人群不同,中度或重度步态损伤患者可能会难以适应跑步机,从而会比他们的自然步态行走速度慢。需要步行辅助设备如拐杖或助行器的患者可能无法在跑步机上行走。这样,跑步机数据可能无法反映患者一定行走条件下的真实的能量消耗。出于这些原因及安全性考虑,我们决定在固定的跑道上进行测试。

氧气消耗量测量可由受试者穿戴便携式呼吸量测定仪。测量呼出的空气体积,收集气体样本以便后续进行氧气和二氧化碳分析。便携式测定仪特别适用于要求身体运动范围大的运动,如滑雪、越野赛跑及爬山等。

Douglas Bag 技术是经典的氧气分析方法。此法可实现高精度的气体分析,呼出的空气经过固定的时间间隔收集在一个大的便携式袋中。完成测试时,测量空气体积并检测氧气以及在高精度台式设备上测量氧气和二氧化碳含量。

为使受试者沿着跑道走路时能进行连续气体分析,Corcoran 开发了一种速度控制、电机驱动、可移动箱式车载气体测量仪器[8]。由于受试者没有携带气体分析装置,体重不是影响分析的因素,从而提高了测试设备的精确程度,可使测试数据分析连续。

运动病理学实验方法

由 Rancho 运动病理学实验室使用的气体分析的基本方法是 Douglas Bag 技术的改良。本试验选择该方法是由于其简化、高可靠性及准确性。系统挂在受试者肩上。当受试者在户外圆形跑道行走 60.5 m 时,多端口阀可收集多种气体样本到无孔的聚丙烯包中。

受试者呼吸时通过合适的哨嘴并佩戴鼻夹以防空气泄露。呼入和呼出空气的方向由 2 个装在肩膀上的大直径、单通道 J 形阀控制。J 形阀的大直径设计可保证阀的高度致密(微小的逆向气流),该阀可保证在高强度训练中即使出现高速气流也不会增加气道阻力。2 个阀分别安装在肩膀上,分别与哨嘴用一 T 形片用大直径软管连接。

试验要求在空气收集系统中最小化"死空间",以防重复吸入,因吸入足量的呼出的二氧化碳会导致过度换气。由于这个原因,在 T 形片内部安装了第三个阀,此阀没有明显增加空气流动阻力并足够密闭,防止二氧化碳的重吸。

在 T 形片内、哨嘴上还放置了温度测量计用以测量呼入和呼出空气的温度变化,监测呼吸率。心电图导联置于受试者胸部记录心率。鞋内的足开关记录步频。心率、呼吸率及步频数据通过无线电发射机遥测发射。系统总重小于 1.5 kg。

目前,运动病理实验室采用了每口气法呼吸系统。其重量轻,可移动单元能实现相当长时间的数据记录、储存。在研究结束时,数据可下载到计算机上进行分析。或者,遥测技术可实现实时能量消耗数据分析。

静止或站立代谢

基础代谢率（BMR）是维持机体在走路和休息状态时所需的最小能量水平[24]。基础代谢率一般由于饮食、身体表面积、体脂百分比不同，在男女之间差异可达 5％～10％。以年龄为函数，BMR 在成年人中每 10 年降低大约 2％[24]。

卧床时，基础代谢率和休息时的氧气消耗大致相同[11]。坐姿下的氧气纳入量略增高[26]。静止站立会进一步降低 22％的氧气消耗量，等于 3.5 ml/(kg·min)(男)、3.3 ml/(kg·min)(女)。

心电图研究给出了正常站立下所需的最小肌肉活性[21]。在站姿下，这一结论与实际情况一致，即：作用在身体不同节段的重心的重力靠近脊柱、骨盆、膝及足踝的旋转轴[21]。只有小腿肌群支撑着背屈状态下的踝关节。这是能量守恒定律应用于骨骼肌肉系统设计与站姿分析的实例。

正 常 步 态

习惯性速度的范围

在观察 20～60 岁成人步行者的试验中，受试者并不知晓自己被观察，男性平均速度为 82 m/min，明显高于女性的 74 m/min[13]。在运动病理学实验室户外圆形跑道上的受试者，被指导以其习惯性的速度（表 24-1）[41]中观测能量消耗，获得了几乎相同的平均值：82 m/min 和 78 m/min。这些研究结果支持此种方式测试的正常人群的步态不会因为试验规程而改变的结论。

表 24-1　未引起注意的行人及 20～60 岁成人受试者以其习惯性步速行走时测量的能量消耗试验的步态特征

项目	Finley[13]			Waters[41]		
	男性	女性	两者	男性	女性	两者
速度(m/min)	82	74	78	82	78	80
步频(steps/min)	110	116	114	108	118	113
步幅长度(m)	1.48	1.32	1.38	1.51	1.32	1.42

年龄在 20～59 岁的成人平均慢速（SWS）、快速（FWS）分别为 37 m/min 和 99 m/min

(表 24-2)[41],可推断出成人走路速度的功能性范围为 40～100 m/min。

表 24-2 成人以习惯性的慢速、正常及快速下步行的步态特征(20～59 岁)

人群	速度(m/min)			步频(steps/min)			步幅长度(m)		
	SWS	CWS	FWS	SWS	CWS	FWS	SWS	CWS	FWS
女性	37	78	99*	68	118	137	0.89	1.32	1.24
男性	48	82	110*	76	108	125	1.03	1.51	1.67
所有	43	80	106	72	113	131	0.97	1.42	1.47

注:* 说明男性与女性受试者在低速(SWS)、习惯性步速(CWS)与快速(FWS)下的显著性差异($P<0.05$)。引自 Water RL. Energy-speed relationship of walking:standard tables. J Orthop Res. 1988;6(2):215-222.

高于 100 m/min 速度时,就面临着走与跑的选择。Thorstensson 和 Roberthson 研究了成人男性发现:走与跑之间的平均转换速度为 113 m/min,且腿长的男士转换速度更快[34]。当速度高于 133 m/min 时跑比走更高效。

在习惯性步行速度下的能量消耗

在习惯性步行速度下行走,20～59 岁的成人低龄组与 60～80 岁的成人高龄组的氧气消耗率无显著差异,平均值为 12.1 ml/(kg·min)和 12.0 ml/(kg·min)[41]。青少年和儿童的氧气消耗率更高,平均为 12.9 ml/(kg·min)与 15.3 ml/(kg·min)(表 24-3)。以最大有氧能力表达,习惯性步行速度下的氧气消耗率所需大约为 32%的20～30 岁非受训正常受试者的最大有氧能力,近 48%的最大有氧能力 75 岁高龄受试者的最大有氧能力[1]。所有年龄段的正常受试者在其习惯性步行速度下呼吸交换率低于 0.85,提示无需无氧代谢补偿。

表 24-3 在舒适和快速步行速度下能量消耗:年龄的影响

人群	速度(m/min)		氧气消耗率[ml/(kg·min)]		氧气消耗量[mg/(kg·m)]		脉搏(次/min)		呼吸交换率	
	FWS	CWS	FWS	CWS	FWS	CWS	FWS	CWS	FWS	CWS
儿童(6～12 岁)	70	88	15.3	19.6	0.22	0.22	114	127	0.84	0.87
青少年(13～19 岁)	73	99	12.9‡	19.2	0.18	0.20	97	117	0.76	0.82
成年人(20～59 岁)	80	106‡	12.1‡	18.4‡	0.15‡	0.17	99	124‡	0.81	0.92
老年人(60～80 岁)	74	90‡	12.0	15.4‡	0.16‡	0.17	103	119‡	0.85	0.92

注:‡ 表示低龄组之间前述值之间的显著性差异($P<0.05$)。引自 Water RL. Energy-speed relationship of walking:standard tables. J Orthop Res. 1988;6(2):215-222.

对健康受试者所耗氧的百分比结果的解释,是其走路几乎不需要用力。很明显的,年龄大的个体会由于最大有氧能力降低逐步减小有氧储备,以适应任何由于步态障碍引起的生理不适。

快速步行的能量消耗

当受试者要求快速走时,儿童、青少年和年轻人的平均氧气消耗率大致相同,平均分别为 19.6 ml/(kg·min)、19.2 ml/(kg·min)、18.4 ml/(kg·min)。老年组在其快速行走时,其值为 15.0 ml/(kg·min),明显低于对应的平均快速行走步速(90 m/min：106 m/min)。老年受试者平均快速行走时在步速降低的同时,会出现随着年龄增长而降低的平均最大有氧能力。儿童、青少年、年轻人与老年人在其快速步行时的呼吸交换率分别为 0.87、0.82、0.92、0.92[41]。这些结果表明正常成人习惯于将他们的快速行走速率调整在无氧代谢的阈值状态。

男性与女性比较

研究者已发现男性步行时具有更高的氧气消耗率。其他学者报道女性的值更高或者无显著性差异[5]。在一项 225 例正常受试者的研究中,笔者发现在习惯性的低速、正常或快速的氧气消耗率中没有性别显著性差异[41]。所有年龄组中的女性比男性心率高,与其他类型运动中女性心率高的报道一致[41]。

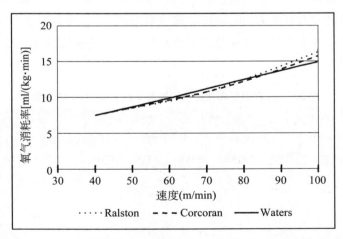

图 24-1 3 项不同研究中氧气消耗率与速度的关系(参考文献 8,30 以及作者未发表的数据)。在步速为 40~100 m/min 的功能性步行时表现为接近线性关系。

能量-速度关系

许多学者采用二阶等式描述能量-速度之间的关系,如下所示:

$$O_2 \text{Rate} = 0.001\ 10V2 + 5.9(\text{Ralston})^{[30]} \qquad \text{式(1)}$$

$$O_2 \text{Rate} = 0.001\ 00V2 + 6.2(\text{Corcoran 和 Gelmann})^{[8]} \qquad \text{式(2)}$$

$O_2 \text{Rate}$ 是 O_2 的 ml/(kg·min)，V 等于速度。

观察上述等式可以发现：在习惯性速度范围 $40 \sim 100$ m/min 下他们呈现线性关系。且速度低于 100 m/min 下，与线性回归相比，用二阶或更高阶回归并不能显著改善数据拟合。既然走路速度的功能范围低于 100 m/min，我们更倾向于下列线性回归描述能量-速度关系[41]：

$$O_2 \text{Rate} = 0.129V + 2.60 \qquad \text{式(3)}$$

比较式(1)与(3)发现：二者都在习惯性步行速度范围 $40 \sim 100$ m/min 中给出相似的值(图 24-1)。Ralston，等式(1)是在跑步机上以规定的速度测试获得。式(2)，Corcoran 和 Gelmann 是在跑道上测试的，受试者跟随可移动式车上，其上安装有气体分析仪器。我们的结果，即式 3 是在户外跑道上测得，受试者自行选择舒适的、慢的或快速步速进行试验。这三种不同方法测得的能量-速度关系式的等效等式表明：正常步态适应不同劳动状态，不受试验假象的影响。

上述方程未考虑极低步速。成人在极低速度下的氧气消耗率平均为 5.7 ml/(kg·min)[20]，这个数值代表了需要保持身体几乎不可察觉速度下运动所需的力。

成人 $20 \sim 59$ 岁与高龄 $60 \sim 79$ 岁的能量-速度回归方程相同。然而，儿童和青少年的回归方程迥异于成人组数据：

$$\text{儿童}: O_2 \text{Rate} = 0.188V + 2.61 \qquad \text{式(4)}$$

$$\text{青少年}: O_2 \text{Rate} = 0.147V + 2.68 \qquad \text{式(5)}$$

$$\text{成人}: O_2 \text{Rate} = 0.129V + 2.60 \qquad \text{式(6)}$$

有趣的是，3 组数据的回归方程 Y-截距相同，大约都为静立时的值(速度为 0)。

儿童身体构型和尺寸的不同导致较高的氧气消耗率。儿童的肌肉包含大部分全身重量，而成人则相对很少。随着年龄增加，儿童全身体重占很大比例变为相对代谢迟缓的脂肪与骨骼。

氧耗量-速度关系

走路 1 m 的耗氧量由氧摄入率除以速度的比值定义。不同速度下的耗氧量方程可由方程(4~6)除以速度获得，如下所示：

$$\text{儿童}: O_2 \text{Cost} = 0.188V + 2.61V^{-1} \qquad \text{式(7)}$$

$$\text{青少年}: O_2 \text{Cost} = 0.147V + 2.68V^{-1} \qquad \text{式(8)}$$

$$\text{成人}：O_2\text{Cost} = 0.129V + 2.60V^{-1} \qquad \text{式（9）}$$

上式表明：儿童走路效率最低。

行走路面与鞋类

走路路面的类型对能量消耗影响极小，除非表面极其粗糙。一个年轻的正常受试者穿着皮质作战靴走在跑步机和柏油马路或煤渣路上的能量消耗减小约10%。

加载

重量加载会增加氧气消耗率，增加的量取决于加载的位置。足部四周的加载比躯干部加载效果更大[20]。在男性受试者躯干部加载20 kg并未检测到能量消耗率的增加。另一方面，每一足加载2 kg测到增加氧摄入率30%。这项发现的可靠性是因为足部向前的加速度远大于躯干部分的加速度，因此需要更大的力，具有显著的临床应用优点，尤其是对要求使用下肢矫形支具或假肢的患者，减小重量特别重要。

斜坡行走

很多研究者观察了在斜坡上行走的现象。Bobbert 将其研究数据与文献数据合并得出了氧气消耗率增加与斜坡斜率之间的线性表达式[4]。

表24-4　髋关节融合术、踝关节融合术与膝关节制动后的能量消耗

治疗方法	速度（m/min）	氧气消耗率[ml/(kg·min)]	氧气消耗量[mg/(kg·m)]	步行效率（%）
足踝融合	67	12.0	0.17	92
膝制动	64	12.7	0.20	76
髋关节融合	67	14.7	0.22	68

病 理 步 态

能量守恒是下肢和双足步态机制进化设计的主要依据。下肢的损伤引起正常步态周期的破坏会增加能量消耗。然而，患者若神经系统控制健全则能适应这种改变，代替性的步态代偿代表了将附加能量消耗最小化的一个机制[20]。损伤较严重的患者需要上肢辅助（摆过步或交替步态）或矫形器以替代肌肉控制不足的作用。两种上肢辅助步态的类型可增加能量消耗。与正常步态相比，摆过步辅助拐杖步态要求身体发力。在摆动相，上肢与肩膀的肌肉组织必须在每一步都提起并摆动全身向前,交替步态对肩部的要求较少,是用下肢支持部分体重,但速度更慢。当肌肉无法满足为关节提供稳定的条件时,矫形器可完成这一功能。补偿机制根据诊断和伤残程度不同而异。

关 节 制 动

用外科关节融合或石膏固定进行关节固化后,测量能量消耗散可确定特定下肢关节对步态周期运动的重要程度。最常研究的关节包括踝关节、髋关节和膝关节。

踝关节融合

踝关节融合后,平均氧气消耗率 12.0 ml/(kg·min)与正常人的数值 12.1 ml/(kg·min)大致相等,但其习惯性步速为 67 m/min,是正常值的 80%,或者说比正常值的 80 m/min 低 16%(表 24-4)[37]。使用方程 3 控制速度,足踝融合患者的平均氧气消耗率比正常人以相同速度行走的高 3%。

由于速度低,足踝融合患者的平均氧气消耗为 0.166 ml/(kg·m),与之相比正常成人的为 0.151 ml/(kg·m)[37]。因此,步行效率是正常人的 92%。踝关节融合后步态效率只降低了 8%,这一事实与踝关节融合不需要在全步态周期中补偿的观察一致。

髋关节融合

单侧髋关节融合后,平均习惯性步速低于正常人,为 67 m/min,与踝关节融合后的平均值一致(表 24-4)[37]。尽管髋融合患者在习惯性步速无明显差异,但平均氧气消耗量[14.7 ml/(kg·min)]却明显高于正常人或踝关节融合人群。用公式 3 控制速度,这种增加趋势代表比正常受试者高 32%。

由于习惯性步速降低而氧气消耗率高,髋关节患者的平均氧气消耗率 0.223 ml/(kg·min)明显高于踝关节融合患者的 0.17 ml/(kg·min)。与正常步态相比,髋关节融合患者的步行效率达到 68%。氧气消耗率与氧气消耗量增加说明髋关节运动在步态周期中的重要程度。

膝关节制动

膝关节运动对于步态周期的重要程度可由这种方法确定:用圆柱形石膏固定腿部阻止膝关节运动,而不影响足踝和髋关节运动[39]。有趣的是,石膏固定腿部后,氧气消耗率的值为 12.7 ml/(kg·min)和每米氧气消耗 0.200 ml/(kg·m),都在踝关节和髋关节融合患者数值的中间范围内[37]。步态效率为正常值的 76%。总之,限制踝关节、髋关节或膝关节的运动会增加氧气消耗率和氧气消耗量，而且越是近端的关节引起的改变会更大。

骨　折

骨折患者在其习惯性步速时，在整个摆动相会有较高的氧气消耗率[平均 15.7 ml/(kg·min)]与心率（153 次/min）。呼吸交换率增加（1.08）意味着摆动相拄拐步行所需的能量不能仅靠有氧能量提供，还需要无氧条件下的能量提供（表 24-5）。

表 24-5　拐杖辅助性摆过步步行时的能量消耗

项目	速度（m/min）	氧气消耗率[ml/（kg·min）]	氧气消耗量[mg/（kg·m）]	脉搏（次/min）	呼吸交换率
骨折[38]	50	15.7	0.32	153	1.08
截瘫[42]	29	16.3	0.88	140	—

骨折患者的高氧气消耗率和心率说明：临床中无法用双腿支撑身体重量的高龄患者一般是严重的行动受限者。由于随着年龄增加，力量和最大有氧能力降低，很多老龄患者无法达到高能量的需求而选择轮椅。在摆动相拐杖辅助性步态出现时，对久坐或高龄患者会要求增加锻炼以增加运动能力。在尽可能早的时间允许伤肢负重，符合降低能量消耗以更好愈合的观点。

脊　髓　损　伤

具有摆过步态的截瘫患者，在股四头肌力量不足以稳定膝关节时会应用双侧膝-踝-足矫形器（KAFOs）。在摆动相，不仅要求抬起上肢，还需要摆动身体向前，而且这类患者的髋关节和躯干瘫痪的伸肌还必须在支撑相提供反重力支撑。瘫痪的患者还会出现下肢和骨盆屈肌缺乏运动控制，会进一步增加肩部和手臂肌肉摆动身体向前的需求。

基于以上原因，躯干肌肉组织完整的截瘫患者在要求摆过步态时，一般都是速度极其缓慢的步行者。他们的习惯性步速为 29 m/min，大约是骨折患者 50 m/min 的一半。不考虑较低的习惯性步速，截瘫患者的氧气消耗率较高，为 16.3 ml/（kg·min），氧气消耗量为 0.88 ml/（kg·m）。截瘫患者的最大有氧能力低于正常人，但是他们的氧气消耗率尤其高[16]。这些研究成果佐证了这样的结论：很少有依靠摆过步步态行走的截瘫患者，在康复中心进行步态训练后可继续行走。

大约一半脊髓损伤的患者为脊髓不完全损伤。不完全截瘫的患者会用矫形器加强其残余肌肉功能以达到用下肢承载的目的。这样的做法可以减少他们对上臂的需求,使得交替步态模式成为可能。

交替步态

Hussey 和 Stauffer 发现在驱动力、交替步态和行走能力之间有直接关系[19]。那些能在社区行走的患者拥有交替步态,他们具有一定的髋屈肌和膝关节伸肌的肌力,使需要膝-踝-足矫形器(KAFO)的数量不多于一个。关于驱动力,使用膝-踝-足矫形器(KAFO)的主要指标是由于股四头肌无力导致的膝关节失稳。最常见的指标是由于跖屈肌或背屈肌力量减弱引起的踝关节失稳[46]。

步行运动指数

步行运动指数(AMI)用来定义运动瘫痪与行走能力的关系。步行运动指数量化了瘫痪的程度及其与能量消耗、步态的生理指标之间的关系[45]。从标准的 6 级手动运动量表获得 4 级量表。下肢主要的肌肉力量首先用标准 6 级量表评估(无=0;微量的、可见或可感知的收缩=1;差,主动运动可完成关节活动范围但不能克服重力=2;一般,主动运动可完成关节活动范围并能克服重力=3;好,主动运动可完成关节活动范围并能克服重力和阻力=4;正常=5)。从步行所需的力量而言,在"微量"或"差"的级别之间没有明显差异,因为这两个级别之间肌肉运动产生的力量几乎没有差别。类似地,从功能性角度而言,主动运动"好"的等级足够满足平地步行的要求。"微量"运动和运动能力"弱"的等级可以合并为一个组,同样地,主动运动"好"和"正常"也归为一组,指标降为 4 个等级的量表(0=无运动;1=微弱或弱;2=一般;3=好或正常)。

应用以上讨论的删减的步行运动指数量表,将双侧髋屈曲、髋外展、髋伸展和膝伸展、膝屈曲的运动评分相加计算即可获得分值。这些分值之和占最大分值(30 分)的百分比表达。步行运动指数用于患者躯干完整、骨盆力量足以支撑躯干稳定性的患者评估。

步行运动指数和步态模式

步行运动指数值满足 Hussey 和 Stauffer 社区步行指标患者,其肌力大于或等于正常力量的 60%[47]。习惯性步速均值 56 m/min,平均心率 106 次/min,平均氧气消耗率 14.4 ml/(kg · min),平均氧气消耗量 0.26 ml/(kg · m)(表 24-6)。相反,大部分步行运动指数小于 40%的患者要求使用 2 个膝-踝-足矫形器(KAFO)。他们的习惯性步速平均只有 27 m/min,平均心率 132 次/min,氧气消耗率 17.4 ml/(kg · min),平均氧气消耗量 0.98 ml/(kg · m)。

表 24-6 步行运动指数

项目	AMI≤40	AMI>40,<60	AMI≥60
氧气消耗率[ml/(kg · min)]	17.4	14.2	14.4
呼吸交换率	0.80	0.89	0.85
心率(次/min)	132	123	106
氧气消耗率增加(%相对正常)	216	112	49
氧气消耗量[mg/(kg·m)]	0.98	0.50	0.26
速度(m/min)	26.8	34.0	56.3
轴向载荷峰值(%BW)	43.1	28.3	6.3

注：引自 Waters RL. Determinants of gait performance following spinal cord injury. Arch Phys Med Rehabil. 1989;70:811-818.

由于常规的社区活动如购物需要个人行走距离超过 250 m[22]，本组的患者一般需要走最少 10 分钟。在这种高强度活动中，患者到达目的地后一般都会出现心动过速、出汗及呼吸急促等症状。另一方面，与正常行走相比，驱动轮椅在平坦地面行走所需的能量消耗要低很多。

在前面的研究中，脊髓损伤(SCI)患者的平均轮椅速度为 72 m/min，心率 123 次/min，氧气消耗率 14.5 ml/(kg · m)[42]。很明显，与乘坐轮椅相比，走路所消耗的高的生理能量解释了为什么很多严重瘫痪患者停止行走，反而选择轮椅作为首要出行方式。长期乘坐轮椅患者之间的差异是由于行走意愿的差别，且这种差别是由于截瘫的程度决定的。

步行运动指数和轴向载荷峰值

在交替性步行的脊髓损伤患者中，由于上肢加载到拐杖上的力可因瘫痪的程度以及步行辅助对上肢的需求不同而异，氧气消耗率、氧气消耗量和速度之间的关系很复杂。为了探寻这些关系，测量了患者上肢助行装置上的轴向载荷峰值(PAL)[47]。

由上肢施加到拐杖、手杖或步行器上的轴向载荷峰值与步行运动指数之间的关系定义如下：

$$PAL = 82.75 - (1.72 \times AMI) + (0.009 \times AMI^2)$$

PAL 用体重的百分比表示(图 24-2)。

另外，轴向载荷峰值(PAL)与氧气消耗率增加关系密切：氧气消耗率增加=27.1+(3.63×PAL)。

很明显，随着下肢力量减弱，要求上肢力量增强，引起生理能量损耗增加(图 24-2、24-3)。

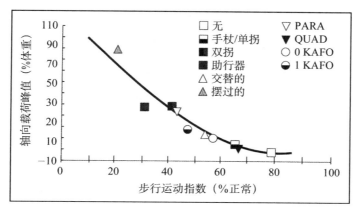

图 24-2 施加于不同的辅助步行设备上的轴向载荷峰值与步行运动指数呈线性相关。PAL ＝ 82.75 － (1.72 × AMI) ＋ (0.009×AMI²)(R ＝ 0.73, P ＜ 0.000 1)。

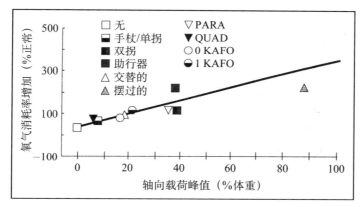

图 24-3 轴向载荷峰值与氧气消耗率增加直接相关。氧气消耗率增加 ＝ 27.1＋(3.63×PAL)(R ＝ 0.91, P ＜ 0.000 1)。

步行运动指数和能量消耗

步行运动指数与步行速度的比较可由下式说明二者之间的线性关系：

$$步速 ＝ 8.6＋(0.62×AMI)$$

步速单位为 m/min(图 24-4)。

患者的步行速度差异很大，是由于瘫痪的程度不同造成的。为了控制速度，正常人行走时的氧气消耗率可用方程式 3 减去患者的数值。步行运动指数和氧气消耗率增加之间关系密切，由下式表达：

$$氧气消耗率增加 ＝ 257.5－(2.82×AMI)$$

氧气消耗率增加是脊髓损伤患者每分钟氧气消耗率增量的百分比，相较于正常受试者在相同速度下行走时的数值(图 24-5)。

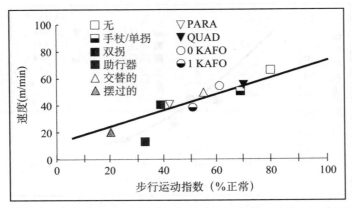

图 24-4 速度与步行运动指数呈高度线性相关。速度 = 8.6 + (0.62 × AMI)($R = 0.73$, $P < 0.001$)。

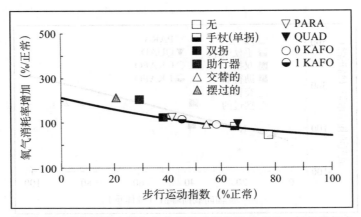

图 24-5 氧气消耗率增加与步行运动指数线性相关。氧气消耗率增加 = 257.5 − (2.82 × AMI)($R = 0.68$, $P < 0.001$)。

每米氧气消耗量也与步行运动指数直接相关(图 24-6),由下式二阶回归方程定义:

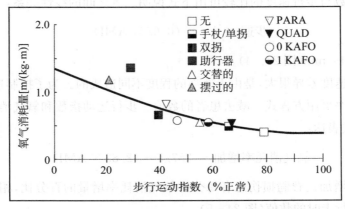

图 24-6 氧气消耗量与步行运动指数呈线性相关。氧气消耗量 = 1.39 − (0.000 15 × AMI²)($R = 0.77$, $P < 0.000 1$)。

$$O_2\,\text{cost} = 1.39 - (0.027 \times AMI) + (0.000\,15 \times AMI^2)$$

矫正要求

步行运动指数降低与需要更多的膝-踝-足矫形支具(KAFO)支撑有关,这种矫正管理可分为无 KAFO、1 个 KAFO 和 2 个 KAFO。对应的每个矫正管理水平的步行运动指数分别为 58%、47% 和 31%。要求增加矫形支具还与速度降低有关。若无矫形支具,平均行走速度为 48 m/min,有一个矫形支具则速度为 37 m/min,2 个则为 19 m/min。要求矫形支具多还与增加的氧气消耗率(81%、107%、226%)、氧气消耗量[0.37 ml/(kg・m)、0.46 ml/(kg・m)、1.15 ml/(kg・m)]以及轴向载荷峰值(13.9%、20.4%、79%)有关。数值见表 24 - 7。

表 24 - 7　脊髓损伤矫正需求

项目	0 KAFO	1 KAFO	2 KAFO
氧气消耗率[ml/(kg・min)]	15.1	14.7	14.9
呼吸交换率	0.86	0.88	0.82
心率(次/min)	115	125	122
氧气消耗率增加(%正常)	81	107	226
氧气消耗量[mg/(kg・m)]	0.37	0.46	1.15
速度(m/min)	48.1	37.1	18.9
轴向载荷峰值(%BW)	13.9	20.4	79.0
步行运动指数(%正常)	58	47	31

辅助器械

根据对上肢辅助器械的需求程度对脊髓损伤患者进行细分,也与步态模式和能量消耗参数有关。在 4 组(无,1 根手杖或拐杖,2 根拐杖,步行器)中,氧气消耗率增加、氧气消耗率、步行速度、轴向载荷峰值和步行运动指数增加有显著差异。一般来讲,这些测量数据与上肢辅助器械的需求一致(表 24 - 8)。在 4 个组别中,平均氧气消耗率增加率 29%、64%、130%、210%;平均氧气消耗量 0.22 ml/(kg・m)、0.29 ml/(kg・m)、0.56 ml/(kg・m)、1.20 ml/(kg・m);速度为 66 m/min、48 m/min、38 m/min、12 m/min;轴向载荷峰值为 0、7.0%、30.8%、39.2%;步行运动指数为 79%、68%、44%、34%。这些数据强调了当行走时需要 2 根手杖或步行器辅助时对上肢的高度需求。

表 24-8 上肢辅助器械

项目	无	手杖或拐杖	双拐	助行器
氧气消耗率[ml/(kg·min)]	14.2	14.2	15.7	12.7
呼吸交换率	0.82	0.87	0.87	0.76
心率(次/min)	106	103	126	120
氧气消耗率增加(%正常)	29	64	130	210
氧气消耗量[mg/(kg·m)]	0.22	0.29	0.56	1.20
速度(m/min)	66.5	17.9	37.8	11.8
轴向载荷峰值(%BW)	—	7.0	30.8	39.2
步行运动指数(%正常)	79	68	44	34

脊髓损伤水平

四肢瘫痪但可行走的患者一般患有不完全神经损伤,其平均步行运动指数值高于截瘫的患者(69% *vs.* 44%)。这是因为四肢瘫痪患者上肢瘫痪的程度差异很大,应用上肢辅助器械的可能性低于上肢功能正常的截瘫患者。结果,四肢瘫痪患者这样一组人群,比截瘫的患者更需要保留下肢骨骼肌肉系统对走路的需求。这样,他们的平均轴向载荷峰值显著降低(5% *vs.* 29%的体重)(表 24-9)。

表 24-9 脊髓损伤水平对步行中参数测量的影响

项目	脊髓损伤水平	
	截瘫	四肢瘫痪
氧气消耗率[ml/(kg·min)]	15.3	14.4
呼吸交换率	0.87	0.83
心率(次/min)	123	109
氧气消耗率增加(%正常)	133	66
氧气消耗量[mg/(kg·m)]	0.16	0.32
速度(m/min)	35.6	52.0
轴向载荷峰值(%BW)	28.6	4.8
步行运动指数(%正常)	44	69

远期评价

比较从康复中心出院及 1 年随访的能量消耗,采用步行运动指数评价运动力量。在随访 1 年组,患者行走更快,氧气消耗量更低,心率降低,加载上肢辅助器械上的轴向载荷降低。康复增加了神经恢复与身体调节。下肢力量初期相对较弱的患者,随访测试显示其身体调节效果更为显著,氧脉搏增加。若在步行辅助器械帮助下增加心血管系统的应力,则下肢较弱的患者会有更大的调节效果。

脊髓发育不良

脊髓发育不良的儿童与外伤性脊髓损伤患者类似,具有运动性瘫痪的特征。若神经损伤没有超出脊髓损伤以外的水平,如脑积水、Arnold-Chiari 畸形或脊柱、骨盆不稳引起的相关损害,则矫正需求和能量消耗测量之间有相关性。一般来讲,矫正需求取决于股四头肌、足踝背屈肌和跖屈肌力量缺失的程度。为了给膝和踝关节提供更强大的支持,现有 4 个等级的矫正管理:无矫形支具(no orthosis)、踝-足矫形支具(AFO)、膝-踝-足矫形支具(KAFO)、双侧膝-踝-足矫形支具(2KAFO)。

摆过步态

所有要求矫形支具支撑的患者,其摆过步态与超过 140 次/min 的心率增加有关,要求双侧膝-踝-足矫形支具的患者具有最低的速度值 22 m/min。随着对矫形支具支撑需求的增加,氧气消耗量逐步上升[无矫形支具,0.29 ml/(kg · m);踝-足矫形支具,0.41 ml/(kg · m);膝-踝-足矫形支具,0.41 ml/(kg · m);双侧膝-踝-足矫形支具,0.77 ml/(kg · m),表 24 – 10]。

表 24 – 10 脊髓发育不良的摆过步态

项目	速度(m/min)	氧气消耗率 [ml/(kg · min)]	氧气消耗量 [mg/(kg · m)]	脉搏(次/min)
无矫形支具	47	13.8	0.29	120
AFO	41	15.6	0.41	147
1 - KAFO	46	18.7	0.41	143
2 - KAFO	22	14.9	0.77	149

注:引自 Waters RL. The energy expenditure of normal and pathological gait. Clinical Reviews in Physical and Rehabilitation Medicine. 1989;1:187 – 206.

交替步态

需要双侧膝-踝-足矫形支具辅助的患者有最高氧气消耗率 [18.1 ml/(kg · min),图

24-7]、最高的氧气消耗量[1.35 ml/(kg ·m),图 24-8]、最低的习惯性步速(22 m/min,图 24-9)。随着步行速度逐步增加,瘫痪程度较低的患者组的氧气消耗量和氧气消耗率逐步减小,所需矫形支具的支撑也越少。

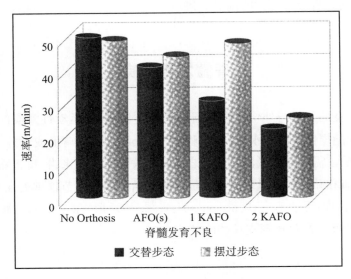

图 24-7　需要不同类型下肢矫形支具支撑脊髓发育不良儿童采用摆过步和交替步态步行时速率。

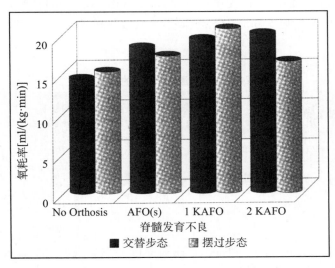

图 24-8　需要不同下肢矫形支具支撑的脊髓发育不良儿童采用摆过与交替步态模式时氧气消耗率。

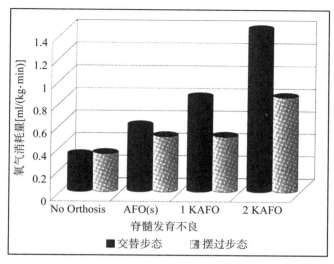

图 24-9　需要不同下肢矫形支具支撑的脊髓发育不良儿童采用摆过与交替步态模式的氧气消耗量。

摆过步态与交替步态

在 10 名儿童中进行了摆过步态和交替步态中消耗能量的直接比较[48]，所测指标反映了摆过步态在拐杖辅助步行时的生理指标(氧摄入率和心率)略高，但步速较快(表 24-11)。结果，摆过步态的步态效率更高[0.68 ml/(kg·m) *vs.* 0.40 ml/(kg·m)]。10 名儿童中的 7 名更愿意在大部分行动中使用拐杖应用摆过步态模式行进。因此临床上试图将摆过步态的儿童训练成交替步态也许是不必要的。

表 24-11　脊髓发育不良的交替与摆过步态和轮椅比较

项目	速度(m/min)	氧气消耗率 [ml/(kg·min)]	氧气消耗量 [ml/(kg·m)]	脉搏(次/min)
交替步态	30	15.8	0.68	138
摆过步态	42	16.3	0.40	146
轮椅	65	11.6	0.17	124

与患有脊髓损伤的成人相比较，常用的临床经验是儿童中的摆过步态模式在社区活动中起作用。不同的响应是由于儿童上肢力量与身体重量的比值较大、活动能力强以及最大有氧能力造成的。当然，脊髓发育不良的儿童在其发育过程中由于瘫痪的影响导致其下肢重量较轻。

随着脊髓发育不良儿童逐渐成熟，体重增加，摆过步态进行持续行走活动变得越发困难，增加了坐轮椅的可能性。这些因素伴随着年龄增长，最大活动能力自然地减低，使许多患者以后的岁月里更多地选择轮椅而不是继续走路。

截　肢

下肢截肢的患者可选择用拐杖代替假肢或者直接佩戴假肢步行。许多高龄患者面临着这样一个特殊的问题：相关疾病导致的下肢血管功能障碍会限制活动能力。

假肢对比拐杖

对单侧创伤与血管功能障碍导致的经胫骨截肢和经股骨截肢的患者，采取不佩戴假肢，而是应用拐杖辅助进行摆过步的步行进行直接比较。结果显示：除了一个血管病变经股骨截肢的患者外，所有的佩戴假肢的截肢患者在能量消耗率、心率以及氧气消耗量都较低[44]。这种差距在血管功能障碍经股骨截肢患者中明显，说明即使使用假肢，这类患者中的大部分仍需要拐杖提供支撑，从而导致氧气消耗率与心率增加[35,44]。

适配性良好的假肢可以具有满意的步态而无需拐杖支撑，还能明显地降低生理能量需求。因为拄拐杖行走比使用假肢行走更费力，不安装假肢的拄拐杖行走不应成为临床开具假肢处方和功能训练的必须要求。

截肢平面

两种研究显示截肢平面的重要性：健康的、年轻的患者在相似的试验条件下做测试（表 24－12）。第一组包括单侧经胫骨平面的截肢者，膝关节切断术（KD）以及经股骨平面的继发创伤；第二组包含髋关节切断术（HD）和偏侧骨盆切除术（HP）患者[25]。

表 24－12　单侧截肢患者的能量消耗

项目	速度(m/min)	氧气消耗率[ml/(kg·min)]	氧气消耗量[ml/(kg·m)]	脉搏(次/min)
血管性[44]				
TF	36	10.8	0.28	126
TT	45	9.4	0.20	105
Syme	54	9.2	0.17	108
外科手术[25]				
HP	40	11.5	0.29	97
HD	47	11.1	0.24	99
创伤[44]				
TP	52	10.3	0.20	111
KD	61	13.4	0.20	109
TT	71	12.4	0.16	106

注：HP：偏侧骨盆切除术；HD：髋关节切断术；TF：经股骨截肢；KD：膝关节切断术；TT：经胫骨截肢；SYME：经跗骨和踝关节截肢。

这两项研究表明:所有水平的截肢患者在安装假肢后无拐杖辅助下行走,其平均氧气消耗率与正常受试者的数值大致相等(表24-10)。然而,随着截肢平面的下降,习惯性步速的平均值逐渐降低,导致氧气消耗增加(图24-11、图24-12)。

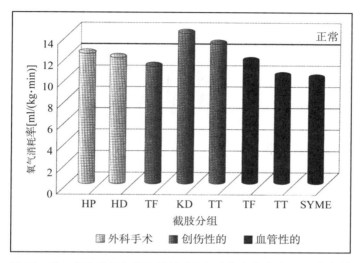

图24-10 截肢平面和截肢原因对氧气消耗率的影响(HP:偏侧骨盆切除术;HD:髋关节切断术;TF:经股骨截肢;KD:膝关节切断术;TT:经胫骨截肢;SYME:经跗骨和踝关节截肢)。

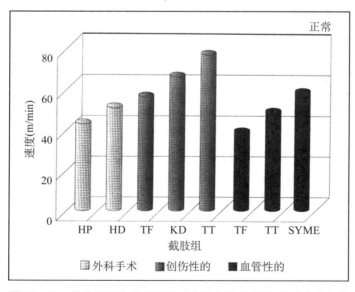

图24-11 截肢平面和截肢原因对步速的影响(HP:偏侧骨盆切除术;HD:髋关节切断术;TF:经股骨截肢;KD:膝关节切断术;TT:经胫骨截肢;SYME:经跗骨和踝关节截肢)。

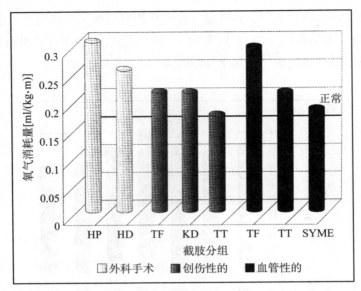

图 24 - 12 截肢平面和截肢原因对氧气消耗量的影响（HP：偏侧骨盆切除术；HD：髋关节切断术；TF：经股骨截肢；KD：膝关节切断术；TT：经胫骨截肢；SYME：经跗骨和踝关节截肢）。

总之，TT、KD、TF、HD、HP 截肢者会逐渐适应效率差的步态模式（高耗氧量），高位截肢者可减少步速以便氧气消耗率在正常范围内。

血管功能障碍截肢

要将高龄血管功能障碍截肢者与年轻的通常是由于创伤截肢的患者对照组分开。两种经胫骨和经股骨水平截肢的病因学比较显示：血管功能障碍的经胫骨平面截肢者比创伤经胫骨平面截肢者的习惯性步速降低而氧气消耗更高。在经胫骨平面，创伤截肢者的习惯性步速和氧气消耗[45 m/min 和 0.20 ml/（kg ·m）]明显不同于创伤截肢者[71 m/min 和 0.16 ml/（kg ·m）]。

血管功能障碍和创伤截肢者在经股骨平面的步速和氧气消耗量之间也有相同差别[36 m/min 和 0.28 ml/（kg ·m）*vs.* 52 m/min 和 0.20 ml/（kg ·m）]。在血管功能障碍的截肢者中，经跗骨和踝关节截肢的患者[54 m/min 和 0.17 ml/（kg ·m）]比经胫骨截肢的患者[45 m/min 和 0.20 ml/（kg ·m）]的习惯性步速更快，氧气消耗量更低，提示在年轻创伤组和外科手术截肢者中截肢平面具有同样的重要性。

大部分患有血管病变的老龄患者的截肢平面位于股骨或更高，几乎不能在没有拐杖的辅助下佩戴假肢行走[33, 44]。如果能够在拐杖辅助下步行，通常情况下他们的习惯性步速非常低，心率加快[44]。可以确定的是要尽早、尽一切可能地保护血管功能障碍的下肢，以防达到必须要切除经股骨的程度。如必须要截肢，要尽可能在膝关节以下截肢。

残肢长度

在经胫骨截肢患者中进行了残端长度和步态的关系两种研究[14, 18]。首先残端长度为14～19 cm,第二残端长度为9～24 cm。几乎所有的臼部都是髌腱承重(PTB)。在该研究中习惯性步速和能量消耗之间无显著性差异,在临床上特别重要的是:9 cm的残端长度行经胫骨平面截肢(较低氧气消耗量和较高习惯性步速),要优于膝关节切断术和经股骨平面截肢。

假肢重量

大部分单侧截肢者愿意选择比切除部分肢体重量轻的假肢。Mattes等假设增加经胫骨平面假肢的重量和惯性矩以匹配下肢会改善步态对称性,无需增加能量消耗[23]。然而加载配置需要匹配假肢和骨骼之间的惯性矩,这样会产生较大的步态对称性和更高的能量消耗。

双侧截肢

毫无疑问,双侧截肢者会比单侧截肢者付出更多的努力[10, 44](表24-13)。与合并经胫骨截肢的血管功能障碍患者相比,合并经跗骨和踝关节截肢的血管功能障碍的患者走得更快,氧气消耗更低。与血管功能障碍的经胫骨/经胫骨截肢患者对照组相比,外伤性经胫骨/经胫骨截肢者走得更快,消耗能量更低。

表24-13 双侧截肢者的能量消耗

项目	速度(m/min)	氧气消耗率 [ml/(kg · min)]	氧气消耗量 [ml/(kg · m)]	脉搏(次/min)
创伤				
TT/TT [44]	67	13.6	0.20	112
TF/TF [44]	54	17.6	0.33	104
血管				
Syme/Syme[44]	62	12.8	0.21	99
TT/TT [44]	40	11.6	0.31	113
TF/TF [10]	40	7.8	0.23	116
短桩假肢[36]	46	9.9	0.22	86

考虑到大约1/3的糖尿病患者在3年内会切除剩余残肢这样的事实,那么即使残肢非常短,保留膝关节也非常重要,因为一名单侧经胫骨截肢者可接受另外一个经胫骨截肢术,能量消耗也会比单侧经股骨截肢的患者低[14]。双侧血管性截肢者若有经股骨平面的

截肢就很难达到功能性步行的状态。

　　一名 21 岁双侧膝关节切除术的患者安装短粗假肢的评估结果表明：患者的习惯性步速为 46 m/min，氧气消耗率为 9.9 ml/(kg·min)，氧气消耗量为 0.22 ml/(kg·m)[36]。而佩戴外观粗短的假肢对大部分患者来说不能接受（除了步态训练或在室内行走有限的距离），这名患者的数据说明假肢具有功能上的作用。

关　节　炎

髋关节

　　髋关节炎疼痛导致避痛的步态模式。全髋关节置换（THA）前的单侧髋关节骨关节炎患者测试表明，其平均习惯性步速为 41 m/min，大约只有正常速度的一半，氧气消耗率为 10.3 ml/(kg·min)，也比正常水平低[6]。全髋关节置换后可提高步速，同时降低氧气消耗。术后 1 年随访的习惯性步速从 41 m/min 增加到 55 m/min，而氧气消耗率没有增加（表 24-14）。因为习惯性步速增加而对应的氧气消耗率不增加，氧气消耗量从 0.28 ml/(kg·m)降低至 0.20 ml/(kg·m)，表明步态效率增加。

表 24-14　髋关节炎的能量消耗

项目	速度(m/min)	氧气消耗率 [ml/(kg·min)]	氧气消耗量 [ml/(kg·m)]	脉搏(次/min)
THA 术前[6]	41	10.3	0.28	106
THA 术后[6]	55	11.1	0.20	108
Gildlestone[45]	46	12.2	0.39	118
髋关节融合[37]	67	14.7	0.22	112

　　比较全髋关节置换和前述的髋关节融合随访组的结果在临床具有重要意义，因为二者都会作为治疗髋关节炎的选择。髋关节融合会增加步行速度，但相比全髋关节置换需要增加 32% 的氧气消耗率（表 24-4 和表 24-14）。对单侧髋关节疾病的患者行全髋关节置换比髋关节融合拥有的优势之一是氧气消耗率降低。

　　Girdlestone 髋关节切除术（如切除髋关节、移除假肢）等获得广泛应用是因为全髋关节置换术后持续性的感染。这是关节置换术后最严重的并发症。行 Girdlestone 切除术后的患者习惯性步速平均值为 46 m/min，氧气消耗率为 12.2 ml/(kg·min)，心率 118 次/min[45]。心率增加说明大部分此类患者依赖拐杖支撑部分体重。

膝关节

　　对全膝关节置换术前的严重膝关节炎进行评估，显示习惯性步速平均值降低，氧气消耗增加,这样的结果与髋关节炎患者相同[45]。两个不同的关节有相似的结果并不令人吃惊,为了减缓疼痛,很多髋或膝关节炎患者采用相同的策略:减少单腿支撑相的时间以减少加载时间,并使用上肢辅助步行器械,这样可以减少加载的幅值。

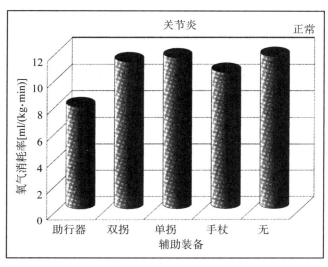

图 24-13 需要应用不同上肢辅助器械的关节炎患者的氧气消耗率。

类风湿关节炎

对类风湿关节炎患者的评估表明,全膝关节置换手术即便在全身性疾病中也能获得功能性益处[45]。患有严重退行性膝关节病变的类风湿关节炎患者评估表明:术后步速会显著改善(58 m/min *vs.* 33 m/min),氧气消耗率有微小增加[11.4 ml/(kg·min) *vs.* 10.3 ml/(kg·min)],而氧气消耗量有显著增加[0.41 ml/(kg·m) *vs.* 0.71 ml/(kg·m)]。

上肢辅助器械的影响

关节炎患者使用拐杖、手杖或助行器通常依赖于疼痛的严重程度。通过发炎的关节传递的力逐步通过手杖、单拐、双拐或步行器等卸载。

对术前有严重风湿性关节炎的患者组进行评估,氧气消耗率未增加到正常受试者在其习惯性步速下的数值以上(表24-13)。使用助行器的患者习惯性步速最低(图24-14),氧气消耗最高(图24-15)[45]。患者需要佩戴双拐、单拐、手杖或无辅助器械的其速度逐渐增加(表24-15)。相反,使用助行器的患者氧气消耗最高,无上肢辅助器械的患者氧气消耗最低。

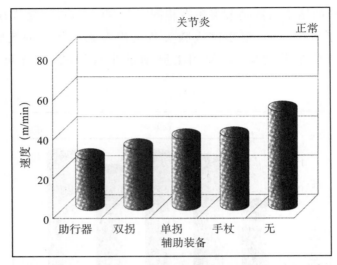

图 24-14 需佩戴不同上肢辅助器械的关节炎患者的步行速度。

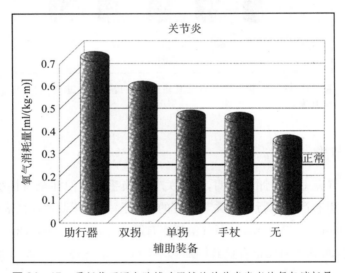

图 24-15 需佩戴不同上肢辅助器械的关节炎患者的氧气消耗量。

表 24-15 使用上肢辅助器械对膝关节风湿性关节炎患者影响的术前评估

辅助器械	速度(m/min)	氧气消耗率[ml/(kg·min)]	氧气消耗量[ml/(kg·m)]	脉搏(次/min)
助行器	21	7.2	0.63	124
双拐	26	10.6	0.50	124
单拐	31	10.9	0.37	102
手杖	32	9.8	0.36	97
无	45	11.0	0.26	115

注:引自 Waters RL. The energy cost of walking with arthsitis of hip and knee. Clin Orthop. 1987;214;278-284.

停止锻炼

即使不佩戴上肢辅助器械,术前骨关节炎和风湿性关节炎患者的氧脉搏也比正常人低[45]。这些发现提示疼痛导致更长时间久坐的生活模式,或风湿性疾病的全身性影响引起锻炼停止。

偏瘫(卒中)

偏瘫步态特征性的痉挛和原始运动模式,以及损伤程度依赖于神经损伤的量级[15]。由于典型患者速度明显降低,尽管偏瘫步态模式效率低,其氧气消耗率低于正常人,同时氧气消耗量高[15]。可以步行的偏瘫患者的平均氧气消耗率为 11.5 ml/(kg·min),略低于正常人的平均值。平均步速非常低,为 30 m/min,高氧气消耗量,为 0.54 ml/(kg·m)(表 24-16)。可以推断出:除非偏瘫患者有严重的心血管疾病,否则对典型的患者来说是没有生理上的压力的。

表 24-16 偏 瘫

项目	速度(m/min)	氧气消耗率[ml/(kg·min)]	氧气消耗量[ml/(kg·m)]	脉搏(次/min)
轮椅	32	10.0	0.27	107
步行	30	11.5	0.54	109

注:引自 Hash D. Energics of wheelchair and walking in stroke patients. Orthop Clin North Am. 1987;9:351-377.

屈膝步态的能量消耗

神经性障碍如脑瘫导致的痉挛性双瘫迫使患者采用下肢屈曲的姿势行走。支撑相时对屈膝的生物力学要求比正常姿势要高,伴随股四头肌、胫-股、髌-股力量增加[28]。最明显的增加发生在膝关节屈曲 15°以上。

正常受试者穿戴特别设计的铰链式膝关节支具,该支具限制膝伸展但允许全屈曲的试验,说明在步态周期支撑相膝关节完全伸展的重要性与膝关节屈曲畸形的严重影响[31,43]。随着模拟膝关节屈曲挛缩程度的增加,氧气消耗率和氧气消耗量逐渐增加而习惯性步速降低(表 24-17)。

表 24 - 17　屈膝步态的能量消耗

屈膝步态	速度（m/min）	氧气消耗率[ml/(kg·min)]	氧耗量[ml/(kg·m)]
0°	80	11.8	0.16
15°	77	12.8	0.17
30°	75	14.3	0.19
45°	67	14.5	0.22

注：引自 Rueter K. Energy cost and gait characterristics of flexed knee ambulation. Atlas of Orthotics. St. Louis, MO：CV Mosby Co；1985.

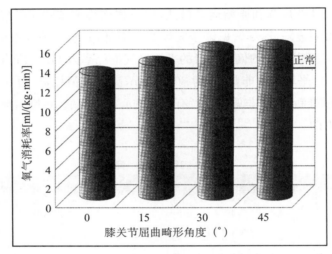

图 24 - 16　正常受试者逐步增加膝关节畸形程度步行时的氧气消耗率。

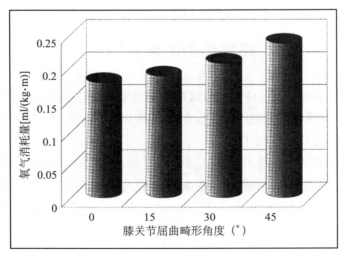

图 24 - 17　正常受试者逐步增加膝关节畸形行走时的氧气消耗量。

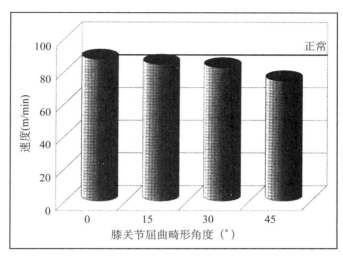

图 24-18 正常受试者逐步增加膝关节畸形程度步行时的速率。

痉挛性双瘫(脑瘫)

痉挛性双瘫的儿童双下肢受累,根据其受累程度存在痉挛和运动控制的丧失。当出现中度或重度残疾时,患儿无法完全伸展髋关节和膝关节而呈现出髋和膝关节屈曲的姿势。年龄在5~17岁的双瘫患儿行走速度平均值为 40 m/min[7]。平均心率和氧气消耗率显著高于常人,分别为 145 次/min 和 18.6 ml/(kg·min)。这些患儿的步态效率低下,平均为0.72 ml/(kg·m)(表 24-18)。

表 24-18 脑 瘫

项目	速度(m/min)	氧气消耗率 [ml/(kg·min)]	氧气消耗量 [ml/(kg·m)]	脉搏(次/min)
痉挛性双瘫	40	18.6	0.72	145

注:引自 Compbell J. Energitics of walking in cerebral palsy. Orthop Clin North Am. 1978;9:351-377.

大部分不需要使用上肢辅助步行设备的患者,会有意识地降低他们的步行速度,以便能保持氧气消耗率持续高于正常界限。虽然如此,痉挛性双瘫患儿即使没用上肢辅助步行设备时也会出现氧气消耗率增加、心率增加的现象。

痉挛性双瘫患儿髋关节和膝关节屈曲的姿态,即使在非常低的步速下,也需要抗重力肌提供相当大的力量以避免不稳发生。另一个原因是氧气消耗率的增加限制了运动控制必要的代偿性步态替代行为，因为双侧下肢均受累。相反，偏瘫的患者可用未受累的下肢进行代偿，未受累下肢大约占 80％的步态周期。当然，在受累侧下肢的单下肢支撑阶段，患者也能保持髋和膝关节相对伸展的姿势[27]。

当未患病的儿童长大时，其氧气消耗率将减低。与此相反，脑瘫患儿的氧气消耗率会随着年龄增大而增加。对经常诉说疲劳或需要休息的脑瘫患儿来说，这种观测结果有显著的临床意义。临床上，较大的患儿随着体重和身材增加，运动变得更加困难而痉挛又带来额外的体重增加。结果是，患儿年龄越大，走路越少，并且逐渐依靠轮椅。

◇ 参 ◇ 考 ◇ 文 ◇ 献 ◇

1. Astrand A，Astrand I，Hallback I，Kilbom A. Reduction in maximal oxygen uptake with age. *J Appl Physiol*. 1973;35:649 - 654.
2. Astrand PO，Rodahl K. *Textbook of Work Physiology*. 2nd ed. New York，NY:McGraw-Hill，Inc; 1977.
3. Astrand PO，Saltin B. Maximal oxygen uptake and heart rate in various types of muscular activity. *J Appl Physiol*. 1961;16:977 - 981.
4. Bobbert AC. Energy expenditure in level and grade walking. *J Appl Physiol*. 1961;15:1015 - 1021.
5. Booyens J，Keatinge WR. The expenditure of energy by men and women walking. *J Physiol*. 1957;138:165 - 171.
6. Brown M，Hislop HJ，Waters RL，Porell D. Walking efficiency before and after total hip replacement. *Phys Ther*. 1980;60:1259 - 1263.
7. Campbell J，Ball J. Energetics of walking in cerebral palsy. In:Energetics:application to the study and management of locomotor disabilities. *Orthop Clin North Am*. 1978;9:351 - 377.
8. Corcoran PJ，Gelmann B. Oxygen reuptake in normal and handicapped subjects in relation to the speed of waling beside a velocity-controlled cart. *Arch Phys Med Rehabil*. 1970;51:78 - 87.
9. Davis JA. Anaerobic threshold:review of the concept and directions for future research. *Med Sci Sports Exerc*. 1985;17:6 - 18.
10. Deboe LL，Witt PI，Kadaba MP，Reyes R，Cochran GV. An alternative to conventional prosthetic devices. *Arch Phys Med Rehabil*. 1983;66:264 - 266.
11. Durnin JV，Passmore R. *Energy，Work and Leisure*. London:Heinemann Educational Books; 1967.
12. Falls HB，Humphrey LA. Energy cost of running and walking in young men. *Medicine and Science in Sports*. 1976;8:9 - 13.
13. Finley FR，Cody KA. Locomotive characteristics of urban pedestrians. *Arch Phys Med Rehabil*. 1970;51:423 - 426.
14. Gonzalez EG，Corcoran PJ，Reyes RL. Energy expenditure in below-knee amputees:correlation with stump length. *Arch Phys Med Rehabil*. 1974;55:111 - 119.
15. Hash D. Energetics of wheelchair propulsion and walking in stroke patients. In:Energetics:application to the study and management of locomotor disabilities. *Orthop Clin North Am*. 1978;9:351 - 377.
16. Hjeltnes N. Oxygen uptake and cardiac output in graded arm exercise in paraplegics with low level spinal lesions. *Scand J Rehabil Med*. 1977;9:107 - 113.
17. Holloszy JO，Coyle EF. Adaptations of skeletal muscle to endurance exercise and their metabolic consequences. *J Appl Physiol*. 1984;56:834 - 838.
18. Waters RL，Perry J，Chambers R. Energy expenditure of amputee gait. In:Moore WS，et al，eds. *Lower Extremity Amputation*. Philadelphia，PA:1989:250 - 260.
19. Hussey RW，Stauffer ES. Spinal cord injury:requirements for ambulation. *Arch Phys Med Rehabil*. 1973;54:544 - 547.
20. Inman VT，Ralston HJ，Todd F. *Human Walking*. Baltimore，MD:Waverly Press; 1981.
21. Joseph J. *Man's Posture:Electromyographic Studies*. Springfield，IL:Charles C. Thomas; 1960.

22. Lerner-Frankiel M, Vargas S, Brown M, et al. Functional community ambulation:what are your criteria. *Clinical Management in Physical Therapy*. 1986;6:12 - 15.

23. Mattes SJ, Martin PE, Rover TD. Walking symmetry and energy cost in persons with unilateral transtibial amputation:matching prosthetic and intact limb inertial properties. *Arch Phys Med Rehabil*. 2000;81:561 - 568.

24. McArdle WD, Katch FI, Katch VL. *Exercise Physiology*. Philadelphia, PA:Lea and Febiger; 1986.

25. Nowrozzi F, Salvanelli ML. Energy expenditure in hip disarticulation and ipelvectomy amputee. *Arch Phys Med Rehabil*. 1983;64:300 - 303.

26. Passmore R, Durnin JUGA. Human energy expenditure. *Physiol Rev*. 1953;35:801 - 840.

27. Peat M, Hyman I. Electromyographic temporal analysis of gait:hemiplegic locomotion. *Arch Phys Med Rehabil*. 1976;57:421 - 425.

28. Perry J, Antonelli D, Ford W. Analysis of knee joint forces during flexed knee stance. *J Bone Joint Surg*. 1975;57A:961 - 967.

29. Ralston HJ. Comparison of energy expenditure during treadmill walking and floor walking. *J Appl Physiol*. 1960;15:1156.

30. Ralston HJ. Energy-speed relation and optimal speed during level walking. *Int Z Angew Physiol Einschl Arbeitphysiol*. 1958;17:277 - 283.

31. Rueter K, Pierre M. Energy cost and gait characteristics of flexed knee ambulation. In:Waters RL, Lunsford BR, eds. *Energy Expenditure of Normal and Pathologic Gait:Application to Orthotic Prescription. Atlas of Orthotics*. St. Louis, MO:CV Mosby Co; 1985.

32. Saltin B, Blomqvist G, Mitchell JH, Johnson RL, Jr, Wildenthal K, Chapman CB. Response to submaximal and maximal exercise after bedrest and training. *Circulation*. 1968;38 (suppl. 7):1 - 78.

33. Steinberg FU, Garcia WJ, Roettger RF, Shelton DJ. Rehabilitation of the geriatric amputee. *Journal of the American Gerontology Society*. 1974;22:62 - 66.

34. Thorstensson A, Roberthson HR. Adaptations to changing speed in human locomotion:speed of transition between walking and running. *Acta Physiol Scand*. 1987;131:211 - 214.

35. Traugh GH, Corcoran PF, Reyes RL. Energy expenditure of ambulation in patients will above-knee amputations. *Arch Phys Med Rehabil*. 1975;56:67 - 71.

36. Wainapel SF, March H, Steve L. Stubby prostheses:an alternative to conventional prosthetic devices. *Arch Phys Med Rehabil*. 1985;66:264 - 266.

37. Waters RL, Barnes G, Hasserl T, Silver L, Liss R. Comparable energy expenditure following arthrodesis of the hip and ankle. *J Bone Joint Surg*. 1988;70:1032 - 1037.

38. Waters RL, Campbell J, Perry J. Energy cost of three-point crutch ambulation in fracture patients. *J Orthop Trauma*. 1987;1:170 - 173.

39. Waters RL, Campbell J, Thomas L, Hugos L, Davis P. Energy cost of walking in lower extremity plaster casts. *J Bone Joint Surg*. 1982;64:896 - 899.

40. Waters RL, Hislop HJ, Perry J, Antonelli D. Energetics:application to the study and management of locomotor disabilities. *Orthop Clin North Am*. 1978;9:351 - 377.

41. Waters RL, Lunsford BR, Perry J, Byrd R. Energy-speed relationship of walking:standard tables. *J Orthop Res*. 1988;6(2):215 - 222.

42. Waters RL, Lunsford BR. Energy cost of paraplegic ambulation. *J Bone Joint Surg*. 1985;67(A):1245 - 1250.

43. Waters RL, Lunsford BR. *Energy Expenditure of Normal and Pathologic Gait:Application to Orthotic Prescription. Atlas of Orthotics*. St. Louis, MO:CV Mosby Co; 1985.

44. Waters RL, Perry J, Antonelli D, Hislop H. The energy cost of walking of amputees:influence of level of amputation. *J Bone Joint Surg*. 1976;58(A):42 - 46.

45. Waters RL, Perry J, Conaty P, Lunsford B, O'Meara P. The energy cost of walking with arthritis of the hip and knee. *Clin Orthop*. 1987;214:278 - 284.

46. Waters RL. Physiological rationale for orthotic prescription in paraplegia. *Clinical Prosthetics and Orthotics*. 1987;11:66 - 73.

47. Waters RL, Yakura JS, Adkins R, Barnes G. Determinants of gait performance following spinal cord injury. *Arch Phys Med Rehabil*. 1989;70:811 - 818.

48. Waters RL, Yakura JS. The energy expenditure of normal and pathological gait. *Critical Reviews in Physical and Rehabilitation Medicine*. 1989;1:187 - 206.

49. Yukura JS, Waters RL, Adkins RH. Changes in ambulation parameters in SCI individuals following rehabilitation. *Paraplegia*. 1990;28:364 - 370.

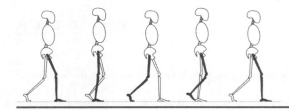

缩 略 词 对 照

缩略词	中文
ADDLONG	长收肌
ADDMAG	大收肌
ADP	二磷酸腺苷
AFO	踝-足矫形器
AK	膝关节以上
AMI	步行运动指数
ANK	踝关节
ANTTIB	胫前肌
AP	前-后
ASIS	髂前上棘
ATIB	胫骨前肌
ATP	三磷酸腺苷
BFLH	股二头肌长头
BFSH	股二头肌短头
BK	膝关节以下
BMR	基础代谢率
bpm	每分钟脉搏数
BW	体重
BW/LL	每条腿重量
cal	卡路里（卡）
CC	跟骰关节
C/G	重心
cm	厘米

缩略词	术语
CO_2	二氧化碳
COG	重心
COM	质量中心（质心）
COP	压力中心
CP	磷酸肌酸
C/P	压力中心
C7	第 7 颈椎
CTO	对侧足趾离地
CVA	脑血管意外
CWS	习惯性、自然状态步行速度
db	分贝
DER	动态弹性反应
DF	背屈（背屈肌）
du	数字化单位
EDL	趾长伸肌
EHL	踇长伸肌
EMG	肌电图（学）
F	力
FCT	纤维结缔组织
FDL	趾长屈肌
FHL	踇长屈肌
FMS	功能性运动量表
FTSW	足开关
FWS	快速行走速度
g	克
GAST	腓肠肌
GC	步态周期
GMax	臀大肌
GMaxL	臀大肌下部
GLUTMAXL	臀大肌下部
GLUTMAXU	臀大肌上部
GLUTMED	臀中肌
GMFCS	粗大运动功能分类量表
GRAC	股薄肌

缩略词	术语
GRF	地面反作用力
GRFV	地面反作用力向量
H	足跟
HAT	头、上肢和躯干
HD	髋关节脱位
Hg	水银
H-1	足跟-第1跖骨
H-1-5	足跟-第1-第5跖骨
H-5	足跟-第5跖骨
HP	半侧骨盆切除术
HST	足触地瞬变
Hz	赫兹
IC	初始着地
IEMG	积分肌电图
ILIAC	髂肌
ISw	摆动相早期
IT	髂胫的
ITB	髂胫束
ITO	同侧足趾离地
KAFO	膝-踝-足矫形器
kcal	千卡
kg	千克
kPa	千帕
LA	杠杆臂
LED	发光二极管
LGMax	臀大肌下部
LL	下肢长度
LR	承重反应期
L3	第3腰椎
m	米
MG	腓肠肌内侧头
MHam	内侧腘绳肌
MHR	最大足跟抬起
min	分钟

缩略词	术语
ml	毫升
ML	内外侧
mm	毫米
m/min	米/分
MMT	徒手肌力测试
MOHM	兆欧姆
MP	跖趾关节
ms	毫秒
MSt	支撑相中期
MSw	摆动相中期
MT	跗骨间
MT5	第5跖骨
MTP	跖趾关节
MU	运动单位
mV	毫伏
MCV	最大自主收缩
N	数字
N·m	牛·米
N·m/kg	牛·米/千克
N·m/(kg·m)	牛·米/(千克·米)
O_2	氧气
OPP FS	对侧足支撑
PAL	轴向负荷峰值
PB	腓骨短肌
PCSA	生理横截面积
PF	跖屈
pH	酸碱度
PL	腓骨长肌
Psi	磅/平方英寸
PSIS	髂后上棘
PSw	摆动前期
PT	胫骨后肌
PTB	髌韧带承载
PTIB	胫骨后肌

缩略词	术语
%N	正常百分比
r	相关系数
REF FS	参照足支撑（开关）
RER	换气比值
RF	股直肌
RF SURF	股直肌表面
RLANRC	Rancho Los Amigos 国家康复中心
ROM	活动范围
RQ	呼吸系数
SACH	固定踝关节，足跟垫
SART	缝匠肌
SCI	脊髓损伤
SD	标准差
sec	秒
SI	骶髂关节
SLA	下肢摆动前进
SLS	单侧下肢支撑
SMEMB	半膜肌
SOL	比目鱼肌
ST	距下关节
STEND	半腱肌
S2	第 2 骶椎
SWS	缓慢步行速度
T	力矩
TA	胫骨前肌
TAMP	时间调整平均分布线
TF	经股骨
TFL	阔筋膜张肌
THA	全髋关节置换术
3D	三维
TK	经膝关节
TL	胸腰段
TN	距舟关节
TO	足趾离地

缩略词	术语
TP	胫骨后肌
TPE	三轴平行四边形相位指示器
TSt	支撑相末期
TSw	摆动相末期
T10	第 10 胸椎
TT	经胫骨的
μm	微米
μV	微伏
v	步速
VI	股中间肌
VL	股外侧肌
VML	股内侧肌长头
VMO	股内斜肌
VO_2	氧容量,最大有氧代谢能力
WA	体重接收
W/kg	瓦/千克

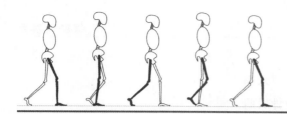

术 语 解 释

摆动前期：支撑相的最后一个时段，也是双支撑相的第二个阶段。

摆动相：步态周期中足与地面没有接触的时期。由摆动相早期、摆动相中期和摆动相末期三个时期组成。

摆动相末期：肢体向前运动的最后也是第三个阶段。

摆动相早期：足离开地面、肢体向前行进的第一个阶段。

摆过步：一种先以双侧拐杖支撑、后以双足支撑的挂拐步行模式。在用拐杖支撑的阶段，双下肢向前摆动进而向前行进。

背屈：发生于踝关节的足趾尖端向胫骨前侧抬起的活动。

被动：身体结构无法产生力量。外界力量造成的运动。

标志点：附着于皮肤上特定的解剖学标志的球状物或盘状物，用于标记肢体部分以进行远程运动分析。

表面电极：置于皮肤表面检测并记录潜在肌电的设备。

病理步态：异常的步行模式。

病理运动功能学：研究存在身体障碍者的运动功能的科学。

步：步态周期中单一侧足初始着地到另一侧足初始着地之间的间隔（即，右脚到左脚）。

步长：两足连续的初始着地点之间的距离。

步幅：步态周期中同一侧足连续两次着地之间的间隔。

步幅长度：同一足连续两次初始着地点之间的距离。

步幅特征：对个体步行时间和距离特性的测量（例如，步长、步频、单下肢支撑）。

步频：每分钟的步数。

步态分析：一种对步行方式进行诊断的方法。

步态时相：根据具体功能模式对步态周期的划分。

步态周期百分比：一次步行过程按顺序的百分之一部分。

步态周期：同一侧肢体连续两次初始着地所需的时间为一个步态周期。

步行运动指数：两侧髋关节（屈曲、外展、伸展）肌肉强度等级与膝关节（伸展、屈曲）肌肉强度等级之和。

测力板:装于地面上或嵌于地面中的用于测量施加于其上的力量大小的平板。

承重反应期:步态周期的第二阶段;初始双支撑相的一个阶段。

乘客单元:由头、手臂、颈部以及躯干部分组成的位于运动系统之上的复合的身体单位。

耻骨联合向上:骨盆后倾使耻骨联合位于中立静止位之上。

耻骨联合向下:骨盆前倾使耻骨联合位于中立静止位之下。

初始双支撑相:当双足均与地面接触时支撑相的开始,等同于初始着地和承重反应期。

初始着地:第一次撞击地面;代表支撑相开始的动作。

单下肢支撑:一侧下肢承担全部体重,与支撑相中期以及支撑相末期的阶段一致。

单轴:关节在一个平面中的活动。

弹性挛缩:纤维组织限制了部分由体重或强烈的人力牵伸的活动。

等长收缩:肌肉收缩发生时所有关节活动被抑制。

等速收缩:关节活动速率不变时发生的肌肉收缩。

低足跟着地:足跟着地但前足十分接近地面表现为受限的足跟轴。

地面反作用力:被测力台记录的人在步行穿过包含测力台的地面区域的过程中,体重或者
    肌肉活动对地面产生的压力。

地面反作用力矢量:作用于地面的压力在方向和大小的平均值。

电极丝:一对细的、以尼龙包裹的金属丝($50~\mu m$),末端 2 mm 带刺,将其插入指定肌肉可
    以记录活动强度和活动时间。

电极:用来捕捉肌电信号的设备(比如电线、指针、磁片)。

动量:除非出现相反方向的力,否则会始终保持运动的趋势。

动态肌电图:记录在功能活动期的肌肉活动信号。

动态:主动肌肉控制。

对侧:身体的另一侧;另一侧肢体。

额状面:将身体分为前面和后面两部分的平面,也称作冠状面。

放大器:放大肌电信号的电子装置。

辅助装置:辅助行走器,如拐杖、手杖、轮椅。

功:力及其产生位移的乘积。

功率:做功的速率。

骨关节炎:非特异性病因下关节软骨及骨头的进行性退化。

骨盆倾斜:骨盆从矢状面的中立位发生偏移成角(前或后)。

骨盆抬高:一侧骨盆上升至中位轴(基准线)以上。

骨盆下降:一侧骨盆下降至中位轴(基准线)以下。

骨折:骨结构断裂。

固定性挛缩:无法通过体重或是强烈的手动牵伸力量改变的纤维组织对关节活动的抑制。

关节融合术：手术融合活动关节。

观察性步态分析：用视觉观察分析确定人体步行过程中肢体和躯干的活动。

冠状面：将身体分为前面和后面两部分的平面；也称作额状面。

惯性：运动启动或变化的对抗。

光电记录：用电子信号(灯)作为标志物进行自动运动分析。

腘绳肌：在大腿后侧自骨盆延伸至小腿的肌群(半膜肌、半腱肌以及股二头肌长头)。

过度回缩：在股四头肌力量不足的情况下，髋关节过度屈曲(超过正常范围)后的快速伸展(回缩)使摆动相末期膝关节伸展。

过滤(电子的)：按设定频率对波形进行电子分离。

过伸：关节向后成角超出中立位(即过度伸展)。

横断面：将身体分为上下两部分的平面，也称作水平面。

呼吸量测定法：对呼吸系统吸入和呼出空气量的测定方法。

呼吸商：释放二氧化碳和吸收氧气的比率。

踝关节轴：踝关节背屈帮助下肢前进。

踝周肌肉：自胫骨和腓骨上的起始位置延伸至足附着点的内、外踝尖附近的后群肌肉(胫骨后肌、踇长屈肌、趾长屈肌、腓骨长肌、腓骨短肌)。

HAT：在运动系统之上的头、上肢、颈及躯干组成的乘客单元。

(肌电图)标准化：原始的肌电活动与肌电图参考基准的关系(如徒手肌力测试或者在整个步态周期中记录的最高活性)。

肌电图：记录肌肉主动收缩时产生的肌电信号的系统。

肌电图时间定量分析：对一段步行过程的平均开始时间和停止时间的平均肌电(肌肉活动)描述。

肌节：肌原纤维内在收缩(力)的基本单位。

肌力等级：根据徒手肌力测试，肌肉强度可分为0(肌肉完全无力)到5(正常肌力)级。

肌肉萎缩症：一种会导致肌无力和肌肉挛缩症状加重的遗传性进行性肌肉疾病。

畸形：骨或关节的固定(不变的)的力线排列不齐。

脊髓发育不良：神经管闭合失败导致脊髓畸形造成的先天性麻痹。

脊髓灰质炎：病毒侵入到脊髓前角中的运动神经元导致的麻痹。

脊柱侧凸：脊柱的侧向弯曲。

脊柱前凸：脊柱(主要是腰椎和颈椎)在矢状面上的前凸非正常地增加。

加速计：测量速度变化率的仪器。

剪切力：与关节平面平行的滑动位移。

减速：减慢或抑制之前运动的速度。

交替步态：左、右侧下肢的交替功能。

矫形器(支具)：能够限制或协助运动的可起支撑作用的外部装备。

截瘫:双下肢麻痹;也被称作双瘫。

截肢:切除肢体远端的一部分。

痉挛:对快速牵伸的一种过度反应。

静态的:静止的,不移动的。

类风湿关节炎:一种侵袭关节的系统性炎症性疾病。

离心收缩:由于较高的外部负荷,收缩过程中肌肉被拉长。

力:导致位置或者运动速度方向改变的任何作用。

力矩:发生于关节上使其旋转的潜在力量;也称作扭矩。

两侧:包括左右两侧肢体(身体两侧)。

录像:对物体活动的记录并可用于观察性分析。

挛缩:纤维结缔组织缩短导致关节正常活动范围缩小。

马蹄:先天畸形导致新生儿的足部在三个平面上的扭转(内收、内翻和马蹄足)。

马蹄足:一种前足低于足跟,足趾下垂的足的形态。

马尾神经:脊髓以下的椎管神经根。

模式化运动:原始运动控制下的肢体大量的伸展和屈曲运动。

末期双支撑相:双足均接触地面的支撑相的最后一个阶段(即,摆动前期)。

脑瘫:出生前后因大脑损伤导致的非进行性瘫痪。

内翻:距下关节向内倾斜。

内翻足:关节末端部分向内侧成角,使足朝向内(内翻的一种临床同义词)。

内收:靠近躯体中线方向的运动。

能量:执行动作的能力。

能源节约:用来减少活动时能量消耗的有效措施。

扭矩:关节上产生的旋转的潜在力量(也称作力矩)。

跑步机:一种在滚动滑轮上装有可在其上运动(步行或跑步)的条带的设备。

偏瘫:同侧肢体的上肢、下肢以及躯干瘫痪或无力(左侧或右侧)。

频率(电子):一个与正弦波内容相关的电子信号的特性。

平行四边形相位指示器:一种用以测量关节活动的设备,该设备有可自由改变形状的四个
　　连接部分组成的矩形杠杆臂,可适应关节轴位置的改变。

髂胫束:位于大腿外侧的自骨盆(髂嵴)到胫骨近端前缘的密集筋膜的一长段。

前足轴:前足作为支点-轴支撑区域使肢体(整个身体)向前行进。

前足着地:前足撞击地面。

倾斜:躯干向偏离垂直的位置倾斜(例如前倾、后倾、侧倾)。

屈曲:弯曲关节(即,远段节段向近端节段旋转)。

屈膝(蹲伏)步态:在整个支撑相膝关节保持屈曲姿势的步态。

全距关节融合:踝关节、距下关节和跗骨间关节的外科融合手术。

全足着地（足放平）：足跟及前足同时着地。

热量测定：测定生理热量消耗的体温测量方法。

韧带骨骼：维持骨骼与肢体（或一部分）之间的自然联系的韧带。

三关节融合术：后足的外科融合手术（距下关节、跟骰关节和距舟关节）。

三轴：关节在三个平面的活动。

烧伤：过热导致的组织损伤。

伸展：骨骼变得更加平行的一种肢体伸直；对侧弯曲。

伸展推进：膝关节快速向后运动且不会造成明显的过伸。

神经元：由细胞体、轴突和树突组成的单个神经纤维。

矢量：既有大小又有方向的身体平均负重线。

矢状面：从前延伸至后的身体平面，平行于颅骨的矢状缝。

双瘫：瘫痪累及双下肢；脑瘫的一种分类。

双支撑相：双足同时着地的支撑相（如，初始着地、承重反应期以及摆动前期）。

四肢瘫痪：双上肢和双下肢同时瘫痪，也被称作四肢麻痹。

四肢瘫：双上肢和双下肢同时瘫痪，也被称作四肢瘫痪。

速度：沿某一特定方向步行的速度。

体重接收：体重下降落于肢体的步态周期的初始阶段。这个阶段包括初始着地和承重反应期。

体重矢量：代表相对于关节连接处的平均力线排列和体重大小的力线。

同侧：躯干或肢体的同一侧。

退行性关节炎：老年骨关节炎的同义词。通常是由过度使用或者过度负重导致的关节软骨退化和关节非特异性病变。

Trendelenburg 跛行：由于髋关节病理状态，躯干向同侧倾斜（即，同侧倾斜）。

外翻：距下关节向外侧倾斜。

外翻足：关节末端部分向外侧成角，使足朝向外（外翻的一种临床同义词）。

外伤：外力造成的组织损伤。

外展：远离躯体中线方向的运动。

稳定性：身体重心和支撑面间的关系。

稳定状态：每个周期功能相同，无加速或减速状态。

Wolf 定律：基本的骨性结构变化将根据其负重能力和肌肉力量发生改变。

膝僵直步态：摆动相膝关节屈曲显著受限。

习惯性步速：自发采用的步行速度。

相对力量：标准化肌电图显示的基线最大肌肉力量的百分比。

相位指示器：一种连接于躯干用以记录关节活动度的设备。

向前行进：步行时沿矢状面向前行进。

向心收缩:肌肉因产生力量而长度变短。

效率:能量输入转化为有用做功的百分比。

旋转:围绕中心点(轴)进行的远端活动范围比近端更大的活动。

选择性控制:根据功能性需求,在时间和强度上对个体肌肉活动进行调整的一种自发性控制。

血液循环障碍截肢者:由于血液循环障碍而截去肢体的患者。

压力中心:在足与地面接触区域上的平均承重力量均值位置(矢量的基底部)。

厌氧:不需氧气的肌肉运动过程。

氧脉搏:每分钟消耗的氧气量和心率的比。

氧气消耗量:每步行 1 m 消耗的氧气量[ml/(kg·m)]。

氧气消耗率:每分钟的氧气消耗量[ml/(kg·min)]。

仪器化步道:装有能够记录地面接触动作的传感器的一长段走道。

用力:用力量抑制或产生动力。

有氧:需氧的肌肉运动过程。

原始运动控制:一个使用大量肢体关节伸展和屈曲运动的单一自主运动源。这是一个锥体外束的控制系统。

运动单位:由外周神经元(细胞体、轴突、终板)、神经肌肉接点以及由轴突分支支配的肌纤维组成的神经肌肉功能单位。

运动单元:提供步行功能的双下肢和骨盆。

运动分析:明确不同身体部位在步行及其他功能性活动期间的运动分析系统。

振荡吸收:通过受控关节活动来减少肢体负重影响的肌肉活动。

支撑相末期:单侧下肢支撑的后半段。

支撑相中期:单侧下肢支撑阶段的第一部分。

支撑相:足接触地面的步行阶段。包括初始着地期、承重反应期、支撑相中期、支撑相末期以及摆动前期。

肢体前进:非负重肢体的向前运动;摆动相功能。

跖屈:足远离小腿胫骨前侧面的活动(即踝关节拉直)。

跖行:前足和足跟同时着地的行走方式。

重复率:每秒产生的动作电位的数量。

主动:肌肉收缩提供有效的力量。

自动化运动分析:无需操作者干预能自动检测并量化肢体活动的系统。

自动录像系统:以录像机为媒介,无需操作者的运动记录系统。

自由步态:以个人自发的(习惯的)速度步行。

足部支撑模式:足跟、内(外)侧跖骨头及踇趾着地的不同组合。

足跟步态:用足跟行走。

足跟提前离地：在支撑相末期之前足跟抬离地面。

足跟轴：以足跟作为支点-轴支撑区域使肢体（和身体）向前行进。

足跟着地：足跟与地面接触；初始着地的正常模式。

足开关：计算足指定区域触地时间的设备。

足下垂：被动的马蹄足，踝关节在摆动相过度跖屈。

足趾步态：仅用足趾部与地面接触行走。

足趾尖端步行：以足趾尖步行。

足趾拖拽：摆动相肢体向前行进伴有持续性足趾触地。

足趾轴：在支撑相最后一个时相，体重旋转越过足的最后部分。

最大轴向载荷：步行过程中记录的垂直方向的最大力。

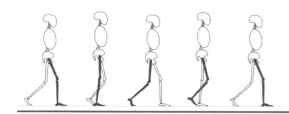

步行中正常关节运动范围标准

矢状面正常关节运动范围标准：踝关节（$n = 54$）、膝关节（$n = 54$）、大腿（代表相对于垂直轴，$n = 55$）和髋关节（$n = 55$），数据均是在自主选择的步行速度下记录的。

% GC	踝关节		膝关节		大腿 （相对于垂直轴）		髋关节	
	平均值（度）	标准差（度）	平均值（度）	标准差（度）	平均值（度）	标准差（度）	平均值（度）	标准差（度）
0	−2.0	3.0	4.7	4.8	21.6	3.3	31.2	6.2
1	−3.0	3.0	6.4	4.7	21.7	3.3	31.2	6.1
2	−4.1	3.0	8.0	4.6	21.7	3.4	31.2	6.1
3	−5.1	2.9	9.6	4.5	21.7	3.4	31.2	6.1
4	−5.7	3.0	11.2	4.6	21.6	3.5	31.0	6.1
5	−5.7	3.1	12.8	4.8	21.6	3.6	30.9	6.1
6	−5.2	3.2	14.6	5.1	21.5	3.8	30.7	6.2
7	−4.3	3.1	16.0	5.2	21.2	3.9	30.3	6.1
8	−3.4	3.0	16.9	5.2	20.7	3.9	29.7	6.1
9	−2.6	3.0	17.5	5.1	20.0	3.9	28.9	6.0
10	−1.8	3.0	17.8	5.0	19.2	3.8	28.0	6.0
11	−0.9	3.0	17.9	5.0	18.2	3.8	27.0	6.0
12	−0.1	2.9	17.8	5.1	17.2	3.8	26.0	6.0
13	0.7	2.8	17.6	5.2	16.1	3.8	25.0	6.0
14	1.4	2.8	17.3	5.3	15.0	3.8	23.9	6.0
15	2.0	2.9	16.8	5.4	13.8	3.8	22.7	6.0
16	2.6	2.9	16.1	5.5	12.6	3.7	21.6	5.9
17	3.1	3.0	15.5	5.5	11.4	3.6	20.5	5.9
18	3.5	3.0	14.7	5.4	10.1	3.5	19.2	5.8

% GC	踝关节		膝关节		大腿 （相对于垂直轴）		髋关节	
	平均值（度）	标准差（度）	平均值（度）	标准差（度）	平均值（度）	标准差（度）	平均值（度）	标准差（度）
19	3.9	3.0	13.9	5.4	8.8	3.5	18.0	5.8
20	4.4	3.0	13.0	5.4	7.5	3.4	16.7	5.8
21	4.8	3.0	12.2	5.4	6.2	3.3	15.5	5.8
22	5.1	3.0	11.4	5.3	4.9	3.2	14.3	5.7
23	5.4	3.0	10.6	5.2	3.6	3.2	13.1	5.8
24	5.8	3.0	9.8	5.2	2.4	3.1	11.9	5.7
25	6.1	3.0	9.1	5.2	1.2	3.1	10.7	5.7
26	6.4	3.0	8.3	5.2	−0.1	3.0	9.5	5.8
27	6.7	3.0	7.6	5.1	−1.3	3.0	8.3	5.8
28	7.0	3.0	6.9	5.1	−2.6	3.0	7.1	5.8
29	7.3	3.0	6.3	5.2	−3.8	3.0	6.0	5.8
30	7.5	3.0	5.6	5.2	−4.9	3.0	4.9	5.8
31	7.7	3.1	5.1	5.3	−6.1	3.1	3.8	5.8
32	8.0	3.1	4.6	5.4	−7.2	3.2	2.7	5.9
33	8.2	3.2	4.1	5.5	−8.3	3.2	1.7	5.9
34	8.5	3.3	3.8	5.6	−9.3	3.3	0.7	5.9
35	8.9	3.3	3.5	5.7	−10.3	3.4	−0.4	5.9
36	9.2	3.4	3.3	5.8	−11.3	3.4	−1.4	6.0
37	9.4	3.5	3.2	5.9	−12.2	3.5	−2.3	6.1
38	9.7	3.5	3.2	6.0	−13.2	3.6	−3.2	6.1
39	9.9	3.6	3.3	6.0	−14.0	3.6	−4.0	6.2
40	10.2	3.6	3.5	6.1	−14.8	3.7	−4.9	6.3
41	10.4	3.7	3.8	6.1	−15.6	3.8	−5.6	6.4
42	10.6	3.7	4.2	6.2	−16.3	3.8	−6.4	6.5
43	10.7	3.8	4.8	6.1	−16.9	3.9	−7.0	6.6
44	10.7	3.8	5.5	6.1	−17.4	3.9	−7.6	6.6
45	10.7	3.8	6.3	6.1	−17.9	3.9	−8.1	6.7
46	10.6	3.8	7.3	6.1	−18.3	4.0	−8.6	6.8
47	10.3	3.8	8.4	6.1	−18.6	4.0	−8.9	6.8

（续表）

%GC	踝关节		膝关节		大腿（相对于垂直轴）		髋关节	
	平均值（度）	标准差（度）	平均值（度）	标准差（度）	平均值（度）	标准差（度）	平均值（度）	标准差（度）
48	9.9	3.8	9.5	6.1	−18.9	4.0	−9.2	6.9
49	9.2	3.8	10.8	6.1	−19.1	4.1	−9.5	6.9
50	8.2	3.9	12.2	6.0	−19.2	4.1	−9.6	6.9
51	7.1	4.2	13.8	6.1	−19.2	4.1	−9.6	6.9
52	5.6	4.4	15.6	6.1	−19.0	4.1	−9.5	7.0
53	3.6	4.6	17.6	6.3	−18.6	4.2	−9.1	7.0
54	1.3	4.8	19.7	6.4	−18.1	4.2	−8.7	7.1
55	−1.5	5.0	22.2	6.6	−17.3	4.4	−7.9	7.2
56	−4.3	5.2	24.9	6.7	−16.2	4.5	−7.0	7.3
57	−7.3	5.3	27.9	6.9	−15.0	4.7	−5.9	7.4
58	−10.2	5.4	31.1	7.1	−13.6	4.8	−4.7	7.5
59	−12.9	5.4	34.3	7.2	−12.0	4.9	−3.2	7.5
60	−15.0	5.4	37.6	7.2	−10.4	5.1	−1.6	7.6
61	−16.6	5.4	40.9	7.2	−8.6	5.2	0.1	7.7
62	−17.4	5.5	44.3	7.0	−6.6	5.2	2.0	7.8
63	−17.5	5.6	47.4	6.7	−4.7	5.1	4.0	7.8
64	−17.0	5.7	50.2	6.3	−2.7	5.0	6.0	7.7
65	−16.0	5.6	52.6	6.0	−0.8	4.9	8.1	7.7
66	−14.8	5.5	54.6	5.6	1.3	4.8	10.2	7.6
67	−13.4	5.3	56.2	5.3	3.3	4.7	12.2	7.5
68	−12.0	5.1	57.4	5.1	5.2	4.6	14.2	7.4
69	−10.5	4.9	58.3	5.0	7.1	4.4	16.2	7.3
70	−9.0	4.7	58.6	4.9	8.9	4.3	18.0	7.2
71	−7.5	4.6	58.7	4.9	10.6	4.2	19.9	7.1
72	−6.1	4.5	58.4	4.8	12.3	4.1	21.7	7.1
73	−4.8	4.5	57.9	4.8	13.9	3.9	23.4	7.0
74	−3.6	4.5	57.0	4.9	15.5	3.9	25.0	6.9
75	−2.4	4.4	56.0	5.1	16.9	3.8	26.5	6.8
76	−1.4	4.3	54.5	5.2	18.2	3.7	27.8	6.8

% GC	踝关节		膝关节		大腿 （相对于垂直轴）		髋关节	
	平均值（度）	标准差（度）	平均值（度）	标准差（度）	平均值（度）	标准差（度）	平均值（度）	标准差（度）
77	−0.5	4.2	52.8	5.4	19.4	3.7	29.1	6.7
78	0.3	4.1	50.7	5.7	20.4	3.6	30.2	6.7
79	1.0	4.0	48.3	6.0	21.4	3.6	31.2	6.6
80	1.5	3.9	45.6	6.3	22.2	3.6	32.0	6.5
81	1.9	3.8	42.5	6.7	22.8	3.6	32.7	6.5
82	2.1	3.7	39.3	7.1	23.3	3.6	33.2	6.5
83	2.3	3.6	35.7	7.6	23.7	3.6	33.5	6.5
84	2.2	3.5	31.9	8.0	23.9	3.7	33.7	6.4
85	2.1	3.5	27.9	8.3	23.9	3.7	33.7	6.4
86	1.9	3.5	23.8	8.6	23.8	3.7	33.6	6.4
87	1.7	3.5	19.7	8.8	23.6	3.7	33.3	6.5
88	1.5	3.5	15.7	8.8	23.3	3.7	33.0	6.5
89	1.2	3.5	11.9	8.6	22.9	3.7	32.5	6.5
90	0.8	3.5	8.3	8.2	22.4	3.7	32.0	6.5
91	0.5	3.5	5.1	7.6	22.0	3.6	31.5	6.5
92	0.2	3.5	2.6	7.0	21.6	3.6	31.1	6.5
93	0.0	3.5	0.7	6.4	21.3	3.5	30.8	6.4
94	−0.1	3.5	−0.4	6.0	21.1	3.5	30.5	6.4
95	−0.3	3.5	−0.9	5.5	21.0	3.4	30.3	6.4
96	−0.5	3.4	−0.7	5.3	21.0	3.3	30.3	6.4
97	−0.8	3.3	0.2	5.1	21.0	3.3	30.3	6.3
98	−1.0	3.2	1.5	4.9	21.1	3.3	30.3	6.3
99	−1.5	3.1	3.0	4.9	21.2	3.3	30.4	6.3